Springer-Lehrbuch

Andrej Zeyfang

Michael Denkinger

Ulrich Hagg-Grün

Basiswissen Medizin des Alterns und des alten Menschen

3., vollständig überarbeitete Auflage

Mit 59 Abbildungen und 14 Videos

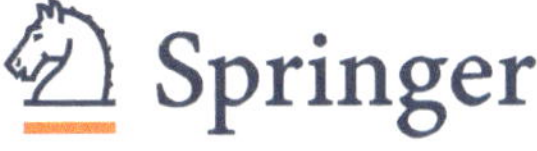

Andrej Zeyfang
Klinik für Innere Medizin, Altersmedizin
und Palliativmedizin
medius KLINIK OSTFILDERN-RUIT
Ostfildern-Ruit
Deutschland

Ulrich Hagg-Grün
AGAPLESION BETHESDA KLINIK ULM
Ulm
Deutschland

Michael Denkinger
Geriatrisches Zentrum Universität Ulm
AGAPLESION Bethesda Kinik Geriatrisches Zentrum
Universität Ulm
Ulm
Deutschland

Elektronisches Zusatzmaterial
Die Online-Version für das Buch enthält Zusatzmaterial, welches berechtigten Benutzern zur Verfügung
steht oder laden Sie sich zum Streamen der Videos die „Springer Multimedia App" aus dem iOS- oder
Android-App-Store und scannen Sie die Abbildung, die den „play button" enthält.

ISSN 0937-7433
Springer-Lehrbuch
ISBN 978-3-662-53544-8   ISBN 978-3-662-53545-5 (eBook)
https://doi.org/10.1007/978-3-662-53545-5

Die Deutsche Nationalbibliothek verzeichnet diese Publikation in der Deutschen Nationalbibliografie;
detaillierte bibliografische Daten sind im Internet über http://dnb.d-nb.de abrufbar.

Du zählst, weil Du bist. Und Du wirst bis zum letzten Augenblick Deines Lebens eine Bedeutung haben.

Cicely Saunders

Vorwort

Auch die zweite Auflage dieses Buchs war schnell vergriffen. Die Bedeutung der Geriatrie als Disziplin in der Medizin wird nicht nur durch den demographischen Wandel beeinflusst, es wird immer klarer, dass die Geriatrie zwar ein Querschnittsfach ist, aber auch eine wichtige, eigene Disziplin darstellt.

Wir haben das bewährte Fallkonzept beibehalten und die neue Gliederung der Reihe „Basiswissen" des Springer-Verlags übernommen, um den Studierenden ein gewohntes „Menü" zu bieten. Dafür ist die neue Auflage aber auch enhanced – z. B. durch die Hinzunahme von eigens dafür produzierten Videos (www.springermedizin.de/vzb-basiswissen-des-alterns). Diese sind kurz und lebhaft – und ermöglichen den direkten Einstieg in die Durchführung des geriatrischen Assessments. Die ursprüngliche Kapitelfolge wurde verändert, Redundanzen abgebaut, neue Forschungsschwerpunkte der Geriatrie wie Frailty und Sarkopenie besonders gewürdigt.

Einige Originaldokumente wie Assessmentformulare sind eingefügt, um zu zeigen, dass die theoretischen Überlegungen durchaus praktische Relevanz haben. Auf die in den vorherigen Auflagen angegebenen Handelsnamen von Medikamenten haben wir aus unterschiedlichen Gründen verzichtet.

Zum Denkanstoß sowie zur Lernkontrolle sind in den Text Fragen eingearbeitet, die in einem Extra-Kapitel beantwortet werden. Am Ende des Buches gibt es weitere Fragen im klassischen „Multiple-Choice"-Gewand, aber auch als „sternförmige Fallfragen", um bei einer Prüfungsvorbereitung sowohl für Klausuren als auch für das schriftliche Staatsexamen behilflich zu sein.

Leider ist Prof. Thorsten Nikolaus, der Mitautor der ersten und zweiten Auflage, jung verstorben. Zu seinem Gedenken bleibt er Autor der dritten Auflage. Sein Nachfolger Prof. Denkinger ist auch Nachfolger in der AGAPLESION BETHESDA KLINIK Ulm und bringt als ausgewiesener Experte für Altersmedizin in Forschung und Praxis neuen Input.

Dieses Buch soll einen – hoffentlich interessanten – Einstieg in die Geriatrie und Gerontologie bieten. Zur weiteren Vertiefung dieser komplexen Fächer finden Sie weiterführende Literatur im Literaturverzeichnis. Zudem haben wir aktuelle Links in den Anhang gestellt. Vor Drucklegung wurden diese Links getestet, sie können aufgrund der schnelllebigen Zeit inzwischen trotzdem veraltet sein.

Viel Spaß mit dem Buch und der Arbeit als Arzt mit dem „geriatrischen Patienten"!

Andrej Zeyfang
Ulrich Hagg–Grün
Michael Denkinger
Ulm im Sommer 2017

Die Autoren

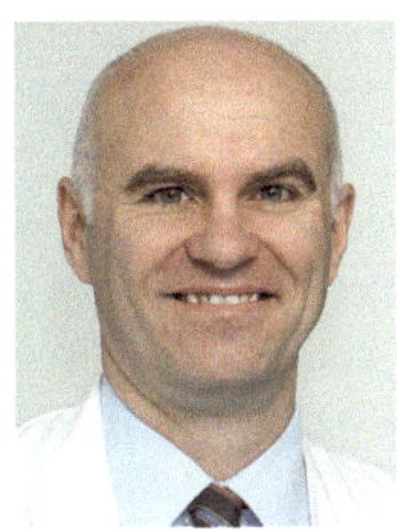

Andrej Zeyfang

Andrej Zeyfang

1962 geboren. Studium der Medizin in Rom an der päpstlichen Università Cattolica. Internistische Weiterbildung 1990–1997 in Stuttgart bei Prof. W. Beischer. 1994 weitere Promotion in Tübingen, 1996 Facharzt für Innere Medizin, 1997 klinische Geriatrie und Diabetologie. 2003–2006 Chefarzt in Aalen (geriatrische Rehabilitation) und Ulm (Akutgeriatrie); von 2006 bis 2017 Chefarzt der Klinik für Innere Medizin und Geriatrie am Kompetenzzentrum für Altersmedizin am Agaplesion Bethesda Krankenhaus Stuttgart ; seit Oktober 2017 Chefarzt der Klinik für Innere Medizin, Altersmedizin und Palliativmedizin in der medius KLINIK OSTFILDERN-RUIT. Er ist seit 2002 im Vorstand der AG Geriatrie und Pflege der Deutschen Diabetes-Gesellschaft und Leiter der „AG Diabetes" der Deutschen Gesellschaft für Geriatrie sowie Member der EAMA (European Academy for Medicine of Aging) und wissenschaftlicher Beirat der Deutschen Diabetes-Stiftung DDS. Seit 2011 Mitglied des weltweiten Netzwerks der IAGG (International Association of Gerontology and Geriatrics). Forschungsschwerpunkte: Diabetes im Alter, geriatrische Syndrome, Gebrechlichkeit (Frailty), Kognition und Demenz, Telemedizin und AAL.

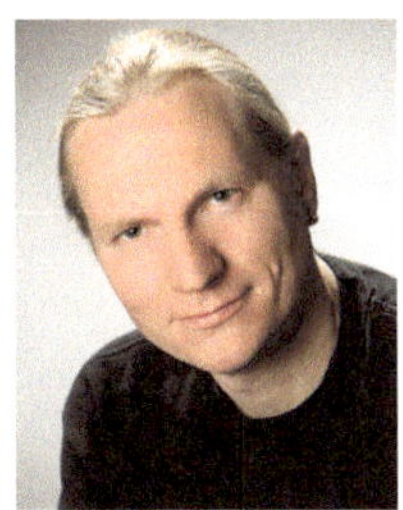

Ulrich Hagg-Grün

Ulrich Hagg-Grün

1966 geboren. Nach Zivildienst in einem Altenpflegeheim Studium der Medizin in Heidelberg mit Auslandsaufenthalten in Dublin und Houston. Seit 1994 Mitarbeiter im Agaplesion Bethanien Krankenhaus Heidelberg – Geriatrisches Zentrum unter Professor Schlierf und Professor Oster sowie im Deutschen Zentrum für Alternsfragen in Heidelberg. Seit 2002 Oberarzt und Lehrbeauftragter in der Agaplesion Bethesda Klinik Ulm – Geriatrische Klinik unter Professor Nikolaus, Erlangung der Weiterbildung „klinische Geriatrie". Seit 2005 Mitglied der European Academy for Medicine of Aging (EAMA).

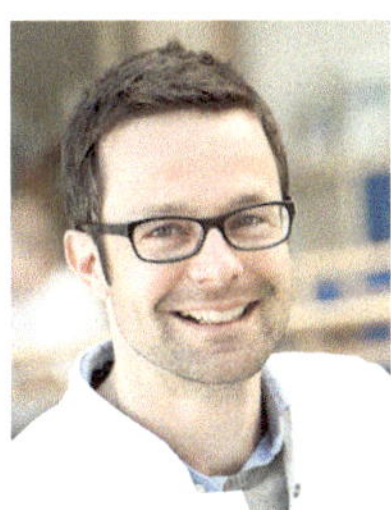

Michael Denkinger

Michael Denkinger

1975 geboren. Studium in Freiburg im Breisgau. Auslandaufenthalt mit Forschung in der Immunologie an der CWRU in Cleveland, Ohio. Approbation 2003, Abschluss der medizinischen Dissertation 2004. Weiterbildung in Allgemeiner Innerer Medizin, Schwerpunkt Gastroenterologie und Sonographie bei Prof. Ochs und Prof. Allgaier in Freiburg. 2006 Wechsel nach Ulm zu Prof. Nikolaus mit einem Stipendium der Robert-Bosch-Stiftung, Forschungskolleg Geriatrie, als Physician Scientist. Zwischenzeitlich klinische Weiterbildung an der Donauklinik in Neu-Ulm. Facharzt für Innere Medizin 2011, Zusatzbezeichnungen Geriatrie 2013 und Palliativmedizin 2014, Psychosomatische Grundversorgung und DEGUM-I-Zertifikat. Venia legendi 2012, apl. Professur 2015. Jetzt Chefarzt und ärztlicher Direktor an der AGAPLESION BETHESDA KLINIK Ulm mit Auftrag für Lehre und Forschung in der Geriatrie an der Universität Ulm. Vorsitzender des Geriatrischen Zentrums Ulm/Alb-Donau.

Vorstandsmitglied Berufsverband Deutscher Internisten e. V. seit 2008. Mitbegründer des Wissenschaftsforums Geriatrie e. V. Mitglied der EAMA und Ausrichter der Netzwerktreffen der EAMA in Treviso und Montreux. Wissenschaftlicher Beirat der Zeitschrift für Gerontologie und Geriatrie. Forschungsschwerpunkte: Körperliche Aktivität, Multimedikation, Geriatrisches Assessment, Frailty.

Thorsten Nikolaus

1955 geboren. Studium der Medizin in Homburg (Saar) und Heidelberg. 1996 bis 2013 Honorarprofessor für Geriatrie der Universität Ulm und Chefarzt der AGAPLESION BETHESDA KLINIK Ulm - Geriatrische Klinik. Forschungs- und Lehrtätigkeit an der Universität Ulm und auf europäischer Ebene. Vorstandsmitglied der European Academy for Medicine of Aging (EAMA). Prof. Nikolaus verstarb leider jung nach schwerer Krankheit 2014. Sein Wirken hat die Bedeutung der Fachdisziplin Geriatrie in Deutschland in den letzten Jahren sehr nach vorne gebracht. Dafür und vor allem für viele interessante und sympathische Momente, Stunden und Jahre danken ihm die Mitautoren sehr.

Inhaltsverzeichnis

II   Spezielle Krankheitsbilder und Kontextfaktoren

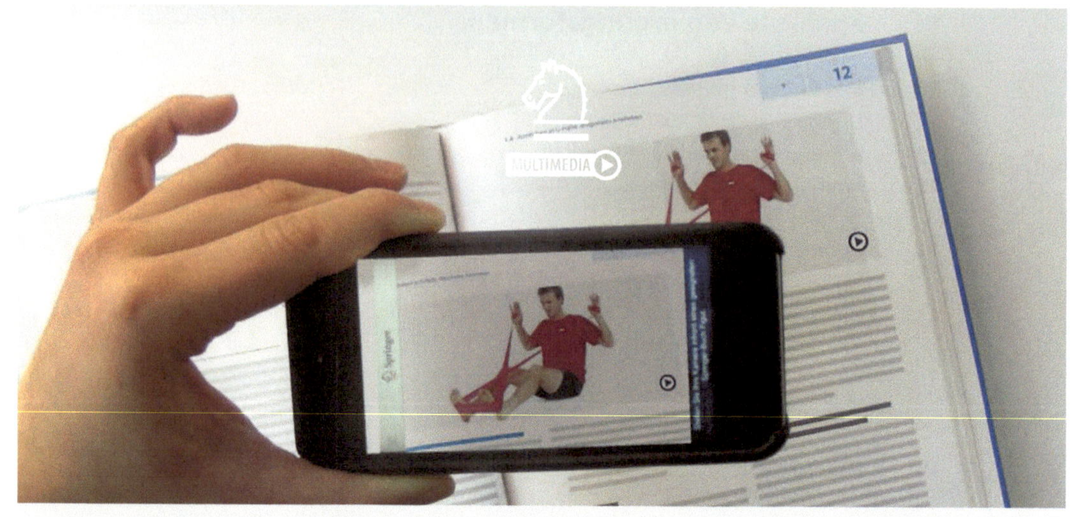

Die Springer Multimedia App

Videos und mehr mit einem „Klick" auf's Smartphone und Tablet

- Zu diesem Buch gibt es Zusatzmaterial online, das Sie mit der Springer Multimedia App erleben können.*

- Achten Sie dafür im Buch auf Abbildungen, die mit dem Play Button ▶ markiert sind.

- Springer Multimedia App aus einem der App Stores (Apple oder Google) laden und öffnen.

- Smartphone auf die Abbildungen mit dem Play Button ▶ halten und los geht's

Ab sofort zum Download!

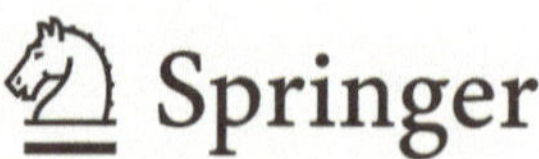

Übersicht Videos

Unter Sturz versteht man ein unerwartetes Ereignis, bei dem der Betroffene auf dem Boden oder einer niedrigeren Ebene zu liegen kommt. Etwa ein Drittel der über 65-Jährigen unserer Gesellschaft stürzt jedes Jahr und die Hälfte hiervon sogar mehrmals. Die Stürze zuhause geschehen meistens tagsüber, zu Zeiten, während denen die Betroffenen am aktivsten sind, üblicherweise im Haus oder in der unmittelbaren Umgebung davon. Stürze sind bei älteren Menschen die führende Ursache für Behinderung, Immobilität aus Angst vor erneuten Stürzen, Einweisung ins Pflegeheim und Tod. Häufige Ursachen

3.1 Hintergründe

3.1.1 Definition

Es gibt zahlreiche z. T. sehr unterschiedliche Definitionen des Sturzes. Im Folgenden wird die Definition einer europäischen Arbeitsgruppe zur Sturzforschung (Prevention of Falls Network Europe – ProFaNE) verwendet.

Bernard Isaacs definierte bereits 1965 vier geriatrische Riesen, „Instability" als Synonym für Stürze war einer davon, Immobilität, Inkontinenz und „cognitive Impairment" (kognitive Beeinträchtigung) waren die anderen. Sie hätten gemeinsam, dass sie multifaktorielle Ursachen haben, dass sie chronifizieren, dass sie zu einem Verlust der Selbständigkeit führen und dass es keine einfache Behandlung gibt

> **Häufige Ursachen von Stürzen sind Muskelschwäche in den Beinen, Gang- und Gleichgewichtsstörungen, optische Defizite und kognitive und funktionelle Beeinträchtigungen.**

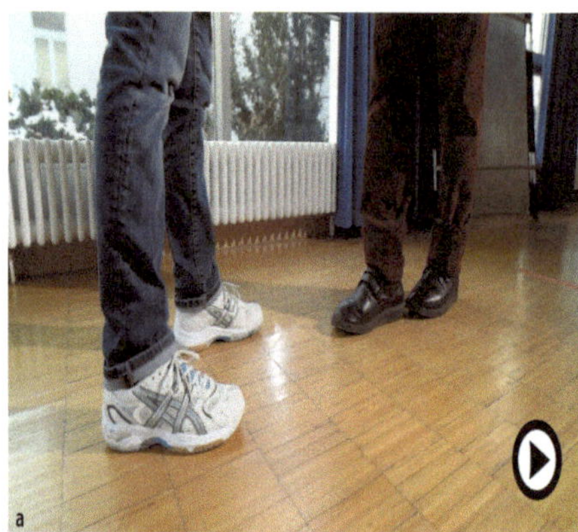

■ **Abb. 3.2a–c** ▶ Video 3.2a–3.2c: **a** Durchführung modifizierter Romberg-Test, **b** Durchführung 4-m-Gehtest, **c** Five-Chair-Rise-Test. (www.springermedizin.de/vzb-basiswissen-des-alterns-kapitel-3). (Mit freundlicher Genehmigung von © Andrej Zeyfang 2017. All Rights Reserved)

Übungsfragen am Kapitelende: Fragen zur Selbstkontrolle. Auflösung in der Sektion Prüfungsteil

Übungsfragen

1. Welche Faktoren führen zu einer erhöhten Sturzgefährdung?
2. Wie häufig sind Stürze im höheren Lebensalter?
3. Welches sind die Folgen von Stürzen?

Prüfungsteil
MC-Fragen und Antworten

18.1 MC-Fragen

1. **Bei einer Alzheimerpatientin mit Schluckstörungen (Reisbergskala 6, Urin- und Stuhlinkontinenz, ganztägige Betreuung notwendig) sollte die Nahrungszufuhr**
   A. grundsätzlich eingestellt werden.
   B. mittels transnasaler Magensonde durchgeführt werden.
   C. mittels PEG (perkutane endoskopische Gastrostomie) durchgeführt werden.
   D. keinesfalls oral durchgeführt werden.
   E. abhängig vom Hungergefühl durchgeführt werden.

18.2 MC-Antworten

1. **Antwort E ist richtig:** Die Ernährung sollte abhängig vom Hungergefühl durchgeführt werden. Eine künstliche Ernährung als Selbstzweck ist abzulehnen. Die Ernährung sollte geduldig mit Schluckstörungskost oral erfolgen.

Klinische Fälle

Schauen Sie sich am besten das ► Video 19.1 „Alterssimulationsanzug" an (◘ Abb. 19.1).

Prüfungsteil: Für eine optimale Vorbereitung auf MC-Fragen und klinische Fallstudien

19.1 Patientin nach Sturz

Frau E. K., 91 Jahre, wird nach Sturz und operativ versorgter Oberschenkelhalsfraktur stationär aufgenommen. Der Sturz trat wohl im Rahmen einer Unterzuckerung bei seit 13 Jahren insulinbehandeltem Diabetes mellitus auf. Die Patientin spritzt selbst mit PEN. Subjektiv leidet die Patientin unter bereits vorbestehender Gangunsicherheit und zeitweise starken Rückenschmerzen.

 1. **Welche der nachfolgenden fünf Frakturen ist nicht typischerweise durch eine Osteoporose bedingt?**
   a. medialer Schenkelhalsbruch
   b. diaphysärer Schienbeinbruch
   c. Oberarmkopfbruch im Collum chirurgicum
   d. distale Radiusfraktur
   e. Wirbelkörperkompressionsfraktur

Lösungen

■ Kapitel 1
1. Beinahe zu allen physiologischen Messwerten finden sich unter Ruhebedingungen kaum Veränderungen im höheren Lebensalter beim gesunden Menschen. Dagegen kommt es unter (körperlichem) Stress zu einem deutlichen Leistungsabfall bei älteren Menschen. Dies heißt, dass ältere Menschen mit Stresssituationen und komplexen Handlungen nicht mehr so gut zurechtkommen wie jüngere Erwachsene. Zum körperlichen Stress zählen z. B. Volumenbelastung oder Fieber, dies wird

Grundlagen und geriatrische Riesen

Gesundes Altwerden

Michael Denkinger, Thorsten Nikolaus

© Springer-Verlag GmbH Deutschland 2018
A. Zeyfang, M. Denkinger, U. Hagg-Grün, *Basiswissen Medizin des Alterns und des alten Menschen*,
Springer-Lehrbuch, https://doi.org/10.1007/978-3-662-53545-5_1

Während die maximale Lebensspanne des Menschen zumindest teilweise genetisch festgelegt ist, hängt die mittlere Lebenserwartung dagegen sehr stark von den konkreten Umweltbedingungen ab und variiert über einen weiten Bereich zwischen Ländern und zwischen verschiedenen Bevölkerungsgruppen innerhalb eines Landes. Zu den zellulären und molekularen Mechanismen, die die Geschwindigkeit des Alterns bestimmen, gehören antioxidative Schutzmechanismen, Telomer-vermittelte zelluläre Seneszenz, Akkumulation von Mutationen und falsch prozessierter oder geschädigter Proteine sowie Modifikation hormoneller Stoffwechselregulation. Die Komplexität des Alterns ist ganz wesentlich durch die Vielfalt an Interaktionen zwischen diesen Mechanismen bestimmt. Die physiologischen Altersvorgänge führen zu einer Abnahme der Organreserve. Die Funktionseinschränkungen machen sich zuerst bei Belastung bemerkbar, während unter Ruhebedingungen kaum Veränderungen gegenüber jüngeren Erwachsenen festzustellen sind. Die Geschwindigkeit des Alternsprozesses ist sowohl zwischen einzelnen Organsystemen als auch zwischen verschiedenen Individuen unterschiedlich. Mit zunehmendem Alter kommt es daher zu einer höheren intra- und interindividuellen Variabilität. Beeinflussbare Faktoren, die die altersphysiologischen Veränderungen verzögern können, sind regelmäßige körperliche Aktivität, geistige Regsamkeit, ausgewogene Ernährung, Schutzimpfungen sowie eine harmonische Partnerschaft, die auch körperliche Nähe beinhaltet.

1.1   Hintergründe

1.1.1   Alterstheorien

Populationen der meisten alternden Organismen sind aufgrund intrinsischer Prozesse gekennzeichnet durch eine mit der Zeit ansteigende Wahrscheinlichkeit zu sterben. Es existieren allerdings ebenso Organismen, die eine immer gleichbleibende Sterbewahrscheinlichkeit zeigen, wie etwa der Süßwasserpolyp Hydra magnipapillata, oder gar eine mit dem Alter abnehmende Mortalität, wie bei der Wüstenschildkröte Gopherus agassizii. Altern ist also nicht biologisch notwendig. Ob für die Alterung ein programmierter Prozess wie beispielsweise der Eintritt in die Geschlechtsreife, zugrunde liegt, ist noch nicht sicher geklärt. In den meisten Theorien wird Altern allerdings mehr als das Ergebnis einer evolutionären Anpassung an das spezifische Niveau extrinsischer Risiken im Sinne einer Optimierung der Verteilung begrenzter Ressourcen (Lebensraum, Nahrung) oder aber als die unvermeidliche Folge von Seneszenz-induzierenden Programmen zur Vermeidung von Krebserkrankungen gesehen (p53-Theorie).

Die maximale **Lebensspanne** des Menschen ist teilweise genetisch festgelegt. Der Grenzwert der maximalen Lebensspanne ist unbekannt, liegt jedoch höher als 122 Jahre (bislang ältester Mensch mit zweifelsfrei nachgewiesenem Geburtsdatum war Jeanne Calment mit 122 Jahren und 164 Tagen).

Die mittlere **Lebenserwartung** des Menschen hängt dagegen sehr stark von den konkreten Umweltbedingungen ab und variiert über einen weiten Bereich zwischen Ländern und zwischen Bevölkerungsgruppen oder sozialen Schichten innerhalb eines Landes. Aufgrund der Reduzierung der Kindersterblichkeit, der Verbesserung der Hygiene, der verbesserten Wohn- und Nahrungsbedingungen sowie den Fortschritten der Medizin (insbesondere bei der Bekämpfung von Infektionen) hat sich in den westlichen Industrienationen die Lebenserwartung stetig erhöht; von 1840 bis heute kann man von einer Zunahme von 3 Monaten pro Jahr ausgehen – der Trend ist (noch) ungebrochen, auch wenn einige entwickelte Länder, wie etwa die USA, bereits seit einigen Jahren keinen wesentlichen Zuwachs mehr verzeichnen und manche Bevölkerungsgruppen sogar wieder eine Verringerung erleben müssen. In Deutschland liegt die Lebenserwartung von neugeborenen Mädchen nach konservativer Schätzung bei 83 Jahren und bei Jungen bei 78 Jahren. Entscheidend ist jedoch nicht der Anstieg der Lebenserwartung, sondern der Anstieg von **behinderungsfreien Lebensjahren (disability-free life expectancy).**

> Dieser Anstieg von behinderungsfreien Lebensjahren stellt die Medizin vor neue Herausforderungen: Sie soll das Entstehen von chronischen Krankheiten verhindern und somit der Multimorbidität mit Einschränkung der Selbständigkeit vorbeugen. Der

Es ist lange bekannt, dass **Langlebigkeit** familiär gehäuft auftritt. Etwa ein Viertel der Varianz der Lebensspanne ist genetisch bedingt. Der größte Teil der Variabilität ist jedoch mindestens durch zwei andere Faktoren bedingt: Umwelt und Zufall. Da Altern im Gegensatz zu Entwicklungsprozessen nicht durch ein eindeutiges genetisches Programm gesteuert wird, muss man annehmen, dass der Zufall eine wichtige Rolle spielt. Wo und wann welcher Schaden auftritt, ist schlecht vorhersagbar, kann aber entscheidende Konsequenzen für den weiteren Alternsprozess haben. Die relativen Anteile von Umweltbedingungen und Zufall sind nicht bekannt.

Bestimmte **Polymorphismen in Genen** werden in erfolgreich alternden Populationen (z. B. 100-Jährigen) häufiger gefunden als in der Normalbevölkerung. Apoliproprotein E z. B. hat drei weit verbreitete Allele. In Hundertjährigen ist das e4-Allel signifikant seltener und das e2-Allel signifikant häufiger als in jüngeren Probanden. Dies steht in Übereinstimmung mit einem höheren Risiko für Arteriosklerose und Morbus Alzheimer in e4-Trägern. Die bisherigen Erkenntnisse stützen jedoch die Hypothese, dass Altern mehr von den Wechselwirkungen einer größeren Menge von Genen untereinander und mit der Umwelt abhängt als von einzelnen Genen.

Neuere Untersuchungen richten sich auf epigenetische Faktoren. So lässt sich durch den Methylierungsgrad spezifischer Gene eine relativ gute Schätzung des tatsächlichen Alters und der biologischen Funktionalität vornehmen, wie an über Hundertjährigen gezeigt werden konnte. **Oxidativer Stress** führt zu molekularen Schäden. Auch unter normalen physiologischen Bedingungen werden in Verbindung mit Stoffwechselaktivitäten von Cytochrom-P_{450}-Oxidasen und vor allem in der mitochondrialen Elektronentransportkette das Superoxidanionenradikal O_2^-, das Wasserstoffperoxid H_2O_2 und das hochreaktive Hydroxylradikal OH gebildet. Diese reaktiven Sauerstoffverbindungen werden häufig als **ROS** (**Reactive Oxygen Species**) bezeichnet. Oxidativer Stress entsteht, wenn die Konzentration von ROS die Entgiftungs- und Reparaturkapazität der Zelle übersteigt. Dies resultiert in der Schädigung aller zellulären und extrazellulären Makromoleküle.

■ Faktoren, die die Zellalterung beeinflussen

Faktoren, die mit einer beschleunigten Zellalterung verbunden sind
- Oxidativer Stress mit hohem Anteil an ROS
- Mechanische Beanspruchung
- Genetische Disposition (e4-Allel von Apolipoprotein-E)
- Geringe zelluläre Teilungsfähigkeit (frühe Seneszenz)
- Hohe Aktivität von TP53 (Tumorsupressorgen)
- Starke Stimulation des IGF-1 Pathways
- Aktivierung von mTORC als Schaltstelle

■ Schutzfaktoren

- Antioxidatives Schutzsystem
- Hohe Reparaturkapazität von DNA
- Hoher Turnover von Membranen und Proteinen
- Hohe zelluläre Teilungsfähigkeit
- Geringe Aktivität von TP53 (Tumorsupressorgen)
- Geringe Stimulation von IGF-1 (z. B. durch intermittierende Kalorienrestriktion)
- Inhibition von mTORC durch Kalorienreduktion, intermittierendes Fasten, Metformin

Alle Zellen und Gewebe verfügen über ein komplexes antioxidatives Schutzsystem, das aus enzymatischen und nichtenzymatischen Antioxidantien und Radikalfängern besteht. Die Qualität des antioxidativen Schutzes bestimmt wesentlich die Geschwindigkeit des Alterns. In verschiedenen Untersuchungen konnte gezeigt werden, dass der intrazelluläre Gehalt von enzymatischen Antioxidantien (Superoxid-Dismutase, Katalase, Glutathion-Peroxidase u. a.) proportional zur Lebensspanne der jeweiligen Spezies ist (■ Abb. 1.1).

Turnover von Membranen und Proteinen und Reparatur von DNA stellen die zweite Verteidigungslinie der Zellen dar. Dabei werden geschädigte Proteine in Lysosomen und Proteasomen abgebaut.

Die Akkumulation molekularer Schäden kann zu Einschränkungen oder Verlust zellulärer Funktionen

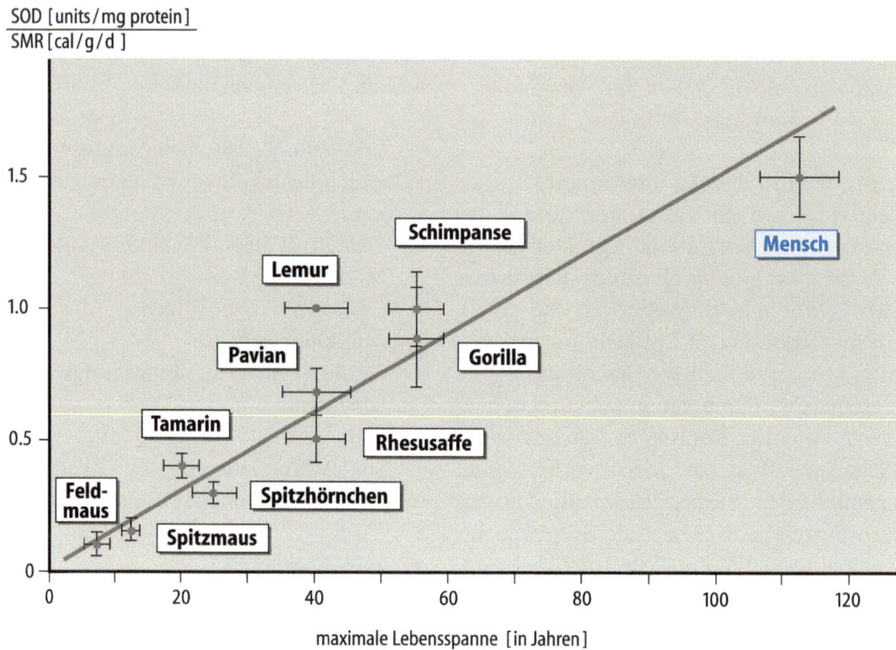

Abb. 1.1   Antioxidativer Schutz korreliert mit der Lebensspanne in Säugetieren. Verhältnis von Superoxid-Dismutase (SOD) zu spezifischer Stoffwechselrate (SMR) in der Säugetierleber als Funktion der maximalen Lebensspanne. (Nach Cutler 1993)

führen (z. B. Muskelfaser). Andererseits können durch Mutationen aberrante Funktionen generiert werden, wie z. B. unlimitiertes Wachstum, Invasions- und Metastasierungsfähigkeit. Die Fähigkeit zum Ausschluss potenziell entarteter Zellen von der Proliferation ist für langlebige Organismen essenziell. Wenn die Menge an DNA-Schäden die Reparaturkapazität der Zelle massiv übersteigt, wird ein **programmierter Zelltod (Apoptose)** eingeleitet. Im Vergleich zu Apoptose ist **Seneszenz** eine moderate Reaktion von Zellen auf unterschiedliche Formen von Stress. Seneszente Zellen sind noch lange lebensfähig, haben aber ihre Teilungsfähigkeit verloren. Wie Apoptose wirkt auch Seneszenz als Tumorsuppressor. Gleichzeitig trägt die Erschöpfung der zellulären Teilungsfähigkeit zum Altern von Geweben und Organismen bei. **Telomere**, die DNA-Proteinkomplexe an den Enden aller Chromosomen, verkürzen sich mit jeder Zellteilung, da die distalen Enden linearer DNA-Moleküle von den normalen DNA-Polymerasen nicht vollständig repliziert werden können. Kurze Telomere lösen über Aktivierung von Tumorsuppressoren wie p_{53} auch Seneszenz aus. Immortale Zellen,

z. B. Keimbandzellen oder viele Tumore, verfügen über das Enzym Telomerase, das neue Telomerensequenzen an vorhandene Enden anhängen und damit der Telomerenverkürzung entgegenwirken kann.

Der seit einigen Jahren am intensivsten diskutierte und beforschte Signaltransduktions-Komplex zum Thema Alterung ist mTOR mit seinen Komplexen **mTORC1** und mTORC2. Insbesondere mTORC1 interagiert mit zahlreichen anderen Signaltransduktionswegen die mit Langlebigkeit assoziiert wurden und kann mit mindestens zwei pharmakologischen Substanzen beeinflusst werden, **Rapamycin** und **Metformin**. Durch Hemmung von mTORC1 wurde sowohl eine Lebensverlängerung, eine Reduktion klassischer Alters-assoziierter Erkrankungen als auch eine Verringerung der Krebsentstehung gesehen, allerdings bislang vor allem bei Mäusen (**Abb. 1.2**). Da Rapamycin wohl auch das Immunsystem unterdrückt, ist eine erfolgreiche Anwendung beim Menschen noch unklar. Interventionsstudien mit Metformin bei gesunden Menschen werden bereits durchgeführt, wir harren der Ergebnisse.

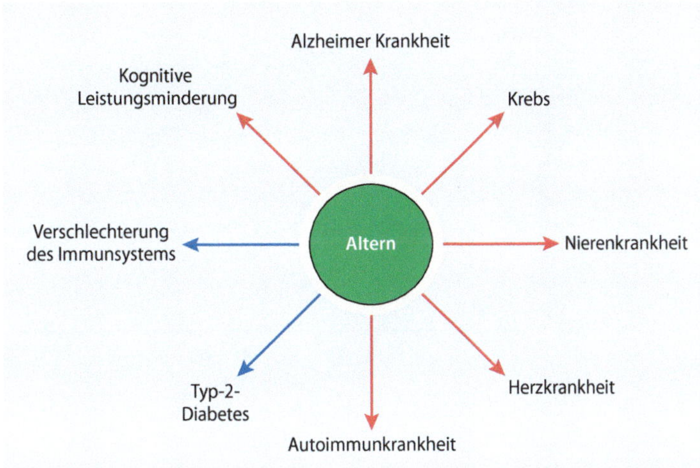

Abb. 1.2 Der Einfluss von mTORC1 auf altersassoziierte Erkrankungen. Rote Pfeile zeigen einen positiven Effekt durch Behandlung mit Rapamycin, blaue Pfeile zeigen positive und negative Effekte (z. B. eine reduzierte Immunantwort). (Aus Johnson et al. 2013)

> Telomere wirken also als biologische Uhr der Zellen. Diese Uhr ist jedoch nicht autonom, sondern wird stressabhängig reguliert. Zellen mit hoher Radikalproduktion oder schlechtem antioxidativem Schutz (z. B. niedrigere Superoxid-Dismutase-Aktivität) verkürzen ihre Telomere schneller und gehen eher in Seneszenz als Antwort auf den Stoffwechselstress.

1.1.2 Gesundes Altern vs. Krankheit

Das Leben eines Organismus beruht auf einer inneren Homöostase. Das innere Milieu wird trotz wechselnder Einflüsse innerhalb strenger Grenzen aufrechterhalten. Dabei ist die funktionelle Kapazität der menschlichen Organe und Organsysteme im jungen Erwachsenenalter zwei bis zehnmal höher, als zur Aufrechterhaltung der Homöostase notwendig ist. Diese **Organreserve** ermöglicht es dem Organismus, auch unter extremen Lebensbedingungen und Anforderungen sein inneres Gleichgewicht aufrecht zu erhalten. Ab dem **30. Lebensjahr** kommt es zu einer Abnahme der Organreserven. Die Homöostase wird labiler, die Adaptationsfähigkeit an äußeren und inneren Stress nimmt ab. Es kommt zu Funktionseinbußen. Ausfälle bestimmter Funktionen können im Alter schlechter kompensiert werden. Der Zusammenbruch eines der Regelkreise kann infolge der

Interdependenz (also der Abhängigkeit zu anderen) zum Tod des Organismus führen, auch ohne klinisch oder pathologisch fassbare Krankheit. Von den Funktionseinschränkungen sind nicht gleichförmig alle Gewebe und Organe betroffen (**intraindividuelle Variabilität**). Es kommt ferner zu einer mit fortschreitendem Alter zunehmenden **interindividuellen Streubreite** der Befunde. Eine Untersuchung zwischen physiologischen Altersveränderungen und krankhaften Prozessen ist nicht immer leicht, die Grenzen sind häufig fließend (**Abb. 1.3**).

Häufig findet man kaum Veränderungen der Messwerte in Ruhe, wenn man jüngere mit älteren Menschen vergleicht. Dagegen scheiden unter einer Volumenbelastung ältere Menschen pro Zeiteinheit geringere Urinmengen aus als jüngere, auch sinkt die maximal erreichbare Herzschlagrate mit zunehmendem Alter. Neurophysiologische Befunde fallen stärker pathologisch aus, wenn geschwindigkeitsbezogene Tests durchgeführt werden, im Gegensatz zu Tests bei denen ausreichend Zeit zur Verfügung steht. Regelmäßiges körperliches Training, geistige Regsamkeit und ausgewogene Ernährung können die altersphysiologischen Veränderungen verzögern. So ist die kardiopulmonale Leistungsfähigkeit von 70-jährigen Ausdauersportlern durchaus mit der von untrainierten 30-Jährigen zu vergleichen.

Altern ist keine Krankheit. Trotzdem leiden ältere Menschen häufiger an Beschwerden und sind öfter krank als jüngere. Die Ursache dafür liegt in einer

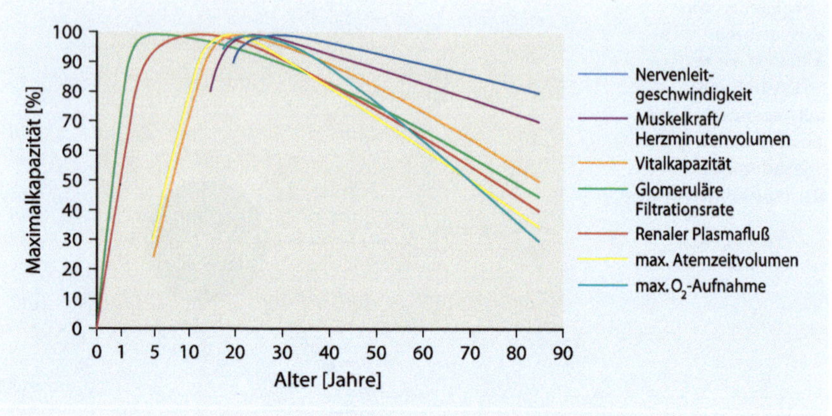

Abb. 1.3 Altersphysiologische Veränderungen verschiedener Organsysteme. (Aus Nikolaus 2000)

erhöhten Suszeptibilität für Erkrankungen durch biologische und physiologische Abnützung. **Chronische Erkrankungen** treten daher im Alter häufiger auf als im jüngeren Erwachsenenalter. In erster Linie sind davon das Herz-Kreislauf-System (arterielle Hypertonie, koronare Herzkrankheit, Herzinsuffizienz), der Bewegungsapparat (Wirbelsäulensyndrome, Arthrosen, rheumatische Erkrankungen) und das zentrale Nervensystem (M. Alzheimer und andere Demenzen) betroffen. Die Inzidenz von Tumoren und von Stoffwechselerkrankungen (Diabetes mellitus) steigt mit dem Alter an.

> **Ein Charakteristikum des typischen geriatrischen Patienten ist das Auftreten mehrerer, meist chronischer Krankheiten gleichzeitig, die sich wechselseitig beeinflussen und zu Funktionsverlusten führen (Multimorbidität).**

Der Alternsprozess und die Entwicklung von Krankheiten sind jedoch individuell sehr unterschiedlich und von vielen Faktoren (Erbanlagen, Umweltfaktoren, persönlicher Lebensweise) abhängig. Ein Teil der Bevölkerung erreicht ein hohes Alter bei guter Gesundheit, während andere schon frühzeitig chronische Leiden und Behinderungen aufweisen (► Kap. 2).

Eine Verlängerung der Lebenserwartung ist daher nicht notwendigerweise mit einer Verbesserung der **Lebensqualität** in den dadurch gewonnenen Jahren gleichzusetzen. Gelingt es nicht, das Auftreten von chronischen Erkrankungen in spätere Lebensjahre hinauszuschieben, bedeutet die Verlängerung der Lebenserwartung für den Betroffenen nur eine Verlängerung des Lebens mit der chronischen Erkrankung. Eine längere Lebenserwartung erscheint nur dann erstrebenswert, wenn der Vitalitätsverlust erst kurz vor dem Ende des Lebens eintritt, d. h., wenn es gelingt, die Zeit zwischen der klinischen Manifestation einer Krankheit und dem Tod zu verkürzen und damit ein längeres Leben in relativem Wohlbefinden zu ermöglichen (behinderungsfreie Lebensjahre). Fries postulierte eine solche These als **Compression of Morbidity**.

Neben präventiven Maßnahmen zur Verhinderung von chronischen Erkrankungen wird intensiv an Interventionen zur Verlangsamung des Alterns durch pharmakologische oder gentherapeutische Eingriffe geforscht.

Der Alternsprozess kann entweder durch Verlangsamung aller Lebensrhythmen („Winterschlafprinzip") oder durch verringerte Erzeugung bzw. verbesserte Reparatur molekularer Schäden verlangsamt werden. Es ist klar, dass das erstgenannte Prinzip zwar das Leben verlängern, es aber kaum mehr lebenswert machen würde.

Genetische Interventionen an niedrigen Organismen zur Verlängerung der Lebensspanne sind erfolgreich. Die Übertragung der Ergebnisse auf Säuger ist jedoch erheblich komplexer und schwieriger, aber prinzipiell nicht unmöglich. Eine andere

Maßnahme zur Verlängerung der Lebensspanne ist die **kalorische Restriktion** (langfristige Einschränkung der Nahrungsaufnahme auf 60–70% der normalen Kalorienmenge). Bei einer Vielzahl von Tieren konnte der altersverzögernde Effekt kalorischer Restriktion nachgewiesen werden, jedoch sinkt der Effekt mit der Komplexität der Organismus, sodass bei Primaten nur in einer von zwei großen Studien eine Lebensverlängerung gefunden werden konnte. Dies liegt an der mit zunehmender Komplexität und Alterung möglichweise zunehmenden Gefahr der Unterernährung. Neue Studien legen daher eine intermittierende Nahrungsrestriktion mit längeren Pausen der Nahrungsaufnahme bei insgesamt nicht wesentlich eingeschränkten Gesamt-Kalorienmenge als sinnvoll nahe. Kalorische Restriktion geht mit verringerter Fruchtbarkeit einher. Diese Plastizität bei der Allokation (Verteilung) von Ressourcen zwischen somatischem Erhalt und Fortpflanzung stellt eine erfolgreiche Adaptation an Phasen geringerer Nahrungsverfügbarkeit dar. Die Ursachen der Lebensverlängerung liegen wohl in einem verringerten oxidativen Stress und einer Verringerung des Insulinspiegels (IGF-1-Pathway).

Durch die beschriebenen Maßnahmen einer Kombination von Antioxidantien und kalorischer Restriktion lässt sich – zumindest tierexperimentell – eine Lebensverlängerung erreichen, jedoch nicht eine Ausweitung der Lebensspanne. Eine ständige Nahrungsbeschränkung wird auch kein vernünftiger Mensch ernsthaft als Therapieoption ansehen. Eine Verlängerung der Lebensspanne lässt sich lediglich durch einen therapeutischen, d. h. restaurativen Ansatz mit Intervention in den Altersprozess erreichen.

Der entscheidende Punkt ist, dass alle diese Alternsprozesse gemeinsam und koordiniert wiederhergestellt werden müssten. Biologisch kann man nicht erwarten, dass die isolierte Restauration eines einzelnen Teilaspekts des Alterns (z. B. Hormonersatz) den Alternsprozess insgesamt positiv beeinflusst. Im Gegenteil ist es wahrscheinlich, dass durch eine solche Maßnahme die Adaptation des Systems an ein gewisses Alters- und Schadenslevel nachhaltig gestört und pathologische Zustände induziert werden können.

Eine **Anti-Aging-Medizin**, die verlangsamtes Altern auf der Basis einer (Über-) Kompensation bestimmter Hormone oder anderer einzelner altersabhängiger Parameter verspricht, hat daher keine seriöse biologische Basis und dient ausschließlich ökonomischen Interessen.

1.1.3 Gesundheitsbewertung und primäre Prävention

Da im Alter oft verschiedene Risiken zur Entwicklung chronischer Erkrankungen gleichzeitig vorliegen, müssen neue Wege zur Entwicklung umfassender Präventionsverfahren gefunden werden. Eine Methode im Bereich der primären Prävention ist die sog. **Gesundheitsrisikoabschätzung (Health Risk Appraisal)**. Die Methode der Gesundheitsrisikoabschätzung hat sich aus Verfahren in der Industrie und Wirtschaft entwickelt und soll Hochrisikopersonen frühzeitig erfassen, Funktionsdefiziten vorbeugen und so Gesundheitskosten einsparen.

Hauptpunkt des Konzeptes ist die Identifikation von Risikofaktoren für eine Behinderung, bevor funktionelle Einschränkungen manifest werden. Hierfür werden auch Elemente des geriatrischen Assessments genutzt und mit klassischen Abfragen von gesundheitsrelevanten und Interventions-fähigen Themen ergänzt (z. B. Gehgeschwindigkeit und Impfstatus). Diese Methode basiert auf Erkenntnissen epidemiologischer Untersuchungen, die gezeigt haben, welche Bedeutung der Lebensstil und damit verbunden verhaltensabhängige psychologische, umweltbedingte und biologische Charakteristika für die Entwicklung von funktioneller Beeinträchtigung haben. Beim Aufbau einer Gesundheitsrisikoabschätzung für Betagte ist das Ziel nicht die Senkung der Mortalität, sondern das Verhüten funktioneller Schädigung und/oder Funktionsbeeinträchtigung im Sinne einer *Compression of Morbidity*.

Bestandteil dieses Programms ist ein sog. Feedback-Verfahren. Dabei wird jeder Person das individuelle Risikoprofil mitgeteilt. Die Feedback-Modalitäten können von der einfachen schriftlichen Mitteilung der Resultate bis hin zur sorgfältig ausgearbeiteten Beratung und zu Gesundheitsvorsorgeprogrammen reichen. Das Potenzial der Gesundheitsrisikoabschätzung für Betagte liegt in der effizienten Reduktion funktioneller Einschränkungen bei älteren Menschen und teilweise sogar der Mortalitätssenkung.

Sie sensibilisiert die Teilnehmenden für ihre persönliche Gesundheitsvorsorge. Eine Beteiligung an der Gesundheitsrisikoabschätzung könnte betagten Menschen helfen, sowohl normale wie auch schädigende funktionelle Einschränkungen möglichst kleinzuhalten.

> Gesundheitsrisikoabschätzung im Alter könnte in Zukunft als Schlüssel den Ärzten und Pflegekräften helfen, ein umfassenderes Bild des Gesundheitszustandes ihres Patienten zu gewinnen. Spezifische Risikofaktoren würden besser berücksichtigt und der Rahmen für gesundheitsbewusstes Verhalten klarer abgesteckt. Die spezifischen Ratschläge, welche die Patienten in ihren individuellen Feedback-Berichten erhalten, könnten einen Arztbesuch auslösen und einzelnen Gesundheitsrisiken zu mehr Beachtung verhelfen. Dies wäre ein wichtiger Beitrag zur primären Prävention im Alter.

Aus der Bewertung der Risikofaktoren entstehen Gesundheitsempfehlungen und Ratschläge. Ein wesentlicher und häufig unterschätzter Faktor ist das Ausmaß körperlicher Aktivität. Mehrere epidemiologische Studien konnten zeigen, dass das Maß **körperlicher Aktivität** mit dem Auftreten bzw. dem Vermeiden von Behinderung korreliert. Die Wahrscheinlichkeit, nicht behindert zu sterben, ist unter den körperlich Aktiven nahezu doppelt so hoch wie unter den Inaktiven. Nahezu jede fünfte Demenz könnte durch mehr Bewegung verhindert werden. Ebenso kann unabhängig von sportlicher Aktivität ein zusätzlich negativer Effekt einer vornehmlich sitzenden Lebensweise gefunden werden. Inwieweit gezielte Interventionen die Entwicklung von Behinderungen auch bei alten und sehr alten Menschen aufhalten oder verlangsamen können, ist weiterhin umstritten. Während Maßnahmen zur Veränderung der Alltagsaktivität und Reduktion sitzender Aktivitäten bislang nicht ausreichend belegt sind, konnten einige Interventionsstudien aus jüngster Zeit eindeutig zeigen, dass die Intensivierung sportlicher körperlicher Aktivität die funktionellen Fähigkeiten verbessern hilft. So führt **Ausdauertraining** wie Fahrradergometrie oder leichtes Lauftraining zu einer Besserung der funktionellen Fähigkeiten, bei Patienten mit stabiler Herzinsuffizienz zu besserer kardialer Funktion und bei Patienten mit koronarer Herzkrankheit zu verzögerter Progredienz.

Regelmäßiges **Krafttraining** verbessert funktionelle Fähigkeiten, die zur Alltagsbewältigung notwendig sind und reduziert die Sturzinzidenz selbst bei sehr gebrechlichen und kognitiv eingeschränkten Menschen. **Koordinatives Training** in Form des fernöstlichen Tai-Chi kann die Sturzrate ebenfalls verringern und die Sturzangst reduzieren. Die gleichen Effekte lassen sich auch für das Tanzen postulieren, jedoch fehlt hier bisher noch der wissenschaftliche Nachweis.

> Ziel vermehrter körperlicher Aktivität wie Ausdauertraining, Kraft- und sensomotorischem Training, und Training der lokalen Muskelausdauer ist ein erfolgreiches Altern (primäre Prävention), kann aber auch in der Sekundärprävention eingesetzt werden. Darunter kann man die behinderungs- und krankheitsfreie aktive Lebenserwartung definieren oder diejenige, die der Mensch subjektiv in Gesundheit erlebt. Da vor Beginn sportlicher Aktivität die individuelle Belastbarkeit des älteren und oftmals auch chronisch kranken Menschen berücksichtigt werden muss, ist eine gezielte ärztliche Eingangsuntersuchung notwendig, um den Übungsplan individuell festzulegen und zu optimieren.

1.2 Kontextfaktoren

1.2.1 Partnerschaft

Aufgrund der demographischen Entwicklung ergeben sich Besonderheiten für eine Partnerschaft im höheren Lebensalter. Die Chance, noch einen Partner zu haben oder wiederum zu finden, ist stark eingeschränkt, wobei Männer gegenüber Frauen deutlich im Vorteil sind.

Während etwa noch ¾ aller Männer im Alter zwischen 70 und 79 einen Partner haben, sind es bei Frauen nur noch etwa ¼. Auch ist das gesellschaftliche Bild unterschiedlich. Während Männer durch Falten und graue Haare interessanter werden können, ist die generelle Wertschätzung älterer Frauen geringer. Es ist gesellschaftlich akzeptiert und ein Zeichen von Vitalität, wenn ein älterer Mann eine jüngere Partnerin hat, während bei älteren Frauen im umgekehrten Fall die Umwelt eher ablehnend oder skeptisch reagiert.

Der Verlust des Lebenspartners führt oft zu sehr einschneidenden Veränderungen bis hin zu sozialem Rückzug und schwerer Depression.

1.2.2 Sexualität

Der biologische Alterungsprozess der sexuellen Funktion erfolgt vergleichsweise sehr langsam. Epidemiologische Untersuchungen bestätigen, dass die sexuelle Aktivität im Alter hoch bleibt, wenn dies möglich ist. In einer Untersuchung aus den USA an einer Gruppe von über 200 gesunden Probanden mit einem Durchschnittsalter von 86 Jahren, hatten 30% der Frauen und 63% der Männer Geschlechtsverkehr und 64% der Frauen und 82% der Männer zärtliche Kontakte zu einem Partner.

Durch den Verlust des **Lebenspartners** kann es jedoch sehr häufig zu einer massiven Beeinflussung bzw. Beendigung des Sexuallebens kommen. Das gesamte Thema ist stark tabuisiert und ältere Patienten bringen sexuelle Probleme in der Regel nicht zur Sprache. Es ist daher von ärztlicher Seite wichtig in der Anamnese in gebotener Weise auch diesen Themenbereich anzusprechen.

Altersveränderungen der **Sexualfunktion** bei der Frau werden bedeutsamer erlebt als die Änderungen beim Mann. Die Menopause und die damit bedingte hormonelle Umstellung stellen ein einschneidendes Ereignis dar. Obwohl die Sexualfunktionen wie Verlangen, Erregung und Orgasmusfähigkeit weitgehend hormonunabhängig sind, können sich Hormonmangelzustände negativ auf das Sexualleben auswirken. Durch den Östrogenmangel kommt es zu einer erhöhten Verletzlichkeit und verminderten Gleitfähigkeit der Scheide. Es ist jedoch zu betonen, dass die Orgasmusfähigkeit auch im Alter voll erhalten ist.

Beim Mann bleibt die Samenbildung, wenn auch vermindert, bis ins hohe Lebensalter erhalten und die hormonelle Umstellung erfolgt sehr langsam. Es kommt jedoch auch beim Mann zu einschneidenden

Altersveränderungen. So verlangsamen sich die sexuellen Reaktionen, die Menge der Samenflüssigkeit und die Intensität des Erlebens nimmt ab. Erektionen treten langsamer auf, häufig nur nach stärkerer und direkter Stimulation.

- **Sexualität im Alter – somatische Veränderungen**
a beim Mann
    - Testosteron nimmt langsam ab (50. Lebensjahr)Erektion verlangsamt
    - Erektion u. U. weniger ausgeprägt
    - Sekretion der Cowperschen Drüsen ↓ (Lubrikation ↓)
    - Samenflüssigkeit ↓
    - Kontraktion beim Orgasmus ↓
    - Refraktärphase
b bei der Frau
    - Menopause (45.–55. Lebensjahr) Östrogene ↓
    - Atrophie der Vaginalschleimhäute
    - Lubrikation ↓ (schmerzhafter Sexualverkehr)
    - Gefahr des „Disuse" (Nicht-Gebrauch)

In Alten- und **Pflegeheimen** besteht ein besonders krasser Gegensatz zwischen den weiter bestehenden sexuellen Fantasien und Wünschen und der nur schweren Realisierbarkeit. Eine Untersuchung in amerikanischen Seniorenresidenzen zeigte, dass das subjektive Wohlbefinden und die Zufriedenheit positiv mit der sexuellen Zufriedenheit korrelierten. Sich auch in einem Alten- und Pflegeheim neu zu verlieben, ist durchaus möglich und führt insgesamt dazu, dass die betreffenden Heimbewohner aufblühen und mehr Lebenslust und Aktivität zeigen. Gerade in Heimen ist es wichtig, für mehr Privatsphäre zu sorgen, die Sexualität im Alter zu thematisieren, das Personal weiterzubilden und dabei auch die Angehörigen miteinzubeziehen.

> **Die psychosozialen Grundbedürfnisse nach Angenommensein, Nähe, Wärme, Geborgenheit und Sicherheit bestehen im Alter fort und gewinnen teilweise noch an Bedeutung. Von ausschlaggebender Bedeutung für eine befriedigende sexuelle Verbindung ist die Harmonie zwischen**

1.2.3 Gesunde Ernährung

Ernährungsempfehlungen für gesunde alte Menschen unterscheiden sich nicht von den Empfehlungen für Personen im mittleren Erwachsenenalter. Die von der Deutschen Gesellschaft für Ernährung publizierten Empfehlungen sind wissenschaftlich gut abgesichert und allgemein akzeptiert: reichlicher Verzehr von Obst und Gemüse (mehrere Portionen/Tag), regelmäßiger Konsum von Gemüse, Fisch, Geflügel und Nüsse als bevorzugte Proteinquelle, Verwendung von Getreide, vorzugsweise in Form von Vollkornprodukten, magere Milchprodukte, Einschränkung des Alkoholkonsums. Bei Berücksichtigung dieser Empfehlungen und zusätzlichem Verzicht auf Tabakkonsum sowie ausreichender körperlicher Bewegung lässt sich die Prävalenz chronischer Krankheiten deutlich senken.

Auch in der Sekundärprävention haben diätetische Maßnahmen Potenzial. Dies gilt für den Diabetes mellitus Typ 2, die arterielle Hypertonie, die koronaren Herzkrankheiten und die Osteoporose.

Grundsätzlich anders zu sehen ist die **Fehl- und Mangelernährung**, die im höheren Lebensalter zunimmt und im nächsten Kapitel thematisiert wird.

1.2.4 Impfungen

Der präventive Nutzen von Impfungen, auch im höheren Lebensalter, ist unumstritten. Bei den Empfehlungen ist auch die in den letzten Jahren deutlich erhöhte Mobilität älterer Menschen zu berücksichtigen. Fernreisen in exotische Gebiete bringen nicht nur schöne Reiseerfahrungen mit sich, sondern bergen auch die Gefahr tropischer Infektionen.

Wie alle Organsysteme unterliegt auch das **Immunsystem** des älteren Menschen Veränderungen. Mit zunehmendem Alter kommt es zu einer Störung des Gleichgewichts peripherer B- und T-Lymphozyten und zur Abnahme des Verhältnisses von reifen zu unreifen T-Zellen sowie geprägten und nichtgeprägten Gedächtniszellen. Hieraus resultiert eine Abschwächung der zellvermittelten Immunabwehr. Durch die fehlende Aktivierung von T-Zellen bleibt die Unterstützung durch T-Helferzellen auf die B-Zellen aus. Dadurch werden sekundär auch humoral vermittelte Immunantworten auf Antigenstimuli abgeschwächt.

Zusätzlich hat die Ernährung einen großen Einfluss auf das Immunsystem. Malnutrition mit verminderter Eiweißzufuhr führt zu reduzierter Immunantwort mit einer deutlich erhöhten Infektgefährdung älterer Menschen.

> **Dem erhöhten Risiko im Alter, an bestimmten Infektionskrankheiten zu erkranken, kann durch geeignete Impfmaßnahmen begegnet werden. Dies gilt besonders für die Influenza, die Pneumokokkenpneumonie, Herpes Zoster und Tetanus.**

▪ Virusgrippe

Die Influenzaviren kommen ubiquitär vor und zeigen eine außerordentlich hohe genetische Variabilität, die zu Epidemien oder Pandemien führen können. Die Erkrankung exazerbiert vornehmlich in den Wintermonaten, multimorbide ältere Menschen stellen eine Risikogruppe dar, mit hoher Morbidität und hoher Mortalität.

Die Empfehlungen der WHO für den Impfstoff der nächsten Saison erfolgt jeweils Ende Februar. Alte Menschen zeigen gegenüber jungen einen geringeren Antikörperanstieg und eine reduzierte Dauer des Impfschutzes. Bei hoch betagten Patienten findet sich ein wirksames Ansprechen auf eine Influenzaimpfung in ein bis zwei Drittel der Fälle und steigt mit der allgemeinen körperlichen Fitness und der körperlichen Aktivität. Neue Vakzinierungswege (intradermal oder -nasal) versprechen bessere Ansprechraten sind aber noch nicht in der Routine angekommen.

▪ Pneumokokken

Gesunde Erwachsene sind zu etwa 40–70% Pneumokokkenträger. Infektionen mit Pneumokokken entstehen in der Regel nur dann, wenn die körpereigene Immunabwehr gestört ist oder zusätzliche Noxen hinzukommen. Der alte Mensch ist aufgrund seiner besonderen immunologischen Situation und häufig vorhandener Multimorbidität besonders gefährdet, an einer Pneumokokkeninfektion zu erkranken.

Die Impfung erfolgt üblicherweise mit polyvalenten Subunit-Vakzinen in Form einer aktiven Immunisierung. Während das 23-valente, sich länger auf dem Markt befindliche Vakzin vor allem die B-Zell-Immunität stimuliert, scheint das neuere 13-valente Vakzin B- und T-Zell Immunität zu steigern. In neuen Leitlinien wird zunehmend das 13-valente Vakzin, ggf. mit einem Booster durch das 23-valente Vakzin empfohlen. Die simultane Pneumokokken- und Influenzaimpfung ist dabei nicht nur ökonomisch vorteilhaft, sondern geht auch mit einem gleichwertigen Nebenwirkungsprofil und einer vergleichbaren Immunantwort einher.

Laut Robert Koch Institut (RKI) wird allen Menschen über 60 Jahren zu einer Pneumokokkenimpfung geraten, da die Inzidenzrate, an einer Pneumokokkenpneumonie zu erkranken nach dem 55. Lebensjahr kontinuierlich zunimmt und ab dem 65. Lebensjahr noch einmal einen deutlichen Anstieg erfährt.

■ **Tetanus und andere**

Etwa 50% der über 60-Jährigen haben keinen protektiven Antikörperschutz gegen Tetanus und stellen daher Hochrisikogruppen dar, an Tetanus zu erkranken. Die Impfindikation bei alten Menschen unterscheidet sich nicht von der bei jungen Menschen.

Die Tetanusimpfung gilt ebenso wie die **Polioimpfung** auch als Standardimpfmaßnahme bei Reisen. Eine Wiederholungsimpfung gegen Polio bei Reisen in Dritte-Welt-Länder ist empfehlenswert, wenn die letzte Impfung über 10 Jahre zurückliegt. Eine weitere wichtige Reiseprophylaxe ist die **Hepatitis-A-Impfung**. Die Hepatitis A gehört zu den häufigsten Infektionen bei Tropenaufenthalten. Das Auftreten der Erkrankung ist bei älteren Menschen häufig mit klinisch schweren und letalen Verläufen verbunden. Für alle weiteren Impfungen wie **Meningokokken, Typhus, Cholera** und **Gelbfieber**, die insbesondere bei Reisen in die Tropen notwendig werden, gelten die üblichen Impfempfehlungen des jeweiligen Reiselandes.

Jeder zweite Mensch, der seinen 85. Geburtstag erlebt, wird ohne Impfung an einem **Herpes zoster** erkranken und nicht wenige entwickeln

anschließend eine postherpetische Neuralgie. Aktuelle Studien zur Wirksamkeit der neuen Herpes-Zoster-Subunit-Vakzine konnten eine Halbierung der Zoster-Infektionen zeigen. Patienten, die dennoch einen Zoster entwickelten, zeigten deutlich schwächere Verläufe und chronifizierten seltener. Dies wird durch eine Boosterung der T-Zell-Antwort mit einer hohen Dosis des auch bei Kindern eingesetzten Vakzines erreicht (14-fache Antigenkonzentration).

1.2.5 Verfügungen, Testamente

Es gibt sehr unterschiedliche Arten von **Patientenverfügungen** (▶ Abschn. 4.1). Einige bestehen nur aus wenigen Zeilen, in denen pauschal sinnlose lebensverlängernde Maßnahmen abgelehnt werden, andere umfassen sehr detailliert verschiedene spezielle Situationen, bei denen jeweils die gewünschten und nicht gewünschten Therapien angegeben werden. Problematisch ist in jedem Fall die Bewertung „sinnvoll" oder „sinnlos", da häufig in den Patientenverfügungen keine klare Linie festzustellen ist. Im Nachhinein ist immer schwer zu beurteilen, ob beispielsweise bei einem Unfall oder einer schweren Erkrankung auf eine vage Überlebenschance verzichtet werden soll oder nicht. Generell bleibt oft unklar, inwieweit der Unterzeichner über die Therapieform, die Prognose und Konsequenzen eingehend informiert war. Daher bieten auch sehr ausführliche Patientenverfügungen keine Gewähr dafür, dass der antizipierte Patientenwille einfach ausgeführt werden kann. Ein weiteres Problem von Patientenverfügungen ist, dass der Patientenwille sich im Fall einer schweren Erkrankung auch ändern kann und dies im Zuge einer Krankheitsverarbeitung auch häufig tut. Bei bewusstlosen Patienten ist ein bewusster Verarbeitungs- resp. Entscheidungsprozess nicht möglich.

> ❯ Juristisch gesehen sind die Anweisungen in der Patientenverfügung gültig, es sei denn, der Patient widerruft sie (was jederzeit auch nonverbal geschehen kann). Der Arzt ist verpflichtet, eine Entscheidung über die Therapie im wahrscheinlichen Sinne des Patienten zu treffen. Hierfür sind Patientenverfügungen ein wichtiges Hilfsmittel, das an Qualität gewinnt, wenn der Verfasser der

1

Patientenverfügung auch noch eine oder mehrere Vertrauenspersonen angibt, die bei der Interpretation des Patientenwillens unterstützend wirken können. Es empfiehlt sich, als Verfasser einer Verfügung diese in regelmäßigen zeitlichen Abständen erneut zu unterschreiben, um zu dokumentieren, dass sich an der grundsätzlichen Einstellung nichts geändert hat.

Ein anderer Weg ist, eine generelle **Vorsorgevollmacht** zu erstellen und sich durch den Bevollmächtigten seines Vertrauens in gesundheitlichen Angelegenheiten vertreten zu lassen, wenn man dazu selbst nicht mehr in der Lage ist.

Übungsfragen (zum Fallbeispiel)

1. In welchen Bereichen unterscheiden sich gesunde jüngere Menschen von gesunden älteren?
2. Wie ist die Leistungsfähigkeit des älteren Menschen zu beurteilen?
3. Welche Faktoren sind für den Sterbeprozess wichtig?
4. Gibt es Besonderheiten beim älteren Menschen, die beim Impfen berücksichtigt werden sollen?
5. Wie ist die Sexualität im Alter zu beurteilen?

Lösungen ▶ Kap. 20

> **Fallbeispiel**
>
> Ein altes Ehepaar stellt sich in der Praxis ihres Hausarztes vor, da sie eine Reise nach Südamerika planen und sich über die notwendigen Impfungen informieren wollen sowie über die Gesundheitsvorkehrungen, die sie bei einer Reise in die Tropen beachten müssen. Die Frau ist 82 Jahre alt und sehr rüstig. Als ausgebildete Ballettlehrerin unterrichtet sie bereits seit 55 Jahren und hat daran immer noch sehr viel Freude. Wesentliche Vorerkrankungen bestehen bei ihr nicht. Der Ehemann ist 85 Jahre alt und war bis zur Geschäftsübergabe mit 70 Jahren an seinen Sohn Geschäftsführer einer Kugellagerfirma. Er hat seit seiner Jugend regelmäßig Sport getrieben und nimmt auch heute noch regelmäßig an Marathonrennen teil. Im letzten Rennen ist er knapp unter 5 Stunden geblieben. Er ist ebenso wie seine Frau vielseitig kulturell interessiert, darüber hinaus pflegt er die Freundschaft mit zwei ehemaligen Kollegen, mit denen er auch gern Schach spielt. Das Ehepaar ist sozial engagiert, reist häufig und geht einigen ehrenamtlichen Tätigkeiten am Wohnort nach.
> Beide nehmen bisher keine Medikamente regelmäßig ein.

Frailty, Sarkopenie, Assessment

Michael Denkinger, Thorsten Nikolaus, Andrej Zeyfang, Ulrich Hagg-Grün

© Springer-Verlag GmbH Deutschland 2018
A. Zeyfang, M. Denkinger, U. Hagg-Grün, *Basiswissen Medizin des Alterns und des alten Menschen*, Springer-Lehrbuch, https://doi.org/10.1007/978-3-662-53545-5_2

Unter **Frailty** (Gebrechlichkeit) versteht man den (beschleunigten) altersassoziierten Abbau körperlicher und kognitiver Funktionen und zunehmende Vulnerabilität gegenüber Erkrankungen und deren psychosoziale Folgen. Eine exakte Definition besteht nicht. Die zwei Haupterklärungsmodelle sind das physischer Phänotyp nach Fried und das kumulative Defizitmodell nach Rockwood.

Mit **Sarkopenie** wird der Abbau der Muskelkraft bis zu einem kritischen Bereich beschrieben, ab welchem die Alltags-Funktionalität beeinträchtigt wird und es zu vermehrten Stürzen und einem Verlust der Selbsthilfefähigkeit kommt. Sarkopenie ist ein wichtiger Faktor für Frailty und meist unabhängig von einer vorliegenden Fettleibigkeit (sarkopenische Adipositas).

Die **Diagnostik** subklinischer und oft übersehener, aber für ältere Menschen oft relevante Defizite erfolgt durch das geriatrische Assessment. Hierunter versteht man einen multidimensionalen, interdisziplinären diagnostischen Prozess zur Erfassung der medizinischen, psychosozialen und funktionellen Probleme und Ressourcen des Patienten und zur Entwicklung eines umfassenden Behandlungs- und Betreuungsplans.

Mit einer entsprechenden Diagnostik werden folgende **Ebenen** im Leben des Patienten erfasst:
- Physische Gesundheit
- Psychische Gesundheit
- Selbsthilfefähigkeit
- Soziale Gesundheit, ökonomischer Status, Lebensqualität

Um dies zu ermöglichen, stehen die nachgenannten **Assessment-Instrumente** zur Verfügung:
- Physische Gesundheit: Barthel-Index
- Performance-Testverfahren: Timed-Test-of-Money-Counting, Timed-Up-and-Go-Test
- Kognitive Gesundheit: Mini-Mental-State-Examination (MMSE), Uhrendifferergänzungstest nach Watson (Screening-Test bei V.a. milde Demenz), MOCA oder Demtect (Frühdiagnostik kognitiver Störungen)
- Emotionale Gesundheit: Geriatric Depression Scale (GDS)
- Soziale Gesundheit: SoS (Sozialfragebogen)

Die **Therapie** erfolgt abhängig von den im geriatrischen Assessment eruierten zugrunde liegenden Erkrankungen/Problemen. Wichtig sind v. a. die Anpassung der Medikation, Behandlung einer eventuell bestehenden Malnutrition und weiterer altersbedingter Erkrankungen.

2.1   Hintergründe

2.1.1   Frailty und Sarkopenie

■ **Frailty**

Das Phänomen der Frailty (◘ Abb. 2.1) unterliegt weiterhin keiner allgemein akzeptierten Begriffsdefinition. Im folgenden Text wird der Begriff Frailty benutzt, da er als feststehender Begriff in der Literatur das Syndrom beschreibt und mit dem Wort „Gebrechlichkeit" nur unzureichend übersetzt werden kann.

> **Es handelt sich bei der Frailty um einen altersassoziierten Abbau körperlicher und kognitiver Funktionen sowie um eine zunehmende Vulnerabilität gegenüber Erkrankungen und deren psychosozialen Folgen. Frailty ist ein physiologischer Status mit verminderter (Leistungs-) Reserve und kumulativer Dysregulation der physiologischen Systeme.**

An diesem Definitionsversuch wird klar, dass es die eine Definition von Frailty (noch) nicht gibt. Grundsätzlich wird zwischen einem physischen Frailty-Phänotyp nach Fried und einem kumulativen Frailty-Syndrom nach Rockwood (auch Defizitmodell genannt) unterschieden.

Die Abgrenzung der Frailty zu definierten Erkrankungen oder Behinderungen ist schwierig, je nach Definition kommt es zu einer deutlichen Überlagerung mit anderen Begriffen wie Multimorbidität und Behinderung/Disability. Teilweise werden auch **geriatrische Syndrome** wie motorische Defizite, Inkontinenz, Gewichtsverlust, die nicht oder nur teilweise auf definierte Erkrankungen zurückgeführt werden können, als Zeichen der Frailty gewertet. Zunehmend wird das Syndrom jedoch mehr im

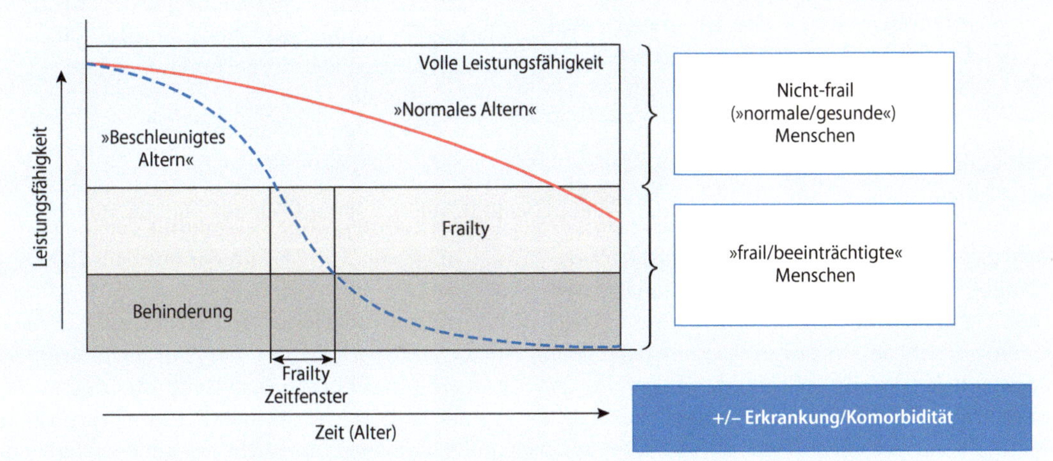

▣ Abb. 2.1 Altern und Frailty zwischen Disability, und voller Leistungsfähigkeit. (Modifiziert nach Singh)

Sinne eines beschleunigten Alterns und somit als **Grundlage** der Entwicklung der o. g. Erkrankungen und geriatrischen Syndrome gesehen. Dementsprechend wird Frailty zunehmend auf molekularer Ebene (Proteine, Stammzellen, Immunbiologie) als pathologisches **Alterungsphänomen** beschrieben. Bislang wurden unterschiedlichste Biomarker mit Frailty assoziiert: insbesondere Marker für Muskelkraft und Muskelmasse (Myostatin, Follistatin u. a.), aber auch für kognitive Schädigung (erhöhtes Tau und erniedrigtes Amyloid-ß ohne nachweisbareres kognitives Defizit), hormonelle Faktoren (erniedrigte Werte von Testosteron, IGF1, GH, DHEA, Cortisol), Entzündung (erhöhte Werte für TNF-alpha, IL-6 u. a.) und Immunität (CD4/CD8 Verhältnis, Rückgang naiver T-Zellen, chronische CMV-Infektion). Aktuell werden auch Veränderungen der hämatopoetischen Stammzellen mit Frailty in Zusammenhang gebracht (weniger Zellordnung durch Verlust der Polarität, Verschiebung hin zur myeloiden Reihe).

■ **Sarkopenie**

Welcher Marker sich letztlich als pathognomonisch für Frailty herausstellt, bleibt offen. Interventionell scheint jedoch zurzeit vor allem die Muskelkraft und somit das Frailty-assoziierte Syndrom der Sarkopenie (aus dem Griechischen und bedeutet „wenig Fleisch") von Interesse.

> Mit Sarkopenie wird also der Abbau der Muskelmasse und Muskelkraft unter eine kritische Grenze beschrieben, ab welcher es zur relevanten Einschränkungen der Autonomie und Selbsthilfefähigkeit kommt. Als sarkopenische Adipositas wird die Sarkopenie bei äußerlich eher übergewichtigen Personen beschrieben. Sie wird klinisch häufig übersehen.

Verschiedene medikamentöse Therapien der Sarkopenie werden aktuell untersucht. Am vielversprechendsten scheinen Substanzen die die Myostatin-Wirkung aufheben. Diese werden aktuell in klinischen Studien bereits am Menschen getestet. Somit kommt der Diagnostik der Sarkopenie zunehmend Bedeutung zu. Auch Ernährungsinterventionen und gezieltes Muskelaufbautraining (auch im hohen Alter und bei Demenzerkrankung bis zu gewissen Grenzen) haben hier bereits gute Erfolge gezeigt. Am besten wirkt die Kombination aus Ernährung und Training (▶ Kap. 6, Malnutrition). Dies wiederum zeigt, dass eine eindimensionale Sichtweise keinem geriatrischen Syndrom gerecht wird und dementsprechend Interventionen und Diagnostik praktisch immer multifaktoriell anzulegen sind. Sarkopenie sollte auch nicht mit Frailty gleichgesetzt, sondern als ein (wohl sehr wichtiger) Faktor für Frailty neben den o. g. weiteren Faktoren gesehen werden.

2.1.2 Krankheit, Funktion, Partizipation – die International Classification of Functioning, Disability and Health (ICF)

Bei der Betrachtung des Phänomens des Krankseins beruft man sich gewöhnlich auf das Konzept der Krankheit. Dieses medizinische Krankheitsmodell wird durch die Sequenz: Ätiologie – Pathogenese – Manifestation dargestellt. Die **International Classification of Diseases (ICD)** beruht auf diesem Modell. Gerade bei chronisch progressiven, irreversiblen oder zu Behinderungen führenden Erkrankungen ist diese klassische Betrachtungsweise unzulänglich, weil es die Folgeerscheinungen der Krankheit außer Acht lässt, die in das Alltagsleben eingreifen und die selbständige Lebensführung bedrohen.

Die krankheitsbedingten Folgeerscheinungen mit Verlust oder Minderung der psychischen oder physiologischen Ressourcen und der Leistungsfähigkeit haben für die Betroffenen eine überragende Bedeutung für die Bewältigung des täglichen Lebens. Sie beeinflussen zudem essenziell deren Lebensqualität und sind somit bedeutsam für die Entwicklung, Anwendung und Überprüfung komplexer Interventionen. 1980 wurde von der Weltgesundheitsorganisation in Ergänzung zur ICD ein Konzept für die Krankheitsfolgen entwickelt, die **International Classification of Impairments, Disabilities and Handicaps (ICIDH)** aus der sich schließlich die **International Classification of Functioning, Disability and Health, ICF)** entwickelte, die mehr Gewicht auf die Ressourcen des Betreffenden statt auf die Krankheit legt.

Die ICF weist formal 3 Konzepte zur Charakterisierung der **gesundheitlichen Integrität** auf:

1. das Konzept der Körperfunktionen und -strukturen,
2. das Aktivitätskonzept und
3. das Partizipationskonzept.

Das weiterhin gültige Verständnis der Interaktionen innerhalb der ICF-Dimensionen aus 2001 zeigt ◘ Abb. 2.2.

„**Körperfunktionen und Strukturen**" bezeichnen die körperlichen und psychischen Voraussetzungen einer Person zum Zeitpunkt des Assessments. Der Begriff „**Aktivität**" ist sehr weit gefasst und wird benutzt, um alles, was eine Person tut, zu erfassen (basale Aktivitäten des täglichen Lebens – BADL, instrumentelle Aktivität des täglichen Lebens – IADL, erweiterte Aktivitäten des täglichen Lebens – AADL).

Die „**Partizipation**" ist die Art und das Ausmaß des Einbezogenseins einer Person an bzw. in Lebensbereiche in Bezug auf Schäden, Aktivitäten, gesundheitliche Situation und Kontextfaktoren. Aktivität und Partizipation können in Art, Dauer und Qualität gestört oder eingeschränkt sein.

Das Denkmodell der WHO zur Erfassung der Krankheitsfolgen basiert auf den Arbeiten von Nagi und hat die Forschung hinsichtlich des Entstehungsprozesses von Beeinträchtigungen im Alter und deren Risikofaktoren nachhaltig beeinflusst. Jette und Verbrugge haben in den 90er Jahren das Modell zum Entstehungsprozess von Beeinträchtigungen im Alter weiterentwickelt. Mit diesem theoretischen Hintergrund sind erste Untersuchungen

◘ **Abb. 2.2** International Classification of Functioning, Disability and Health (ICF). (Aus WHO ICF 2013 Practice Manual: http://www.who.int/classifications/drafticfpracticalmanual2.pdf?ua=1)

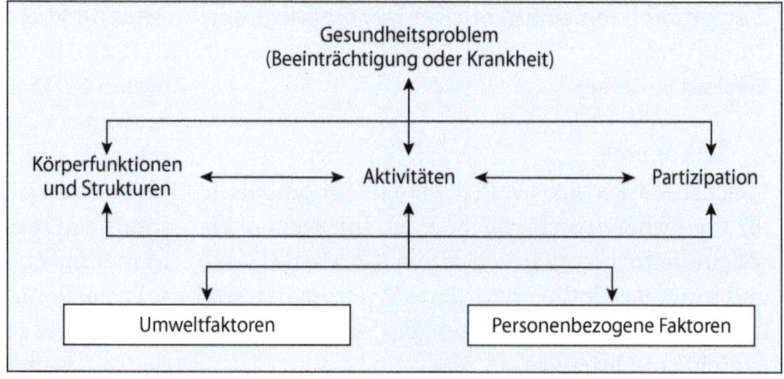

◘ Tab. 2.1 Präventionsstrategien

Präventionsebene	Erklärung	Präventionsstrategien
Primäre Prävention	Aufdecken von Präventionsmöglichkeiten, ohne dass eine Erkrankung, ein geriatrisches Syndrom oder ein Risikofaktor bereits vorliegen und damit Verhindern oder Hinauszögern manifester Erkrankungen	Standardisierte Gesundheitsbewertung (Kap. Gesundes Altern)
Sekundäre Prävention	Erkennen und Therapieren von Risikofaktoren wie z. B. arterieller Hypertonie und Erkrankungen in ihrem Anfangsstadium ohne Symptome (z. B. geriatrischer Syndrome wie Frailty und Sarkopenie) durch ein geriatrisches Assessment	Geriatrisches Assessment oder klassische Diagnostik und Therapie (zumeist ambulant)
Tertiäre Prävention	Maßnahmen zur Verhinderung weiterer Ereignisse **nach** Eintreten einer Erkrankung wie z. B. einer zerebralen Ischämie bei Vorhofflimmern (Antikoagulation) oder ein Sturz bei Sarkopenie (Krafttraining)	Geriatrisches Assessment und klassische Diagnostik und Therapie (ambulant und stationär)

zu Risikofaktoren für funktionelle Beeinträchtigungen durchgeführt worden. Erst, wenn entsprechende Risikofaktoren erkannt sind, lassen sich Präventionsstrategien entwickeln (◘ Tab. 2.1). Wie dieses Modell mit den Begriffen der Prävention und der Arbeit der Geriatrie in Zusammenhang zu bringen ist, zeigt ◘ Abb. 2.3.

Es wird ersichtlich, dass die Geriatrie und damit das geriatrische Assessment zumeist im Bereich der sekundären und vor allem tertiären Prävention tätig werden und hier insbesondere ab oder kurz vor dem Stadium einer Funktionalitätseinschränkung. Diese können unterschieden werden in sog.

- extraindividuelle Faktoren (Medikamente/ Therapien, Rehabilitation, Externe Unterstützung wie Hilfsmittel, Soziale Dienste) und
- intraindividuelle Faktoren (Lebensstil/ Gesundheitsverhalten, Coping/Resilienz, Anpassung von Aktivitäten).

2.2 Das abgestufte geriatrische Assessment zur Erkennung subklinischer Defizite

Ein Charakteristikum geriatrischer Patienten ist die **Multimorbidität**. Die Erkrankungen führen in ihren Wechselwirkungen zur Beeinträchtigung der körperlichen Leistungsfähigkeit und Störungen der Psyche. **Funktionseinschränkungen**, die von den Krankheiten hervorgerufen werden, bedrohen die **selbständige Lebensführung** der Patienten. Steht bei jüngeren Patienten die Heilung einer akuten Erkrankung oder eine weitgehende Rückkehr in die Normalität des Alltags und Berufslebens im Vordergrund, so zeigen die Behandlungsziele bei alten Menschen häufig andere Schwerpunkte. Höchste Priorität hat die Erhaltung bzw. Wiederherstellung der Autonomie. Dies setzt eine genaue Diagnostik von Funktionsverlusten unter Einbeziehung des sozialen und ökonomischen Umfeldes des Patienten bei der Therapieplanung voraus. Nicht der Schweregrad der Krankheiten, als vielmehr das Ausmaß der beeinträchtigten Funktionen bestimmen die Lebensqualität betagter und hochbetagter Menschen.

Ein Teil der im Alter gehäuft auftretenden Krankheiten und Funktionsstörungen entzieht sich der Erfassung durch konventionelle Methoden. Auch das soziale Umfeld und die ökonomische Situation von Patienten werden in der Routinediagnostik wenig berücksichtigt. Die Assessmentmethodik stellt hier eine sinnvolle Ergänzung zur herkömmlichen Diagnostik dar, sie dient zur Strukturierung und Systematisierung der Behandlungsplanung und zur Kontrolle des Therapieerfolges.

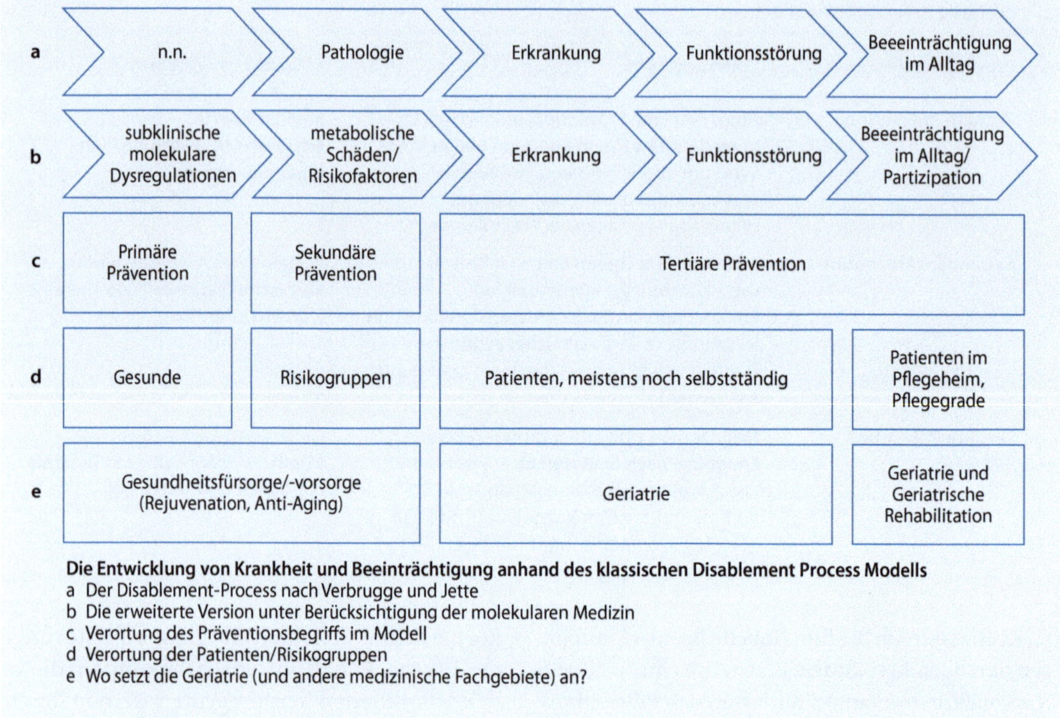

Die Entwicklung von Krankheit und Beeinträchtigung anhand des klassischen Disablement Process Modells
a Der Disablement-Process nach Verbrugge und Jette
b Die erweiterte Version unter Berücksichtigung der molekularen Medizin
c Verortung des Präventionsbegriffs im Modell
d Verortung der Patienten/Risikogruppen
e Wo setzt die Geriatrie (und andere medizinische Fachgebiete) an?

Abb. 2.3   Die Entwicklung von Krankheit und Beeinträchtigung anhand des klassischen Disablement-Process-Modells und die Verortung anderer Begriffe aus Medizin und Gesundheit

In Anlehnung an Rubenstein kann man das **geriatrische Assessment** wie folgt definieren:

> **Unter umfassendem geriatrischen Assessment versteht man einen multidimensionalen und interdisziplinären diagnostischen Prozess mit dem Ziel, die medizinischen, psychosozialen und funktionellen Probleme und Ressourcen des Patienten zu erfassen und einen umfassenden Behandlungs- und Betreuungsplan zu entwickeln.**

Es ist besser, von geriatrischem Assessment und geriatrischer Behandlungsplanung (**Geriatric Evaluation and Management - GEM**) zu sprechen, da die reine Funktionsbewertung nur als integraler Bestandteil der Behandlung sinnvoll ist. Durch das geriatrische Assessment haben die funktionellen Beeinträchtigungen den Stellenwert erhalten, der ihnen bei der Diagnostik betagter Patienten zukommt.

Insbesondere in den ersten Tagen nach Krankenhausaufnahme treten schwerwiegende Verschlechterungen funktioneller Fähigkeiten wie der Mobilität oder Körperpflege auf, die vom Patienten sehr viel langsamer kompensiert werden können als die akute Krankheit selbst. Jede Krankenhausbehandlung birgt so für ältere Patienten das Risiko, Selbständigkeit einzubüßen. Häufig manifestieren sich beim alten Menschen Krankheiten nur durch Funktionsverluste, die zunächst nicht an spezifische Erkrankungen denken lassen: Nahrungsverweigerung, Sturz, Inkontinenz, Schwindel, akute Verwirrtheit, Gewichtsverlust, Antriebsschwäche und anderes mehr. In vielen Fällen ist eine erhebliche Diskrepanz zwischen der Schwere der Grunderkrankung und der Funktionsbehinderung im Alltagsleben festzustellen. In diesen Fällen ist das geriatrische Assessment geeignet, eine realistische Bewertung des Schweregrades einer oder mehrerer Erkrankungen hinsichtlich Lebensqualität und Selbständigkeit des Patienten vorzunehmen und im Sinne eines meist tertiären Präventionsansatzes eine weitere Verschlechterung oder Auftreten neuer Erkrankungen zu verhindern.

> **Das Syndrom der Frailty entzieht sich in weiten Teilen der üblichen Diagnostik, führt jedoch unbehandelt zu einem progredienten Verlust von Selbständigkeit. Das geriatrische Assessment ist in der Lage, die bei der Gebrechlichkeit führenden motorischen Defizite zu erfassen, körperliche Aktivität zu messen und Kontinenz, Gewichtsverlust resp. Malnutrition zu überprüfen.**

Durch die Erfassung funktioneller Ressourcen und Defizite ist es möglich, das geriatrische Assessment als Bestandteil an **Qualitätssicherungsprogrammen** anzuwenden, ebenso wie zur Beurteilung von Hilfs- und Pflegebedürftigkeit nach dem neuen Pflegeversicherungsgesetz. Je nach Zielsetzung (Behandlungszwecke, wissenschaftliche oder administrative Zwecke) muss das geriatrische Assessment strukturell und inhaltlich Modifikationen erfahren.

2.2.1 Patientenauswahl

Da ein geriatrisches Assessment zeit-, personal- und damit auch kostenintensiv ist, ist eine möglichst genaue Eingrenzung der Patientengruppe, die am meisten vom geriatrischen Assessment profitiert, notwendig. Für Patienten mit einer akuten Erkrankung, die sowohl im Bereich der basalen als auch erweiterten Aktivitäten des täglichen Lebens selbständig sind, ist die Durchführung eines strukturierten geriatrischen Assessment wenig sinnvoll. Dies gilt auch für stark beeinträchtigte Patienten mit einer weit fortgeschrittenen Demenz oder terminalen Erkrankung. Um die Patientenauswahl schärfer umreißen zu können, ist es deshalb notwendig, den **geriatrischen Patienten** zu definieren:

> **Bei einem geriatrischen Patienten handelt es sich um einen älteren Menschen, der i. d. R. an mehreren, meist chronischen Krankheiten**

> **leidet, die sich wechselseitig beeinflussen und die Selbständigkeit bedrohen.**

Der Identifizierung und Steuerung geriatrischer Patienten wurde aufgrund der demographischen Entwicklung gerade in den letzten Jahren große Aufmerksamkeit aus Politik, Gesellschaft und Medizin zuteil. Im Vordergrund steht dabei die Frage, inwieweit durch die Aufdeckung geriatrischer Patienten in nicht geriatrischen Einrichtungen (Stationen, Notaufnahmen) eine Institutionalisierung nach Krankenhausaufenthalt vermieden werden kann. Zur Identifizierung wurden bereits mehrere Screening-Instrumente entwickelt, die meistens eine einfache Kombination von chronologischem Alter mit einem oder mehreren der nachfolgenden Kriterien anwenden: Funktionelle Beeinträchtigungen mit Schwierigkeiten bei der Bewältigung des Alltags, geriatrische Syndrome wie Inkontinenz, Gangstörungen und Stürze, chronische Schmerzen, Immobilität, Malnutrition, iatrogene Störungen sowie bestimmte Erkrankungen. Daneben gibt es noch eine Reihe von sozialen Kriterien, wie Einweisung eines Patienten aus einem Pflegeheim ins Krankenhaus, mehrere Krankenhausaufenthalte innerhalb des letzten Jahres, oder nicht geplante Wiedereinweisungen nach Krankenhausentlassung. Typische Vertreter dieser Screening Tests sind der ISAR (Identification of Seniors at Risk) oder der Geriatriecheck Baden-Württemberg (■ Abb. 2.4). Einen vereinfachten Algorithmus zur Patientensteuerung zeigt ■ Abb. 2.5.

Insgesamt ist davon auszugehen, dass etwa 10 bis 40% der älteren Krankenhauspatienten in Akutkrankenhäusern und etwa 70% in geriatrisch-rehabilitativen Einrichtungen die Zielgruppe für ein geriatrisches Assessment im stationären Bereich darstellen.

2.2.2 Behandlungsteam

Die Vielschichtigkeit der Erkrankungen und die daraus resultierenden Probleme machen eine Diagnostik, Beurteilung und Behandlung im **interdisziplinären Team** erforderlich. Die Zusammensetzung der Arbeitsgruppe hängt von den strukturellen Bedingungen, der Auswahl der Patienten und den Behandlungszielen ab. Typischerweise besteht das Team aus

2

Geriatrie-Check

Bitte bei allen Patienten ab 70 Jahren ausfüllen		Informationsquelle(n)	☐ Patient ☐ Bezugsperson
Name, Vorname	Geburtsdatum	Untersuchungsdatum	Untersucher, Handzeichen

A

Alter ≥ 85 Jahre	☐ ja	☐ nein	
Pflegestufe ≥ 1 vorhanden	☐ ja	☐ nein	
Pflegeheimbewohner	☐ ja	☐ nein	
Bekannte Demenz	☐ ja	☐ nein	
	≥ 1 ja-Antwort		☐ wahrscheinlich **geriatrischer Patient**

B   (wenn A nicht zutreffend, Geriatrie-Check fortführen)

Beeinträchtigungen vor dem jetzigen Akutereignis			
Mobilität	– **Gangunsicherheit** und/oder – **Wiederholte Stürze** und/oder – **Gehhilfe/Rollstuhl**	☐ ja	☐ nein
Selbständigkeit	– **Hilfe beim Waschen/Anziehen** und/oder – **Inkontinenz** und/oder – **Unter-/Mangelernährung**	☐ ja	☐ nein
Kognition	– **Gedächtnisprobleme** und/oder – **Desorientiertheit/Verwirrtheit**	☐ ja	☐ nein
Psyche	– **Anhaltende Niedergeschlagenheit** und/oder – **Anhaltende Antriebslosigkeit**	☐ ja	☐ nein
Krankenhaus-aufenthalte	**≥ 2 Krankenhausaufenthalte in den letzten 12 Monaten**	☐ ja	☐ nein
	Anzahl ja-Antworten (= Punktsumme)		
	≥ 2 ja-Antworten		☐ wahrscheinlich **geriatrischer Patient**

Der folgende Abschnitt ist krankenhausindividuell anzupassen:

Optionen der möglichen Weiterbehandlung, wenn gemäß A oder B wahrscheinlich **geriatrischer Patient**	
☐ **Geriatrisches Screening** ☐ **Geriatrisches Konsil/geriatrische Mitbehandlung** ☐ **Akutgeriatrie** ☐ **Geriatrische Rehabilitation** ☐ ______________________	Unterschrift des Arztes: ______________________

■ **Abb. 2.4**   Geriatriecheck Baden-Württemberg. (Unter https://sozialministerium.baden-wuerttemberg.de/fileadmin/redaktion/m-sm/intern/downloads/Publikationen/Geriatriekonzept_2014.pdf findet sich der Check abgedruckt und frei erhältlich)

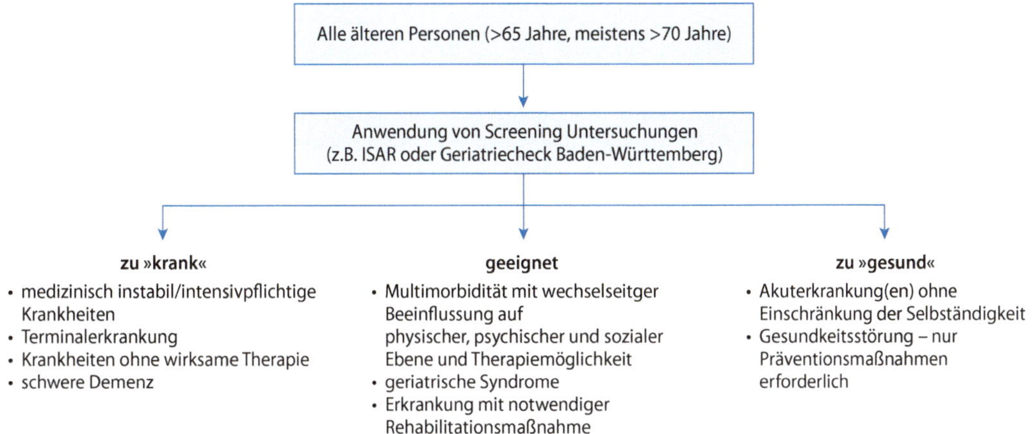

Abb. 2.5 Kriterien für die Patientenauswahl zur Durchführung des Assessment. (Modifiziert nach Nikolaus 2000)

Ärzten, Krankenpflegern, Therapeuten (Physio-, Ergotherapie) und Sozialarbeitern.

Die Arbeitsgruppe wird je nach Anforderung ergänzt durch Logopäden, Psychologen, Seelsorgern, Ernährungsberatern, Zahnärzten usw. Die Teammitglieder teilen sich die Untersuchungen im Rahmen des Assessment-Programms entsprechend ihrer beruflichen Qualifikation auf. Wichtig für eine effektive Teamarbeit sind die Kompetenz im Bereich der eigenen und Kenntnisse der Tätigkeit der jeweils anderen Berufsgruppen. Prinzipiell können alle Tests vom gesamten Personal durchgeführt werden. Nur spezifische Tests, wie z. B. neuropsychologische Untersuchungen sollten durch speziell ausgebildete Personen durchgeführt werden.

2.2.3 Zeitbedarf

Der Zeitbedarf zur Durchführung eines Assessment hängt von der jeweiligen Fragestellung, den ausgewählten Instrumenten und den Patienten ab. Die Aufmerksamkeit und Leistungsbereitschaft eines älteren Patienten ist nach etwa einer ¾ bis einer Stunde erschöpft, sodass ein umfangsreicheres Assessment oft über mehrere Tage verteilt durchgeführt wird. Bei Durchführung der Funktionsuntersuchungen und Befragungen sollte der Patient in einem medizinisch stabilen Zustand sein, denn er soll in einer realistischen Gesamtsituation mit seinen funktionellen Fähigkeiten und Defiziten beurteilt werden und nicht anhand der Auswirkungen einer Akuterkrankung auf diese Fähigkeiten.

Screeningtests und Tests, die nur Fragen an Angehörige/Betreuer beinhalten, können in wenigen Minuten und auch in Notsituationen durchgeführt werden.

2.2.4 Ergebnisse

Die strukturierte Vorgehensweise hat in vielen Bereichen positive Ergebnisse gezeigt: Die Anzahl der **neu entdeckten Diagnosen** reicht von einer bis mehr als vier pro Patient. Am häufigsten wurden durch die herkömmlichen Untersuchungsmethoden kognitive und emotionale Störungen, Visuseinschränkungen, Malnutrition und Harninkontinenz übersehen. Es hilft auch, Patientengruppen zu erkennen, die ein hohes Risiko für einen funktionellen Abbau haben.

Bei den meisten Untersuchungen steht die **Vermeidung von Einweisungen** in Alten- und Pflegeheime im Vordergrund. Es zeigt sich auch eine Reduktion der Krankenhauswiederaufnahmen. Der **funktionellen Ebene** wird in den Assessmentuntersuchungen große Bedeutung zugemessen. Durch die dem Assessment nachfolgenden Interventionen zeigt sich eine Besserung des funktionellen Status. Präventive Hausbesuche bewirken zudem eine Verzögerung des Abbaus funktioneller Fähigkeiten. Die **kognitive Leistungsfähigkeit** und der **emotionale Status** können ebenfalls verbessert werden.

Das bedeutsamste Ergebnis des geriatrischen Assessments ist die **Verlängerung der Lebenserwartung**, die sich auch in Metaanalysen zeigte. Obwohl durch Assessmentuntersuchungen häufig neue Krankheiten entdeckt wurden, zeigt sich durch besser den Bedürfnissen angepasste Verordnungen ein Rückgang der Medikamentenzahl und -menge.

2.2.5   Wirtschaftlichkeit

Kosten-Nutzen-Analysen von Assessment-Studien aus dem angloamerikanischen Raum auf deutsche Verhältnisse zu übertragen ist schwierig, da die Gesundheitssysteme der verschiedenen Länder teilweise große Unterschiede aufweisen. Trotzdem konnte eine Reihe der Studien zum Assessment eine Reduktion der Gesundheitskosten nachweisen. Als Gründe wurden die niedrige Rate an Pflegeheimeinweisungen, Verminderung der Rehospitalisierungsrate, Verzögerung der Klinikaufnahme und niedrigere Kosten aufgrund frühzeitigerer Problemerfassung und Einleitung entsprechender Vorbeugemaßnahmen angeführt.

2.3   Assessment-Ebenen

Unabhängig von der klinischen Struktur und der jeweiligen Fragestellung muss das geriatrische Assessment die physischen, psychischen und sozialen Dimensionen von Gesundheit erfassen, um ein genaues Bild der Lebensumstände, Lebensführung und Selbsthilfefähigkeit des älteren Patienten zu erhalten. Im Folgenden wird auf die für das geriatrische Assessment bedeutsamen Inhalte der einzelnen Gesundheitsebenen eingegangen.

2.3.1   Physische Gesundheit

Bei multimorbiden geriatrischen Patienten besteht sehr häufig eine **Multimedikation**. Die genaue Erhebung der Medikamentenanamnese ist deshalb sehr wichtig. Eine nicht korrekte Verordnung oder Einnahme von Medikamenten kann erhebliche gesundheitliche Störungen zur Folge haben und Ursache einer Hospitalisierung sein. Im Rahmen der Anamnese muss zudem gezielt nach Immobilität, Stürzen, Inkontinenz und chronischen Schmerzen gefragt

werden. **Stürze** sind bei älteren Menschen häufig. Durch ein einfaches Assessment können Risikopatienten erkannt und eine entsprechende Sturzprävention durchgeführt werden. Eine **Harninkontinenz** wird nur selten diagnostiziert, weil der Patient sie aus Scham verschweigt. Sie kommt aber bei bis zu 30% der ambulant behandelten älteren Menschen vor und bringt immense Belastungen und soziale Auswirkungen für die Betroffenen mit sich. Zunehmende **Immobilität** führt zu wachsender Hilfsbedürftigkeit. Dies hat oft den Zusammenbruch des häuslichen Versorgungssystems zur Folge. Chronische **Schmerzzustände** sind im Alter weit verbreitet und stellen einen der häufigsten Gründe dar, weshalb die Patienten ihren Hausarzt aufsuchen. Chronische Schmerzattacken beeinträchtigen die Lebensqualität stark und können Depressionen verschlimmern oder hervorrufen. Chronische Schmerzen sind zudem ein Risikofaktor für Malnutrition. Die Beurteilung des Ernährungszustandes ist ein weiterer wichtiger Punkt, da **Malnutrition** (▶ Kap. 6) Auswirkungen auf Rekonvaleszenz, Immunabwehr etc. hat.

2.3.2   Psychische Gesundheit

Akute **Verwirrtheit** tritt bei geriatrischen Patienten im Rahmen vieler akuter Erkrankungen auf. Diese ist potenziell reversibel und muss von Verwirrtheitszuständen bei Demenz unterschieden werden. Die hohe Prävalenz der Demenz und Depression bei älteren Menschen muss ebenfalls in der Diagnostik berücksichtigt werden. Die Differentialdiagnose zwischen **Demenz** und **Depression** kann ebenso schwierig sein wie die Diagnose einer Depression bei Demenz, da sich die Depression im Alter sehr vielfältig manifestieren kann, mit primär somatischen Symptomen, Störungen der Stimmung, des Antriebs, sozialem Rückzug und Störungen der kognitiven Fähigkeiten (Pseudodemenz).

2.3.3   Selbsthilfefähigkeit

Der Verlust an Selbsthilfefähigkeit des geriatrischen Patienten ergibt sich aus seinen krankheitsbedingten Funktionseinbußen sowie seinem kognitiven und emotionalen Zustand. Ein Teil der multimorbiden Patienten hat keine wesentliche Behinderung.

Andererseits kann bereits eine einzelne Erkrankung (z. B. Schlaganfall) erhebliche Funktionseinbußen mit sich bringen. Art und Anzahl von Diagnosen korrelieren also nur lose mit dem Grad der Selbständigkeit eines Patienten. Die Funktionseinbußen sind jedoch häufig limitierende Faktoren bei der Wiedereingliederung eines Patienten in seinen häuslichen Bereich und müssen bei der Assessment- und Therapieplanung berücksichtigt werden.

2.3.4 Soziale Gesundheit, ökonomischer Status, Lebensqualität

Nicht zuletzt die soziale und ökonomische Situation entscheidet darüber, was ein krankheitsbedingter Funktionsverlust für den Menschen bedeutet. Ein Patient nach einem Schlaganfall, der aufgrund einer Hemiparese immobil geworden ist, kann bei einem guten sozialen Netz sein weiteres Leben zu Hause im Kreis der Familie oder anderer Pflegepersonen führen. Patienten mit fehlender sozialer Absicherung sind i. d. R. auf institutionalisierte Hilfen angewiesen (Pflegeheim). Ältere Menschen, die sozial gut integriert sind, erholen sich im Krankheitsfall besser und haben eine längere Lebenserwartung. Soziale Isolation ist ein Risikofaktor hinsichtlich Morbidität und Mortalität. Bei der Beurteilung der sozialen Situation müssen im besonderen Maße die sozialen Beziehungen, die Aktivitäten, Hobbies und Interessen, das soziale Umfeld mit Erfassung der Wohnsituation und die soziale Unterstützung insbesondere bei eventuellen Notfällen berücksichtigt werden. Problematisch ist eine Bewertung im Summen-Score, da in jedem Einzelfall bestimmte Punkte subjektiv eine besondere Bedeutung haben können. Es ist daher notwendig, die Gewichtung der Probleme durch den Patienten in das therapeutische Konzept miteinzubeziehen. Dies gilt insbesondere bei der Erfassung der Lebensqualität. Hier ist man grundsätzlich auf die subjektive Beurteilung durch den Probanden angewiesen.

2.4 Assessment-Instrumente

Für die einzelnen Dimensionen, die im geriatrischen Assessment erfasst werden, wurde in den letzten beiden Jahrzehnten eine Reihe verschiedener Befragungen und Tests entwickelt. Von verschiedenen Arbeitsgruppen wurden Empfehlungen zur Durchführung bestimmter Befragungen und Testverfahren erarbeitet. Dabei wurden methodische Kriterien (**Reliabilität, Validität**, Änderungs**sensitivität**) berücksichtigt und die klinische **Praktikabilität** (insbesondere Durchführbarkeit, Zeitaufwand und Boden- und Deckeleffekte) beurteilt.

Auf der Ebene der Alltagsaktivitäten ist zwischen einer Befragung zu diesen Fähigkeiten und Funktionstests (**Performance-Tests**) zu unterscheiden, bei denen der Patient aufgefordert wird, eine bestimmte Aufgabe durchzuführen. Diese Aufgaben sollen Situationen des alltäglichen Lebens simulieren und Rückschlüsse über deren Problembewältigung zulassen. Bei den Befragungen zu den Aktivitäten des täglichen Lebens muss unterschieden werden zwischen der Befragung des Patienten selbst (**Self-Report**) und der Befragung von Angehörigen oder Pflegepersonen (**Proxy-Report**). Die Selbstbewertung durch den Patienten ist weniger aufwendig, bei kognitiv eingeschränkten Patienten jedoch auch wenig verlässlich. Bei der Bewertung durch Angehörige oder Pflegepersonen können Fehler durch mangelhafte Beobachtung oder subjektive Bewertungskriterien entstehen. Die Patienten selbst schätzen ihre Fähigkeiten **eher zu hoch** ein, während Familienangehörige oder Pflegepersonen diese eher **unterbewerten**. Eine genaue Einschätzung der Aktivitäten des täglichen Lebens erfordert die Unterscheidung, was der Patient möglicherweise unter bestimmten Umständen, z. B. in einer therapeutischen Situation, noch tun kann und was er auch tatsächlich durchführt. Eine Auflistung häufig benutzter Messinstrumente findet sich als Download beim Kompetenzzentrum Geriatrie des MDK Nord (http://www.kcgeriatrie.de/infoservice.htm/).

2.4.1 Physische Gesundheit

■ **Befragungen**

Ein Kernbestandteil jeder Beurteilung funktioneller Fähigkeiten stellt die Erhebung sog. **basaler Aktivitäten des täglichen Lebens** (BADL, auch ADL genannt) sowie **erweiterter oder instrumenteller Aktivitäten des täglichen Lebens** (IADL) dar. Mit der Erfassung dieser Aktivitäten lässt sich das Ausmaß der Selbsthilfefähigkeit älterer Menschen bestimmen. Zu den basalen Aktivitäten des täglichen Lebens gehören Essen, Waschen und Baden, Harn- und Stuhlkontinenz, Toilettenbenutzung, Transfer, Ankleiden, Laufen und Treppensteigen. Bei den erweiterten oder instrumentellen Aktivitäten des täglichen Lebens werden Verrichtungen wie Einkaufen, Kochen, Haushaltsführung, Wäsche waschen, Telefonieren, Benutzung von Verkehrsmitteln, Regelung der Finanzen und Einnahme von Medikamenten überprüft. Die IADL-Funktionen sind komplexer als die ADL-Funktionen und stehen in einer streng hierarchischen Ordnung über diesen, weshalb eine Überprüfung der IADL-Funktionen nur bei intakter ADL-Funktion für sinnvoll gehalten wird. Auch innerhalb der ADL-Funktionen besteht eine Hierarchie. So vollzieht sich die Wiedererlangung der Funktionen in einer festgelegten Reihenfolge, die der Entwicklung und Reifung dieser Fähigkeiten in der Kindheit entspricht. Zuerst wird die Unabhängigkeit beim Essen und die Kontinenz wiedergewonnen, danach die Selbständigkeit beim Transfer und beim Gang zur Toilette. Unabhängigkeit beim Baden oder Ankleiden wird zuletzt erlangt. Hieraus ergibt sich, dass es im Verlauf eines therapeutischen Prozesses Sinn macht, in der Hierarchie niedriger stehende Tätigkeiten zuerst einzuüben, auch wenn nicht selten Stufen übersprungen werden müssen (z. B. Kontinenz).

Zur Erfassung der BADL wird weiterhin am häufigsten der bereits 1965 eingeführte **Barthel-Index** benutzt (◻ Tab. 2.2). Er war ursprünglich zur (Fremd-)Beurteilung des funktionellen Status von Patienten mit neuromuskulären und muskuloskelettalen Störungen von F. Mahoney (Ärztin) und D. Barthel (Physiotherapeutin) entwickelt worden. Er hat sich rasch auch zur Beurteilung der basalen Alltagsaktivitäten alter Patienten gut bewährt und deshalb schnell eine weite Verbreitung in der Geriatrie gefunden. In der Zwischenzeit ist er im Rahmen der Abbildung der Fallschwere in den Diagnosis Related Groups (DRG) sogar manchmal erlösrelevant.

Die Bewertung erfolgt durch den Interviewer und basiert auf Beobachtung oder Einschätzung. Am zuverlässigsten wird der Barthel-Index von Pflegekräften in stationären Settings erhoben. Dadurch, dass die Antworten auf die Beurteilung der Abhängigkeit (versus Selbsthilfefähigkeit) abheben, können auch Patienten mit einem Barthel-Index von 100 Punkten noch gravidierende Schwierigkeiten in

den basalen Aktivitäten und Abhängigkeiten in den erweiterten Aktivitäten des täglichen Lebens aufweisen, die entsprechend in der Behandlung berücksichtigt werden sollten (**Ceiling-Effekt**). In solchen Fällen muss ein zusätzliches Instrument ausgewählt werden, das die IADL überprüft und ggf. (dann übergehend in den Bereich der sekundären oder primären Prävention) sensitivere Instrumente für die Beurteilung der BADL ergänzt werden.

Der Barthel-Index liefert wichtige Informationen zur Rehabilitationsbeurteilung und zur Beurteilung der Pflegebedürftigkeit. Seine Erhebung wird durch den Medizinischen Dienst der Krankenkassen (MDK) gefordert. Im sogenannten Frühreha-Barthel werden zudem Aspekte wie absaugpflichtiges Tracheostoma, intermittierende Beatmung, beaufsichtigungspflichtige Schluckstörung und intensivmedizinisch überwachungspflichtiger Zustand zusätzlich aufgelistet.

▪ Performance-Testverfahren

Im Gegensatz zu einfachen Fragebögen sind Performance-Messungen i. d. R. zeitaufwendiger. Häufig sind ein spezieller Raum und eine genau festgelegte Ausstattung notwendig, dies beschränkt seine Anwendbarkeit häufig auf Kliniken. Man kann zudem nicht immer direkt von der künstlichen Laborsituation auf die Fähigkeit des Probanden schließen, in seiner gewohnten Umgebung entsprechende Tätigkeiten auszuführen. Manche Performance-Untersuchungen bergen zudem das Risiko einer Verletzung in sich. Nicht alle Performance-Messergebnisse haben so einen direkt umsetzbaren praktischen Nutzen wie beispielsweise die Messung der **Gehgeschwindigkeit** oder der Zeit, um fünfmal von einem Stuhl aufzustehen und sich wieder hinzusetzen (**Five-Chair-Rise**). So benötigt man etwa einen Gehgeschwindigkeit von 0,6–0,8 m/s, um eine Ampel während der Grünphase zu überqueren.

Beim **Timed-Test-of-Money-Counting (Geldzähltest)** wird der Proband gebeten, aus einer präparierten Geldbörse sämtliches Geld herauszunehmen und den Betrag zusammenzuzählen. Die Zeit bis zur korrekten Nennung des Betrages wird gestoppt. Überprüft werden bei diesem Test die manuelle Geschicklichkeit, die rechnerische Fähigkeit und der Visus. Der Test hat eine prädiktive Validität hinsichtlich des zukünftigen Hilfsbedarfs und eignet sich auch für die Beurteilung, ob Menschen

Tab. 2.2 Aktivitäten des täglichen Lebens (Barthel-Index)

Zeitpunkt	Punkte:	
	A	B
Essen		
Unabhängig, isst selbständig, benutzt Geschirr und Besteck	10	10
Braucht etwas Hilfe, z. B. Fleisch oder Brot schneiden	5	5
Nicht selbständig, auch wenn o. g. Hilfe gewährt wird	0	0
Bett/(Roll-)Stuhltransfer		
Unabhängig in allen Phasen der Tätigkeit	15	15
Geringe Hilfen oder Beaufsichtigung erforderlich	10	10
Erhebliche Hilfe beim Transfer, Lagewechsel, Liegen/Sitz selbständig	5	5
Nicht selbständig, auch wenn o. g. Hilfe gewährt wird	0	0
Waschen		
Unabhängig beim Waschen von Gesicht, Händen; Kämmen, Zähneputzen	5	5
Nicht selbständig bei o. g. Tätigkeit	0	0
Toilettenbenutzung		
Unabhängig in allen Phasen der Tätigkeit (inkl. Reinigung)	10	10
Benötigt Hilfe, z. B. wegen unzureichenden Gleichgewichtes od. bei Kleidung/Reinigung	5	5
Nicht selbständig, auch wenn o. g. Hilfe gewährt wird	0	0
Baden		
Unabhängig bei Voll- oder Duschbad in allen Phasen der Tätigkeit	5	5
Nicht selbständig bei o. g. Tätigkeit	0	0
Gehen auf Flurebene bzw. Rollstuhlfahren		
Unabhängig beim Gehen über 50 m, Hilfsmittel erlaubt, nicht Gehwagen	15	15
Geringe Hilfe oder Überwachung erforderlich, kann mit Hilfsmittel 50 m gehen	10	10
Nicht selbständig beim Gehen, kann aber Rollstuhl selbständig bedienen, auch um Ecken und an einen Tisch heranfahren, Strecke mindestens 50 m	5	5
Nicht selbständig beim Gehen oder Rollstuhlfahren	0	0
Treppensteigen		
Unabhängig bei der Bewältigung einer Treppe (mehrere Stufen)	10	10
Benötigt Hilfe oder Überwachung beim Treppensteigen	5	5
Nicht selbständig, kann auch mit Hilfe nicht Treppensteigen	0	0
An- und Auskleiden		
Unabhängig beim An- und Auskleiden (ggf. auch Korsett oder Bruchband)	10	10
Benötigt Hilfe, kann aber 50% der Tätigkeit selbständig durchführen	5	5
Nicht selbständig, auch wenn o. g. Hilfe gewährt wird	0	0

◘ Tab. 2.2 Fortsetzung

Zeitpunkt		Punkte:	
		A	B
Stuhlkontrolle			
	Ständig kontinent	10	10
	Gelegentlich inkontinent, maximal einmal/Woche	5	5
	Häufiger/ständig inkontinent	0	0
Urinkontrolle			
	Ständig kontinent, ggf. unabhängig bei Versorgung eines DK/Cystofix	10	10
	Gelegentlich inkontinent, maximal einmal/Tag, Hilfe bei externer Harnableitung	5	5
	Häufiger/ständig inkontinent	0	0
Gesamtpunkte:			

mit Diabetes in der Lage sind, ein intensiviertes Insulinschema selbstständig umzusetzen.

Der **Timed-Up-and-Go-Test** misst die alltagsrelevante Mobilität und besteht darin, die Patienten in standardisierter Weise von einem Stuhl aufstehen, 3 m gehen und sich wieder hinsetzen zu lassen. Dabei wird die Zeit gemessen, die der Proband hierfür benötigt. Probanden, die zwischen 20 und 29 sec zur Durchführung des Tests benötigen, sind in ihrer Mobilität schon so weit eingeschränkt, dass Alltagsschwierigkeiten wahrscheinlich und Stürze häufig sind.

Der **modifizierte Rombergtest** misst Gleichgewicht und Koordination. Der Proband wird gebeten, bequem in hüftbreitem Stand zu stehen, danach im Stand bei geschlossenen Beinen und im Semi-Tandemstand (ein Fuß in halber Fußbreite vor dem anderen). Anschließend folgt der Tandemstand (Seiltänzerstand). Jeder Stand soll 10 Sekunden gehalten werden. Ist der geschlossene, hüftbreite und Semi-Tandemstand nicht möglich, besteht eine erhöhte Sturzgefahr. Treten Probleme im Tandemstand auf, liegt ein Balancedefizit vor.

Der **Five-Chair-Rise** überprüft die funktionelle Kraft der Beine. Der Proband wird gebeten, fünfmal von einem Stuhl aufzustehen, ohne Benutzung der Armlehnen. Es besteht ein erhöhtes Sturzrisiko, wenn der Patient länger als 15 sec braucht, um aufzustehen (Hinweis auf Muskelschwäche). Wenn der Proband nur unter Zuhilfenahme der Arme und Armlehne aufstehen kann, besteht generell ein erhöhtes Sturzrisiko.

2.4.2 Kognitive Gesundheit

Auch wenn es zunehmend besser möglich ist, mithilfe genetischer Untersuchungen und moderner Bildgebung frühzeitig Personen zu identifizieren, die ein erhöhtes Risiko haben, eine demenzielle Erkrankung zu entwickeln, sind weiterhin keine wesentlichen therapeutischen Ansätze vorhanden, um in Frühstadien zu intervenieren. Dennoch ist es prognostisch und sozialmedizinisch im Sinne der Prävention von Bedeutung, Frühstadien möglichst treffsicher zu diagnostizieren und behandelbare Ursachen zu erkennen (▶ Kap. 9).

Von herausragender Bedeutung bei der Differentialdiagnostik demenzieller Erkrankungen ist die Anamnese. Zusätzlich sollte zumindest ein anerkanntes Screening-Instrument zum Routineprogramm einer jeden Erstuntersuchung älterer Menschen gehören. In Verdachtsfällen ist eine weitergehende Diagnostik zur Evaluierung der Art und Schwere der Hirnleistungsstörung sowie zur Behandlungsplanung notwendig.

Im Folgenden wird die **Mini-Mental-State-Examination (MMSE)** nach Folstein zur Erfassung der kognitiven Leistungsfähigkeit vorgestellt (◘ Tab. 2.3).

◼ Tab. 2.3 Mini-Mental-State-Examination (MMSE) nach Folstein. (Modifiziert nach Folstein 1975)

Punkte	Frage		
(0/1)	1.	Was für ein Datum ist heute?	
(0/1)	2.	Welche Jahreszeit?	
(0/1)	3.	Welches Jahr haben wir?	
(0/1)	4.	Welcher Wochentag ist heute?	
(0/1)	5.	Welcher Monat?	
		Wo sind wir jetzt?	
(0/1)	6.		Welches Bundesland?
(0/1)	7.		Welcher Landkreis/welche Stadt?
(0/1)	8.		Welche Stadt/welcher Stadtteil?
(0/1)	9.		Welches Krankenhaus?
(0/1)	10.		Welche Station/welches Stockwerk?
		Bitte merken Sie sich:	
(0/1)	11.		Apfel
(0/1)	12.		Pfennig
(0/1)	13.		Tisch
			Anzahl der Versuche: 00
(0/1)	14.	93	L
(0/1)	15.	86	H
(0/1)	16.	79	U
(0/1)	17.	72	T
(0/1)	18.	65	S
		Was waren die Dinge, die Sie sich vorher gemerkt haben?	
(0/1)	19.		Apfel
(0/1)	20.		Pfennig
(0/1)	21.		Tisch
		Was ist das?	
(0/1)	22.		Uhr
(0/1)	23.		Bleistift/Kugelschreiber
(0/1)	24.	Sprechen Sie nach:	„Kein Wenn und oder Aber."
		Machen Sie bitte folgendes:	
(0/1)	25.	Nehmen Sie bitte das Blatt in die Hand	
(0/1)	26.	Falten Sie es in der Mitte und	
(0/1)	27.	Lassen Sie es auf den Boden fallen	
(0/1)	28.	Lesen Sie und machen Sie bitte die Augen zu!	
(0/1)	29.	Schreiben Sie bitte einen Satz (mindestens Subjekt und Prädikat)	
(0/1)	30.	Kopieren Sie bitte die Zeichnung (2 sich überschneidende gleichseitige Fünfecke)	

Die **Mini-Mental-State-Examination** (MMSE) ist das am häufigsten angewandte Screeningverfahren für **Hirnleistungsstörungen**. Er beinhaltet 30 Fragen mit einer entsprechenden Punktzahl. Generell wird davon ausgegangen, dass eine Punktzahl von 23 und weniger bei mittlerem Bildungsniveau als pathologisch zu werten ist und mit großer Wahrscheinlichkeit auf eine kognitive Einschränkung hinweist. Testergebnisse unter 18 Punkten zeigen eine mittelschwere, unter 12 Punkten eine schwere Störung an. Je nach Bildung können auch Ergebnisse unter 24 Punkten noch normal, bzw. zwischen 24 und 26 Punkten bereits pathologisch sein. Insgesamt lässt sich sagen, dass vermutlich ein gewisser Lerneffekt bei Wiederholungsuntersuchungen auftritt. Der MMSE ist daher nur mit Einschränkung als Instrument zur Verlaufsbeobachtung geeignet, die klinische Erfahrung zeigt jedoch, dass schwerer beeinträchtigte Probanden keinen relevanten Lerneffekt zeigen. Milde kognitive Störungen werden mittels MMSE zumeist nicht erkannt (Ceiling-Effekt), sodass bei Verdacht hier weiterführende neuropsychologische Untersuchungen notwendig sind.

Bei **akuten Verwirrtheitszuständen (Delir)** wird der MMSE ebenfalls pathologisch. Deshalb ist nach Besserung der akuten Störung eine erneute Untersuchung (ggf. auch mit einem anderen Test) notwendig. Zu bedenken ist ferner, dass die Testergebnisse auch durch affektive Störungen wie **Depression** verfälscht werden.

Ein einfacher Screening-Test bei Verdacht auf eine milde kognitive Störung ohne manifeste Demenz (**Mild Cognitive Impairement**, MCI, ► Kap. 9) stellt der **Uhren-Ergänzungstest nach Watson** dar. Er besteht nur aus einer Aufgabe, nämlich in einem vorgegebenen Kreis die Ziffern einer Uhr einzuzeichnen. Dabei lassen sich überraschenderweise bestimmte Fehlermuster reproduzieren, die häufig bei beginnenden kognitiven Störungen auftreten. Der Test kann zudem Hinweise auf Neglect-Phänomene (Aufmerksamkeitsstörungen) und Apraxie sowie Gesichtsfeldeinschränkungen liefern. Der Uhrenzifferergänzungstest ist auch für Verlaufskontrollen geeignet. Bei klassischen Alzheimer Erkrankungen in der Frühphase ist er jedoch häufig unauffällig, da hier zunächst v. a. das Kurzzeitgedächtnis eingeschränkt ist.

Sensitivere Tests, die auch leichtere kognitive Einschränkungen (MCI) identifizieren können, sind der vor allem in deutschsprachigen Raum verbreitete **DemTect** oder der international häufiger verwendete **MoCA** (Montreal Cognitive Assessment). Die maximale Punktezahl des MoCA wird ebenfalls mit 30 angegeben, wobei die Grenzen für Verdacht auf Vorliegen einer leichten Demenz je nach Bildungsniveau mit <18–20 angeben werden, für ein MCI mit <23–25 (weitere Kriterien/Assessments notwendig). Grundsätzlich gilt beim Einsatz von Testverfahren zur Überprüfung der kognitiven Leistungsfähigkeit, dass:

- die Instrumente nur eine Einschätzung/ Screening der globalen kognitiven Fähigkeiten ermöglichen,
- keine sichere Aussage hinsichtlich der Nosologie getroffen werden kann,
- Bildungsstand und Kommunikationsmöglichkeiten bei der Interpretation beachtet werden müssen und
- akute Verwirrtheitszustände (Delir) Ergebnisse verfälschen.

2.4.3 Emotionale Gesundheit

20–45% aller alten Patienten weisen **depressive Störungen** auf, die in der Hälfte der Fälle nicht erkannt werden. Häufig treten depressive Symptome gemeinsam mit demenziellen auf und erschweren so die Zuordnung zur dominanten Erkrankung. Beiden gemeinsam sind Dysfunktionen im kognitiven Bereich wie Konzentration, Aufmerksamkeit, verbales und visuelles Erinnern.

> **Die Tatsache, dass Depressionen bei betagten Menschen in der Diagnostik häufig übersehen werden, unterstreicht die Bedeutung eines routinemäßigen Screenings. Hauptbestandteil ist hierbei das ärztliche Gespräch und in Ergänzung eine strukturierte Befragung. Im Zusammenhang mit Depressionen sollte immer nach chronischen Schmerzen gefahndet werden, da diese eine wichtige Kontextvariable darstellen.**

Im Folgenden wird auf die Skala nach Yesavage zum Screening von depressiven Störungen eingegangen.

◘ Tab. 2.4 Kurzform der Geriatrischen Depressionsskala (GDS) nach Yesavage

Frage	Antwort[a]	
1.	Sind Sie grundsätzlich mit Ihrem Leben zufrieden?	(Ja/Nein)
2.	Haben Sie viele Ihrer Aktivitäten und Interessen aufgegeben?	(Ja/Nein)
3.	Haben Sie das Gefühl, Ihr Leben sei unausgefüllt?	(Ja/Nein)
4.	Ist Ihnen oft langweilig?	(Ja/Nein)
5.	Sind Sie die meiste Zeit guter Laune?	(Ja/Nein)
6.	Haben Sie Angst, dass Ihnen etwas Schlimmes zustoßen wird?	(Ja/Nein)
7.	Fühlen Sie sich die meiste Zeit glücklich?	(Ja/Nein)
8.	Fühlen Sie sich oft hilflos?	(Ja/Nein)
9.	Bleiben Sie lieber zu Hause, anstatt auszugehen und Neues zu unternehmen?	(Ja/Nein)
10.	Glauben Sie, mehr Probleme mit dem Gedächtnis zu haben als die meisten anderen?	(Ja/Nein)
11.	Finden Sie, es sei schön, jetzt zu leben?	(Ja/Nein)
12.	Kommen Sie sich in Ihrem jetzigen Zustand ziemlich wertlos vor?	(Ja/Nein)
13.	Fühlen Sie sich voller Energie?	(Ja/Nein)
14.	Finden Sie, dass Ihre Situation hoffnungslos ist?	(Ja/Nein)
15.	Glauben Sie, dass es den meisten Leuten besser geht als Ihnen?	(Ja/Nein)

[a]Für die Fragen 1, 5, 7, 11, 13 gibt es für die Antwort „nein", für die übrigen Fragen für die Antwort „ja" jeweils einen Punkt.

Die speziell für alte Menschen entwickelte **Geriatrische Depressionsskala (Geriatric Depression Scale)** (◘ Tab. 2.4) hat in einer Kurzfassung, die 15 Fragen enthält, international sehr weit Verbreitung gefunden. Sie kommt ohne Fragen zum körperlichen Befinden aus, da diese Fragen häufig keinen diagnostischen Wert für die Verdachtsdiagnose „Depression" im Alter aufweisen. Ältere Menschen leiden häufig an multiplen oft chronischen, körperlichen Beschwerden, ohne zwangsläufig depressiv sein zu müssen (► Kap. 3,6).

Sechs Punkte oder mehr sprechen für das Vorliegen einer depressiven Symptomatik und sollten Anlass zur weiteren Abklärung sein. Eine Punktzahl von weniger als 6 schließt eine Depression nicht vollständig aus. Als Alternative wurde in den letzten Jahren zunehmend auch die **Hospital Anxiety and Depression Scale (HADS)** eingesetzt, welche mit sieben Fragen die Depression und weiteren sieben auch die häufig unterschätzten Angstsymptome erfasst und ebenfalls ohne Fragen zu körperlichen Beschwerden auskommt. Die Angst gehört zu den wenig beachteten affektiven Störungen älterer Menschen, obwohl Schätzungen davon ausgehen, dass ca. 10–20% von ihnen klinisch signifikante Angstsymptome aufweisen. Ähnlich wie die Depression ist die Angst ein häufiger Begleiter somatischer Erkrankungen und medikamentöser Therapien.

Eine wesentliche Einschränkung beider Screeningtests besteht in einem möglichen Nichteingestehen einer depressiven Verstimmung durch den Untersuchten. Zudem werden nicht selten bereits die 15 Fragen von älteren Menschen als Zumutung empfunden, sodass eine wissenschaftlich überprüfte Alternative ein **diagnostischer Algorithmus** mittels 5 Screeningfragen (GDS-5) und bei größer gleich 2 Fragen anschließend der GDS-15, GDS-30 oder gleich eine (geronto-) psychiatrische Konsultation erfolgen kann.

2.4.4 Soziale Gesundheit

Bei der Therapieplanung und -durchführung spielt bei älteren, oft multimorbiden Patienten die soziale Ebene eine wichtige Rolle. In einem umfassenden geriatrischen Assessment müssen daher immer auch soziale Aspekte mitberücksichtigt werden. Im Gegensatz zu anderen Bereichen, wie der Abklärung der physischen oder psychischen Leistungsfähigkeit, ist die soziale Ebene nicht klar umrissen und daher auch schwieriger zu messen. Sechs Aspekte sollten bei einem sozialen Assessment erfasst werden:

▪ Soziales Netz

Unter dem sozialen Netz versteht man die Verbindungen und Kontakte, die ein Individuum haben kann. Man kann die Größe des Netzwerkes erfragen (Wie viele Personen?), die Tiefe (die Anzahl der Personen, die sich untereinander in dem sozialen Netz kennen), die Homogenität (Ähnlichkeit von Mitgliedern des sozialen Netzes im Hinblick auf verschiedene Charakteristika), die Vielgestaltigkeit (die Anzahl unterschiedlicher Arten von Verbindungen) und die Gegenseitigkeit (die Balance zwischen Erhalt und Gewährung von Unterstützung). Auch die Funktion des sozialen Netzes kann gemessen werden. Diese beinhaltet zum einen die informelle Unterstützung (wie z. B. Ratschläge), die affektive Unterstützung (wie Mitgefühl, Bestärkung und Liebe), die soziale Unterstützung (wie Gesellschaft oder Begleitung) und die greifbare Hilfe (wie Geld oder körperliche Hilfe).

▪ Soziale Unterstützung

Die soziale Unterstützung hängt eng mit dem sozialen Netz zusammen. Während man das soziale Netz eher in objektiven Kriterien beschreiben kann, hat die soziale Unterstützung ein sehr subjektives Element. Zu wenig berücksichtigt wurde bisher auch die „negative" soziale Unterstützung. So erwiesen sich in einer Studie unnütze Hilfe, übermäßige Hilfe, unangenehme bzw. unerwünschte Kontakte als kontraproduktiv.

▪ Subjektives Wohlbefinden und Zufriedenheit

Obwohl jeder Teil der sozialen Unterstützung objektiv (Wie viel Hilfe erhalten Sie von anderen?) und subjektiv (Wie zufriedenstellend ist für Sie die angebotene Hilfe?) gemessen werden kann, ist es üblich, das subjektive Wohlbefinden getrennt davon zu erfassen.

▪ Belastung pflegender Angehöriger und professioneller Helfer

Die Messung der Pflegebelastung von Angehörigen und professionellen Helfern erfolgt entsprechend dem multidimensionalen Konzept auf physischer, sozialer, emotionaler und finanzieller Ebene und beinhaltet sowohl objektive als auch subjektive Parameter.

▪ Wertvorstellungen und Vorlieben

Die Wertvorstellungen und Vorlieben von älteren Menschen werden normalerweise nicht routinemäßig und systematisch durch ein umfassendes geriatrisches Assessment erfasst. Wenn auch Klarheit darüber herrscht, dass die Wertvorstellungen und Vorlieben eines jeden Individuums ganz wesentlich sein soziales Umfeld mitgestalten und prägen, so ist es dennoch nicht klar, in welchem Maße die erfragten bzw. erfassten Werte in therapeutische Konzepte mit einfließen können, und welche Bedeutung sie überhaupt für die Gesundheit des Einzelnen haben.

▪ Wohnsituation und soziale Ressourcen

Eine weitere wichtige Domäne bei der Erfassung sozialer Faktoren sind die ökonomischen Verhältnisse und die Wohnsituation sowie die Wohnungsumgebung.

Ein Hauptaugenmerk auf genau diese Bereiche legt ein Sozialfragebogen, der mit dem Ziel entwickelt worden ist, die Wohnsituation und -umgebung auch dann besser in der Therapieplanung erfassen zu können, wenn ein diagnostischer Hausbesuch nicht möglich ist. Der **Sozialfragebogen nach Nikolaus (SoS)**, der zur Durchführung empfohlen wird, umfasst neben dem Schwerpunkt Wohnsituation mit 11 Fragen auch die sozialen Kontakte und Unterstützung des Patienten mit sechs Fragen, die sozialen Aktivitäten mit sechs Fragen sowie die ökonomischen Verhältnisse mit vier Fragen (◨ Tab. 2.5).

Insgesamt fließen 25 dieser Fragen in die Bewertung mit ein. Werden 17 oder weniger Punkte erzielt, muss mit Problemen im häuslichen Bereich bei der Wiedereingliederung gerechnet werden. Mithilfe des Sozialfragebogens lassen sich für Therapie- und

◘ Tab. 2.5 Soziale Situation (SoS). (Modifiziert nach Nikolaus 1994)

Frage	Punkte
Soziale Kontakte und Unterstützung (Kon)	
1. Wie leben Sie?	1
schon lange allein	0
seit kurzem allein (<1 Jahr)	1
bei Familienangehörigen oder mit rüstigem Partner	
2. Haben Sie Personen (auch professionelle Helfer), auf die Sie sich verlassen und die Ihnen zu Hause regelmäßig helfen können? (aufzählen)	
Bezugsperson(en) vorhanden	1
Keine Bezugsperson vorhanden (weiter mit Frage 5)	0
3. Wie oft sehen Sie diese Person(en)?	1
mehrmals täglich/jeden Tag	1
ein-/mehrmals in der Woche	0
selten (1- bis 2mal im Monat)	0
(fast) nie	
4. Wie ist Ihr Verhältnis zu o. g. Person(en)?	1
Beziehung harmonisch und vertrauensvoll	0
Beziehung teilweise konfliktbeladen und gespannt	
5. Wie haben sich in letzter Zeit Ihre Kontakte entwickelt?	1
habe neue Bekannte gewonnen	1
keine Veränderung	0
einige Kontakte habe ich aufgeben müssen	0
habe nahezu alle wichtigen Kontakte verloren	
(z. B. Lebenspartner verstorben)	
6. Sind Sie mit diesem Zustand zufrieden?	1
fühle mich rundum gut versorgt	0
es geht so, man muss zufrieden sein	0
fühle mich einsam und im Stich gelassen	
Soziale Aktivitäten (Akt)	
1. Welchen Beruf haben Sie ausgeübt? (erzählen)	
2. Welche Hobbies (Handarbeit, handwerkl. Tätigk., Basteln, Musizieren, Gartenarbeit, Briefmarken o.ä. sammeln etc.) oder Interessen (Vorträge, Ausflüge, Theater, Sport, Bücher lesen, Kirchgang, Seniorentreff, Enkel hüten etc.) haben Sie, die Sie noch regelmäßig betreiben? (aufzählen)	
Hobbies/Interessen vorhanden	1
keine Hobbies/Interessen	0
3. Haben Sie ein Haustier?	1
ja	0
nein	

2

◘ Tab. 2.5 Fortsetzung

Frage		Punkte
4.	Wie oft verlassen Sie Ihre Wohnung (Einkaufen, Erledigungen, Spazierengehen, [Arzt-] Besuche, Garten usw.)?	1
	täglich	1
	mindestens 1- bis 2-mal in der Woche	0
	seltener als einmal pro Woche	0
	(fast) nie	
5.	Wie haben sich in letzter Zeit Ihre Interessen entwickelt?	1
	habe noch neue Pläne und Interessen	1
	unverändert	0
	habe einige Interessen aufgeben müssen	0
	habe (fast) alle Interessen verloren	
6.	Sind Sie mit diesem Zustand zufrieden?	1
	voll und ganz, fühle mich nicht beeinträchtigt	0
	fühle mich schon eingeschränkt, muss zufrieden sein	0
	nein, bin durch Alter/Krankheit stark behindert	
Wohnsituation (Wohn)		
1.	Treppen	1
	Wohnung im Erdgeschoß oder Lift im Haus	0
	viele Treppen, erster Stock oder höher	
2.	Komfort	1
	Wohnung eingeschossig, geräumig und rollstuhlgängig	0
	beengte Verhältnisse, Türschwellen, viele Teppiche	0
	mehrere Wohnebenen, nicht rollstuhlgeeignet	
3.	Heizung	1
	gut und bequem heizbar (Öl- oder Gaszentralheizung)	0
	schlecht und mühsam heizbar (Kohle- oder Ölöfen)	
4.	Wasser	1
	warmes Wasser in Küche und/oder Bad	0
	kein warmes Wasser vorhanden	
5.	Bad/WC	1
	innerhalb der Wohnung, rollstuhlgeeignet	0
	klein, nicht rollstuhlgängig, außerhalb der Wohnung	
6.	Telefon	1
	vorhanden	0
	nicht vorhanden	1
	Beleuchtung	0
	Treppenhaus und Flure hell, genügend Lichtschalter	0
	Treppenhaus und Flure schummrig beleuchtet	
	wenig Lichtschalter	

Tab. 2.5 Fortsetzung

Frage		Punkte
8.	Einkaufen	1
	alle Geschäfte des täglichen Bedarfs leicht erreichbar	0
	nur Bäcker/Metzger in der Nähe	0
	alle Geschäfte weiter entfernt	
9.	Nahverkehr	1
	Haltestelle in der Nähe (<1 km)	0
	nächste Haltestelle weiter entfernt	
10.	Wohndauer	1
	wohnt schon lange Zeit in der Wohnung (>5 Jahre)	0
	hat innerhalb der letzten 5 Jahre Wohnung bezogen	
11.	Fühlen Sie sich In Ihrer Wohnung und der Wohngegend wohl?	1
	bin mit der Wohnsituation sehr zufrieden	0
	geht so, muss zufrieden sein	0
	bin unzufrieden	
Ökonomische Verhältnisse (Ökon)		
1.	Wie viel Geld steht Ihnen monatlich zur Verfügung?	
2.	Kommen Sie mit Ihrem Geld gut über die Runden?	1
	ja	0
	es geht so; muss schon sehen, dass ich damit zurechtkomme	0
	nein, schlecht	
3.	Haben Sie Ersparnisse, Vermögen (eigenes Haus)? (aufzählen)	1
	ja, ausreichend	0
	nur wenig	0
	nein	
4.	Regeln Sie Ihre Finanzen selbst?	1
	ja	0
	nein	
GESAMTPUNKTZAHL		
	Punkte Kon	
	Punkte Akt	
	Punkte Ökon	
	Punkte Wohn	
	Insgesamt:	

Entlassungsplanung relevante Sozialdaten erfassen und Risikopatienten herausfiltern, bei denen es notwendig erscheint, die sozialen Verhältnisse intensiver abzuklären, und bei denen ein Hausbesuch erstrebenswert ist. Allerdings sollte man erwähnen, dass der Fragebogen aufgrund seiner Dauer und Komplexität im Akutkrankenhaus meist nicht angewendet werden kann. Eine kurze Alternative, die allerdings nur das soziale Netz erfasst, ist die Kurzversion der „Soziale Netzwerk Skala" nach Lubben (LSNS-6).

2.4.5 Andere Gesundheitsbereiche

In einer Reihe anderer Bereiche sind ebenfalls standardisierte Instrumente entwickelt worden, um die diagnostische Genauigkeit zu erhöhen. Dies betrifft die Anwendungsgebiete **Malnutrition, Dekubitusgefährdung, chronischer Schmerz, Lebensqualität, Moral, Pflegebelastung, Belastung pflegender Angehöriger** sowie **Patientenbeurteilung**. Ein weiteres Gebiet stellt die **adäquate Medikamentenverordnung** und die **Medikamenten-Compliance** dar. Hier sind standardisierte Performance-Tests zur Handhabung von verschiedenen Medikamentenverpackungen entwickelt worden welche detaillierter in ▶ Kap. 8 (Polymedikation) behandelt werden.

> **Das geriatrische Assessment kann einen wichtigen Beitrag zur Diagnostik, Therapieplanung und Verlaufskontrolle leisten. Neben dem empfohlenen Basisassessment können weitere Assessmentinstrumente – fallbezogen ausgewählt – helfen, die diagnostische Genauigkeit hinsichtlich Selbständigkeit und Selbsthilfefähigkeit zu erhöhen und individuelle Problembereiche besser einzugrenzen.**

Die Assessmentdaten stellen jedoch nur Mosaiksteinchen bei der Beurteilung des Patienten dar. Komplexe Wechselwirkungen und Interaktionen von Befunden, Personen und dem sozialen Umfeld lassen sich in keinem einzelnen Messinstrument erschöpfend und repräsentativ widerspiegeln. Eine Würdigung des gesamten Patienten ist letztlich nur durch einen erfahrenen Arzt möglich, der die Einzelergebnisse auch ihrer Bedeutung entsprechend bei der Gesamtbeurteilung werten kann.

2.4.6 Therapie

Wie im Fallbeispiel (s. u.) für dieses Kapitel ersichtlich erbrachte erst das geriatrische Assessment die richtungweisenden Befunde und ermöglichte eine umfassende Therapieplanung. Mit dem Angebot von Zusatztrinknahrung und dem Absetzen von appetithemmenden Medikamenten kam es zu einer stetigen Gewichtszunahme, was den Beginn eines begleitenden Krafttrainings in einer Gruppe möglich machte. Es fand eine Verkehrsberatung statt. Die Patientin beschränkte sich auf Tagfahrten zum Einkaufen und für Besuche in der gewohnten näheren Umgebung. Insgesamt kam es zu einer Kraftzunahme und Steigerung des allgemeinen Wohlbefindens.

2.5 Kontextfaktor Fahreignung

Die Teilnahme von älteren Menschen am Straßenverkehr wird weiter anwachsen. Bereits jetzt besitzen mehr als 2/3 aller über 65-Jährigen einen Führerschein. Dabei wird der Anteil der über 80-Jährigen mit Führerschein von gegenwärtig 10% auf 30% im Jahr 2010 und auf 80% im Jahre 2025 anwachsen. Während überhöhte Geschwindigkeit und Alkohol als Unfallursachen gegenüber jüngeren Verkehrsteilnehmern zurücktreten, dominieren bei älteren Pkw-Fahrern Unfälle mit Beteiligung mehrerer Fahrzeuge an Kreuzungen, Verkehrsampeln und beim Spurwechseln. Ältere Fahrer neigen zum Übersehen (nicht Ignorieren!) von Vorfahrtsregelungen, Geisterfahrten und zu zögerlichem, behinderndem Fahren. Dies hängt mit den Anforderungen an eine schnelle Reaktion in sehr komplexen Situationen zusammen, da es in diesem Bereich trotz großer individueller Unterschiede zu einer physiologischen Leistungsminderung kommt. So sinkt beispielsweise die **Reaktionsschnelligkeit** ab der fünften Lebensdekade.

Als Kompensationsmöglichkeiten sind die langjährige Fahrpraxis, vernünftige vorausschauende Planung, geringere Risikobereitschaft und eine selbstkritische Haltung mit Einschränkung der Fahrleistung

(z. B. Verzicht auf Langstreckenfahrten oder Nachtfahrten). Darauf sollte auch die Beratung aufbauen.

> **Dem begrenzten Kräftereservoir und der im Alter langsameren Informationsaufnahme, Verarbeitung und Reaktion kann durch ein optimales Zeitmanagement mit ruhiger defensiver, aber nicht zögerlicher Fahrweise, der Auswahl risikoarmer Fahrstrecken und Fahrzeiten, Planung längerer Fahrten oder Reisen mit ausreichend Pausen und Übernachtungen Rechnung getragen werden.**

Eine Reihe von Alterserkrankungen haben auf die Fahreignung Auswirkungen:

- **Sensorische Störungen**

Verkehrsunfälle im Alter werden häufig durch Sehdefekte verursacht. Von Bedeutung ist hierbei die Verschlechterung der Visusleistung (zentrale Tagessehschärfe), die Beeinträchtigung des Sehfeldes, des Dämmerungssehens (Erhöhung der Blendungsempfindlichkeit) und des Kontrastsehens.

- **Herzkreislauf- und Stoffwechselerkrankungen**

Herzkreislauferkrankungen wie arterielle Hyper- und Hypotonie, koronare Herzkrankheit und Rhythmusstörungen können ebenso wie Diabetes mellitus bei schlechter Einstellung die Fahreignung negativ beeinflussen.

- **Kognitive Defizite**

Ein großes Problem stellen die kognitiven Einschränkungen im höheren Lebensalter dar. Gerade leichte kognitive Störungen sind oft schwer zu erkennen und nur schwierig von physiologischen Altersvorgängen abzugrenzen. Für die verkehrsmedizinische Beurteilung ist das Ausmaß der kognitiven Beeinträchtigung und der auftretenden Persönlichkeitsveränderungen entscheidend. Schwere kognitive Einschränkungen werden den Anforderungen zum Führen von Kraftfahrzeugen nicht gerecht und sind in der verkehrsmedizinischen Beurteilung eher unproblematisch. Geringere Leistungsdefizite können durch Verkehrserfahrungen und gewohnheitsmäßig geprägte Bedienungshandlungen ausgeglichen werden. Dennoch

sollte der Patient darüber aufgeklärt werden, dass diese Erkrankung im weiteren Verlauf zum Verlust der Fahreignung führen wird, selbst wenn der Patient zum Zeitpunkt der Diagnosestellung noch fahrtauglich sein sollte. („Sicherungsaufklärung"). Es gibt leider kein einzelnes Testverfahren des Assessments, mit dem man die „Grenze" zur Fahreignung bei Demenz sicher feststellen kann. Eine Fahrprobe kann helfen, stellt aber auch nur einen Entscheidungs-Baustein dar.

- **Alkohol und Medikamente**

Die Alkoholproblematik im Alter wird wahrscheinlich unterschätzt, insbesondere mit der häufig bestehenden Multimedikation kann sie zu einer deutlichen Beeinträchtigung der Fahrleistung führen. Generell ist zu sagen, dass die medikamentöse Therapie häufig erst in vielen Fällen die Voraussetzung für die Fahreignung schafft, dies gilt auch bei der Beseitigung schwerer Schmerzzustände durch Opioidgabe oder einer schweren Depression mit entsprechenden Antidepressiva. Während eine Dauertherapie mit entsprechenden Substanzen nicht zu einer Veränderung der Fahreignung führt, ist die Neueinstellung mit einem zentral wirksamen Medikament kritisch zu beurteilen, da gerade in der Dosisfindungsphase Neben- bzw. Wechselwirkungen auftreten können, die die Fahreignung stark beeinträchtigen. In dieser Phase ist eine Fahrpause angezeigt.

- **Sonstiges**

Unklare Stürze, die Synkopen vermuten lassen, neu aufgetretene Krampfanfälle oder gar intrazerebrale Tumoren schließen eine Fahreignung aus.

> **Fallbeispiel**
>
> Eine 84-jährige Patientin stellt sich bei ihrem Hausarzt vor, da sie zwar gegenwärtig nicht akut krank ist, aber eine zunehmende Kraftlosigkeit bei sich beobachtet. Seit einigen Monaten hat sie darüber hinaus auch kaum noch Appetit und isst sehr wenig und unregelmäßig. Da ihr die Verrichtungen des täglichen Lebens schwerer fallen, hat sie eine Haushaltshilfe engagiert, die ihr dreimal

wöchentlich bei der Hausarbeit hilft und bei größeren Einkäufen zur Hand geht. Das Gefühl der Kraftlosigkeit hat dazu geführt, dass sie weniger unternimmt. Durch die vermehrte Ruhe haben die Schmerzen in ihrem linken Hüftgelenk, in dem eine Coxarthrose besteht, wieder zugenommen. Da sie auch noch eine Verschlechterung ihrer Sehkraft bemerkt hat, sucht sie beim Hausarzt Rat. Konkret will sie wissen, ob sie weiterhin Autofahren kann und darf, da ihr dies noch ein hohes Maß an Selbständigkeit garantiert, sie andererseits sich und andere nicht unnötig einer Verkehrsgefährdung aussetzen will.

Der Hausarzt führt eine eingehende Untersuchung durch.

Befund: Beginnende Kachexie, Bewegungseinschränkung in beiden Hüftgelenken, leichte Visuseinschränkung, deutliche Presbyakusis (Altersschwerhörigkeit). Labor, EKG und Oberbauchsonographie unauffällig.

Nachdem die Patientin jedoch sehr unter der Kraftlosigkeit und dem Antriebsverlust leidet, weist der Hausarzt die Patientin zunächst in eine internistische Klinik ein. Dort wird eine erweiterte Labordiagnostik durchgeführt, die eine minimale Anämie und reduziertes Gesamteiweiß und Albumin, aber ansonsten keine Veränderungen zeigt. Langzeit-EKG, Langzeitblutdruckmessung, cCT, Rö-Thorax unauffällig, LWS und Hüfte li. degenerative Veränderungen. In der Echokardiographie keine Einschränkung der Pumpfunktion. Nachdem kein richtungweisender Befund erhoben werden konnte, erfolgt die Verlegung der Patientin in die geriatrische Abteilung zum „Aufpäppeln". Dort zeigte sich im geriatrischen Assessment beim Five-Chair-Rise eine deutliche Kraftminderung, ein Balancedefizit im modifizierten Romberg-Test, eine Presbyakusis und keine kognitive Leistungsminderung im MMSE (Mini-Mental State Examination). Außerdem wurden ein deutlich erniedrigtes Vitamin-B-12 und grenzwertig niedrige Folsäure Werte gefunden.

Führende Diagnose: Gebrechlichkeit/Frailty bei Malnutrition.

Übungsfragen

1. Welche Faktoren können zum Phänomen der Frailty/Gebrechlichkeit führen?
2. Was ist unter der Internationalen Klassifikation von Funktion (International Classification of Functioning, Disability and Health, ICF) zu verstehen?
3. Wie ist ein geriatrischer Patient zu definieren?
4. Was ist unter einem geriatrischen Assessment zu verstehen?
5. Welche Ebenen werden im geriatrischen Assessment überprüft?
6. Welche Veränderungen sind für die Prüfung einer Fahreignung im höheren Lebensalter von Bedeutung?

Lösungen ▶ Kap. 20

Mobilität, Immobilität, Stürze und Folgen

Ulrich Hagg-Grün, Thorsten Nikolaus, Andrej Zeyfang

Dieses Kapitel enthält Videos online auf www.springermedizin.de/vzb-basiswissen-des-alterns-kapitel-3 oder laden Sie zum Streamen der Videos die "Springer Multimedia App" aus dem iOS- oder Android App-Store und scannen eine Abbildung, die den „play button" enthält.

© Springer-Verlag GmbH Deutschland 2018
A. Zeyfang, M. Denkinger, U. Hagg-Grün, *Basiswissen Medizin des Alterns und des alten Menschen*, Springer-Lehrbuch, https://doi.org/10.1007/978-3-662-53545-5_3

Unter **Sturz** versteht man ein unerwartetes Ereignis, bei dem der Betroffene auf dem Boden oder einer niedrigeren Ebene zu liegen kommt. Etwa ein Drittel der über 65-Jährigen unserer Gesellschaft stürzt jedes Jahr und die Hälfte hiervon sogar mehrmals. Die Stürze zuhause geschehen meistens tagsüber, zu Zeiten, während denen die Betroffenen am aktivsten sind, üblicherweise im Haus oder in der unmittelbaren Umgebung davon. Stürze sind bei älteren Menschen die führende Ursache für Behinderung, Immobilität aus Angst vor erneuten Stürzen, Einweisung ins Pflegeheim und Tod. Häufige Ursachen von Stürzen sind Muskelschwäche in den Beinen, Gang- und Gleichgewichtsstörungen, optische Defizite und kognitive und funktionelle Beeinträchtigungen. Die Beobachtung des Gehverhaltens und der Balance ist essenziell. Nicht immer lassen sich durch die üblichen diagnostischen Maßnahmen die Ursachen für einen Sturz bzw. für eine Synkope bei älteren Menschen finden. Die Stürze sind bei älteren Menschen häufig nicht monokausal, sondern ein Zusammenspiel von mehreren Faktoren wie im Fallbeispiel die Standunsicherheit, die nachlassende Muskelkraft, die Schlafmitteleinnahme und die bifokale Brille, die gerade in ungewohnter Umgebung oder bei unvorhergesehenen Hindernissen das Sturzrisiko deutlich erhöhen kann.

3.1   Hintergründe

3.1.1   Definition

Es gibt zahlreiche z. T. sehr unterschiedliche Definitionen des Sturzes. Im Folgenden wird die Definition einer europäischen Arbeitsgruppe zur Sturzforschung (*Prevention of Falls Network Europe – ProFaNE*) verwendet.

Bernard Isaacs definierte bereits 1965 **vier geriatrische Riesen**, „Instability" als Synonym für Stürze war einer davon, **Immobilität**, **Inkontinenz** und „**cognitive Impairment**" (kognitive Beeinträchtigung) waren die anderen. Sie hätten gemeinsam, dass sie multifaktorielle Ursachen haben, dass sie chronifizieren, dass sie zu einem Verlust der Selbständigkeit führen und dass es keine einfache Behandlung gibt.

■ **Sturz**

Unter Sturz versteht man ein unerwartetes Ereignis, bei dem der Betroffene auf dem Boden oder einer niedrigeren Ebene zu liegen kommt. **Liegen** ist dabei wie folgt definiert: Jeder Sturz eingeschlossen Stolpern oder Ausrutschen mit Verlust des Gleichgewichts und landen auf dem Boden oder einer niedrigeren Ebene.

3.1.2   Epidemiologie

Etwa ein Drittel der über 65 Jährigen unserer Gesellschaft stürzt jedes Jahr, und die Hälfte hiervon sogar mehrmals. Die meisten Studien zeigen eine höhere Frauenquote sowie ein proportional zum Alter ansteigendes Vorkommen. Die Häufigkeit von Stürzen bei zuhause lebenden Personen beträgt bei Männern 368/1000 und bei Frauen 611/1000 pro Jahr. Die Sturzquote von Menschen, die in Einrichtungen leben (Alten- und Pflegeheime, betreutes Wohnen), ist mit 2.021/1000 Fällen bei Männern und 1.423/1000 Fällen bei Frauen noch wesentlich höher.

Die Stürze zuhause geschehen meistens tagsüber, zu Zeiten während die Betroffenen am aktivsten sind, üblicherweise im Haus oder in der unmittelbaren Umgebung. In Institutionen geschehen die meisten Stürze in der ersten Woche nach Aufnahme beim Gang zu oder von der Toilette. Stürze beim Aufstehen vom Bett oder Stuhl kommen auch häufig vor. Im Krankenhaus sind die Risikofaktoren für Stürze Unsicherheit beim Gehen, Delir, Harninkontinenz oder häufiges Wasserlassen, Stürze in der Vorgeschichte und die Einnahme von Beruhigungs- und Schlafmitteln.

Standardisierte Vergleiche von Hüftfrakturinzidenzen in verschiedenen europäischen Ländern und in den Vereinigten Staaten zeigen ein typisches Bild mit einem exponentiellen Anstieg der hüftnahen Frakturen sowie der Frakturen des Humerus und des Beckens mit dem Alter, bei Frauen deutlicher ausgeprägt als bei Männern. Ein anderes Muster findet man bei den Unterarmfrakturen. Die Inzidenz bei Frauen beginnt bereits im mittleren Erwachsenenalter zu steigen, um in der sechsten und siebten Lebensdekade ihren Höchststand zu erreichen, gefolgt von einem langsamen Absinken. Eine mögliche Erklärung ist, dass distale Unterarmfrakturen einen Indikator für eine beginnende Balancestörung darstellen, während die anderen Frakturen mit ansteigenden Inzidenzraten bis ins hohe Alter ein Resultat der fortschreitenden Verschlechterung der Haltungskontrolle darstellen. Diese sind assoziiert mit einem Verlust der Schutzreaktion der Arme bei einem Sturz sowie mit Gangstörungen mit zunehmender lateraler Instabilität. Eine andere Konsequenz von Stürzen ist das „lange Liegen". Darunter versteht man das Verbleiben auf dem Boden nach einem Sturz für mehr als eine Stunde. Das „lange Liegen" zeigt Gebrechlichkeit, Krankheit und soziale Isolation an und ist mit einer erhöhten Sterblichkeit assoziiert.

3.1.3 Risikofaktoren

> Häufige Ursachen von Stürzen sind Muskelschwäche in den Beinen, Gang- und Gleichgewichtsstörungen, optische Defizite und kognitive und funktionelle Beeinträchtigungen.

Das durch diese verschiedenen Faktoren jeweils dargestellte Risiko wird in ◻ Tab. 3.1. gezeigt.

Es ist wahrscheinlich, dass zwischen mehreren Risikofaktoren Synergien bestehen, d. h. je mehr Risikofaktoren eine Person hat, desto größer ist die Wahrscheinlichkeit zu stürzen. Fast 80% der in unserer Gesellschaft lebenden älteren Menschen mit vier oder mehr Risikofaktoren berichten von Stürzen. Dranginkontinenz (aber nicht Stressinkontinenz) birgt ein für Frauen erhöhtes Risiko von Stürzen und Knochenbrüchen. Das **Eilen zur Toilette** kann für gebrechliche ältere Menschen gefährlich und der Sturz bei jemandem mit begrenzten Aufmerksamkeits-Ressourcen das Ergebnis doppelter Aufgabenstellung (dual task) sein. Wenn der ältere Mensch sich so stark darauf konzentriert, den Urin zu halten, ist es ihm nicht mehr möglich, zusätzlich auf einen sicheren Gang zu achten.

Alle Risikofaktoren sind von populationsbasierten Untersuchungen abgeleitet. Im klinischen Alltag können viele medizinische Befunde und Krankheiten zusätzlich zu diesen Risikofaktoren dazu geführt haben, dass die betreffende Person gestürzt ist.

Generell ist zwischen den oben angeführten **intrinsischen** und **extrinsischen Risikofaktoren** zu unterscheiden. Damit sind Faktoren gemeint, die sich in der Wohnung der Betroffenen, dem näheren häuslichen Umfeld oder weiterer (auch unbekannter) Umgebung befinden. Die Faktoren reichen von schlechter Beleuchtung, rutschigen Teppichen und fehlenden Haltegriffen in Bad oder Dusche über Türschwellen, schlecht sichtbaren Bordsteinkanten oder Treppenstufen bis hin zu schwer identifizierbaren Glastüren. Mehrere Hundert solcher Faktoren wurden in Studien als potenziell sturzgefährdend identifiziert. Die Prävalenz von häuslichen Stolperfallen ist hoch. 80% der Wohnungen wiesen in Hausbesuchsprogrammen mindestens eine Stolperfalle auf, 40% mehr als fünf. Verletzungen durch extrinsische Stürze treten in etwas über der Hälfte der Stürze zu Hause auf, knapp ein Viertel in der näheren häuslichen Umgebung, der Rest in entfernterem Terrain.

◻ **Tab. 3.1** Ergebnis univariater Analyse der häufigsten Risikofaktoren für Stürze aus 16 Studien

Risikofaktor	RR-OR*
Muskelschwäche	4,4
Sturzanamnese	3,0
Gangdefizit	2,9
Gleichgewichtsdefizit	2,9
Einsatz von Hilfsmitteln (z. B. Gehhilfen)	2,6
Visuseinschränkung	2,5
Arthrose	2,4
Eingeschränkte ADL	2,3
Depression	2,2
Kognitive Beeinträchtigung	1,8
Älter als 80 Jahre	1,7

*Relative Risiko-Kennzahlen (RR), berechnet für prospektive Studien. Wahrscheinlichkeits-Kennzahlen (OR), berechnet für retrospektive Studien. ADL = Aktivitäten des täglichen Lebens.

Je gebrechlicher der ältere Mensch ist, desto mehr Stürze ereignen sich in der eigenen Wohnung, da der Aktionsradius abnimmt.

Gekoppelt sind die intrinsischen und extrinsischen Ursachen überraschend häufig mit einem entsprechenden Risikoverhalten, z. B. das Steigen auf einen wackeligen Stuhl, um etwas aus einem hohen Regal zu entnehmen, das Aufsuchen der Toilette nachts im Dunkeln oder unpassendes Schuhwerk.

Obwohl Stürze vielfältige Ursachen haben können, die häufig noch miteinander in kausaler Beziehung stehen, ist ein schrittweises diagnostisches Herangehen an die Sturzproblematik wissenschaftlich gut begründbar. Die Herangehensweise bei selbständig lebenden älteren Menschen unterscheidet sich naturgemäß von der bei Heimbewohnern. Heimbewohner sind oft gebrechlich. Man muss unterscheiden, inwieweit die Bewohner noch in der Lage sind, selbständig zu stehen. Stürze bei Bewohnern, die dies nicht mehr können, erfordern eine sichere Lagerung im Liegen. Sensormatten vor dem Bett, die bei Kontakt Alarm geben, sodass eine Pflegeperson rechtzeitig zur Hilfe eilen kann, tragen ebenfalls zur Sicherheit bei.

Bei Pflegeheimbewohnern, die noch gehfähig sind, ist die Unterscheidung zwischen einem Menschen, der gelegentlich stürzt, und denen, die häufig stürzen, wichtig. Bei den häufigen Stürzern ist eine Medikamentenüberprüfung sinnvoll, Kraft- und Koordinationstraining muss erwogen werden, ebenso das Tragen von Hüftprotektoren. Ein umfassendes Sturzassessment mit dem Schwerpunkt auf Visus, Medikation, Kognition, Kontinenz sowie Gehfähigkeit und Balance trägt zur weiteren Abklärung und gezielten Behandlungsplanung bei.

3.1.4 Klinik

Gleichgewicht

Das Gleichgewicht zu halten, ist ein komplexer Vorgang, der u. a. abhängig ist vom Sehvermögen, der vestibulären und peripheren Reizverarbeitung, der zentralen Koordinierung und der neuromuskulären Reaktion – besonders was Muskelstärke und Reaktionszeiten angeht. Beim Stehen werden Gleichgewichtsänderungen von propriozeptiven und kutanen Sensoren in den Füßen erkannt. Mit dem Sehvermögen werden lineare und räumliche Bewegungen im Blickfeld erfasst und mit dem Vestibularapparat schwankungsbedingte Beschleunigungen des Kopfes registriert. Wenn der Untergrund uneben ist oder sich bewegt, spielt der Vestibularapparat für die Haltung eine wichtige Rolle. Ist der Untergrund jedoch fest und eben, überwiegen die sensorische Information von den Füßen und der Visus. Es kann nachgewiesen werden, dass die Funktion in allen Teilen dieses Systems mit zunehmendem Alter nachlässt, ausgeprägter jedoch bei der peripheren Reizverarbeitung (PNP) und dem Vestibularapparat. Der Visus wird daher mit zunehmendem Alter immer wichtiger zur Haltungskontrolle.

Gang

Es sind die gleichen Veränderungen des physiologischen Systems, die sowohl das Gleichgewicht als auch den Gang beeinträchtigen. Sogar relativ gesunde ältere Menschen mit einem geringen Sturzrisiko nehmen ein vorsichtigeres Verhaltensmuster beim Gehen an: Sie gehen aufgrund einer reduzierten Schrittlänge langsamer, haben eine verringerte Kadenz und eine längere Doppelstandphase. Es kommt zu einer vorgebeugten Rumpfhaltung und zu verringertem Mitschwingen der Arme (◘ Abb. 3.1).

Demenz

Menschen mit Demenz haben im Vergleich zu kognitiv unbeeinträchtigten Älteren eine zweifach erhöhte Sturzhäufigkeit pro Jahr. Ihr Risiko, sich Sturzverletzungen zuzuziehen, ist hoch, und sie haben eine dreifach höhere Zahl an Knochenbrüchen verglichen mit kognitiv unauffälligen vergleichbaren Personen. Diese Patienten sind besonders gefährdet bei Doppelaufgaben (*dual task*), und schon eine einfache zusätzliche Aufgabe stört die Haltungskontrolle und reduziert die Gehgeschwindigkeit deutlich. Eine erhöhte Sturzneigung kann klinisch das erste Symptom einer demenziellen Entwicklung sein.

Insbesondere ihre Gefährdung für das Entwickeln eines Delirs erhöht das Sturzrisiko für den stationären Bereich der Versorgung deutlich.

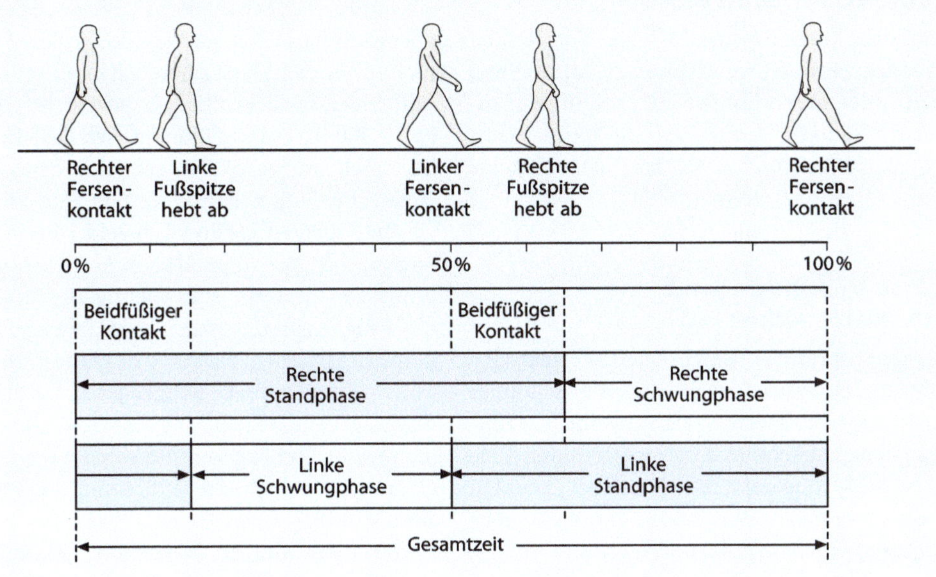

Abb. 3.1 Gangzyklus. (Aus Nikolaus 2000)

Parkinson-Krankheit

Stürze sind normalerweise kein frühes Merkmal der Parkinson-Krankheit, aber letztendlich treten bei bis zu 90% der Patienten mit Parkinson Stürze auf. Der größte bestimmende Faktor für Stürze ist die Haltungsinstabilität, insbesondere schnelle Ausgleichsbewegungen als Reaktion auf Gleichgewichtsstörungen. Obwohl die verstärkte Steifheit des Patienten das Gleichgewicht im Stehen verbessert, erhöht der Verlust an Flexibilität das Sturzrisiko. Die Neigung, auf dem Fußballen zu gehen, vermindert die Stabilität, und der reduzierte Abstand des Fußes zum Boden während der Schwingphase erhöht das Risiko, ins Stolpern zu geraten. Durch das „Einfrieren" beim Umdrehen verliert der Patient oftmals das Gleichgewicht.

Normaldruckhydrozephalus

Der Normaldruckhydrozephalus ist gekennzeichnet durch die klassische Trias Demenz, Gangunsicherheit und Harninkontinenz. Patienten beklagen sich über eine allgemeine Verlangsamung und eventuell auch darüber, dass sie sich wackelig fühlen. Schwäche und Müdigkeit der Beine werden häufig genannt. Fall-Attacken (drop attacks) sowie eine Anzahl unspezifischer Beschwerden wie Kopfschmerzen, Schlaflosigkeit und Vergesslichkeit können auftreten. Da der Normdruckhydrozephalus eine behandelbare Differentialdiagnose zur Demenz darstellt ist eine Abklärung mittels Bildgebung besonders wichtig (siehe dort).

Polyneuropathie (PNP)

Patienten mit peripherer Neuropathie, z. B. in Folge einer Diabetes-Erkrankung, weisen ein deutlich erhöhtes Sturzrisiko auf. Die jährlichen Sturzraten liegen bei fast 50%. Die meisten Stürze geschehen beim Gehen, was darauf schließen lässt, dass diese Patienten Schwierigkeiten dabei haben, das dynamische Gleichgewicht zu halten. Trotz einer erhöhten Schwankung des Gangs bleiben relativ normale Geh-Rhythmen erhalten. Das erhöhte Sturzrisiko beruht auf der Unfähigkeit, angemessen zu reagieren, wenn ein unerwartetes Hindernis oder eine Störung auftritt. Betroffene gleichen dies durch eine Reduktion der Gehgeschwindigkeit aus. Auch ist die Lageempfindung für die Füße oft völlig aufgehoben und es kommt zum Sturz, wenn die optische Kontrolle (z. B. beim nächtlichen Toilettengang ohne Licht) fehlt.

Sturz-Attacken (drop attacks)

Hierbei liegt keine Bewusstlosigkeit vor. Frauen sind häufiger betroffen als Männer, und die meisten Studien zeigen eine erhöhte Häufigkeit mit zunehmendem Alter. Die Stürze sind mit Tonusverlust ohne Synkope verknüpft. In 2/3 der Fälle kann keine Ätiologie zugeordnet werden!

Stürze in Verbindung mit Bewusstseinsverlust

Zwischen Stürzen mit Bewusstseinsverlust und Stürzen ohne Bewusstseinsverlust kann nicht immer genau unterschieden werden, da Sturz und Sturzfolgen gelegentlich zu retrograder Amnesie führen. Eine Synkopenabklärung muss daher auch bei Patienten stattfinden, die sich in Wirklichkeit nur nicht mehr an den Sturzvorgang erinnern können.

Für den Sturz mit Bewusstseinsverlust sind zwei besonders wichtige Gründe bekannt: kardiale Synkope und Epilepsie. Bei Diabetikern kommen zusätzlich Hypoglykämien mit Bewusstseinsverlust in Frage.

Die Ursachen **kardialer Synkopen** beinhalten orthostatische Hypotonie, vasovagale Synkope, Karotissinushypersensitivität, Herzrhythmusstörungen und Aortenklappenstenose. Da sich Patienten an den Vorfall oft nicht erinnern können, ist es möglich, dass sie die Bewusstlosigkeit abstreiten oder dass sie eine Dauer zuordnen.

Bei der **Epilepsie** sind Stürze ungewöhnlich. Die Formen, die diagnostische Schwierigkeiten verursachen, sind komplexe Partialkrämpfe. Anhaltspunkte sind die stereotypen Symptome und die postiktale Benommenheit. Patienten mit offensichtlicher Epilepsie, die auf eine Therapie nicht ansprechen, sollten sich einem Kipptisch-Test unterziehen, um eine konvulsive vasovagale Synkope auszuschließen.

Schwindel und Schwindelanfälle

30% der älteren Menschen leiden an Schwindelanfällen. Tatsächlich klagen viele der älteren Menschen, die sich aufgrund von Schwindelanfällen in Erstbehandlung begeben, auch über Stürze oder Synkopen.

Häufig ist nicht klar, was unter Schwindel zu verstehen ist. Es kann Vertigo gemeint sein, also ein spezifischer Schwindel, oder Benommenheit als unspezifisches Zeichen. Meist klagen die Patienten nicht über den klassischen Schwank- oder Drehschwindel, sondern über unspezifische Unsicherheit in Raum und Situation (je nach Dialekt: taumelig, torkel, drumselig). Dies entspricht der englischen Unterscheidung zwischen „vertigo" und „dizziness".

Bei Patienten, die über Schwindel durch Kopfbewegungen klagen (typisch beim Aufsitzen oder Herumwälzen im Bett), ist es wichtig, die Möglichkeit des benignen paroxysmalen Lagerungsschwindels in Betracht zu ziehen. Dies ist eine der wenigen Funktionsstörungen des Gleichgewichts, für die es eine wirkungsvolle Behandlung gibt (sog. „Befreiungsmanöver"). Der Lagerungsschwindel wird oft nicht erkannt, hat jedoch eine Verbreitung von 9% bei der älteren Bevölkerung.

80% der älteren Menschen, die aufgrund unerklärlicher Stürze in einer Notfallaufnahme vorstellig werden, haben Symptome vestibulärer Störungen.

Orthostatische Hypotonie

14% der älteren Bevölkerung sind an orthostatischer Hypotonie (im Liegen normaler Blutdruck, im Stehen Hypotonie mit Schwindelzuständen) erkrankt. Erste Hinweise sind durch den einfach durchzuführenden Schellong-Test zu erhalten. Falls dieser bereits deutlich pathologisch mit deutlichem Blutdruckabfall und eindeutigen Symptomen wie einer (prä-) Synkope einhergeht, ist er schon ausreichend.

Beweisende Methode der Wahl ist die Kipptisch-Untersuchung. Resultieren am Kipptisch ein erhebliches Absinken des systolischen Blutdrucks und ein instabiler Druck in den ersten 3 Minuten nach der Schrägstellung, besteht eine zweifach erhöhte Sturzrate während des folgenden Jahres.

Unterschieden wird hier zwischen postprandialer Orthostase, Orthostase bei Multisystematrophie (atypischer Parkinson) und der iatrogenen Medikamentenüberbehandlung.

Entscheidend sind oft die richtige Anamneseerhebung und die rasche Durchführung des Schellong-Tests direkt nach der Aufnahme unter der häuslichen Medikation – und nicht erst nach mehrtägiger

Beseitigung einer eventuellen Exsikkose und angepassten Medikamenten.

3.1.5 Diagnostisches Vorgehen

Anamnese und körperliche Untersuchung

> Die erste, wichtigste Stufe ist die routinemäßige Frage bei allen älteren Patienten, ob sie in der Vergangenheit gestürzt sind und/oder ob sie Schwierigkeiten mit dem Gehen oder der Balance haben. Dabei muss von einem „underreporting" ausgegangen werden, da Patienten häufig Stürze als Ausrutscher oder Abgleiten bagatellisieren.

Bei einer positiven Antwort muss eine detaillierte Sturzdiagnostik erfolgen, aus der sich entsprechende therapeutische Empfehlungen ableiten lassen. Nach der Sturzanamnese und der Frage nach den Umständen von früheren Stürzen ist eine körperliche Untersuchung mit Fokus auf das kardiovaskuläre, neurologische und muskuloskeletale System durchzuführen. Das Sehvermögen ist für ein optimales Gleichgewicht notwendig, weshalb die Untersuchung des Visus von großer Bedeutung ist. Sie sollte sowohl die Sehschärfe, Tiefen- und Kontrastwahrnehmung überprüfen als auch eventuell bestehende Katarakte erfassen.

Durch die banale Beobachtung des Gehens in der alltäglichen Situation kann die Sturzgefahr im klinischen Alltag bereits gut abgeschätzt werden!

Eine Überprüfung der Medikation ist in diesem Zusammenhang ebenfalls von großer Bedeutung, mit besonderer Berücksichtigung zentralwirksamer Medikamente wie Benzodiazepine, Hypnotika, Neuroleptika, Antidepressiva, Antikonvulsiva und Klasse-IA-Antiarrhythmika, die in verschiedenen Beobachtungsstudien mit Stürzen assoziiert waren. Grundsätzlich besteht ein erhöhtes Risiko für immer wieder auftretende Stürze bei älteren Menschen, die mehr als vier Medikamente, egal welcher Art, einnehmen.

Gang- und Balance-Tests

> Die Beobachtung des Gehverhaltens und der Balance ist essenziell. Es wird empfohlen, die Mobilität und Balance in einer standardisierten Form zu überprüfen.

Ein in mehreren Leitlinien empfohlener Test ist der so genannte **Aufsteh- und Gehtest (Timed-Up-and-Go-Test)**. Hier wird die zu untersuchende Person gebeten, von einem Stuhl mit Armlehnen aufzustehen, drei Meter zu gehen, umzukehren, zum Stuhl zurückzugehen und sich wieder hinzusetzen, womit die alltagsrelevante Mobilität gemessen werden kann. Ein Video davon findet sich in ▶ Kap. 11. Ein weiterer häufig benutzter Test ist der **Six-Minute-Walk**, bei dem die Personen gebeten werden, 6 Minuten in normaler Gehgeschwindigkeit zu laufen. Die Gehstrecke in Metern ist abhängig von multiplen physiologischen, psychologischen und anderen Gesundheitsfaktoren und lässt Rückschlüsse auf die allgemeine Mobilität und das physische Leistungsvermögen zu, weshalb sie auch z. B. in der Kardiologie etabliert ist.

Die Kombination von Gehgeschwindigkeit, Romberg-Test und 5-Chair-Rise-Test ist im SPPB (Short Physical Performance Battery), einem weltweit anerkannten Assessmentinstrument zur Prüfung von Gleichgewicht, Gehgeschwindigkeit und Kraft, zu finden. Im ▶ Video 3.2a bis 3.2c (◘ Abb. 3.2a-c) wird die Durchführung dieser Verfahren gezeigt. Ein Ergebnis <9 Punkte ist ein Hinweis für Frailty.

Die Balance wird u. a. mit dem **modifizierten Romberg-Test** überprüft. Er beinhaltet drei Standpositionen mit geöffneten Augen: jeweils für 10 Sekunden zunächst beide Füße parallel nebeneinander, dann ein Fuß in halber Länge vor dem anderen (Semitandemstand), und als dritte Position die Tandemposition (ein Fuß vor dem anderen im Seiltänzerstand). Dieser Test ist sehr sensitiv und zeigt in verschiedenen Untersuchungen einen hohen prädiktiven Wert für die Vorhersage von Stürzen. ▶ Video 3.2a (◘ Abb. 3.2a) zeigt den modifizierten Romberg-Test (▶ Abschn. 2.4.1), als Teil der SPPB.

Die Überprüfung der Gehgeschwindigkeit ist auch Teil der SPPB. In ▶ Video 3.2b (◘ Abb. 3.2b) wird die Durchführung der 4-m-Messung gezeigt.

Abb. 3.2a–c ► Video 3.2a–3.2c: **a** Durchführung modifizierter Romberg-Test, **b** Durchführung 4-m-Gehtest, **c** Five-Chair-Rise-Test. (www.springermedizin.de/vzb-basiswissen-des-alterns-kapitel-3). (Mit freundlicher Genehmigung von © Andrej Zeyfang 2017. All Rights Reserved) (https://doi.org/10.1007/000-1sr, https://doi.org/10.1007/000-1sq, https://doi.org/10.1007/000-1ss)

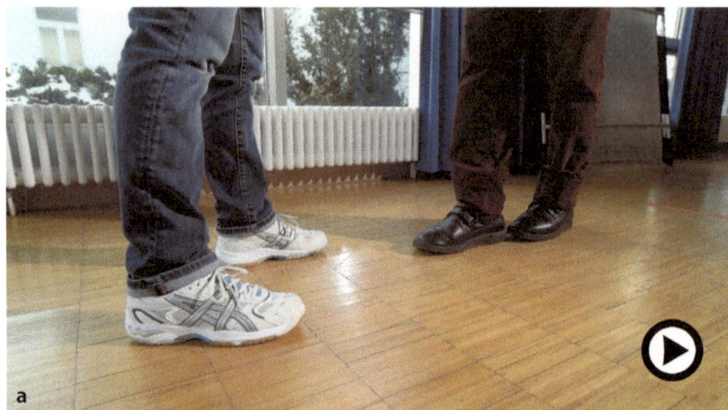

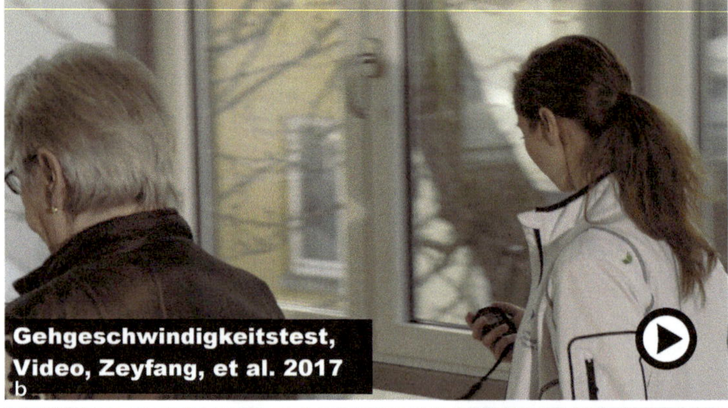

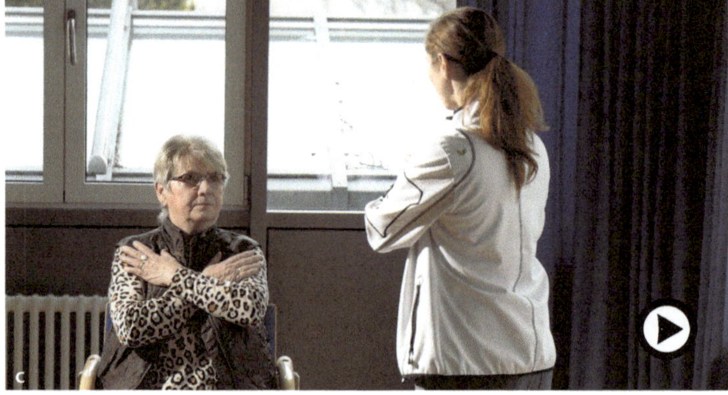

Die dynamische Standbalance kann mit dem sog. **Functional-Reach-Test** untersucht werden. Dabei steht die Person und streckt einen Arm an einer fixierten Skala in Schulterhöhe so weit als möglich nach vorne, ohne das Gleichgewicht zu verlieren.

Viele weitere Gehtests, wie z. B. der Mobilitätstest nach Tinetti o. a., messen und quantifizieren die Gehfähigkeit und zeigen das Sturzrisiko. Eine ausgefeilte Analyse des Ganges ermöglicht eine Laufmatte mit einer Vielzahl von Drucksensoren, die jedoch meist nur in wissenschaftlichen Studien eingesetzt wird. Beim Lauf über die Matte wird das Gangbild an einen angeschlossenen Computer übermittelt und ermöglicht u. a. die Beurteilung von Gehgeschwindigkeit, Kadenz, Schrittlänge und -breite.

► Video 3.2c (**Abb. 3.2c**) zeigt die Prüfung der Kraft, im SPPB als Zeit gemessen, die der Proband zum fünfmaligen Aufstehen und Hinsetzen von einem Stuhl braucht, ohne die Arme einzusetzen.

> **Die einfachste Form des Screenings ist es, den Älteren beim Aufstehen aus einem Stuhl zu beobachten. Hier zeigt sich dem erfahreneren Auge schon Kraft, Geschwindigkeit und evtl. Sturzrisiko.**

3.1.6 Prävention

Die erfolgreichsten Präventionsstrategien sind multifaktoriell angelegt und reduzieren das Sturzrisiko um mehr als 25% bei den älteren Menschen, die eine positive Sturzanamnese aufwiesen. Die präventiven Maßnahmen beinhalteten neben einer Medikamentenüberprüfung ein Balance- und Gehtraining, ein Muskelaufbautraining, die Überprüfung der Blutdruckregulation sowie die gezielte medizinische und insbesondere kardiovaskuläre Abklärung und Behandlung. Am effektivsten haben sich die Programme erwiesen, die ein Kraft- und Balancetraining vorsehen.

In **Alters- und Pflegeheimen** muss eine Aufklärung und Schulung des Pflegepersonals über mögliche Sturzursachen, ein Gehtraining und Hilfestellung bei dem angemessenen Gebrauch von Gehhilfsmitteln sowie eine Überprüfung der Medikation, insbesondere zentralwirksamer Medikamente, erfolgen. Eine Schulung des Pflegepersonals, die Aufklärung der Bewohner über mögliche Sturzursachen, Ratschläge zur Umgebungsanpassung sowie progressives Balance- und Widerstandtraining und die Bereitstellung von Hüftprotektoren können die Sturzrate massiv reduzieren.

Obwohl scheinbar klar und einleuchtend, führt die **Modifikation von häuslichen Sturzhindernissen** zu keinen eindeutigen Ergebnissen. Beobachtete positive Effekte sind vielleicht weniger das Ergebnis einer Modifikation der häuslichen Umgebung, als eine Folge von Verhaltensänderungen aufgrund der Aufklärung über mögliche Sturzursachen. Am ehesten scheinen Personen zu profitieren, die bereits häufiger gestürzt sind.

Die **Rolle des Schuhwerks** zur Sturzverhinderung ist bisher ebenfalls nicht eindeutig. Es gibt Hinweise aus epidemiologischen Studien, dass ein Zusammenhang zwischen Schuhwerk und Stürzen besteht, jedoch kann zum gegenwärtigen Zeitpunkt kein spezielles Schuhwerk zur Verhinderung von Stürzen empfohlen werden

In fast allen bisher durchgeführten epidemiologischen Untersuchungen konnte eine **konsistente Assoziation zwischen psychotroper Medikation und Stürzen** gezeigt werden. Es ist nach wie vor unklar, wie die Risiko-Nutzen-Analyse bei der Einnahme psychotroper Medikamente aussieht. Dies wird jeweils nur individuell abzuschätzen sein. Bei der bisher einzigen randomisierten Studie haben nahezu alle Patienten nach Studienende die psychotrope Medikation wieder aufgenommen.

In einigen Studien konnte ein **Zusammenhang zwischen Stürzen und der Einnahme von vier oder mehr Medikamenten** gezeigt werden. Es ist daher auch aus diesem Grund vernünftig, die Verordnung von Medikamenten auf ein möglichst geringes Maß herunterzuschrauben und den positiven (häufig statistischen) Nutzen der Medikamente dem erhöhten (individuellem) Sturzrisiko gegenüberzustellen.

Hilfsmittel   Einige Untersuchungen zeigten, dass der Gebrauch von **Hüftprotektoren** bei Bewohnern von Alters- und Pflegeheimen zu einer deutlichen Senkung der Hüftfrakturrate führt. In einer Untersuchung von 49 Pflegeheimen mit insgesamt 942 Bewohnern konnte durch eine Schulung im Gebrauch von Hüftprotektoren und der Verteilung von insgesamt drei Hüftprotektoren pro Bewohner die Anzahl von Hüftfrakturen um 43% reduziert werden. Zumindest für die Hochrisikogruppe der Pflegeheimbewohner sowie im Krankenhaus kann daher die Verwendung von Hüftprotektoren uneingeschränkt empfohlen werden.

Andere mögliche Interventionen wie die **medikamentöse Behandlung osteoporös veränderter Knochen** reduzieren die **Frakturrate** nach Stürzen nachweislich.

Multifokale Brillengläser verschlechtern bei kritischen Entfernungen die Kontrastsensitivität und Tiefenwahrnehmung zum Erkennen von Hindernissen in der Umgebung und **vergrößern deutlich das Risiko** zu stürzen, insbesondere in ungewohnter Umgebung. **Ambient Assisted Living (AAL) Systeme** („das intelligente Haus") können zumindest theoretisch auch zur Sturzreduktion beitragen, beispielsweise durch das Einschalten von ausreichend hellem, blendfreiem Licht durch Bewegungsmelder. Hier werden in naher Zukunft spannende Studienergebnisse präsentiert werden.

Freiheitsbeschränkende Maßnahmen werden bei verwirrten, dementen und deliranten Patienten traditionell zur Sturzvermeidung eingesetzt. Keine wissenschaftliche Untersuchung konnte jemals einen Nutzen im Hinblick auf Stürze belegen. Im Gegenteil ist davon auszugehen, dass Verletzungen, zunehmende Aggressivität und andere Verhaltensauffälligkeiten unter freiheitsbeschränkenden Maßnahmen deutlich zunehmen, und diese daher strikt vermieden werden sollten.

Andere Maßnahmen wie **Sensormatten**, die bei verwirrten, sturzgefährdeten Patienten vor das Bett gelegt werden und beim Darauftreten einen Alarm abgeben, können zwar keine Stürze verhindern, aber vielfach die Folgen. Anti-Rutsch-Socken mit Gummipelotten an der Sohle können ggf. im Bett getragen werden und erlauben das Aufstehen ohne Rutsch- und Sturzgefahr. Auch ein banales bewegungsgesteuertes Nachtlicht kann Stürze verhindern.

3.1.7   Sturzfolgen

> **Stürze sind bei älteren Menschen die führende Ursache für Behinderung, Immobilität aus Angst vor erneuten Stürzen, Einweisung ins Pflegeheim und Tod. Diese Konsequenzen machen Stürze so bedeutsam.**

Annähernd einer von 10 Stürzen verursacht eine schwerwiegende Verletzung wie eine Schenkelhalsfraktur, andere Frakturen, subdurale Hämatome sowie andere schwerwiegende Weichteil- oder Kopfverletzungen.

Auf Frakturen und ihre (operative) Versorgung wird in diesem Buch bewusst nicht eingegangen. Wir erlauben uns jedoch darauf hinzuweisen, dass eine belastungsstabile Versorgung oberstes Ziel sei sollte, da geriatrische Patienten eine Teilbelastung oder Entlastung im Normalfall nicht einhalten können.

Die Angst vor erneuten Stürzen („Fear of Falling" = Post-Fall-Syndrom) ist ein häufig verbreitetes Problem. Dies betrifft nicht nur ältere Menschen, die bereits gestürzt sind, sondern auch Menschen, die bisher keinen schwerwiegenden Sturz hatten. Bis zu einem Drittel der bisher nicht gestürzten älteren

Leute schränkt ihre körperlichen Aktivitäten ein, weil sie Angst vor Stürzen haben. Die Angst, die Wohnung zu verlassen, führt zu einer Verminderung von sozialen Kontakten und begünstigt die weitere Abnahme funktioneller Kapazitäten. Dies betrifft sowohl die Basis-Aktivitäten des täglichen Lebens wie Anziehen, Baden als auch erweiterte Aktivitäten (IADLs) wie Einkäufe erledigen oder die Wohnung instandhalten.

3.2   Syndrom Failure to thrive – Hinfälligkeit

Das Syndrom der **Gedeihstörung** (**Failure to Thrive**) wurde ursprünglich in der Pädiatrie beschrieben. Erst in den Achtzigerjahren wurde es auch für die Geriatrie entdeckt. Zwischenzeitlich ist man von diesem Konzept größtenteils wieder abgekommen und hat dies im Syndrom Gebrechlichkeit mit eingeschlossen. Der Begriff ging jedoch ursprünglich darüber hinaus und beschrieb vor allem Patienten, die hinfällig waren und bei denen trotz intensiver Therapiebemühungen der Erfolg ausblieb.

■   Failure-to-Thrive-Syndrom – Hinfälligkeit

Es handelt sich bei dem Failure-to-Thrive-Syndrom um eine Konstellation aus Symptomen mit progredientem mangelhaften Antrieb, Gewichtsverlust, Schwäche und Hinfälligkeit ohne hinreichenden Einzelgrund (Tab. 3.2.). Mehr als die Hälfte der betroffenen Menschen versterben innerhalb eines Jahres.

Als Entstehungsmechanismus wird gerne ein **Triggermodell** benutzt. Ein exogenes oder endogenes Triggerereignis führt zur Störung der physiologischen Alterungsvorgänge und damit in einen Teufelskreis mit Appetitlosigkeit, Gewichtsverlust etc. Der Verlust der Eigenständigkeit bis hin zum Tod ist trauriger Endpunkt dieser Entwicklung (Abb. 3.3).

Ein vorangegangener Sturz ist häufig mit der nachfolgenden Sturzangst Auslöser dieser Kaskade. Im stationären Setting der Geriatrie wird man dann häufig an einem bereits fortgeschrittenen Punkt dieses Teufelskreises ankommen. Ziel sollte einerseits sein, das Triggerereignis zu erkennen, andererseits auch ohne ein erkanntes Triggerereignis in diesen Kreis einbrechen zu können. Dies kann nur durch

☐ Tab. 3.2. Merkspruch Failure to Thrive

F	Fehlernährung (► Kap. 6)
A	Arzneimittel, Alkohol (► Kap. 8)
I	Immobilitätssyndrom (s. u.), Inkontinenz (► Kap. 4)
L	Laborbefunde
U	Unterernährung mit Gewichtsverlust (► Kap. 6)
R	Resignation (► Kap. 13)
E	Endokrinologische Erkrankungen (► Kap. 12)
T	Tumor (► Kap. 13)
O	Organveränderungen (pulmonale, kardiale Kachexie, Niereninsuffizienz, Leberzirrhose, gastrointestinale Erkrankungen) (► Kap. 9 bis 15)
T	Therapiefehler, Therapieverzögerung (► Kap. 15)
H	Hirnleistungsstörung (►. Kap. 9)
R	Risikofaktoren (Einsamkeit, Armut, Schmerz) (► Kap. 4, 12)
I	Infektionen (► Kap. 14)
V	Verluste (Partner, Umgebung, sozial) (► Kap. 2)
E	Erkrankungen der Sinnesorgane (► Kap. 5)

eine intensive, individuell angepasste und interdisziplinäre Vorgehensweise geschehen. Die bekannten Risikofaktoren des gebrechlichen, hinfälligen Patienten müssen beachtet werden; auf sie wird in den jeweiligen Kapiteln eingegangen. Die Behandlungserfolge bleiben jedoch trotz intensiver Bemühungen meist aus und haben das Bild der erfolglos bemühten Geriatrie geprägt.

3.3   Immobilitätssyndrom

Immobilität im Alter ist nicht nur eine Folge von Erkrankungen des Bewegungsapparates, sondern auch eine eigenständige Krankheitsentität im Sinne des Immobilitätssyndroms. Auslöser für dieses Immobilitätssyndrom sind häufig demenzielle

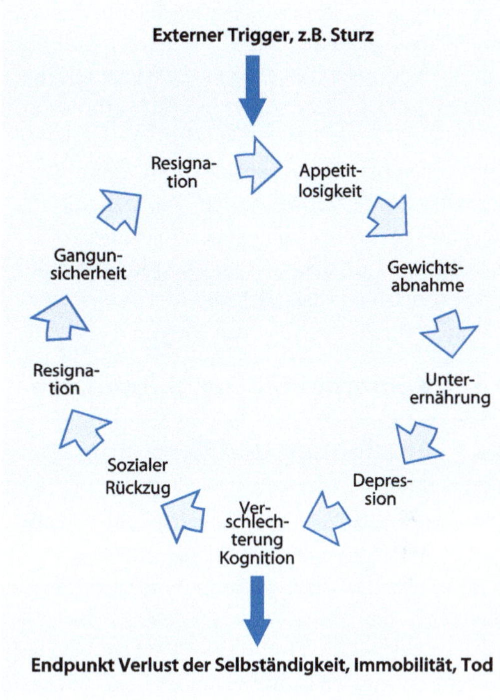

☐ Abb. 3.3   Teufelskreis des Frailty-Syndroms

Entwicklungen, aber auch Beeinträchtigungen des Bewegungsapparates, Stürze (insbesondere das **Post-Fall-Syndrom**, ► Abschn. 3.1.7), neurologische Erkrankungen, aber auch sehr häufig iatrogene Ursachen wie Verordnungen von Bettruhe bei nicht belastungsstabil versorgten Frakturen, Fixierungen und sedierenden Medikamenten.

Die Immobilität ist häufig der Auslöser für das Failure-to-Thrive-Syndrom, es kann aber auch die Gedeihstörung zur Immobilität führen. Therapeutisch sollte wie üblich interdisziplinär und multidimensional behandelt werden. Hierbei sind neben der aktivierenden Pflege die gezielte Mobilisierung durch die Physiotherapie, die Ernährung sowie die Behandlung entsprechender psychischer und psychiatrischer Erkrankungen zu erwähnen.

Komplikationen und Folgen der Immobilität treten schon frühzeitig auf. Sichtbarste Zeichen sind der Kraftverlust durch Muskelatrophie, orthostatische Hypotonie mit Schwindel und Synkopen sowie Störungen der Körperwahrnehmung durch weiche

Lagerungen. Als klinische Faustregel gilt, dass nach einem Tag Liegen drei Tage Übung notwendig sind, um die Kraft und die Mobilität zurückzuerlangen. Weitere Immobilitätsfolgen sind ein kataboler Stoffwechsel mit Gewichtsverlust, Muskelatrophie, Verkürzungen bis hin zu **Kontrakturen, Dekubitalgeschwüre** sowie **Depressionen**. Zusätzlich besteht noch das iatrogene Problem von Inkontinenz, Dauerkathetern und deren Komplikationen, die durch eine Immobilität zusätzlich gefördert werden.

Physiologisch ist ein viermaliges Bewegen in der Stunde während des Nachtschlafes. Bereits der gesunde alte Mensch bewegt sich nur noch 1–2-mal in der Stunde. Da die Mobilität des Patienten bei Kachexie, Schock, Fieber, Depressionen, neurologischen Erkrankungen wie Parkinson und Insulten abnimmt, sind diese Patienten besonders gefährdet und müssen als Hochrisikopatienten erkannt werden. Hierzu dienen die oben dargestellte Braden-Skala oder ähnliche Assessmentinstrumente.

3.4   Komorbidität Dekubitalulzera

3.4.1   Entstehung und Vermeidung

Häufigste und möglicherweise erschreckendste Folge der Immobilität ist das Dekubitalgeschwür.

Definition laut Expertenstandard Dekubitusprophylaxe in der Pflege 2010: „Ein Dekubitus ist eine lokal begrenzte Schädigung der Haut und/oder des darunter liegenden Gewebes, in der Regel über knöchernen Vorsprüngen, infolge von Druck oder von Druck in Kombination mit Scherkräften … " Dieses entsteht durch eine lokale Störung der Mikrozirkulation der Haut und der Unterhautfettgewebe. Hauptrisikofaktor hierfür ist Alter, **Immobilität** und **Malnutrition**. Bereits der normale Auflagedruck des Körpers auf eine normale Matratze über eine Zeit länger als zwei Stunden reicht aus, um die Haut zu schädigen. Typische Prädilektionsstellen sind die Sakralregion, die Fersen, die Trochanter. Weniger häufig sind Wirbelsäule, Hinterhaupt, Schulterblätter, Ellbogen oder Knie betroffen. Die Prävalenz in Krankenhäusern wird auf ca. 15%, in Pflegeheimen sogar auf 30% geschätzt.

> ❯ **Hauptziel der effektiven Dekubitusbehandlung muss eine Vermeidung durch Prophylaxeprogramme (Druckentlastung, Vermeidung und Beseitigung von Risikofaktoren) sein. Hierzu wurde unter anderem ein deutschlandweiter Expertenstandard „Dekubitusprophylaxe in der Pflege" entwickelt.**

Zur Risikoeinschätzung wird entsprechend des Expertenstandards die **Braden-Skala** benutzt (◼ Abb. 3.4), auch wenn die Evidenz hierfür nicht sonderlich gut ist.

3.4.2   Einteilung des Dekubitus

- **Stadium 1:** Scharf **umgrenzte Rötung**, die sich nicht wegdrücken lässt. Durch den Fingertest, also dem Wegdrücken einer Rötung, kann der Dekubitus bzw. die Dekubitusgefahr frühzeitig erkannt werden. In diesem Zustand ist die Haut noch intakt, es entsteht jedoch bereits eine Hyperämie auf Druckreiz mit schmerzhafter Schwellung und Überwärmung. Eine Druckentlastung über längere Zeit führt zur Remission.
- **Stadium 2:** Schädigung der obersten Hautschicht, evtl. mit **Blasenbildung**, und einer Begrenzung bis hin zur Basalmembran. Subkutane Strukturen sind noch nicht sichtbar. Beim Aufplatzen von Blasen entsteht eine nässende, infektionsanfällige Schädigung der Haut.
- **Stadium 3:** Tiefergehender Defekt bis hin zu Muskeln, Bändern, Sehnen und Fettgewebe. Die **schwarze nekrotische Schicht** bedeckt die Wunde und verdeckt häufig darunter liegende Infekte. Diese Nekrosen sollten abgetragen werden.
- **Stadium 4:** Der Knochen liegt offen und zeigt eine **Osteomyelitis**. Auch wenn diese sich im Röntgenbild noch nicht bestätigt, ist bereits von einer solchen auszugehen, wenn der Knochen sichtbar ist.

3.4.3   Therapie

Hauptprinzip der Therapie ist die möglichst vollständige Druckentlastung, um eine Durchblutung zu erreichen. Im Falle vaskulärer Erkrankungen

Dekubituseinschätzung nachder Braden-Skala

Name					Datum / Hdz.	Datum / Hdz.	Datum / Hdz.	Datum / Hdz.	Datum / Hdz.
Aktivität	**bettlägerig** 1	**sitzt auf** 2	**geht wenig** 3	**geht regelmäßig** 4					
	· ans Bett gebunden	· kann mit Hilfe etwas laufen, kann das eigene Gewicht nicht allein tragen, braucht Hilfe um aufzusitzen (Bett, Stuhl, Rollstuhl)	· geht am Tag allein, aber selten und nur kurze Distanzen. Braucht für längere Strecken Hilfe. Verbringt die meiste Zeit im Bett oder Stuhl	· geht regelmäßig 2 – 3 mal pro Schicht, bewegt sich regelmäßig					
Mobilität	**komplett immobil** 1	**Mobilität stark eingeschränkt** 2	**Mobilität gering** 3	**mobil** 4					
	· kann auch keinen geringfügigen Positionswechsel ohne Hilfe ausführen	· bewegt sich manchmal geringfügig (Körper oder Extremitäten). Kann sich aber nicht regelmäßig allein ausreichend umlagern	· macht regelmäßig kleine Positions echsel des Körpers und der Extremitäten	· kann allein seine Position umfassend verändern					
Ernährung	**sehr schlechte Ernährung** 1	**mäßige Ernährung** 2	**adäquate Ernährung** 3	**gute Ernährung** 4					
	· isst kleine Portionen nie auf, sondern etwa nur 2/3. Isst nur 2 oder weniger Eiweißportionen (Milchprodukte, Fisch, Fleisch), trinkt zu wenig, nimmt keine Ergänzungskost zu sich oder · darf oral keine Kost zu sich nehmen oder nur klare Flüssigkeiten oder erhält Infusionen länger als 5 Tage	· isst selten eine normale Essensportion auf, isst aber im Allgemeinen etwa 3 Eiweißportionen, nimmt unregelmäßig Ergänzungskost zu sich oder · enthält zu wenig Nähr stoffe über Sondenkost oder Infusionen	· isst mehr als die Hälfte der normalen Essensportionen, nimmt 4 Eiweißportionen zu sich, verweigert gelegentlich eine Mahlzeit, nimmt aber Ergänzungskost zu sich oder · kann über Sonde oder Infusionen die meisten Nährstoffe zu sich nehmen	· isst immer die angebotenen Mahlzeiten auf, nimmt 4 oder mehr Eiweißportionen zu sich, isst auch manchmal zwischen den Mahlzeiten, braucht keine Ergänzungskost					
Sensorisches Empfindungs-vermögen	**fehlt** 1	**stark eingeschränkt** 2	**leicht eingeschränkt** 3	**vorhanden** 4					
	· keine Reaktion auf schmerzhafte Stimulation. Mögliche Gründe: Bewusstlosigkeit, Sedierung oder: Störung der Schmerzempfindung durch Lähmungen, die den größten Teil des Körpers betreffen (z.B. hoher Querschnitt)	· eine Reaktion erfolgt nur auf starke Schmerzreize, Beschwerden können kaum geäußert werden (z.B. nur durch Stöhnen oder Unruhe) oder: Störung der Schmerzempfindung durch Lähmung, wovon die Hälfte des Körpers betroffen ist	· Reaktion auf Ansprache oder Kommandos. Beschwerden können aber nicht immer ausgedrückt werden (z.B. dass die Position geändert werden soll) oder: Störung der Schmerzempfindung durch Lähmung, wovon eine oder zwei Extremitäten betroffen sind	· Reaktion auf Ansprache. Beschwerden können geäußert werden. oder: keine Störung der Schmerzempfindung					
Feuchtigkeit	**ständig feucht** 1	**oft feucht** 2	**manchmal feucht** 3	**selten feucht** 4					
	· die Haut ist ständig feucht durch Urin, Schweiß oder Kot, immer wenn der Patient gedreht wird, liegt er im Nassen	· die Haut ist oft feucht, aber nicht immer. Bettzeug oder Wäsche muss mindestens einmal pro Schicht gewechselt werden	· die Haut ist manchmal feucht, und etwa einmal pro Tag wird neue Wäsche benötigt	· die Haut ist meist trocken. Neue Wäsche wird selten benötigt					
Reibung und Scherkräfte	**Problem** 1	**potentielles Problem** 2	**kein Problem zur Zeit** 3						
	· braucht viel bis massive Unterstützung bei Lagewechsel. Anheben ist ohne Schleifen über die Laken nicht möglich, rutscht ständig im Bett oder Rollstuhl herunter, hat spastische Kontrakturen oder ist sehr unruhig	· bewegt sich etwas allein oder braucht wenig Hilfe, beim Hochziehen schleift die Haut nur wenig über die Laken (kann sich etwas anheben), kann sich über längere Zeit in einer Lage halten, rutscht nur selten	· bewegt sich in Bett und Stuhl allein, hat genügend Kraft sich anzuheben, kann eine Position über lange Zeit halten ohne herunterzurutschen		Punkte gesamt	Punkte gesamt	Punkte gesamt	Punkte gesamt	Punkte gesamt
			Auswertung: Dekubitusgefahr bei unter 18 Pkt.						

· **Abb. 3.4** Dekubituseinschätzung Braden-Skala. (Originalformular, mit freundlicher Genehmigung von AGAPLESION BETHESDA KLINIK Ulm, 2011)

sollte eine Revaskularisation versucht werden. Eine möglichst hochkalorische protein- und vitaminreiche Ernährung sowie ausreichende Flüssigkeitszufuhr ist ebenfalls hilfreich, da Patienten mit Dekubitus fast immer unter Malnutrition leiden. Dies stellt jedoch keine Indikation zur künstlichen Ernährung via PEG dar. Eine Schmerztherapie ist bei Schmerzen notwendig, häufig sind höhergradige Dekubitalulzera jedoch schmerzarm oder sogar schmerzfrei.

Die **Lokaltherapie** beinhaltet ein **Wunddébridement**. Nekrosen und fibrinöse Beläge gehören entfernt. Hier zeigt sich eine chirurgische Nekrosenentfernung dem fibrinolytischen Wunddébridement überlegen. Vor einer lokalen operativen Therapie ist aber wie bei jeder chirurgischen Therapie immer eine gute Analgesie sicherzustellen. Beim diabetischen Fußsyndrom liegt durch die Polyneuropathie oft bereits eine komplett fehlende Schmerzempfindung vor.

Eine **feuchte Wundbehandlung** ist für den Behandlungserfolg essentiell. Nur hierdurch können Reinigungsphase, Granulationsphase und Reepithelialisierungsphase erfolgreich durchlaufen werden. Eine antiseptische Behandlung, wie sie früher gerne mit H_2O_2 u. ä. durchgeführt wurde, ist kontraproduktiv, da das Epithelgewebe zerstört wird. Auch Farbstoffe, die austrocknen sollten, sind zwischenzeitlich obsolet. Zur feuchten Wundbehandlung können Polyurethane, Alginate, Hydrokolloide, Hydrogele, aber auch einfache Kompressen-Verbände mit Ringer-Lösung dienen. Diese müssen ausreichend feucht gehalten werden.

Chirurgische Behandlung: Die chirurgische Versorgung eines Dekubitus beinhaltet hauptsächlich ein Wunddébridement. Nur selten ist eine Lappenplastik sinnvoll, da diese an der Entstehung und dem rapiden Progress eines massiven Ulkus nichts ursächlich ändert. Eine Revaskularisation ist bei der arteriellen Verschlusskrankheit der Beine sinnvoll, deren Vorliegen mittels Dopplerverschlussdrücken abgeklärt werden sollte.

Lokale oder gar **systemische Infekte** werden systemisch antibiotisch behandelt, lokale Antibiotika haben sich als nicht effektiv erwiesen und führen zudem zu vermehrten Allergien. In diesem Zusammenhang sei erwähnt, dass Auguste Deter, die erstbeschriebene Alzheimerpatientin an einer Sepsis aufgrund eines Dekubitus starb.

Eine 82-Jährige alleinlebende Frau wurde in die Notfall-Ambulanz gebracht, nachdem sie zuhause im Bad gestürzt war und es nicht mehr schaffte, alleine aufzustehen. Erst nach Stunden konnte sie sich bei ihren Nachbarn durch anhaltendes Klopfen bemerkbar machen.

Der Unfallchirurg stellte bei der Patientin multiple Prellmarken am rechten Oberschenkel fest, die Beinstellung war jedoch regelrecht, die Beweglichkeit erhalten. Radiologisch zeigte sich bei der Beckenübersicht und der Röntgenaufnahme des rechten Oberschenkels in zwei Ebenen keine Fraktur.

Der hinzugezogene Internist stellte auskultatorisch einen dritten Herzton sowie eine relativ hohe und unregelmäßige Herzschlagfolge von ca. 110 Schlägen/Minute fest. Im EKG zeigte sich ein tachykarder Sinusrhythmus mit eingestreuten, monomorphen, ventrikulären Extrasystolen bei einem kompletten Linksschenkel-Block, Blutdruck 180/80 mmHg, diskrete Unterschenkelödeme bei bekannter Herzinsuffizienz. Röntgenologisch war das Herz linksverbreitert mit diskreten, auch auskultatorisch nachweisbaren Stauungszeichen.

Die Patientin nahm zahlreiche Medikamente ein, darunter einen ACE-Hemmer, einen Betablocker, ein Diuretikum sowie Schlaftabletten.

Nach Angaben der hinzugekommenen Tochter hat ihre Mutter in den letzten 2–3 Monaten körperlich rapide abgebaut, sie schlafe schlecht, sei depressiv und in den letzten Wochen wiederholt gestürzt. In der letzten Zeit habe sie über ständig bestehende Schwindelsymptomatik geklagt. Wegen der anhaltenden Schlafstörungen hatte der Hausarzt ein Schlafmittel verordnet.

Nachdem die Patientin nach Ausschluss einer Fraktur eigentlich wieder nach Hause entlassen werden sollte, entwickelte sich bei ihr am Folgetag nach Aufnahme eine fieberhafte

Pneumonie. Sie wurde daraufhin in die Innere Abteilung verlegt. Die Patientin sprach auf eine sofort eingeleitete antibiotische Therapie sehr gut an. Es wurde eine sog. Sturz- und Schwindelabklärung eingeleitet, die aber im Wesentlichen nur eine Synkopenabklärung beinhaltete: Im Langzeit-EKG zeigten sich weder Pausen noch andere relevanten Herzrhythmusstörungen. Die neurologische und HNO-ärztliche Konsiliaruntersuchung war, abgesehen von einer Presbyakusis, unauffällig. Im Karotisdruckversuch war keine Hypersensitivität nachweisbar. Im Schellong-Test (Kreislauffunktionstest) gab es keinen Anhalt für orthostatische Dysregulation, eine Lungenembolie konnte ausgeschlossen werden. Allerdings waren seit Krankenhaus-Aufnahme einige Medikamente abgesetzt, in reduzierter Form verabreicht oder umgesetzt worden.

Da die Patientin nach überstandener Pneumonie nur schwer mobilisierbar war, wurde sie zur weiteren Behandlung in eine geriatrische Fachabteilung verlegt. Dort wurde eine weitere Sturzabklärung vorgenommen. Bei einer Gang-und-Balance-Testung fand sich ein ausgeprägtes Balance-Defizit mit einer erheblichen Standunsicherheit. Darüber hinaus wurde eine deutlich reduzierte Muskelkraft festgestellt. Das Schlafmittel (ein Benzodiazepin) konnte gegen den Widerstand der Patientin nicht ausgeschlichen werden. Die Schwindelsymptomatik besserte sich deutlich, nachdem die kürzlich verordnete bifokale Brille nicht mehr benutzt wurde, sondern eine gesonderte Lesebrille.

4. Welche diagnostischen Maßnahmen sind zur Erfassung der Sturzgefährdung sinnvoll?
5. Welche Präventivstrategien sind wissenschaftlich belegt?

Lösungen ▶ Kap. 20

Übungsfragen
1. Welche Faktoren führen zu einer erhöhten Sturzgefährdung?
2. Wie häufig sind Stürze im höheren Lebensalter?
3. Welches sind die Folgen von Stürzen?

Inkontinenz

Ulrich Hagg-Grün

© Springer-Verlag GmbH Deutschland 2018
A. Zeyfang, M. Denkinger, U. Hagg-Grün, *Basiswissen Medizin des Alterns und des alten Menschen*,
Springer-Lehrbuch, https://doi.org/10.1007/978-3-662-53545-5_4

Die Inkontinenz ist eine wichtige Einschränkung, die mit steigendem Alter zunehmend gehäuft auftritt. Das Thema selbst ist für die Betroffenen häufig schambehaftet und mit Vorurteilen besetzt.

Für die Behandlung Betagter und Hochbetagter gilt vor allem, dass die Inkontinenz nicht als unabwendbarer Alterungsprozess gesehen werden darf, weder vom Patienten noch vom Arzt. Einfache Ursachen wie Harnwegsinfekte und Harnverhalte müssen bedacht und behandelt werden. Eine detaillierte Medikamentenanamnese sollte erfolgen. Auch wenn es nicht immer gelingen wird, die Kontinenz zu erreichen, so kann sie doch häufig durch Medikamente und/oder Trainingsverfahren verbessert werden. Durch geeignete Hilfsmittel kann sie zudem erträglicher werden.

4.1 Syndrom Inkontinenz

4.1.1 Stuhlinkontinenz

Stuhlinkontinenz bedeutet, dass die frühkindlich erworbene Fähigkeit, den Stuhl ort- und zeitgerecht abzusetzen, verloren gegangen ist. Unwillkürlicher Verlust von Darminhalt, also von Stuhl, Schleim oder Luft, ist die Folge. Als leichtgradige Inkontinenz wird der Abgang von kleinen Mengen, vor allem flüssigen Stuhls beschrieben. Die hochgradige Inkontinenz ist die nicht kontrollierte Abgabe flüssigen oder festen Stuhlgangs.

Die Zahlen zur Prävalenz schwanken zwischen 0,5% und 5% der erwachsenen Bevölkerung. Ungefähr jeder 10. Pflegeheimpatient hat ein Inkontinenzereignis pro Woche. Je höher der Anteil an dementen Patienten ist, desto höher ist die Stuhlinkontinenzhäufigkeit. Die Stuhlinkontinenz ist sowohl bei der Demenz als auch bei neurologischen Erkrankungen ein schlechtes prognostisches Zeichen, weshalb in den Rehabilitationsverfahren Patienten mit einer solchen Inkontinenz häufig abgelehnt werden. Die meisten Patienten, die ihre Inkontinenz bemerken und an ihr leiden, reden nicht über ihre Symptome, nur eine kleine Gruppe sucht medizinische Hilfe. Häufig wird die Inkontinenz als Durchfall verharmlost.

Eine ätiologische Einteilung ist in ◨ Tab. 4.1 dargestellt.

Kontinenzorgan ist der Enddarm. Um stuhlkontinent zu sein, muss der Analsphinkter erhalten und funktionsfähig sein. Hierzu gehört neben der koordinierten Kontraktion und Relaxation des inneren und äußeren Schließmuskels auch die erhaltene anorektale Sensibilität. Zudem muss die Fähigkeit von Sigma und Rektum erhalten sein, als Reservoir von Darminhalt zu dienen. Der innere Schließmuskel wird vom autonomen Nervensystem kontrolliert, der äußere Schließmuskel, der aus quer gestreifter Muskulatur besteht, wird vom Nervus pudendus innerviert.

Klinische Untersuchung

Am wichtigsten ist das Erkennen der Stuhlinkontinenz, die klinisch in drei Schweregrade eingeteilt wird (◨ Tab. 4.2). Dies lässt sich leicht durch eine klinische Untersuchung sehen, aber auch anamnestisch erheben. Trotzdem wird die Stuhlinkontinenz häufig übersehen oder ignoriert. Bei der körperlichen Untersuchung muss auf perianale Sensibilität sowie auf Analsphinktertonus geachtet werden. Dies nicht nur in Ruhe, sondern auch beim Pressakt. Narben sowie Fistelöffnungen im perinealen Bereich müssen ebenso wie Hämorrhoiden und Marisken

◨ Tab. 4.1 Ursachen der Stuhlinkontinenz

Problem	Grunderkrankung
Verminderte Funktion des Analsphinkters	Polyneuropathie, Diabetes, chronischer Analprolaps, Geburtstrauma
Verminderte anorektale Sensibilität	zentrale Störung wie Apoplex, Demenz, Neuropathie (z. B. bei Diabetes)
Passagestörungen	Durchfallerkrankungen wie chronisch-entzündliche Darmerkrankungen, Colon irritabile
Funktionelle Störungen	Mobilitätsstörungen, kognitive Störungen

▣ **Tab. 4.2** Graduierung der Stuhlinkontinenz	
Grad I	Unkontrollierter Abgang von Luft
Grad II	Unkontrollierter Abgang von flüssigem Stuhl
Grad III	Unkontrollierter Abgang von festem Stuhl

entdeckt werden. Eine **paradoxe Diarrhoe** bei Stuhlimpaktion (*fecal impaction*) im Enddarm kann bei der rektalen Untersuchung ebenfalls einfach erkannt und manchmal schon gelöst werden.

Als weiterführende Untersuchung ist die anorektale Manometrie im nichtchirurgischen Klinikalltag wenig bedeutsam. In der Abdomensonographie sowie im Röntgen (Abdomenleeraufnahme) kann eine Koprostase (Kotstau) entdeckt werden. Eine endoskopische Untersuchung des End- bzw. Dickdarmes zeigt Tumore, Kolitis u. a. Darmerkrankungen. Das Defäkogramm wird kaum noch zur Diagnostik verwendet. Schnittbilddiagnostik wie (Kontrastmittel-) CT und MRT geben über die anatomischen Verhältnisse des Beckens gut Auskunft.

Therapie

> Nach Diagnose einer Stuhlinkontinenz und (klinischer) Basisdiagnostik muss ein Therapieziel formuliert werden. Dieses wird meist eine planbare Defäkation zur passenden Zeit sein.

Dies ist nur dann kurativ möglich, wenn eine fassbare Ursache therapeutisch angegangen werden kann, also z. B. nach Therapie einer Koprostase, ein Tumor, einer Clostridienkolitis oder der Mobilitätsstörung.

Handelt es sich um ein funktionelles Problem im Sinne einer Drangsymptomatik bei noch erhaltener anorektaler Sensibilität, können Hilfsmittel, wie leicht zu öffnende Kleidung oder ein Toilettenstuhl, helfen. Ist die Stuhlinkontinenz durch eine Diarrhoe bedingt, lässt sich diese durch Medikamente wie Loperamid behandeln. Die Stuhlfrequenzen werden dadurch seltener. Aufgrund der

geringen Passagegeschwindigkeit kommt es zu einer erhöhten Wasserabsorption. Ist die funktionelle Ursache eine Demenzerkrankung, hilft möglicherweise ein Toilettentraining, wie es bei der Behandlung der Urininkontinenz (siehe dort) beschrieben wird.

> Häufiger wird das Therapieziel eine Vermeidung von Komplikationen sein. Hierzu dienen eine adäquate Hilfsmittelversorgung sowie eine gute Hautpflege, um Hautmazerationen zu vermeiden. Reinigungsschaum, der z. T. im Pflegeheim benutzt wird, ist abzulehnen: Wasser reicht aus und macht keine Allergien.

Eine Möglichkeit der Stuhlkontrolle ist auch das Benutzen von Klysmen zu festen Zeiten, um eine ungewollte Darmentleerung mangels Darminhalt unmöglich zu machen.

Fäkalkollektoren können Erleichterung schaffen. Die Anlage eines Anus praeter als Hautschutz und Pflegeerleichterung ist wenig sinnvoll. Bei motivierten und kognitiv kompetenten Personen mit erhaltener anorektaler Sensibilität und noch vorhandener Sphinkterfunktion kann Beckenbodengymnastik und Elektrostimulation helfen.

Kontextfaktor Diarrhoe

Die Diarrhoe und eine damit häufig einhergehende Stuhlinkontinenz sind sehr quälend. Auch hier muss nach Ursachen gesucht werden wie z. B. medikamentös induzierte Diarrhöen, die zunehmend häufigeren Darminfektionen nach Antibiotikagabe oder aber eine Ernährungsproblematik, wie z. B. falsche oder zu schnelle Sondennahrung. Insbesondere muss eine paradoxe Diarrhoe ausgeschlossen werden, die durch chronische Verstopfung und nachfolgend pathologische Verflüssigung des Darminhalts zustande kommt (s.o.). Eine paradoxe Diarrhoe kann auch bei Patienten mit Laxantienabusus auftreten. Eine Antibiotikaassoziierte Diarrhoe kann häufig auch dann erfolgreich mit Metronidazol behandelt werden, wenn die Stuhluntersuchungen auf Clostridien negativ sind.

Echte Nahrungsmittelunverträglichkeiten treten im Alter eher selten neu auf, müssen aber

◘ Tab. 4.3 Schweregrad der Harninkontinenz

Sporadisch	Belastend	Schwer	Absolut
<10 ml/h	10–25 ml/h	25–50 ml/h	>50 ml/h

z. B. diätetisch ausgeschlossen werden. Eine Glutenunverträglichkeit (Sprue) kann bioptisch diagnostiziert werden. Nicht immer kann eine behandelbare Ursache gefunden werden. Eine symptomatische Behandlung mit Loperamid kann Erleichterung bringen und ist manches Mal nicht zu umgehen.

4.1.2 Urininkontinenz

Harninkontinenz ist laut der *International Continence Society* (*ICS*) der objektivierbare, unwillkürliche Urinabgang, der für die Betroffenen bzw. ihre Umgebung ein Problem ist. Die Harninkontinenz kann klassifiziert werden (◘ Tab. 4.3).

Wie nicht anders zu erwarten, steigt die Prävalenz mit zunehmendem Alter sowie zunehmender Pflegebedürftigkeit, was wenig verwundert, da die Inkontinenz selbst eine der Hauptursachen für Pflegebedürftigkeit ist.

> **Ebenso wie die Stuhlinkontinenz ist die Harninkontinenz ein Tabuthema, weshalb die in der Literatur angegebenen Häufigkeiten sehr stark schwanken. Es wird derzeit von ca. 5% der erwachsenen Bevölkerung Mitteleuropas ausgegangen, die hiervon betroffen sind. Dies bedeutet, dass in Deutschland ca. 4 Mio. Menschen inkontinent sind.**

Anatomie

Aufgrund der Bedeutung der Harninkontinenz, ihren unterschiedlichen Formen, ihren Entstehungsmechanismen und Therapieoptionen muss hier eine schematische Darstellung folgen (◘ Abb. 4.1).

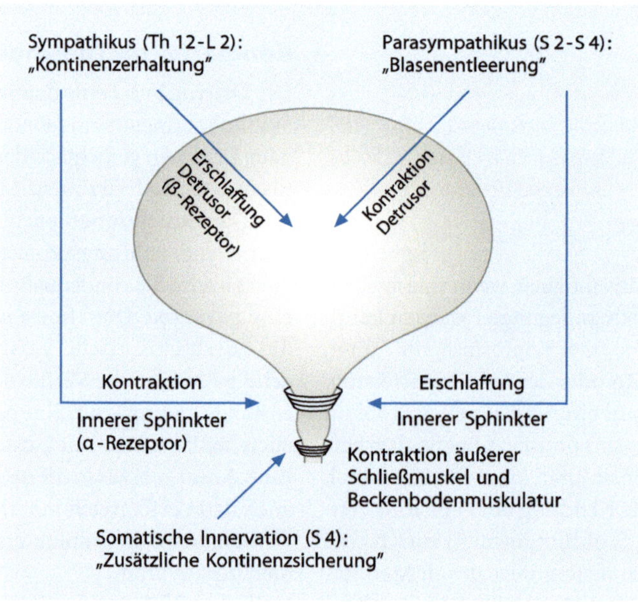

◘ Abb. 4.1 Physiologische Mechanismen der Blasenfunktion. (Aus Nikolaus 2007)

Der äußere Sphinkter wird durch den N. pudendus innerviert und gewährleistet den willkürlichen Blasenverschluss. Der innere Blasensphinkter wird parasympathisch aus den Segmenten S2–S4 sowie sympathisch aus Th12–L2 versorgt. Er bewirkt den Verschluss durch α-adrenerge Stimulation. Der Detrusor ist für die Kontraktion der Blase verantwortlich und damit für die Blasenentleerung; über eine β-adrenerge Stimulation relaxiert er und gewährleistet die Verwahrfunktion der Blase. Paraurethrales Bindegewebe sowie die Urethralschleimhaut sind ebenfalls am Tonus des Blasenhalses beteiligt. Wie bei der Stuhlinkontinenz kommt auch hier der Beckenbodenmuskulatur aus mechanischen Gründen eine wichtige Rolle zu.

Zur Inkontinenz kommt es, wenn einer oder mehrere dieser Faktoren nicht gewährleistet sind (□ Tab. 4.4).

In der Geriatrie sind **Mischformen** zwischen Urge- und Stressinkontinenz sowie insbesondere funktionelle Aspekte sehr häufig. Von funktionellen Störungen hängt bei geriatrischen Patienten im Bereich der Kontinenz besonders viel ab. So ist z. B. die Mobilität entscheidend, ob aus einer Drangsymptomatik eine Dranginkontinenz wird. Und so ist die gerade noch kompensierte Urge-Inkontinenz einer der Gründe, weshalb Hüftprotektoren von sturzgefährdeten Patienten wenig akzeptiert werden, da das Ausziehen eines Hüftprotektors länger dauert, als das einer normalen Hose und somit die Inkontinenz

□ **Tab. 4.4** Einteilung und Ursachen der Harninkontinenz

Formen der Harninkontinenz	Pathogenese	Verursachende Krankheiten
Urge- oder Dranginkontinenz Sensorische Form: Mit gehäuftem, heftigem Harndrang Motorische Form: Häufiger Urinabgang mit wechselnden Urinportionen und mit gestörter Wahrnehmung des Harndrangs	Sensorische Form: Nicht unterdrückbare Detrusorkontraktion durch vermehrte afferente Impulse aus der Blase Motorische Form: Gestörte Wahrnehmung des Harndrangs durch mangelhafte zentrale Kontrolle der Detrusorkontraktion	Zystitis, Koprostase, Tumoren ZNS-Erkrankungen wie Parkinson, Demenz, Multiple Sklerose
Stressinkontinenz mit Abgang von Urin bei Erhöhung des intraabdominellen Drucks	Insuffizienz des Verschlussmechanismus an Blasenhals und Urethra	Störung der Beckenbodenmuskulatur nach Geburten, Östrogenmangel, Sphinkterschädigung, z. B. durch Prostataoperationen
Überlaufinkontinenz: Abgang von Urin bei Erhöhung des intraabdominellen Drucks Aufgrund eines zu großen Blasenvolumens. (Cave: Nicht mit einfacher Stressinkontinenz verwechseln)	Blasenauslassobstruktion Detrusorschwäche	Prostatahyperplasie bzw. Karzinom, Koprostase, Blasentumor Anticholinerge Medikamente, diabetische Neuropathie, Cauda equina-Syndrom
Extraurethrale Inkontinenz	Der Urin wird nicht über die Harnröhre ausgeschieden, sondern über eine Fistel	Tumoren, Operationen, chronisch entzündliche Darmerkrankungen
Funktionelle Inkontinenz	Bei intakter Anatomie und intakter Physiologie der ableitenden Harnwege; extraurethrale Ursachen Mobilität Sensorisch Kognitiv	Erkrankungen des Bewegungsapparates, neurologische Erkrankung sowie fehlende Hilfsmittel Sehbehinderungen Delir, Psychosen, Demenz, Depressionen

◘ **Tab. 4.5** Schweregrade der Stressinkontinenz	
Grad 1	Harnverlust bei Husten
Grad 2	Harnverlust bei Gehen und Aufstehen
Grad 3	Harnverlust im Liegen

nicht mehr kompensiert werden kann. Die Stressinkontinenz kann in mehrere Schweregrade eingeteilt werden, gerade im Grad 2 kommen wieder funktionelle Aspekte zum Tragen (◘ Tab. 4.5).

Diagnostik

> **Die Frage nach der Kontinenz muss Bestandteil jeder geriatrischen Anamnese sein.**

Aus diesem Grund sollte die entsprechende Screeningfrage nach Lachs (siehe ▶ Kap. 1 und Video 1) in den Anamnesebögen im stationären Bereich integriert sein. Bereits durch situative Angaben kann gut zwischen Drang- und Stressinkontinenz unterschieden werden.

Als Basisdiagnostik wird entsprechend der AWMF-Leitlinie neben der gezielten Anamnese und der klinischen Untersuchung die Unrinuntersuchung, ein Miktionstagebuch sowie eine Restharnmessung empfohlen.

In der klinischen Untersuchung zeigen sich eine Prostatahypertrophie, eine Sphinkterschwäche aber auch banale Dinge wie Kotsteine, die durch Druck auf den Blasenhals eine Inkontinenz verursachen können.

Das **Miktionstagebuch** zeigt neben Trinkmenge und Miktionsmengen die Häufigkeit der Miktion, das zeitliche Auftreten sowie den Harndrang (◘ Abb. 4.2).

In der Restharnmessung zeigt sich eine Blasenentleerungsstörung und es kann zwischen Überlauf- und Stressinkontinenz differenziert werden. In der Urinuntersuchung zeigen sich vor allem Entzündungen des Harntrakts.

Besonderer Wert wird auf die **Medikamentenanamnese** gelegt, da diese häufig Einfluss haben und vor allem Überlaufinkontinenzen verursachen

können. Hierbei darf nicht vergessen werden, dass Urologika wie die Anticholinergika Tolterodin, Oxybutynin, Trospiumchlorid und Spasmolytika wie Flavoxat paradoxerweise Miktionsprobleme machen können (◘ Tab. 4.6).

> **Neben Anamnese- und Miktionsprotokoll sowie der klinischen Untersuchung gehören eine Urinuntersuchung und eine sonographische Untersuchung (zumindest auf Restharn) zum Standard. Falls dieser erhöht ist, muss zusätzlich ein Ultraschall der Nieren erfolgen.**

Therapiemöglichkeiten

Da sich die Harninkontinenz **bei älteren Frauen** häufig als Mischbild zwischen Stress-, Drang- und funktioneller Inkontinenz darstellt, ist die Therapie meist multimodal.

Bei **atropher Kolpitis** kann die Gabe von lokalen Östrogenen indiziert sein, diese sollte allerdings erst nach einer gynäkologischen Untersuchung und Inspektion gegeben werden.

Die medikamentöse Therapie der **Dranginkontinenz** kann ebenfalls mittels Östrogen bei atropher Vaginitis durchgeführt werden. Es können auch Anticholinergika eingesetzt werden. Bei diesen muss jedoch intensiv auf Arzneimittelwechselwirkungen und auf Nebenwirkungen geachtet werden, da sie zentrale Nebenwirkungen, aber auch Blasenentleerungsstörungen hervorrufen können. Ein Beckenbodentraining kommt bei leichter Harninkontinenz sowie ausreichender körperlicher und geistiger Belastbarkeit in Betracht.

Ein Miktions-, Blasen- bzw. **Toilettentraining** im Sinne einer Konditionierung zeigt vor allem bei funktionellen Problemen Erfolge.

Neu auf dem Markt zur Behandlung der **Stressinkontinenz** ist ein Serotonin- und Noradrenalin-Re-Uptake-Hemmer namens Duloxetin, der gleichzeitig auch unter anderem Namen in anderer Dosierung zur Behandlung von Depressionen eingesetzt wird. Daten bei multimorbiden hochbetagten Patientinnen liegen nicht vor. Besonders am Anfang der Therapie ist auf eine gewisse Sturzgefahr durch Benommenheit hinzuweisen.

Miktionsprotokoll – 1 Tag

Bitte Zutreffendes wie folgt markieren:

☽ = inkontinent, geringe Menge   ⌀ = trocken   ⌀ = meldet sich

☽ = inkontinent, große Menge   👍 = Wasser gelassen   👉 = wird aufgefordert

Name: _______________ _______________________ Zimmer-Nr.: __________ Datum: ___________________

Zeit	Naß	Trocken	Wasser gelassen	meldet sich	auf- gefordert	Trinkmenge (ml) eingesch.	getr.	Bemerkungen (z.B. Toilettenstuhl)	HZ
7.00	• ●	☺	👍 ml	☽	👉				
8.00	• ●	☺	👍 ml	☽	👉				
9.00	• ●	☺	👍 ml	☽	👉				
10.00	• ●	☺	👍 ml	☽	👉				
11.00	• ●	☺	👍 ml	☽	👉				
12.00	• ●	☺	👍 ml	☽	👉				
13.00	• ●	☺	👍 ml	☽	👉				
14.00	• ●	☺	👍 ml	☽	👉				
15.00	• ●	☺	👍 ml	☽	👉				
16.00	• ●	☺	👍 ml	☽	👉				
17.00	• ●	☺	👍 ml	☽	👉				
18.00	• ●	☺	👍 ml	☽	👉				
19.00	• ●	☺	👍 ml	☽	👉				
20.00	• ●	☺	👍 ml	☽	👉				
21.00	• ●	☺	👍 ml	☽	👉				
22.00	• ●	☺	👍 ml	☽	👉				
23.00	• ●	☺	👍 ml	☽	👉				
24.00	• ●	☺	👍 ml	☽	👉				
1.00	• ●	☺	👍 ml	☽	👉				
2.00	• ●	☺	👍 ml	☽	👉				
3.00	• ●	☺	👍 ml	☽	👉				
4.00	• ●	☺	👍 ml	☽	👉				
5.00	• ●	☺	👍 ml	☽	👉				
6.00	• ●	☺	👍 ml	☽	👉				
Summe									

◨ **Abb. 4.2** Original Miktionsprotokoll. (Mit freundlicher Genehmigung von AGAPLESION BETHESDA KLINIK Ulm)

4

▣ **Tab. 4.6** Typische Medikamente mit Miktionsproblemen als unerwünschter Wirkung	
Substanzgruppe	**Beispiele**
Neuroleptika	Haloperidol
	Levomepromazin
Opiate	Tramadol
	Morphin
Antihistaminika	Dimetinden
	Loratadin
Tri- und Tetrazyklische Antidepressiva	Amytriptilin
	Clomipramin
	Imipramin
Parkinsonmittel	Biperiden

Operative Therapien mittels TVT-Band, einem spannungsfrei eingebrachtem Kunststoffband, das die Harnröhre umschlingt und diese stabilisiert, oder andere Operationen werden bei betagten Patienten weniger häufig durchgeführt.

Inkontinenz **beim Mann:** Eine obstruktionsbedingte Inkontinenz, die von einem Prostataadenom verursacht wird, kann medikamentös mittels Alphablocker sowie 5-Alpha-Reduktase-Inhibitoren und Phytotherapeutika behandelt werden. Operativ kann das Prostataadenom entfernt werden. Nach Enukleation oder radikaler Prostatektomie besteht jedoch häufig weiterhin eine Stressinkontinenz. Die postoperative Harninkontinenz ist eine der häufigsten Ursachen für Inkontinenz bei Männern.

■ **Expertenstandard Kontinenz**

Das deutsche Netzwerk für Qualitätsentwicklung in der Pflege (DNQP) hat einen Expertenstandard zur Versorgung der Harninkontinenz in der Pflege erarbeitet. Dieser fokussiert auf Erkennung und Analyse des Problems, Erhebungsmethoden und die verschiedenen Interventionsmöglichkeiten. Dabei stehen professionelle Pflegende, die häufig erste Ansprechpartner der Patienten sind, im Mittelpunkt. Die Pflegenden müssen mit den behandelnden Ärzten sowie den Patienten intensiv zusammenarbeiten. Nur so können kontinenzfördernde Programme erfolgreich durchgeführt werden.

4.2 Häufige Kontextfaktoren

4.2.1 Urologische Erkrankungen

Harnwegsinfekt

Die häufigste relevante und behandelbare urologische Erkrankung ist sicherlich der Harnwegsinfekt, der vor allem bei Diabetikern nicht unbedingt mit den klassischen Symptomen wie Schmerzen, Juckreiz, Harndrang auffällig werden muss. Gerade bei diesen Patienten ist oft die Inkontinenz das einzige Symptom eines Infektes. Es wird derzeit kontrovers diskutiert, ob symptomlose Harnwegsinfekte bei Diabetikern trotzdem einer Antibiotikabehandlung bedürfen.

Der **unkomplizierte Harnwegsinfekt** wird im Rahmen einer kalkulierten Antibiotikatherapie aktuell mit einer Einmalgabe Fosfomycin behandelt; dies gilt auch für den nosokomial erworbenen Harnwegsinfekt. Erst wenn sich kein Erfolg zeigt, werden eine Urinkultur und eine spezifische testgerechte Antibiotikatherapie durchgeführt. Falls eine weitere kalkulierte Antibiotikatherapie erfolgen soll, wird ein Gyrasehemmer empfohlen.

Hauptursache für Harnwegsinfekte ist neben den urologischen und gynäkologischen Erkrankungen sowie der Exsikkose der verbreitete Einsatz von nicht indizierten Dauerkathetern, die zudem häufig noch aus Latex sind. Ein Katheter ist nicht aus rein pflegerischen Gründen indiziert. Wenn ein Dauerkatheter gelegt und belassen werden muss, z. B. bei einer Blasenentleerungsstörung mit Harnstauung, so sollte ein Silikonkatheter gelegt werden. Wenn dieser längere Zeit liegen muss, sollte er suprapubisch angelegt werden.

Benigne Prostatahyperplasie

Dies ist ursprünglich eine histologische Diagnose, die nun aber landläufig für alle Prostataerkrankungen wie Prostatavergrößerung, Prostatasyndrom und obstruktive Blasenentleerungsstörungen benutzt wird (▣ Abb. 4.3 verdeutlicht die Zusammenhänge).

Miktionsbeschwerden im Rahmen der LUTS *(lower urinary tract syndroms)*, Obstruktion sowie Prostatagröße sind nicht zwingend miteinander

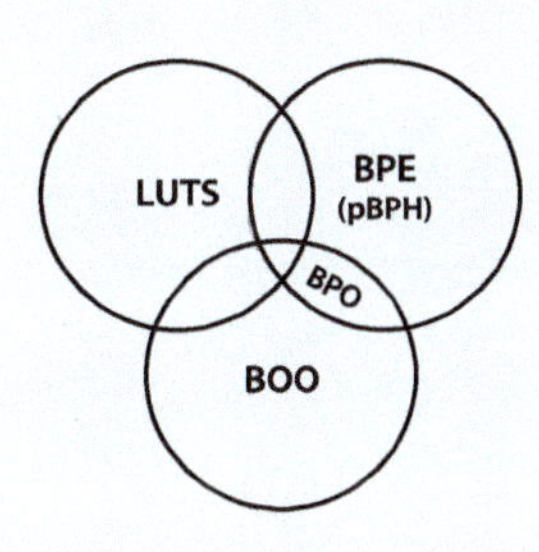

Abb. 4.3 Überschneidung der Prostataerkrankungen und der Bezeichnungen. (Aus Nikolaus 2000)

verknüpft. Eine vergrößerte Prostata macht jedoch Obstruktions- und Miktionsbeschwerden wahrscheinlicher. Die veränderte Testosteron-Östrogenrelation im Alter sowie das Dihydrotestosteron selbst sind verantwortlich für die Prostatavergrößerung.

Zur Quantifizierung der Symptomatik wird gerne der internationale Prostatasymptomenscore (IPSS) benutzt. Leider setzt dieser eine deutliche kognitive Leistungsfähigkeit voraus, die die Betroffenen oft nicht mehr haben (**Tab. 4.7**).

■ Operationsindikation

Indikationen zur Durchführung einer operativen Intervention, z. B. einer transurethralen Resektion (TUR-P) oder einer Prostataenukleation sind durch die Hypertrophie bedingte Harnverhalte sowie Nierenstau. Bei geringen Beschwerden (IPSS <8 Punkte) ist eine Therapie nicht erforderlich. Im Sinne eines *watchful waitings* wird eine halbjährliche Kontrolle empfohlen. Restharnwerte über 100 ml führen gehäuft zu Harnwegsinfekten und konsekutivem Nierenversagen. Eine dauerhafte Ableitung oder Operation ist hier indiziert, wobei die Geriater in Anbetracht der Multimorbidität und der funktionellen Situation der Patienten höhere Restharnmengen tolerieren als die Urologen.

■ Medikamentöse Behandlung

Medikamentöse Therapieoption der ersten Wahl sind **Alpha1-Rezeptor-Blocker**, die zur Relaxation der glatten Muskelzellen der Prostata führen. Dies sind z. B. Tamsulosin oder Doxazosin. Letzteres ist ebenfalls zur Therapie der arteriellen Hypertonie zugelassen.

Die 5-**Alpha-Reduktase-Hemmer** führen zum Absinken des intraprostatischen Dihydrotestosteron (DHT) und dadurch zur Reduktion des Prostatavolumens. Wirkstoff ist z. B. Finasterid.

Daneben werden **Phytotherapeutika** wie Kürbiskernextrakte, Roggenpollen, Brennnesselwurzeln benutzt, welche ebenfalls günstige Effekte auf das Miktionsverhalten zeigen sollen. Die Evidenz hierfür ist jedoch nicht sonderlich hoch.

Grundsätzlich sollten Medikamente mit anticholinergen Nebenwirkungen gemieden werden.

Prostatakarzinom

Das Prostatakarzinom ist in Deutschland die zweithäufigste Ursache für Krebstodesfälle nach dem Bronchialkarzinom. Die Inzidenz ist altersabhängig und aufgrund der häufigen Bestimmung des **prostataspezifischen Antigens (PSA)** in den vergangenen Jahren deutlich angestiegen. Autopsiestudien haben gezeigt, dass die Prävalenz noch deutlich höher ist: Mikroskopisch kleine gut differenzierte Adenokarzinome findet man bei 40% aller 60- bis 70- jährigen bei Autopsien. Es kommt zu einem steilen Anstieg der Inzidenz mit weiter zunehmendem Alter. Die meisten dieser latenten Prostatakarzinome bleiben jedoch klinisch stumm.

Lokale Probleme verursacht das Prostatakarzinom durch **obstruktive Miktionsbeschwerden**. Die Metastasierung verläuft zuerst lymphogen ins kleine Becken und paraaortal; hämatogen metastasiert es in das Skelettsystem, vor allem in die zentralen Skelettabschnitte. Behandlungsbedürftig ist das klinisch manifeste Prostatakarzinom ab einem Volumen von 0,5 cm^3. Neben der digitorektalen Untersuchung ist das prostataspezifische Antigen (PSA) als Tumormarker wichtig. Allerdings sollte das PSA nicht direkt nach der digitalen Untersuchung bestimmt werden, da es sonst häufig falsch hoch bestimmt wird.

Zur weiteren Diagnostik wird neben der rektalen Untersuchung und dem PSA die transrektale Sonographie empfohlen. Zur Diagnosesicherung gehört die Biopsie und bei positivem Befund (Malignitätseinschätzung anhand des Glisson-Scores) die klassischen Staginguntersuchungen wie Computertomographie des Beckens u. ä.

Tab. 4.7 IPSS-Symptomfragebogen

Alle Angaben beziehen sich auf die letzten 4 Wochen	Niemals	Seltener als in einem von fünf Fällen (<20%)	Seltener als in der Hälfte der Fälle	Ungefähr in der Hälfte der Fälle (ca. 50%)	In mehr als der Hälfte aller Fälle	Fast immer
1. Wie oft hatten Sie das Gefühl, dass Ihre Blase nach dem Wasserlassen nicht ganz entleert war?	0	1	2	3	4	5
2. Wie oft mussten Sie innerhalb von 2 Stunden ein zweites Mal Wasser lassen?	0	1	2	3	4	5
3. Wie oft mussten Sie beim Wasserlassen mehrmals aufhören und wieder neu beginnen (Harnstottern)?	0	1	2	3	4	5
4. Wie oft hatten Sie Schwierigkeiten, das Wasserlassen hinauszuzögern?	0	1	2	3	4	5
5. Wie oft hatten Sie einen schwachen Strahl beim Wasserlassen?	0	1	2	3	4	5
6. Wie oft mussten Sie pressen oder sich anstrengen, um mit dem Wasserlassen zu beginnen?	0	1	2	3	4	5
7. Wie oft sind Sie im Durchschnitt nachts aufgestanden, um Wasser zu lassen?	Niemals (0)	Einmal (1)	Zweimal (2)	Dreimal (3)	Viermal (4)	Öfter (5)

Symptomsumme = Eine Indikation zum kontrollierten Zuwarten besteht bei milder Symptomatik (IPSS <8).

Die Therapie ist abhängig von Stadium. Tumore, die zufällig histologisch nach Prostata-OP gefunden werden, brauchen nicht weiter nachgesorgt werden (*„incidental carcinoma"*). Das lokalisierte Prostatakarzinom kann durch komplette Entfernung des Tumors geheilt werden; gleichwertige Alternative zur Prostatektomie ist die Strahlentherapie. Bei letzterer kommt es häufig zu empfindlichen Reaktionen des Rektums über der Harnblase, dafür seltener zu Impotenz und Inkontinenz.

Das **kontrollierte Zuwarten** ist bei hochbetagten Patienten mit niedriger Lebenserwartung und niedrigem Glisson-Score (<= 6) möglich. Die sofortige Hormonblockade ist hinsichtlich der Überlebensrate bei niedriger Komplikationsrate dem Abwarten überlegen. Das metastasierte Prostatakarzinom wird antiandrogen behandelt, was häufig zur Remission führt, aber gerade bei geriatrischen, vulnerablen Patienten die Sturzhäufigkeit steigern und die Selbsthilfefähigkeit weiter schwächen kann. Die Fünf-Jahres-Überlebensrate liegt bei palliativer Therapie bei 50 %. Symptomatische Metastasen sollten palliativ behandelt werden. Hier steht erneut die Strahlentherapie zur Verfügung.

Harnverhalt

Blasenauslassobstruktion und Detrusorschwäche führen gelegentlich zu einem Harnverhalt. Ursächlich hierfür sind meist (aber nicht immer) zusätzliche Faktoren wie Prostatahyperplasie, Koprostase, anticholinerge Medikamente und Harnwegsinfekte. Die Symptomatik ist häufig unspezifisch von diffusen abdominellen Beschwerden über delirante Zustände bis hin zu Schockzeichen. Eine Ableitung ist meist dauerhaft oder zumindest über drei Monate notwendig, es sei denn, die exogene Ursache wie Harnwegsinfekt oder Medikament kann eindeutig eruiert und ausgeschaltet werden. Ein Katheter-Auslassversuch sollte mit paralleler antiobstruktiver Medikation erfolgen.

> **Der Harnverhalt kann als Überlaufblase nur wenig andere Symptome machen und ist damit eine der wichtigsten behandelbaren Ursachen der Harninkontinenz.**

4.2.2 Gynäkologische Erkrankungen

Das „Korrelat" zum Prostatakarzinom des Mannes ist das Mammakarzinom bei der Frau. Das Mammakarzinom ist der häufigste bösartige Tumor der Frau mit zunehmender Inzidenz im Alter. Im Kapitel 13 wird genauer darauf eingegangen.

Fallbeispiel

Herr M. R., 79 Jahre, ist trotz seines vorgerückten Alters sehr rüstig. Am Theater spielt er immer wieder kleinere und größere Rollen, die in der Kritik durchaus positiv beurteilt werden. Sein Repertoire hat er in den letzten Jahren eingeschränkt und mit dem kleineren Repertoire und nur wenig neu hinzugekommenen Rollen kommt er ganz gut zurecht. Er selbst sieht für sich keine wesentlichen Gesundheitseinschränkungen. Ein arterieller Hypertonus sowie eine leichte Visusminderung sind ihm bekannt. Kognitiv sieht er sich auf einem sehr hohen Niveau. Seine Angehörigen berichten hingegen von leichten kognitiven Beeinträchtigungen, die sich vor allem beim Autofahren bemerkbar machten. In seiner Heimatstadt kommt er ganz gut zurecht, in fremden Städten jedoch hat er Probleme. So kam es laut Aussage einer Verwandten dazu, dass er einmal eine Einbahnstraße übersah.

Aufgrund einer Drangsymptomatik stellte sich Herr R. beim Urologen vor. Jener fand einen mit 5 ng/ml erhöhten PSA-Wert. In der klinischen Untersuchung zeigte sich eine vergrößerte, verhärtete Prostata. Die weiterführenden Untersuchungen zeigten nach transrektalem Ultraschall und Biopsie ein kleineres Karzinom der Prostata.

In der körperlichen Untersuchung zeigt sich ein 79-jähriger Patient asthenischen Körperbaus mit nur wenigen Symptomen, leichten degenerativen Veränderungen in den Schultergelenken, den Hüftgelenken,

am linken Knie, Zustand nach Katarakt-OP
beidseits, leichte Hypakusis.
Sozialanamnese: Herr R. wohnt mit seiner
Lebensgefährtin im 1. Stock ohne Aufzug. In
den Aktivitäten des täglichen Lebens (ADL)
sowie in den erweiterten ADL im Wesentlichen
ist er selbständig, davon abgesehen, dass er
Hilfsbedarf bei der Wäsche hat, nur selten
einkauft und niemals kocht. An Medikamenten
nimmt Herr R. einen Betablocker, dessen
Namen ihm bei seiner Konsultation gerade
nicht einfällt, sowie Ginko-Extrakt.
Herr R. konsultierte verschiedene Ärzte, die
ihm teils zu einer Operation rieten, teils von
einer solchen abrieten. Da der Patient Angst
hatte, aufgrund des Prostatakarzinoms eine
ausgeprägtere Inkontinenz zu entwickeln,
entschied er sich schließlich zu einer HIFU,
einer Methode, die mittels Ultraschall das
Prostatagewebe erhitzt und damit zerstört, um
dem Risiko der TUR mit Blutung und höherer
Gefahr von Inkontinenz zu entgehen.

Übungsfragen

1. Wie würden Sie ein Prostatakarzinom wie
   im oben beschriebenen Fall behandeln?
2. Wie würden Sie weiter vorgehen?
3. Welche unterschiedlichen interven-
   tionellen Verfahren zur Behandlung der
   Prostatahyperplasie kennen Sie?
4. Wie beurteilen Sie die Einschränkungen in
   den IADL?

Lösungen ▶ **Kap. 20**

Kommunikationsstörungen

Ulrich Hagg-Grün

© Springer-Verlag GmbH Deutschland 2018
A. Zeyfang, M. Denkinger, U. Hagg-Grün, *Basiswissen Medizin des Alterns und des alten Menschen*,
Springer-Lehrbuch, https://doi.org/10.1007/978-3-662-53545-5_5

Die Kommunikationsstörung im Alter ist vielgestaltig. Neben reinen Verständigungsproblemen aufgrund eingeschränkten Hörens, Sprechens und unterschiedlicher Sprache können auch alle anderen Sinne betroffen sein. Zudem müssen kognitive Einschränkungen beachtet werden. Die eingeschränkte Kommunikation ist eine der Ursachen für Störungen der Medikamentencompliance.

5.1   Hintergründe: Syndrom Kommunikationsstörung

» Verhalten jeder Art ist Kommunikation. Jede Kommunikation hat einen Inhalts- und einen Beziehungsaspekt ... Man kann nicht nicht kommunizieren ... (P. Watzlawick, 1969)

Unter Kommunikation versteht man auf der menschlichen Alltagsebene eine Mitteilung von Gedanken, Ideen und Wissen durch Sprache, Gestik, Mimik, Schrift oder Bild. Die Kommunizierenden werden dabei gerne als Sender und Empfänger bezeichnet, wobei Sendung und Empfang immer in beide Richtungen laufen.

Die zwischenmenschliche **Kommunikation** besitzt unterschiedliche Ebenen, die auch unterschiedlich bewusst sind. Man unterscheidet neben der verbalen die nonverbale Kommunikation, die u. a. visuelle und gebärdenunterstützte Signale enthält. Neben Mimik und Gestik ist die Körperhaltung sehr wichtig. Reaktionen, vor allem emotionale Reaktionen, werden größtenteils durch den nonverbalen Anteil der Kommunikation hervorgerufen. Störungen der Kommunikation können auf allen Ebenen und natürlich auch beim Verarbeiten der kommunizierten Informationen auftreten.

Hauptaugenmerk in diesem Kapitel wird auf die Bereiche Hören und Sehen gerichtet. Störungen in diesen Bereichen führen zu zusätzlichen Einschränkungen der Therapiecompliance, die auch im Bereich der Polypharmakotherapie Probleme macht.

5.1.1   Kommunikationsstörung Hörschwäche (Hypakusis)

Altersschwerhörigkeit (Presbyakusis)

> **Eine Hörminderung findet sich im Alter sehr häufig. Ein Drittel der Menschen über 65 Jahren klagt über Hörprobleme, fast 90% der über 90-jährigen haben eine Hörminderung. Die Presbyakusis (Altersschwerhörigkeit) führt zu einer Einschränkung des Sprachverstehens, die durch rechtzeitige Hörgeräteversorgung deutlich gemildert werden können.**

Das Syndrom „Altersschwerhörigkeit" ist ein schönes Beispiel für das Altern von Funktionen des Menschen an sich. Hier kann auf Funktionsebene zwischen extrinsischem und intrinsischem Altern unterschieden werden. Ein Teil des Hörverlustes ist physiologisch und folgt dem reinen Alterungsprozess der hörenden Strukturen wie dem Mittel- und dem Innenohr. Ein anderer Teil ist expositionsbedingt durch exzessiven Lärm, Gefäß- und Systemerkrankungen oder toxisch-medikamentöse Nebenwirkungen. Neben den degenerativen Veränderungen von Mittel- und Innenohr gibt es auch Veränderungen von Hörnerven zentraler Hörbahnen, welche das Sprachverstehen zusätzlich bei begleitenden Hintergrundstörgeräuschen beeinträchtigen.

Neben der Anhebung der Hörschwellen und der vor allem ausgeprägten Minderung des Hörens im Hochtonbereich, sind ältere Menschen vor allem durch störende Nebengeräusche beeinträchtigt. Dies lässt sich nicht durch die akustische Verstärkung alleine vollständig ausgleichen, da diese auf einer eingeschränkten neuronalen Verarbeitungskapazität beruht.

Die Hochtonschwerhörigkeit ist bei Männern meist ausgeprägter als bei Frauen. Der Hörverlust beginnt im Alter von 20–30 Jahren und schreitet bei Männern rascher fort als bei Frauen. Eines der Hauptprobleme dieses **Hochtonverlustes** ist, dass damit der Bereich der gesprochenen Sprache beeinträchtigt ist, insbesondere das Verständnis von Frauenstimmen wird schwieriger.

Diagnosestellung und Therapie

Die Diagnose einer Hypakusis wird häufig bereits im Rahmen des Anamnesegespräch gestellt. Die Abklärung erfordert aus allgemeinärztlicher Sicht eine Inspektion des Gehörgangs sowie die vollständige HNO-ärztliche Abklärung inklusive audiologischer Untersuchung.

Häufig ist eine Verlegung des Gehörgangs durch **Ohrschmalz/Cerumen** die Ursache für eine akute Verschlechterung des Hörens. Diese kann dann auch ohne HNO-Arzt behoben werden. Ansonsten gilt es, die Versorgung der Altersschwerhörigkeit mit technischen Hörhilfen zu fördern. Die Erfahrung zeigt, dass eine frühzeitige Versorgung mit Hörgeräten die Compliance erhöht, während Patienten, die schon seit Jahren bis Jahrzehnten sehr schlecht hören, häufig mit Hörgeräten nicht mehr zu Recht kommen.

Es wird bei der meist symmetrisch beidseitigen Altersschwerhörigkeit die beidohrige **Hörgeräteversorgung** der Regelfall sein. Heutige Hörgeräte sind vielfach einstellbar, digital programmierbar und können häufig zusätzlich einen Tinnitus maskieren. Die kleineren Im-Ohr-Geräte erfreuen sich einer besseren Akzeptanz als die größeren Hinter-Ohr-Geräte (Abb. 5.1). Leider sind sie in der Benutzung schwieriger und führen zu mehr Infekten.

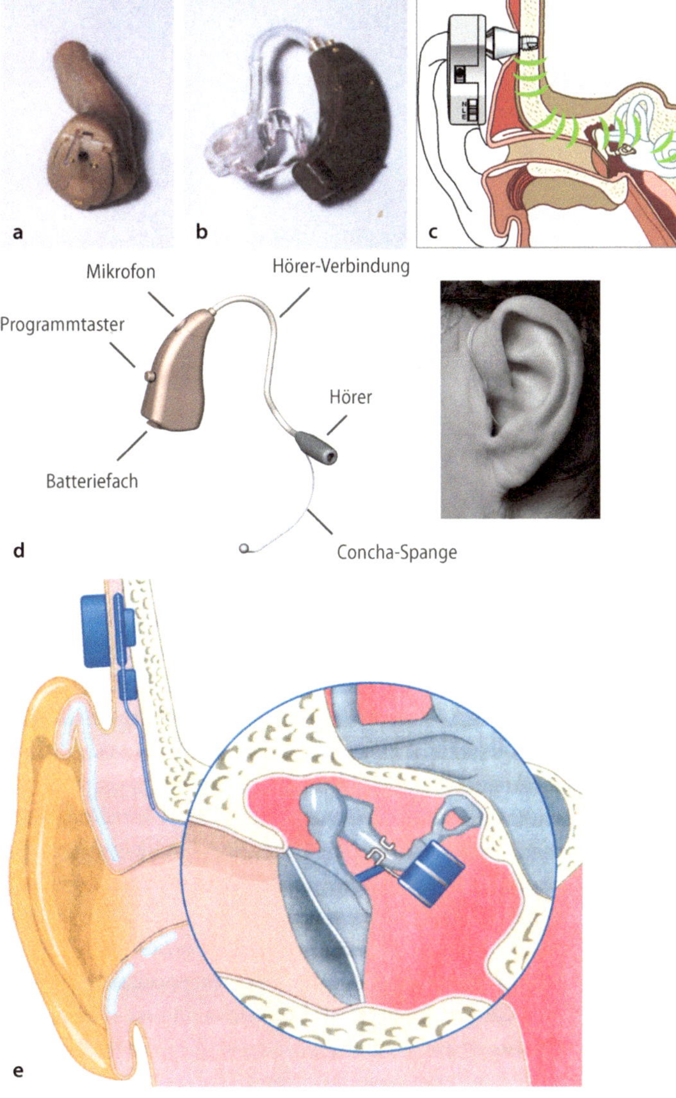

Abb. 5.1a–e Hörgeräte **a** IO-Gerät, **b** HdO-Gerät, **c** BAHA, **d** offene Anpassung, **e** teilimplantierbares Hörgerät. (Aus Boenninghaus 2007)

Ein einfacher und für viele überzeugender Test ist die Verstärkung des normalen Hörens mittels eines Hear-It-Gerätes, einem normalen Schallverstärker. Hierdurch ist die Kommunikation mit dem Patienten häufig bereits wieder möglich und dem Patienten wird der Vorteil durch eine Schallverstärkung schnell klar. Die Verwendung solcher Geräte wird von uns auch im stationären Krankenhausbereich gefordert, da sie die Kommunikation häufig sehr erleichtern.

Einige Patienten schrecken vor den Kosten für Hörgeräte zurück. Andere Patienten hören von Nachbarn oder Familienangehörigen über schlechte Erfahrungen mit veralteten Modellen. Eine Hörgeräteanpassung erfordert eine Nachsorge, die Hörgeräte müssen im Verlauf mehrfach angepasst werden. Diese Faktoren gefährden die **Compliance** für eine Hörgeräteversorgung. Daher ist ein informatives aufklärendes Gespräch wichtig.

■ **Die rektale Untersuchung kann die Hörfähigkeit verbessern**

» Ein fast tauber alter Mann wurde in die Notaufnahmestation, in der ich arbeite, eingewiesen. Sein medizinisches Hauptproblem schien eine Verstopfung zu sein, allerdings hatte er auch Kommunikationsprobleme aufgrund seines sehr eingeschränkten Hörvermögens. Bei der Stationsvisite wurde entschieden, dass er einer rektal-digitalen Untersuchung bedurfte, eine Aufgabe, die mir zuteil wurde. Nachdem ich längere Zeit in sein „gutes" Ohr gebrüllt hatte, erhielt ich das Einverständnis für die rektale Untersuchung. Als ich begann, entdeckte ich eine ungewöhnliche Hautveränderung. Genaueres Nachschauen zeigte, dass es sich hierbei nicht um eine anatomische Veränderung handelte, sondern dass sein Hörgerät fest zwischen den Pobacken klemmte. Der alte Herr war hierüber sehr erfreut, da er seit vier Tagen eine ungewohnt stille Welt erdulden musste. Sein Enthusiasmus, das Gerät in seinen angestammten Platz einzusetzen, wurde von uns enttäuscht, da wir darauf bestanden, es vorher zu reinigen.

Eine rektale Untersuchung ist hilfreicher als gedacht: Sie kann das Hören verbessern!
Frances Marr, BMJ 13 January 2007 Volume 334

5.1.2 Kommunikationsstörung Visuseinschränkung

Die nonverbalen Bereiche der Kommunikation beinhalten neben den taktilen Bereichen vor allem Botschaften, die visuell aufgenommen werden. In diesem Bereich ist die Einschränkung des Visus, zu der es im Alter unausweichlich kommt, ebenfalls eine Kommunikationseinschränkung.

❯ **Jeder sehfähige Mensch wird im Laufe seines Lebens in der Regel in der ersten Hälfte des fünften Lebensjahrzehnts einer ersten altersmedizinischen augenärztlichen Versorgung bedürfen. Aufgrund der altersbedingten nachlassenden Elastizität der Linse ist die optische Naheinstellungsfähigkeit des Auges beim normalen Altern irgendwann so weit herabgesetzt, dass ohne Sehhilfe für die Nähe das Lesen nicht mehr möglich ist.**

Neben diesem physiologischen Altern gibt es weitere altersbezogene Augenveränderungen. Dies sind der Graue Star (**Katarakt**), der Grüne Star (**Glaukom**) sowie die **altersbezogene Makuladegeneration (AMD)**.

Katarakt

90% der Katarakte können als „Altersstar" bezeichnet werden. Typische Symptome sind Blendung sowie eine veränderte Farbwahrnehmung. Der Verlauf ist eine langsame Sehverschlechterung. Therapie der Wahl ist eine Katarakt-Extraktion mit Implantation einer Kunstlinse. Das Komplikationsrisiko ist mit 0,5% recht niedrig. In 30% der Fälle kommt es zu einem Nachstar, der gelasert werden kann.

Glaukom

Durch eine Zirkulationsstörung des Kammerwassers kommt es zu einem progressiven Sehnervenschaden mit Gesichtsfelddefekten. Man unterscheidet zwischen den Offenwinkelglaukomen und den Winkelblockglaukomen. 90% der Glaukome sind primär chronische Offenwinkelglaukome, 20% der Blinden sind am Glaukom erblindet. Das Glaukom selbst ist für die Betroffenen lange Zeit symptomlos, bis schließlich schwere Gesichtsfeldschäden eintreten.

Am äußeren Auge ist nichts Krankhaftes zu erkennen, zur Diagnose muss deshalb die **Augendruckmessung** und der Papillenbefund erhoben werden. Die Glaukomtherapie hat drei Stufen. In erster Linie sind Antiglaukomatosa zu benutzen, eine Laserung ist die zweite Stufe, die operative Trabekulektomie die dritte Stufe. Die Behandlung des Glaukoms ist notwendig und möglich, aber immer noch nicht befriedigend. Eine Vermeidung von schweren Schäden kann durch die präventive Augeninnnendruckmessung erfolgen, so dass eine frühzeitige Therapie möglich ist.

Altersbezogene Makuladegeneration (AMD)

Diese) kann ab dem 50. Lebensjahr beginnen. Es kommt zu einer langsamen Sehverschlechterung mit Verlust der Lesefähigkeit, Verzerrtsehen und einem zentralen Gesichtsfeldausfall. Die AMD ist nun, nachdem die operative Sanierung eines Kataraktes problemlos gelingt, die häufigste Ursache für Sehverlust in den Industrieländern.

Die Makuladegeneration führt über das Einwuchern von Blutgefäßen zu subretinalen Blutungen mit fibrotischen Vernarbungen und schließlich zur funktionslosen Netzhautmitte. Dies hat zur Folge, dass der Patient genau das, was er sehen will, nicht mehr scharf sehen kann. Die Lesefähigkeit oder das Erkennen von Gesichtern ist damit nicht mehr möglich.

Therapeutisch lassen sich die Gefäßmembranen thermisch mit einem Argonlaser zerstören. Die feuchte Makuladegeneration kann z. T. mit photodynamischer Therapie behandelt werden; es kommt zu häufigen Rezidiven. In den letzten Jahren wurden erfolgreich Anti-VEGFs (Anti-Vascular Endothelial Growth Factor) in den Glaskörper injiziert. Die zurzeit am häufigsten angewandten Anti-VEGFs sind das Ranibizumab sowie als kostengünstigere Off-Label-Behandlung der Wirkstoff Bevacizumab.

Letzteres ist nur zur Behandlung von Kolon-, Mamma- und Nierenkarzinomen zugelassen. Bei zahlreichen Patienten führt es zu einer Sehverbesserung (von 8 Buchstaben auf der Sehtafel). Bei ersten direkten Vergleichsstudien war eine Überlegenheit des rund 40-fach teureren Ranibizumab gegenüber Bevacizumab nicht nachweisbar.

Diabetische Retinopathie

Bei 5–10% aller Diabetiker entwickelt sich eine Retinopathia Diabetika mit Neovaskularisation auf der Netzhaut. Durch eine Laserbehandlung kann diese meist aufgehalten werden, weshalb auch ältere Diabetiker einmal jährlich dem Augenarzt vorgestellt werden sollten. Eine gute Blutzuckereinstellung verlangsamt die Progression. Eine zu schnell auf Normoglykämie gerichtete Einstellung eines lange entgleisten Diabetes verschlechtert die Retinopathie.

Mouche Volante

Die „fliegenden Mücken" sind Glaskörperverdichtungen, die z. B. vor einer hell erleuchteten Wand als sich bewegende, sehr kleine Flecken bemerkt werden. Sie treten z. T. schon im jugendlichen Alter auf, lassen eine typisch verzögerte Beschleunigungsbewegung erkennen und sind durch eine Blickverfolgung nicht erreichbar. Pathologisch wird es erst dann, wenn die Glaskörperverdichtungen zunehmen, plötzlich massive oder viele Objekte neu auftreten und das Bild eines Rußregens annehmen. Dies weist dann auf eine Glaskörperabhebung hin. Die Mouche Volante selbst bedürfen keiner Therapie.

5.1.3 Kommunikationsstörung Verwirrtheit

Die Kommunikation mit Verwirrten, ob im Delir oder bei Demenz ist sehr schwierig und manchmal fast unmöglich. Oft gelingt bei fortgeschrittener Demenz nur noch eine nonverbale Kommunikation. Wichtige Verhaltensmaßregeln sind in ▶ Kap. 9 beschrieben. Es gilt der Grundsatz: „Verwirrt nicht die Verwirrten!"

5.2   Häufige Kontextfaktoren

5.2.1   Therapie- und Medikamentencompliance

Die Compliance von älteren Patienten ist nicht unbedingt schlechter als die von jüngeren Patienten, was nicht bedeutet, dass sie gut wäre. In den letzten Jahren wird zunehmend der Begriff „Adhärenz" benutzt, da der Begriff „Compliance" die Verantwortung auf den Patienten abschiebt. Diese Problematik wird durch eine gestörte Kommunikation selbstverständlich deutlich negativ beeinflusst. Im ▶ Kap. 8 wird auch darauf eingegangen.

Fallbeispiel

Herr A. M., 84 Jahre, wurde aufgrund eines Morbus Parkinson stationär eingewiesen.
Bei Aufnahme ist der Patient wach und wirkt zur Situation orientiert. In der körperlichen Untersuchung zeigt sich neben Kontrakturen der Knie ein ausgeprägter Dekubitus am Steiß. Der behandelnde Neurologe Dr. L. ist vor kurzem aus dem Rheinland ins schwäbische Ulm gezogen und versucht, die Orientiertheit des Patienten zu testen. Dieser ist schwerhörig und spricht einen derben Dialekt, da er aus einem kleinen Dorf auf der Schwäbischen Alb stammt.
Nach dem Versuch, die Orientierung zu testen und die Anamnese mit dem Patienten zu erheben, gibt Dr. L. auf, da für ihn eine verbale Kommunikation mit dem Patienten nicht möglich ist: „Ich verstehe ihn einfach nicht und er versteht mich nicht".
Der Patient äußert dasselbe, indem er „Hä?" sagt.

Übungsfragen

1. Welche Ursachen für Altersschwerhörigkeit kennen Sie?
2. Welche davon können ohne HNO-Arzt diagnostiziert und behandelt werden?
3. Wie ließe sich in dem oben beschriebenen Fall eventuell das Problem lösen?
4. Parkinson und einen Dekubitus wie im beschriebenen Beispiel? Dann wird Herr A. M. doch mit großer Wahrscheinlichkeit dement sein, oder?

Lösungen ▶ Kap. 20

Malnutrition

Andrej Zeyfang, Michael Denkinger

Dieses Kapitel enthält Videos online auf www.springermedizin.de/vzb-basiswissen-des-alterns-kapitel-6
oder laden Sie zum Streamen der Videos die "Springer Multimedia App" aus dem iOS- oder Android
App-Store und scannen eine Abbildung, die den „play button" enthält.

Unter Mangelernährung versteht man ein Ungleichgewicht zwischen Nahrungszufuhr und Nahrungsbedarf, im Alter tritt sie meist als Unterernährung auf. Je nach untersuchter Population findet man Mangelernährung bei bis zur Hälfte der Senioren. Neben organischen und medikamentösen Ursachen spielen funktionelle, psychische und soziale Faktoren eine wichtige Rolle. Der BMI reicht zur Einschätzung des Ernährungszustands allein nicht aus und sollte durch Ernährungsassessment (z. B. den MNA) ergänzt werden. Therapeutisch sind nährstoffdichte Ernährung, Supplemente und geeignete Zubereitungsformen (z. B. passiert oder püriert) geeignet. Auch die Abklärung psychischer und sozialer Rahmenbedingungen ist wichtig und kann in Ernährungsinterventionen umgesetzt werden. Parenterale oder enterale Ernährung (z. B. PEG) sollte nur besonderen Situationen vorbehalten bleiben und bedarf einer kritischen ethischen Abwägung.

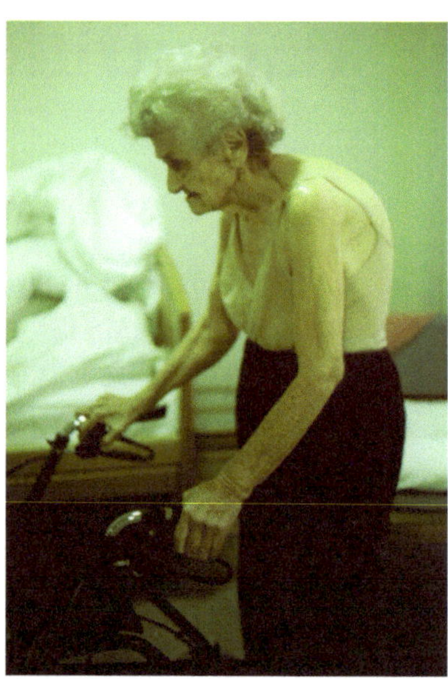

■ **Abb. 6.1**   Unterernährte geriatrische Patientin

6.1   Syndrom Malnutrition

6.1.1   Hintergründe

■ **Definition**

Unter **Malnutrition (Mangel- und Fehlernährung)** versteht man ein **Ungleichgewicht** zwischen Nahrungszufuhr und Nahrungsbedarf. Das Spektrum reicht vom Übergewicht bis zum Untergewicht. Malnutrition ist beim alten Menschen sehr viel häufiger mit **Untergewicht** (■ Abb. 6.1) und meist mit einer Fehlernährung verbunden. Im höheren Lebensalter liegen meist Mischformen im Sinne eines Protein-Kalorien-Mangels vor.

❯ Mangelernährung ist im hohen Lebensalter sehr häufig. Je nach untersuchter Studienpopulation reicht die Prävalenz von 16 bei sonst gesunden, zu Hause lebenden Senioren bis hin zu über 50 Prozent bei Pflegeheimbewohnern. Die Malnutrition von Senioren im Krankenhaus ist einer der wenigen Risikofaktoren für ein schlechtes Outcome, die während der stationären Behandlung beeinflusst werden kann.

■ **Organische Ursachen**

Am Entstehen der Malnutrition bei Frau S. (siehe Fallbeispiel unten) haben verschiedene Faktoren beigetragen. Zum einen ist aufgrund des chronischen Schmerzsyndroms nach misslungener Knieoperation wahrscheinlich schon per se eine Einschränkung des Appetits aufgetreten, möglicherweise deutlich verstärkt durch die Auswirkung von Schmerzmedikamenten, wie z. B. nicht-steroidalen Antirheumatika oder Opioden, die alle eine appithemmende Wirkung entfalten können. Auch der soziale Rückzug mit Wegfallen einer gemeinschaftlich eingenommenen Mahlzeit hat vermutlich zur nachlassenden Nahrungsaufnahme beigetragen (■ Abb. 6.2). Ist dann bei weiterer Malnutrition bereits die Kraft und somit auch die Mobilität reduziert, kommt es wie in einem Teufelskreis zu einer weiteren Einschränkung der Nahrungsaufnahme. Vermuten kann man auch, dass durch die bereits erfolgte Gewichtsabnahme das Gebiss vielleicht nicht mehr richtig passt (■ Abb. 6.3) und deshalb wiederum die **Nahrungsaufnahme behindert** wird.

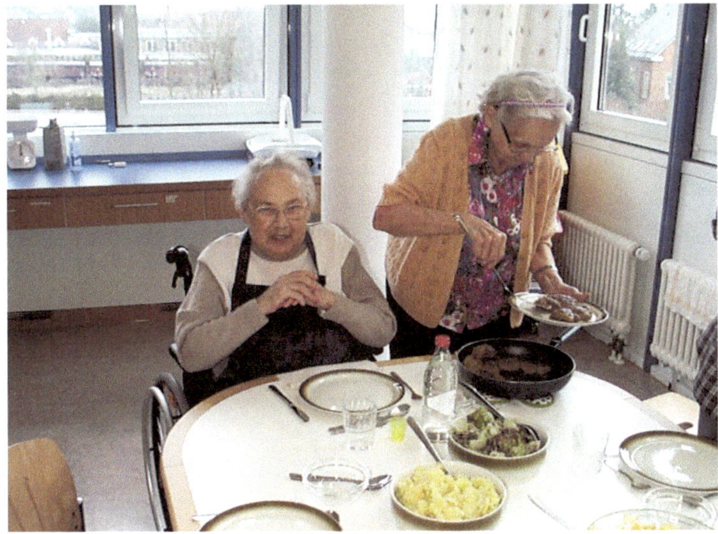

Abb. 6.2 Essen in Gemeinschaft und angenehmer Atmosphäre verbessert den Ernährungszustand

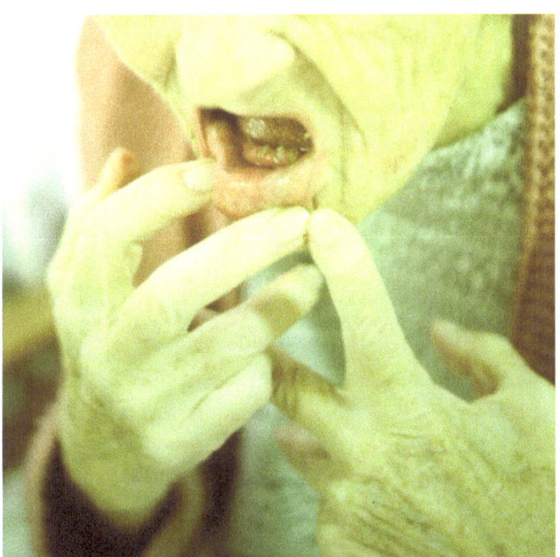

Abb. 6.3 Gebisszustand

Möglicherweise könnte auch die Pneumonie auf eine **Schluckstörung** hinweisen (Abb. 6.4), wie sie im höheren Lebensalter z. B. bei Parkinson-Syndrom, nach Schlaganfall oder bei Demenz häufig vorkommt; diese wird oft weder vom Betroffenen noch von den Angehörigen oder den Pflegekräften richtig wahrgenommen.

Weitere **wichtige organische Ursachen** sind:
- physiologische Faktoren
    - Abnahme des Geschmackssinns (bis 70%)
    - Abnahme des Geruchssinns
    - verminderter Visus
    - Verminderung des Energiebedarfs
    - verringerte Hunger- und Durstempfindlichkeit
    - Hypo-Achlorhydrie (verminderte Salzsäureproduktion im Alter), Laktoseintoleranz, Spezialdiäten
- pathologische Faktoren
    - Mund und Kiefer (15% der >65-Jährigen., 50% der >80-Jährigen)
    - Mundtrockenheit
    - Zahnverlust
    - unzureichende zahnärztliche (prothetische) Versorgung
    - Krankheiten des Gastrointestinaltraktes (häufig nur Appetitlosigkeit)
    - zentrale Dysphagie (30% nach Apoplex)
    - Mangelernährung, Zink-Mangel (Teufelskreis)
    - Maldigestion und Malabsorption
    - sämtliche konsumierende Erkrankungen (Malignome, Tbc, AIDS, Leberzirrhose, kardiale Erkrankungen)

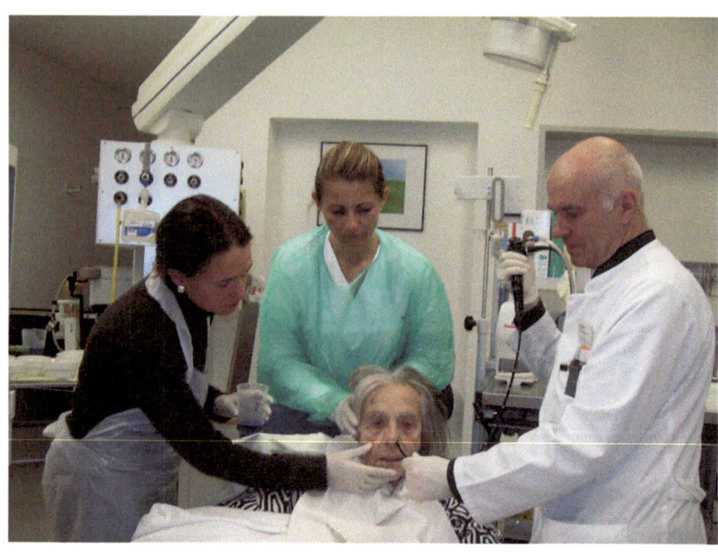

Abb. 6.4 Durchführung einer Schluckendoskopie (FEES) im Team bei Dysphagie

– Schluckstörung
  – nach Schlaganfall (30%)
  – bei Parkinson (30–50%)
  – bei Demenz (präfinal >90%)

- **Medikamentöse Ursachen**
– Antirheumatika, Analgetika: Diclophenac, Acetylsalicylsäure
– Opioide, Opiate: Tramadol, Morphium, auch transkutan
– Antibiotika
– Psychopharmaka
– Digitalis, Diuretika
– Laxantien (Abusus)
– Phenothiazine
– antineoplastische Chemotherapeutika

- **Funktionelle Ursachen**
– soziale Faktoren
  – Armut, Bildungsniveau, Wohnsituation
  – hauswirtschaftliche Inkompetenz (Einkaufen, Kochen)
  – Vereinsamung (Kochen für eine Person)
– psychische Faktoren
  – belastende Lebensereignisse
  – Depression (ca. 25%)
  – Demenz (30% der über 85-Jährigen)
  – Alkoholismus

> **Die Ursachen der Mangelernährung sind im höheren Alter vielfältig und umfassen physiologische und pathologische organische Ursachen, Medikamentennebenwirkungen (v. a. bei Schmerzmitteln) aber auch psychische und soziale Faktoren.**

6.1.2 Klinik

- **Anthropometrische Messungen**
Die einfachste Maßnahme ist es, den Patienten oder Bewohner regelmäßig zu wiegen und dann in Relation zur Körpergröße den **Body-Mass-Index** zu bestimmen. Der BMI ist gleich Körpergewicht in Kilogramm durch Körpergröße in Meter im Quadrat.

$$BMI = \frac{K\ddot{o}rpergewicht\ in\ kg}{\left(Gr\ddot{o}\beta e\ in\ m\right)^2}$$

Für Erwachsene <65 Jahren ist in Hinblick auf Adipositas und metabolisches Syndrom ein Übergewicht zu vermeiden, und es gilt die in ■ Tab. 6.1 dargestellte Zuordnung.

> **Während im jüngeren Lebensalter eher Normalgewicht bis ein leichtes Untergewicht zu favorisieren sind, ist ab**

◘ Tab. 6.1 BMI

BMI <17,5 kg/m^2	Extremes Untergewicht
BMI 17,5–19,9	Untergewicht
BMI 20–25	Normalgewicht
BMI 25–30	Übergewicht
BMI 30–40	Adipositas Grad I+II
BMI >40	Adipositas Grad III

ca. 75 Jahren ein leichtes Übergewicht (Body-Mass-Index 25–30) ein Schutzfaktor bezüglich Morbidität und Mortalität. Ein Body-Mass-Index unter 22,7 kg/m^2 bzw. eine stärkere Gewichtsabnahme ist für über 75-jährige ein eigenständiger Risikofaktor bezüglich Morbidität und Mortalität (◘ Tab. 6.2).

Weitere Möglichkeiten zur klinischen Messung des Ernährungszustands sind z. B. Hautfaltendicke am Oberarm, Wadenumfang (>31 cm), Armspanne geteilt durch Körpergewicht im Quadrat (BMA), Messung der Bioimpedanz (BIA) oder

NMR-Bestimmung der Fettmasse. Diese Messungen sind jedoch eher Studien vorbehalten.

■ Labor

Es gibt nur wenige Laborparameter, die mit einem schlechten Ernährungsstatus beim älteren Patienten korrelieren. **Albumin** und **Transferrin** sind gute Marker, um den Protein-Status zu evaluieren. Albumin, **Präalbumin**, Transferrin, **Hämoglobin**, **Cholesterin** und die **Lymphozytenzahl** geben Hinweise auf Protein- und Kalorienmangel.

Proteine mit kürzerer Halbwertszeit als das Albumin (14 bis 21 Tage) wie **Retinol-bindendes Protein (RBP)** und Präalbumin sind für das Monitoring des Ernährungsstatus bei Akuterkrankungen besser geeignet (◘ Tab. 6.3).

■ Assessment

Es gibt eine Reihe von möglichen Assessment-Untersuchungen zur Bestimmung des Ernährungszustandes oder zur Entdeckung einer diesbezüglichen Gefährdung. Das weltweit bekannteste Instrument hierfür ist der **Mini Nutritional Assessment (MNA)**. Mit diesem Assessment (◘ Abb. 6.5) kann zuverlässig der Ernährungszustand Älterer bestimmt werden. Mittels eines Vorscreenings mit 6

◘ Tab. 6.2 Wünschenswerte BMI-Werte für Ältere Menschen: Ab 65 Jahren sind eher höhere BMI-Werte anzustreben. (Nach ESPEN 2000)

Schwere Malnutrition	Leichte Malnutrition	Risiko für Malnutrition	Normalgewicht	Präadipositas	Adipositas
<18,5	18,5–19,9	20–21,9	22–26,9	27–29,9	>29,9

◘ Tab. 6.3 Laborparameter als Indikatoren für Mangelernährung (mit Halbwertszeit)

Mangelernährung	Mild	Moderat	Schwer	t1/2
Albumin g/l	32–35	28–32	<28	21 d
Transferrin g/l	2,5–3	1,5–2,5	<1,5	8 d
Präalbumin mg/l	120–150	100–120	<100	2 d
Retinol-bindendes Protein	(>26 mg/l)			0,5 d
Lymphozyten	1500–1800	900–1200	<900	

Name:		Vorname:	
Geschlecht:	Alter (Jahre):	Gewicht (kg):	Größe (m):	Datum:

Füllen Sie den Bogen aus, indem Sie die zutreffenden Zahlen in die Kästchen eintragen. Addieren Sie die Zahlen des Screenings. Ist der Wert ≤ 11, fahren Sie mit dem Assessment fort, um den Mangelernährungs-Index zu erhalten.

Screening

A **Hat der Patient während der letzten 3 Monate wegen Appetitverlust, Verdauungsproblemen, Schwierigkeiten beim Kauen oder Schlucken weniger gegessen?**
0 = starke Abnahme der Nahrungsaufnahme
1 = leichte Abnahme der Nahrungsaufnahme
2 = keine Abnahme der Nahrungsaufnahme ☐

B **Gewichtsverlust in den letzen 3 Monaten**
0 = Gewichtsverlust > 3 kg
1 = nicht bekannt
2 = Gewichtsverlust zwischen 1 und 3 kg
3 = kein Gewichtsverlust ☐

C **Mobilität**
0 = bettlägerig oder in einem Stuhl mobilisiert
1 = in der Lage, sich in der Wohnung zu bewegen
2 = verlässt die Wohnung ☐

D **Akute Krankheit oder psychischer Stress während der letzten 3 Monate?**
0 = ja   2 = nein ☐

E **Neuropsychologische Probleme**
0 = schwere Demenz oder Depression
1 = leichte Demenz
2 = keine psychologischen Probleme ☐

F **Body Mass Index (BMI): Körpergewicht (kg) / Körpergröße^2 (m^2)**
0 = BMI < 19
1 = 19 ≤ BMI < 21
2 = 21 ≤ BMI < 23
3 = BMI ≥ 23 ☐

Ergebnis des Screenings (max. 14 Punkte) ☐☐

12-14 Punkte:	Normaler Ernährungszustand
8-11 Punkte:	Risiko für Mangelernährung
0-7 Punkte:	Mangelernährung

Für ein tiefergehendes Assessment fahren Sie bitte mit den Fragen G-R fort

Assessment

G **Lebt der Patient eigenständig zu Hause?**
1 = ja   0 = nein ☐

H **Nimmt der Patient mehr als 3 verschreibungspflichtige Medikamente pro Tag?**
0 = ja   1 = nein ☐

I **Hat der Patient Druck- oder Hautgeschwüre?**
0 = ja   1 = nein ☐

J **Wie viele Hauptmahlzeiten isst der Patient pro Tag?**
0 = 1 Mahlzeit
1 = 2 Mahlzeiten
2 = 3 Mahlzeiten ☐

K **Eiweißzufuhr: Isst der Patient**
• mindestens einmal pro Tag Milchprodukte (Milch, Käse, Joghurt)?   ja ☐   nein ☐
• mindestens zweimal pro Woche Hülsenfrüchte oder Eier?   ja ☐   nein ☐
• täglich Fleisch, Fisch oder Geflügel?   ja ☐   nein ☐
0,0 = wenn 0 oder 1 mal «ja»
0,5 = wenn 2 mal «ja»
1,0 = wenn 3 mal «ja» ☐,☐

L **Isst der Patient mindestens zweimal pro Tag Obst oder Gemüse?**
0 = nein   1 = ja ☐

M **Wie viel trinkt der Patient pro Tag? (Wasser, Saft, Kaffee, Tee, Milch ...)**
0,0 = weniger als 3 Gläser / Tassen
0,5 = 3 bis 5 Gläser / Tassen
1,0 = mehr als 5 Gläser / Tassen ☐,☐

N **Essensaufnahme mit / ohne Hilfe**
0 = braucht Hilfe beim Essen
1 = isst ohne Hilfe, aber mit Schwierigkeiten
2 = isst ohne Hilfe, keine Schwierigkeiten ☐

O **Wie schätzt der Patient seinen Ernährungszustand ein?**
0 = mangelernährt
1 = ist sich unsicher
2 = gut ernährt ☐

P **Im Vergleich mit gleichaltrigen Personen schätzt der Patient seinen Gesundheitszustand folgendermaßen ein:**
0,0 = schlechter
0,5 = weiß es nicht
1,0 = gleich gut
2,0 = besser ☐,☐

Q **Oberarmumfang (OAU in cm)**
0,0 = OAU < 21
0,5 = 21 ≤ OAU ≤ 22
1,0 = OAU > 22 ☐,☐

R **Wadenumfang (WU in cm)**
0 = WU < 31
1 = WU ≥ 31 ☐

Assessment (max. 16 Punkte) ☐☐,☐

Screening ☐☐,☐

Gesamtauswertung (max. 30 Punkte) ☐☐,☐

Auswertung des Mangelernährungs-Index

24-30 Punkte	☐	Normaler Ernährungszustand
17-23,5 Punkte	☐	Risiko für Mangelernährung
Weniger als 17 Punkte	☐	Mangelernährung

Ref.   Vellas B, Villars H, Abellan G, et al. *Overview of MNA® - Its History and Challenges.* J Nut Health Aging 2006; 10: 456-465.
Rubenstein LZ, Harker JO, Salva A, Guigoz Y, Vellas B. Screening for Undernutrition in Geriatric Practice: *Developing the Short-Form Mini Nutritional Assessment (MNA-SF).* J. Geront 2001; 56A: M366-377.
Guigoz Y. The Mini-Nutritional Assessment (MNA®) *Review of the Literature – What does it tell us?* J Nutr Health Aging 2006; 10: 466-487.
® Société des Produits Nestlé, S.A., Vevey, Switzerland, Trademark Owners
© Nestlé, 1994, Revision 2006. N67200 12/99 10M
Mehr Informationen unter: www.mna-elderly.com

■ **Abb. 6.5** Anamnesebogen zur Bestimmung des Ernährungszustandes älterer Menschen. (Mit freundlicher Genehmigung der Société des Produits Nestlé S.A., Vevey, Switzerland, Trademark Owners)

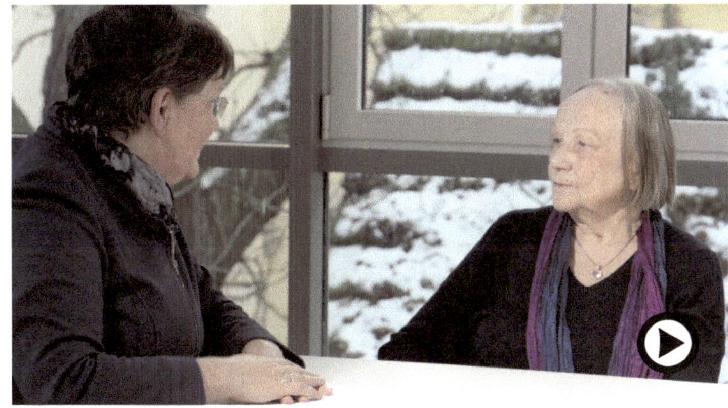

☐ **Abb. 6.6** ▶ Video 6.6: Durchführung des Ernährungsscreenings NRS 2002 (www.springermedizin.de/vzb-basiswissen-des-alterns-kapitel-6). (Mit freundlicher Genehmigung von © Andrej Zeyfang 2017. All Rights Reserved) (https://doi.org/10.1007/000-1st)

Fragen kann entschieden werden, ob über weitere 12 Fragen ein komplettes Assessment erhoben werden muss. Für die Beurteilung in der Klinik ist eher der **NRS 2002** geeignet, der mit wenigen Fragen das Vorliegen von Mangelernährung abklärt.

Ein Beispiel für die Durchführung des NRS 2002 findet sich im ▶ Video 6.6 (☐ Abb. 6.6).

❯ Aufgrund seiner Beziehung zu prognoserelevanten Parametern sollte bei Studien an geriatrischen Patienten primär das MNA eingesetzt werden. Klinikpatienten können mit dem NRS 2002 gescreent werden.

6.1.3 Therapie

■ **Allgemein**

Am besten ist es, Malnutrition erst gar nicht entstehen zu lassen. Wegen der Heterogenität der Ursachen für Malnutrition in der Geriatrie gibt es keine allgemein gültigen Therapiekonzepte. Grundkrankheiten wie gastrointestinale Störungen, Depression, Hyperthyreose, chronische Schmerzsyndrome und viele andere sind nach Möglichkeit kausal zu behandeln. Diätverordnungen (fettarm, cholesterinarm, salzarm, Marcumar- oder Diabetes-Diät etc.) sollten unbedingt kritisch revidiert und ggf. verändert werden. Auch Medikamentenverordnungen sind kritisch zu überprüfen und nach Möglichkeit zu reduzieren. Ernährungstherapeutische Maßnahmen im Alter sollten immer auf einer sorgfältigen Abklärung der verschiedenen Faktoren der

Malnutrition basieren. Erkrankungen des Zahn- und Kieferapparates müssen saniert werden, eventuell einzeln nicht paarig stehende Zähne entweder entfernt oder durch eine Gebissergänzung wieder zum funktionellen Zustand übergeführt werden. Mahlzeiten können auch püriert oder passiert serviert werden, sollten dann aber ansprechend gestaltet werden. Ergotherapeutische Hilfsmittel wie z. B. Griffverstärkungen können sehr nützlich sein. Neben der Optimierung des Nahrungsangebots sowie der Beachtung von Umgebungsfaktoren (Präsentation der Mahlzeiten, angenehmes Ambiente) können auch orale Supplemente den Ernährungszustand nachweislich verbessern.

❯ Um eine Unterversorgung mit Nahrung und Flüssigkeit nicht zu übersehen, kann ein Trink- und Essprotokoll hilfreich sein (☐ Abb. 6.7).

■ **Ernährungsberatung**

Durch stärkeres Würzen der Speisen oder stärkeres Süßen kann dem reduzierten Geschmacksempfinden nachgekommen werden. Eine ansprechende Zubereitungsweise nicht nur bei pürierten oder anderweitig zerkleinerten Speisen (z. B. durch Dekoration des Tellers mit unzerkleinerten Speisebestandteilen) sowie die Einnahme in einem sozialen Rahmen mit Mitpatienten/Bewohnern oder gemeinsam mit therapeutischem oder pflegerischem Personal steigert die Nahrungsaufnahme teilweise enorm. Bei der Nahrungsauswahl muss dem reduzierten Gesamtkalorienbedarf im Alter Rechnung getragen

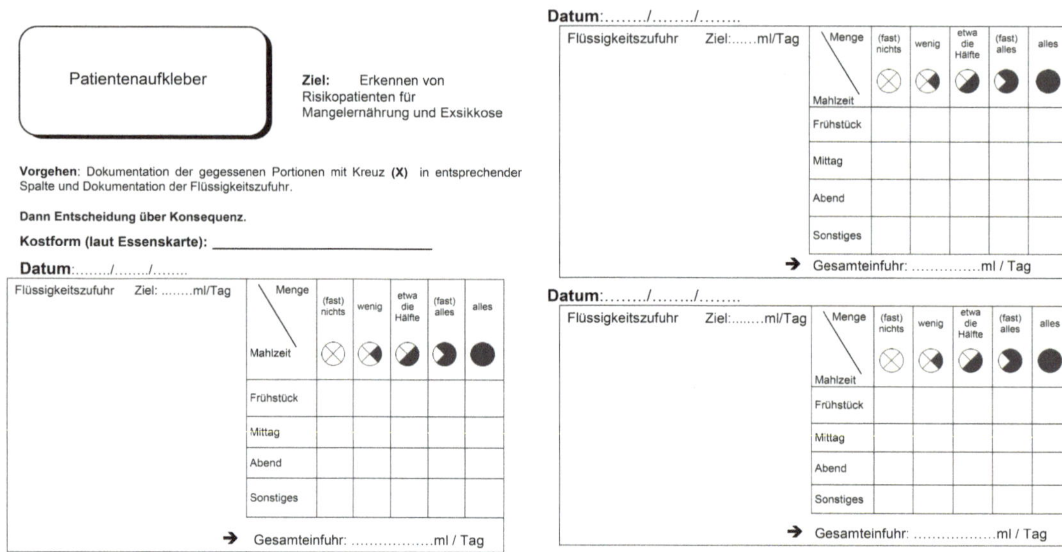

Abb. 6.7 Trink- und Essprotokoll. (Originalformular aus dem Bethesda Krankenhaus Stuttgart)

werden, das heißt, es sollten besonders **nährstoffdichte** Speisen gegeben werden (Fleisch mit Sahnesoße, Nachtischzubereitungen mit Sahne, Eiweißgranulat in Suppen, etc.). Im Wesentlichen sollten die Ernährungsempfehlungen der DGE, wie sie auch für jüngere Menschen Gültigkeit haben, zum Einsatz kommen. Restriktive Diäten, wie sie z. B. bei Diabetes oder Fettstoffwechselstörungen noch vor wenigen Jahren verordnet wurden, sind heute aus geriatrischer Sicht obsolet und sollten nicht mehr durchgeführt werden.

In der Presse werden viele Wunderproteine, Zaubersupplemente und Superfood-Produkte hochgejubelt. Schnell werden diese auch allgemein für geriatrische Patienten empfohlen, ohne dass es wissenschaftlich gut fundierte Begründungen hierfür gibt. Einen zunehmenden Stellenwert in der Ernährungstherapie hat das Thema Zusatznahrung/Superfood dennoch. Zahlreiche Firmen bieten Kalorien- und Nährstoffreiche, oft auch Eiweißreiche Drinks und Shakes an, die therapeutisch und präventiv eingesetzt werden können. Gerade Molkeprotein oder der Aminosäure Leucin werden hier die stärksten Muskel-anabolen Wirkungen zugeschrieben. Allerdings ist eine dauernde Substitution ohne Aufbau normaler Nahrung nicht sinnvoll und: ohne begleitendes Krafttraining sind keine signifikanten Effekte nachweisbar. Allgemein gilt, dass ausreichende Mengen von „normalem" Essen dem Körper auch im Alter ausreichen.

■ Parenterale Ernährung

In der Akutsituation, z. B. bei Koma, nach Schlaganfall oder nach prinzipiell reversibler Erkrankung wie Myokardinfarkt kann eine volle parenterale Ernährung auch im Alter nützlich sein. Längerfristig überwiegen jedoch meist die Nebenwirkungen und Komplikationen über den potentiellen Nutzen. Vor allem beim alten Patienten sollte möglichst rasch eine enterale Ernährung durchgeführt werden. Eine Ausnahme ist nur die subkutane Gabe von Flüssigkeit bei Exsikkose bzw. Schluckstörungen: Diese kann auch längerfristig, z. B. im Pflegeheim durchgeführt werden und kann oft wiederholte Krankenhauseinweisungen verhindern.

■ Enterale Ernährung (PEG)

Eine enterale Ernährung ist der parenteralen vorzuziehen. Deshalb ist bei Schluckstörungen, soporösem oder komatösem Bewusstseinszustand innerhalb weniger Tage abzuklären, ob und wie eine weitere enterale („künstliche") Ernährung vorzunehmen ist.

Zuerst muss jedoch überprüft werden, ob der Betroffene dies auch möchte bzw. ob diesbezüglich eine schriftliche Willensäußerung vorliegt. Kann nicht klar ersehen werden, ob z. B. die **intermittierende** künstliche Ernährung, also z. B. über eine transnasale **Magensonde**, gewünscht oder abgelehnt wird, sollte dies in einer ethischen Fallbesprechung mit den an der Behandlung Beteiligten (Ärzte, Pfleger, Therapeuten, Angehörige) diskutiert werden. Nicht erst für die Entscheidung zur Anlage einer perkutanen enteralen Gastrostomie (PEG) sollte diese Frage erstmalig in den Raum gestellt werden.

> **Die Entscheidung für oder gegen eine längerfristige enterale Ernährung mit PEG-Sonde sollte aus ethischer Sicht immer gut überdacht sein.**

Vereinfacht kann man sagen: Falls eine akute Erkrankung vorliegt, die sich wieder bessern oder zurückbilden kann (z. B. Schluckstörung nach Hirnblutung) sollte die Entscheidung **für** eine PEG-Sonde rasch und eher positiv erfolgen. Mit liegender PEG-Sonde kann dann auch eine notwendige logopädische Therapie erfolgen und in vielen Fällen kann die PEG dann nach Rückbildung der Schluckstörung auch wieder entfernt werden. Stellt sich die Prognose nach längerer adäquater Therapie schließlich doch als schlechter heraus, kann oder muss auf ein Beschicken der Sonde auch wieder verzichtet werden!

Liegt jedoch eine chronisch-progrediente Erkrankung mit zunehmender Schluckstörung vor (z. B. bei Parkinson), sollte die Entscheidung zur enteralen Ernährung kritisch überdacht werden. Manche älteren Menschen mit Ernährungsproblemen lehnen aktiv die Nahrungszufuhr ab. Eine „Zwangsernährung" widerspricht hier dem Selbstbestimmungsrecht des Patienten. Die Einbeziehung Angehöriger zur Entscheidungsfindung ist dabei sinnvoll und wichtig, dennoch muss man sich im Klaren sein, dass ohne Vorliegen einer Betreuung (oder „Vollmacht") für den Bereich der Gesundheitsfürsorge kein Angehöriger das Recht hat, für den Betroffenen zu entscheiden. In unklaren Fällen muss daher das Vormundschaftsgericht eingeschaltet werden (▸ Kap. 9, „Demenz").

Zu erwähnen ist, dass viele Angehörige geriatrischer Patienten gerade am Lebensende Angst haben, dass ihre Angehörigen „verhungern" oder „verdursten". Diesen Menschen kann die Furcht mit dem Hinweis genommen werden, dass das Hunger- und Durstgefühl im Alter wie bei schwerer Erkrankung sehr schnell nachlässt. Mit dem Hinweis auf vergangene Tage, an denen den Betroffenen Essen und Trinken nur durch Überredung eingeflößt werden konnte, wird den Angehörigen dieser Zustand oft bewusst.

6.1.4 Häufige Kontextfaktoren

Die Risikofaktoren und häufigsten Ursachen fasst der Merksatz *Meals on wheels* zusammen:

- **M** *edications*
- **E** *motional problems*
- **A** *norexia*
- **L** *ate life paranoia*
- **S** *wallowing disorders*
- **O** *ral factors*
- **N** *o money*
- **W** *andering (dementia)*
- **H** *yperthyroidism u. a.*
- **E** *nteric problems (malabsorption)*
- **E** *ating problems*
- **L** *ow salt, low cholesterol diet*
- **S** *ocial problems*

Fallbeispiel

Frau S. ist 83 Jahre alt und lebt schon seit über 10 Jahren im Alten- und Pflegeheim „Haus Sonnenschein". Anfangs bewohnte sie noch ein kleines Zimmer im Betreuten Wohnen und ging zum Essen in den Speisesaal, wo sie mit anderen älteren Damen ihr Stammplätzchen hatte. Seit Jahren ist sie nach einer misslungenen Knieoperation schmerzgeplagt und stark gehbehindert, weshalb sie in der Zwischenzeit in den Pflegebereich umziehen musste und sich seither fast nicht mehr aus ihrem Zimmer herausbewegt. Obwohl die Altenpflegekräfte bereits seit mehreren Monaten bemerken, dass Frau S. von den gebrachten Mahlzeiten meist nur probiert und das meiste wieder abgetragen wird, schaffen sie es doch nicht,

Frau S. zu überreden, mehr zu essen. Kurz vor Weihnachten wird Frau S. mit einer Pneumonie ins Krankenhaus gebracht. Sie wiegt bei Aufnahme 43 kg bei einer Körpergröße von 1,64 m. Die Stationsleitung der Intensivstation beschwert sich schriftlich im Heim über die extreme Unterernährung der Bewohnerin, „die wohl auf Sparmaßnahmen beim Essen" zurückzuführen sei.

Übungsfragen

1. Welche Faktoren haben Ihrer Meinung nach zum Entstehen der Malnutrition bei Frau S. aus dem Fallbeispiel beigetragen und welche anderen Faktoren können Sie sich vorstellen, die am Entstehen einer Malnutrition im höheren Lebensalter Anteil haben?
2. Wie können Sie eine Malnutrition klinisch feststellen?
3. Welche Laborparameter können Sie bestimmen, um eine Aussage über den Ernährungszustand zu erhalten?
4. Wie würden Sie Malnutrition im Alter therapeutisch angehen?
5. Wie häufig findet sich Malnutrition bei älteren Menschen ungefähr?

Lösungen ▶ **Kap. 20**

Persistierender Schmerz

Michael Denkinger, Thorsten Nikolaus

Dieses Kapitel enthält Videos online auf www.springermedizin.de/vzb-basiswissen-des-alterns-kapitel-7 oder laden Sie zum Streamen der Videos die "Springer Multimedia App" aus dem iOS- oder Android App-Store und scannen eine Abbildung, die den „play button" enthält.

© Springer-Verlag GmbH Deutschland 2018
A. Zeyfang, M. Denkinger, U. Hagg-Grün, *Basiswissen Medizin des Alterns und des alten Menschen*, Springer-Lehrbuch, https://doi.org/10.1007/978-3-662-53545-5_7

Persistierende oder chronische Schmerzen sind im höheren Lebensalter sehr häufig. Diese Schmerzen werden jedoch genauso häufig übersehen. Eine standardisierte Stufendiagnostik ist daher sehr zu empfehlen. Die häufigsten Ursachen chronischer Schmerzen bei älteren Menschen sind degenerative Gelenkerkrankungen, Rückenschmerzen sowie Karzinomschmerzen.

Ebenso wie eine stufenweise Diagnostik sollte auch eine medikamentöse Therapie in Stufen erfolgen. Medikamentöse und nichtmedikamentöse Therapieverfahren sollten kombiniert werden. Eine begleitende Depression ist mit zu behandeln. Bei akuter Exazerbation sollte ein Bedarfsmedikament zu Verfügung stehen und das Stufenschema übersprungen werden.

Eine völlige Schmerzfreiheit als Therapieziel ist meist unrealistisch. Das Therapieziel sollte vielmehr die Förderung der Lebensqualität trotz weiterhin vorhandener Schmerzen sein.

7.1   Hintergründe

7.1.1   Definition

> Eine international anerkannte Definition persistierender Schmerzen besteht nicht. Wenn Schmerzen länger als ein halbes Jahr bestehen oder einen Monat länger als der zu erwartende Genesungszeitraum, wird im Allgemeinen von einem chronischen Schmerzzustand gesprochen.

Während **Schmerz** das bewusste subjektive Sinnes- und Gefühlserlebnis ist, das durch gewebsschädigende Reize ausgelöst wird, umfasst der Ausdruck **Nozizeption** die objektiven Vorgänge, mit denen das Nervensystem toxische Reize aufnimmt und verarbeitet (◘ Abb. 7.1).

7.1.2   Epidemiologie

Epidemiologische Daten zum Auftreten chronischer Schmerzzustände bei geriatrischen Patienten hängen stark von der untersuchten Population ab. In populationsbasierten Erhebungen schwankt die Zahl älterer Menschen, die über persistierende oder häufig rezidivierende Schmerzen klagen, um im Mittel ein Drittel der untersuchten Kohorte. Mehrere Untersuchungen zeigen, dass insbesondere Lumboischialgien mit zunehmendem Alter häufiger werden. Unbestritten ist, dass in Pflegeheimen die Prävalenz von persistierenden Schmerzen höher liegt als in einer vergleichbaren Alterskohorte, die zuhause lebt. Dies konnte etwa in der europäischen SHELTER-Studie gezeigt werden, bei der etwa die Hälfte der untersuchten Bewohner unter relevanten chronischen Schmerzen litt. Aus dieser Gruppe gaben wiederum etwa die Hälfte der Bewohner an, unter aktuellen Schmerzereignissen (innerhalb der letzten drei Tage) zu leiden und davon wiederum 2/3 mit einer mittelstarken bis starken/qualvollen Intensität, was als insuffizient behandelt gelten kann.

7.1.3   Schmerzursachen

> In nahezu allen Untersuchungen wurden die degenerativen Gelenkerkrankungen und die LWS-Beschwerden als häufigste Ursache chronischer Schmerzen genannt. Es folgen Karzinomschmerzen, Schmerzen bei Osteoporose, Herpes Zoster, Arteriitis temporalis, Polymyalgia rheumatica, AVK, Polyneuropathien, Dysästhesie nach Schlaganfall sowie Schmerzen infolge alter Knochenbrüche.

Chronische Schmerzen beeinflussen in erheblichem Maße die Lebensqualität der Patienten. Depression, Schlafstörungen, Gehbehinderungen, Fehl- und Mangelernährung sowie Multimedikation sind häufig mit persistierenden Schmerzzuständen vergesellschaftet.

7.1.4   Diagnostisches Vorgehen

Zahlreiche Untersuchungen belegen die unzureichende Kenntnis der Ärzte in Schmerzdiagnostik und medikamentöser Therapie von Schmerzen.

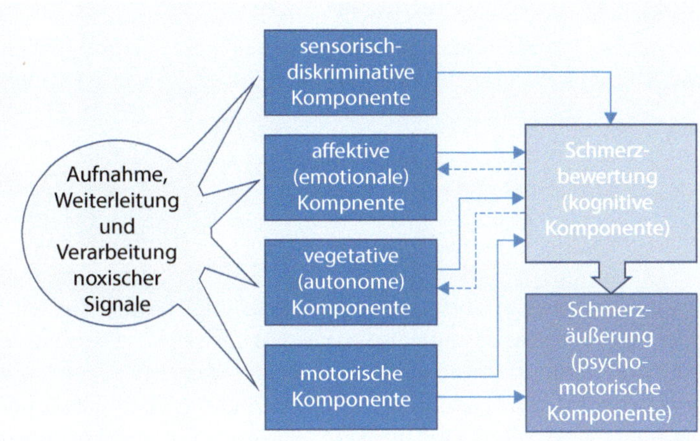

Abb. 7.1 Beziehung zwischen Nozizeption und Schmerz. Die Verarbeitung eines noxischen Reizes im nozizeptiven System erzeugt verschiedene Komponenten der Schmerzempfindung, die untereinander in Beziehung stehen. (Aus Schmidt/Lang/Thews 2005)

Obwohl die Inzidenz persistierender Schmerzen im auch bei Hochbetagten zunimmt, sinkt ab dem Alter von 80 die Zahl verordneter Analgetika. Dabei muss betont werden, dass eine bestehende Multimedikation und die bekannten Nebenwirkungsprofile etablierter Schmerztherapien einen Teil dieser scheinbaren Untertherapie erklären.

Inwieweit sich die **Schmerzwahrnehmung** generell im Alter ändert, lässt sich anhand der bisher vorliegenden Daten nicht eindeutig beantworten. Experimentelle Untersuchungen an einer kleinen Probandenzahl legen die Vermutung nahe, dass die Schmerzschwellen keiner altersbedingten Veränderung unterliegen. Das Schmerzempfinden lässt im Alter wahrscheinlich nicht nach, unterliegt aber individuellen Faktoren wie kultureller Abstammung, Angst, Aufmerksamkeit und Interpretation gegenüber dem Schmerzreiz.

Bejaht der Patient die Frage nach Schmerzen, muss nach Lokalisation, Zeitpunkt, Dauer und Kontextfaktoren gefragt werden. Wichtig ist auch die Frage, inwieweit sich der Schmerz in der letzten Zeit geändert hat. Der Patient sollte den Schmerz in eigenen Worten beschreiben und die Intensität angeben. Dabei ist es hilfreich, dem Betroffenen eine Adjektivliste vorzulegen und ihn zu bitten, das Adjektiv auszuwählen, das der Intensität seines Schmerzes am nächsten kommt. Wichtig ist es auch, die Erfassung eines möglichen Zusammenhangs mit anderen Ereignissen und die Frage nach der Beeinflussung der Lebensqualität, aber auch die Frage, wie sich die Schmerzen positiv beeinflussen lassen und wie sie bisher behandelt wurden.

> **Zur Beschreibung der Schmerzintensität kommen neben deskriptiven Schmerzskalen wie der numerischen Ratingskala (NRS, Zehnerskalierung, wobei 0 für „kein Schmerz" und 10 für „stärkster Schmerz" steht) auch visuelle Analogskalen infrage. Falls die Patienten hiermit nicht zurechtkommen, bietet sich eine verbale Ratingskala mit einfacher Skalierung (unerträglich, viel, wenig, kein Schmerz) an. Falls die verbalen Äußerungen bei Demenzkranken oder aphasischen Patienten nicht ausreichend interpretierbar sind, müssen Beobachtungsskalen als Ersatz dienen.**

Bei kognitiv leicht eingeschränkten Patienten ist es manchmal besser, zur Schmerzbeschreibung eine Skala mit sog. Smiley-Schablonen zu verwenden, wie sie auch bei Kindern zur Anwendung kommen. Die einfacheren verbalen Ratingskalen differenzieren den Schmerz nicht so gut, lassen sich jedoch leichter interpretieren (unerträglich, viel, wenig, kein Schmerz). Schreitet die Demenz weiter fort, ist nur noch eine indirekte Beurteilung durch Beobachten seitens des Pflegepersonals oder der Angehörigen möglich. Verschiedene Beurteilungsbögen zur Einschätzung von Schmerzen bei Demenzkranken (z. B. **BESD** oder **Dolo-plus**) wurden entwickelt und in verschiedenen Studien untersucht – eine Evidenz für ihre Funktionsfähigkeit besteht außerhalb der zweifellosen Erhöhung der Wahrnehmung möglicher Schmerzzustände durch ihre bloße Anwendung im Alltag leider nicht.

7.1.5   Klinik

Bei der körperlichen Untersuchung sollte auf Triggerpunkte zur Auslösung von Schmerzen sowie auf Entzündungszeichen geachtet werden. Entsprechend den häufigsten Ursachen der Schmerzauslösung müssen sich eine funktionelle Untersuchung des Bewegungsapparates und der Muskulatur sowie eine neurologische Untersuchung anschließen. Zusätzlich ist eine Evaluation der funktionellen Einschränkungen im Alltagsleben – und hier besonders der Gehfähigkeit – notwendig. Die Überprüfung der kognitiven Leistungsfähigkeit und emotionalen Befindlichkeit gehört ebenfalls zur Routinediagnostik.

7.1.6   Schmerzfolgen

Durch die persistierenden Schmerzen wird die Lebensqualität der Betroffenen erheblich eingeschränkt. Häufig finden sich aufgrund der Schmerzzustände **chronische Schlafstörungen** mit **Konzentrations- und Aufmerksamkeitsbehinderungen**. Schmerzen des Bewegungsapparates können bestehende Gehbehinderungen verstärken oder selbst Gehbehinderungen hervorrufen. Persistierende Schmerzen führen häufig zu einem Appetitverlust. Eine **Einschränkung des Appetits** ist auch häufig durch die notwendige Multimedikation hervorgerufen; als Folge drohen Fehl- und Mangelernährung. Der Teufelskreis Schmerzen, Bewegungseinschränkung bzw. Schonhaltung führt darüber hinaus zu einer **sozialen Isolierung**. Häufig leiden die Patienten mit persistierenden Schmerzen auch an **Depressionen**, insbesondere wenn die Schmerzen an verschiedenen Stellen gleichzeitig auftreten. Schmerzen und Depression scheinen sich wiederum gegenseitig zu verstärken, sodass die Diskussion, was Henne und was Ei ist, die Therapie nicht wesentlich beeinflusst und beide Entitäten behandelt werden müssen.

Das ▶ Video 7.2 (◘ Abb. 7.2) zeigt die Durchführung der **Geriatric Depression Scale (GDS-15)** in Dialogform.

7.1.7   Therapie

❯ Im höheren Lebensalter wird häufiger als bei jüngeren Menschen die Ursache des Schmerzes gar nicht oder nur sehr schwierig zu beheben sein. Eine völlige Schmerzfreiheit als Therapieziel ist daher unrealistisch. Das Therapieziel sollte vielmehr die Förderung der Lebensqualität trotz weiterhin vorhandener Schmerzen sein.

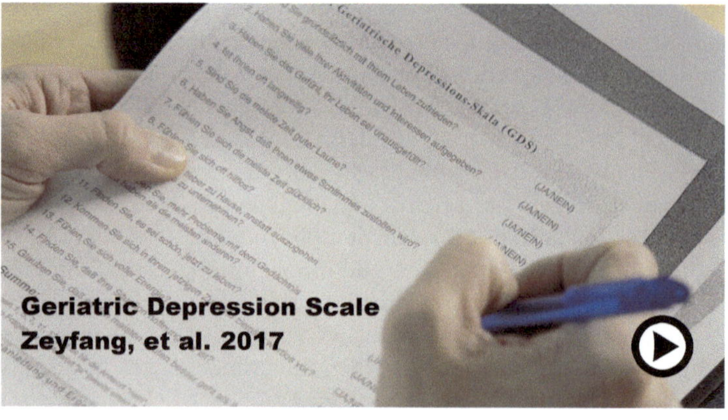

◘ **Abb. 7.2** ▶ Video 7.2: Durchführung der Geriatric Depression Scale mit 15 Fragen (GDS-15) (www.springermedizin.de/vzb-basiswissen-des-alterns-kapitel-7). (Mit freundlicher Genehmigung von © Andrej Zeyfang 2017. All Rights Reserved) (https://doi.org/10.1007/000-1sv)

■ **Medikamentöse Therapieverfahren**

Nur sehr wenige medikamentöse Therapieempfehlungen bei hochaltrigen Patienten sind bisher wissenschaftlich abgesichert. Kontrollierte Therapiestudien haben i. d. R. nur Patienten bis 65 oder max. 70 Jahren eingeschlossen.

Bei der Verabreichung aller Analgetika muss die veränderte Pharmakokinetik und -dynamik sowie die häufig bestehende Multimedikation im Alter (▶ Kap. 8) bedacht werden. Für viele Analgetika wurde der Wirkungsnachweis nur für jüngere Patienten erbracht und die Ergebnisse wurden auf ältere Patienten einfach übertragen. Die veränderte Pharmakokinetik und -dynamik im Alter muss zu einer Dosisanpassung der verordneten Analgetika führen. Die Dosis zu Beginn sollte bei jedem Medikament niedrig sein und nur langsam gesteigert werden. Zur Applikation von Pharmaka gelten folgende Grundregeln:

- Eine **orale Verabreichung** ist anderen Applikationen vorzuziehen, weil sie dem Patienten die größte Unabhängigkeit lässt.
- **Feste Dosierungsschemata**, die sich nach den Halbwertszeiten der entsprechenden verordneten Medikamente richten, sind notwendig.
- Analgetika werden gemäß einem **Stufenplan der WHO** für Karzinompatienten verabfolgt. In der ersten Stufe finden sich die nichtsteroidalen Antirheumatika, Metamizol, Paracetamol und die COX-2-Hemmer, in der zweiten Stufe zusätzlich schwach wirksame Opioide und in der dritten Stufe anstelle der schwach wirksamen, nun die stark wirksamen Opioide. Bei einigen Schmerzsyndromen werden diese durch spezifisch wirksame Analgetika ergänzt, z. B. Calcitonin bei Osteoporose oder Gabapentin/Pregabalin bzw. Antidepressiva bei einschießenden neuropathischen Schmerzen.

❯ Bei starken Schmerzen, insbesondere Tumorschmerzen soll das Stufenschema verlassen und eine schnell wirksame Therapie angestrebt werden.

Die medikamentösen Therapiemöglichkeiten nach Stufenschema zeigt ❏ Tab. 7.1.

Die **nichtsteroidalen Antirheumatika** weisen hinsichtlich ihrer Analgesie einen Ceiling-Effekt auf (d. h. die Dosis-Wirkungs-Kurve ist nicht linear, ab einer gewissen Dosis erfolgt keine weitere Wirkungsverstärkung!). Häufige Nebenwirkungen sind Schleimhautirritationen bis hin zum Ulkus und Blutung. Eine ebenfalls durch NSAR verursachte Natriumrückresorption muss insbesondere bei Patienten mit bestehender Herzinsuffizienz beachtet werden. **Metamizol** weist unter den überwiegend peripher wirksamen Schmerzmitteln die stärkste Analgesie auf, daneben hat die Substanz gute antipyretische und spasmolytische Eigenschaften. Aufgrund der Spasmolyse ist das Medikament gut zur Behandlung viszeraler Tumorschmerzen geeignet. Ein breites Indikationsspektrum hat das **Paracetamol** mit guten antipyretischen, jedoch nur sehr geringen antiphlogistischen und wohl auch analgetischen Eigenschaften bei chronischen Schmerzen. Spasmolytika haben gerade im Alter zahlreiche Nebenwirkungen, wie Mundtrockenheit, Delir und Blasenatonie, sodass eine Anwendung nur in Ausnahmefällen sinnvoll scheint. Die neueren **COX-2-Hemmer** haben bei gutem antiphlogistischem Effekt weniger gastrointestinale und möglicherweise auch weniger renale Nebenwirkungen. Höhere kardiovaskuläre Risiken, die in den letzten Jahren als Argument gegen ihren Einsatz verwendet wurden, sind einer aktuellen Studie zufolge wohl nicht mehr zu halten und vergleichbar den nicht selektiven NSAR.

Die **Opioide** sind Mittel der Wahl bei Karzinomschmerzen, aber auch bei anderen chronischen Schmerzzuständen, die nicht mit Stufe-I-Analgetika beherrschbar sind. Wenn möglich, sollte die Applikation oral erfolgen oder ggf. transkutan. Nach Dosisfindung mit einem Akutpräparat soll die dauerhafte Gabe durch eine retardierte Form erfolgen. Bei oraler oder transdermaler Verabreichung ist die Gefahr der Suchtentwicklung als sehr gering einzuschätzen. Nach bis vor 10 Jahren restriktiver

◼ Tab. 7.1 Therapiemöglichkeiten nach Stufenschema

Stufe	Wirkstoff	Nebenwirkungen
III	Fentanyl	Übelkeit, Schwindel, Erbrechen, Sedierung, Obstipation, Harnverhalt, (Atemdepression)
	Morphin	
	Hydromorphon	
	Oxycodon	
	Oxycodon + Naloxon	
	Buprenorphin	
	Tapentadol	
II	Tilidin + Naloxon	
	Tramadol	
I	Acetylsalicylsäure	Magen-Darm-Ulzera, Blutbildungsstörungen, Na-Retention
	Ibuprofen	
	Diclofenac	
	Paracetamol	Hepatozellulärer Ikterus, Lebernekrose, Nephropathie, zuletzt stark in Kritik wegen möglicher Wirkungslosigkeit bei chronischen Schmerzen
	Metamizol	Blutdruckabfall, Schock, Agranulozytose
	Celecoxib	Magen-Darm-Ulzera, Muskelkrämpfe, Hypertonie, Ödeme, Dekompensation einer Herzinsuffizienz, erhöhtes kardiovaskuläres Risiko
	Etoricoxib	
	Flupirtin	Muskelschwäche, Hepatopathie, Allergien

Verordnungspraxis, wurden sie in den letzten Jahren deutlich vermehrt eingesetzt, sodass auch die Nebenwirkungsraten deutlich gestiegen und wieder eine zurückhaltende Verordnung angemahnt wurde. Wie so oft liegt die Wahrheit irgendwo in der Mitte. Bei älteren Patienten ist bei den oral verabreichten Opioiden und der transdermalen Applikation mit folgenden Nebenwirkungen zu rechnen: Übelkeit, Verwirrung, Gewöhnung, Obstipation und Blasenentleerungsstörungen. Eine Kombination von Oxycodon mit Naloxon zeigt eine niedrigere Obstipationsrate und bringt damit in der Anwendung bei alten Menschen möglicherweise Vorteile gegenüber den anderen Präparaten bei jedoch noch wesentlich höheren Kosten. Inwieweit Tapentadol eine relevante und hilfreiche Neuerung darstellt, konnte für die Geriatrie noch nicht eindeutig gezeigt werden. Es wird vor allem bei starken Schmerzen mit neuropathischer Komponente empfohlen.

Adjuvante Medikamente bei der Schmerztherapie sind Substanzen, die die Wirkung der Analgetika verstärken oder ergänzen und deren unerwünschte Nebenwirkungen reduzieren sollen. Die **trizyklischen Antidepressiva** weisen einen eigenen analgetischen Effekt auf, sie zeigen jedoch eine Reihe von anticholinergen Nebenwirkungen, am wenigsten aus der Gruppe wohl das Nortriptylin. **Neuroleptika** wie Haloperidol weisen neben ihren antipsychotischen Eigenschaften zugleich eine sedative, anxiolytische, antiemetische und schlafanstoßende Komponente auf. Die niedrig dosierte Gabe von Haloperidol hat sich bei der Behandlung von opiatinduzierter Übelkeit und Erbrechen bewährt. **Antikonvulsiva** wie Carbamazepin, Gabapentin oder Pregabalin sind bei einschießenden Schmerzen wie z. B. der Trigeminusneuralgie indiziert. Die Dosierung muss einschleichend erfolgen, um dem häufig auftretenden Schwindel durch Blutdruckabfall vorzubeugen, Carbamazepin hat zudem ein ausgeprägtes Interaktionspotential über das Cytochromsystem. Eine Anpassung an die Nierenfunktion ist insbesondere bei Gapapentin und Pregabalin zu beachten. Bei Schmerzen infolge von Polymyalgia rheumatica/Arteriitis temporalis hat sich die systemische Glukokortikoidgabe bewährt. **Kortikoide** bewirkten durch ihre antiphlogistischen und antiödematösen Eigenschaften eine Schmerzlinderung. Die **Bisphosphonate** hemmen die durch die Osteoklasten verursachte Knochenresorption. Sie wirken bei osteolytischen Knochenmetastasen und bei Morbus Paget analgetisch, ebenso wie Denosumab.

■ **Nicht-medikamentöse Therapieverfahren**

Die Bedeutung körperlicher Inaktivität für den Prozess der Chronifizierung des Schmerzes ist bekannt. Schmerz führt häufig zu Schonverhalten, zu einem Funktionsdefizit, das die Gefahr von Verletzung und damit weiterer Schmerzen erhöht (**Dekonditionierungssyndrom**). Dieser Teufelskreis kann durch physikalische und physiotherapeutische Maßnahmen sowie eine psychologische Therapie durchbrochen werden. Bei **psychologischen Verfahren** wird angestrebt, den Patienten von einer Fremdkontrolle zu einer Selbstkontrolle des Schmerzes zu führen. Dabei soll der Schmerzkranke lernen, dysfunktionale Gedanken, die die Bewältigung des Schmerzes behindern, zu erkennen und zu kontrollieren.

Obwohl empirisch im Einzelfall gut belegbar, gibt es keine randomisierten kontrollierten Studien zur Einzelwirksamkeit physikalischer (**Wärme-, Kälte-, Hydro-, Elektromassage**) oder **physiotherapeutischer Maßnahmen** zur Behandlung persistierender Schmerzzustände im Alter.

Die Wirksamkeit der **TENS** (Transkutane Elektrische Nervenstimulation) ist durch mehrere Studien relativ gut belegt. Bei der TENS wird durch elektrische Impulse die apparente Stimulation von Nerven erhöht und eine segmentale Analgesie erreicht. Sie kann insbesondere zum Einsatz kommen bei Stumpfschmerzen nach Amputation, Lumboischialgie, Neuralgie und HWS-Syndromen. Die Handhabung der Geräte ist einfach und kann auch von älteren Menschen erlernt werden, wobei die Qualität der Geräte sehr unterschiedlich einzuschätzen ist und somit eine generelle Aussage zur Wirksamkeit nicht getroffen werden kann.

Entspannungstechniken wie **autogenes Training** oder die **progressive Muskelrelaxation nach Jacobson** haben sich auch bei älteren Patienten als wirkungsvoll zur Bekämpfung muskuloskeletaler Schmerzen gezeigt. Die Entspannung führt zu einer Senkung des Muskeltonus und damit zur Schmerzlinderung.

7.1.8 Prävention

Körperliche Inaktivität und Gewichtszunahme können aufgrund des zunehmenden Missverhältnisses zwischen Belastung und schwindender Funktionskapazität zu Mikroschäden an Muskeln, Band- und Halteapparat führen, die als Schmerzen wahrgenommen werden. Dieses Dekonditionierungssyndrom setzt einen Circulus vitiosus von Schonung, Angst vor aktivierenden Therapiemaßnahmen und weiterem Abbau der funktionellen Kapazitäten in Gang, woraus konsekutiv eine Zunahme der Schmerzen resultiert. Dies gilt in starkem Maße bei Lumboischialgien und Arthrose-assoziierten Schmerzen.

> **Zahlreiche Studien konnten zeigen, dass mit Training von Kraft und Ausdauer eine deutliche Reduktion der Schmerzsymptomatik erreicht werden kann. Dies gilt für pektanginöse und muskuloskeletale Beschwerden gleichermaßen wie für Osteoporose- oder Arthrose-bedingte Schmerzen.**

Schulungsprogramme zur Stärkung der Rückenmuskulatur und damit Verhinderung von Rückenschmerzen oder zur Arthroseprävention haben daher in zahlreiche Präventionsprogramme der Krankenkassen Eingang gefunden.

7.2 Kontextfaktoren

7.2.1 Depression

> **Depressive Syndrome gehören nach den demenziellen Syndromen zu den häufigsten psychiatrischen Erkrankungen im Alter. Leitsymptom ist eine anhaltende depressive Stimmung mit Verminderung von Interesse und Freudfähigkeit. Weiterhin bestehen Veränderungen in der Psychomotorik, der**

Eine depressive Symptomatik bei älteren Menschen ist oft weniger scharf abgegrenzt als bei jüngeren Menschen. Insgesamt sind depressive Episoden im höheren Lebensalter nicht häufiger als in anderen Altersgruppen. Das Geschlechtsverhältnis von Männern zu Frauen beträgt 2:1.

Depressive Erkrankungen bleiben bei älteren Menschen häufig unerkannt, da ältere Patienten meist nicht spontan über ihre depressive Verstimmung berichten und Gefühle von Traurigkeit und Hoffnungslosigkeit eher herunterspielen. Daher ist es bei älteren Patienten besonders wichtig, gezielt nach diesen Beschwerden zu fragen. Es ist zu berücksichtigen, dass viele ältere Patienten eher über Schmerzen und andere körperliche Beschwerden, wie Nervosität und erhöhte Reizbarkeit, klagen als über affektive Beschwerden. Kompliziert wird die diagnostische Einschätzung durch die häufig bei älteren Patienten vorliegenden kognitiven Beeinträchtigungen. Wandernde körperliche Beschwerden (mal Kopfschmerzen, mal Kniegelenksbeschwerden, mal Appetitlosigkeit mit Magendrücken etc.) sollten immer an eine **Depression, Anpassungsstörung** oder **Dysthymie** denken lassen.

Neben dem klinischen Eindruck bei Anamnese und Befunderhebung bzw. durch Beobachtung während eines stationären Aufenthaltes, sind auch psychometrische Assessmentverfahren wie die *Geriatric Depression Scale, die Hospital Anxiety and Depression Scale* oder andere hilfreich.

Die Wirksamkeit von Antidepressiva ist evidenzbasiert, allerdings vornehmlich bei Major-Depressionen. Bei Anpassungsstörungen, Dysthymie und assoziierter Komorbidität ist die Wirksamkeit fraglich und gegenüber den Nebenwirkungen abzuwägen. Wesentliche Unterschiede in der antidepressiven Wirksamkeit zwischen den **trizyklischen Antidepressiva** und den **Serotonin-Wiederaufnahmehemmern** als Hauptgruppen bestehen nicht. Aufgrund des Nebenwirkungsprofils ist jedoch bei multimorbiden älteren Patienten die Medikation mit Serotonin-Wiederaufnahmehemmern vorteilhaft. Da sich diese allerdings stark in ihren Interaktionspotentialen unterscheiden, sollte ebenfalls eine gezielte Auswahl getroffen werden. Nach FORTA (Fit fOR The Aged, ▶ Kap. 8, Polymedikation) sind vor allem Sertralin, Citalopram und Escitalopram bei geriatrischen Patienten zu empfehlen (FORTA „B"). Ein möglicher Algorithmus ist in ◘ Abb. 7.3 zu finden. Eine verstärkte Blutungsneigung und Verlängerung der QTc Zeit muss aber auch bei diesen Substanzen berücksichtigt werden. Die Dauer der antidepressiven Therapie muss mindestens sechs Wochen betragen, um den tatsächlichen antidepressiven Effekt abschätzen zu können, da häufig die antriebssteigernde Wirkung früher einsetzt. Auch und gerade bei der antidepressiven Behandlung gilt das Motto *„start low, go slow, don't stop to low"*. Die Erhaltungsdosis des jeweiligen Medikamentes sollte erreicht werden, bevor der Therapieerfolg überprüft wird und ggf. bei mangelnder Ansprechbarkeit auf ein anderes Präparat gewechselt werden muss.

Sollte es sich dabei um die erste depressive Episode gehandelt haben, empfiehlt es sich, die depressive Medikation über zwei Jahre weiter zu verabreichen. Bei einem Rezidiv liegt die Empfehlung der Weiterbehandlung bei drei bis fünf Jahren. Neben den klassischen trizyklischen Antidepressiva, die aufgrund ihres Nebenwirkungsspektrums in der Geriatrie so gut wie nie neu angesetzt werden und den mittlerweile gut untersuchten selektiven Serotonin-Wiederaufnahmehemmern gibt es noch eine Reihe anderer Substanzklassen wie die **kombinierten Serotonin- und Noradrenalin-Wiederaufnahmehemmer** (SSNRI wie z. B. Venlafaxin, oder NaSSI wie Mirtazapin), die **Monoaminooxydasehemmer** (z. B. Moclobemid), die **noradrenergen** (z. B. Reboxetin) sowie **Trazodon** oder **Agomelatin. Mirtazapin** (FORTA „C") wird von diesen Substanzen aktuell gerade im Alter am häufigsten eingesetzt, da ihm, insbesondere in niedrigen Dosierungen (7,5-15 mg) eine schlafanstoßende Wirkung und gute Verträglichkeit nachgesagt wird. Die Evidenz dafür ist allerdings, gerade im Alter, nicht besonders ausgeprägt. Die anderen Medikamente kommen allenfalls als Reservemedikation in Betracht, wenn die besser untersuchten Substanzklassen keinen Wirkungsnachweis zeigen und sind zumeist mit „C" oder „D" nach FORTA bewertet. Generell ist zu sagen, dass sich die Auswahl des Medikaments am Nebenwirkungsspektrum (wichtig bei den häufig multimorbiden Patienten), der Medikamenteninteraktion und

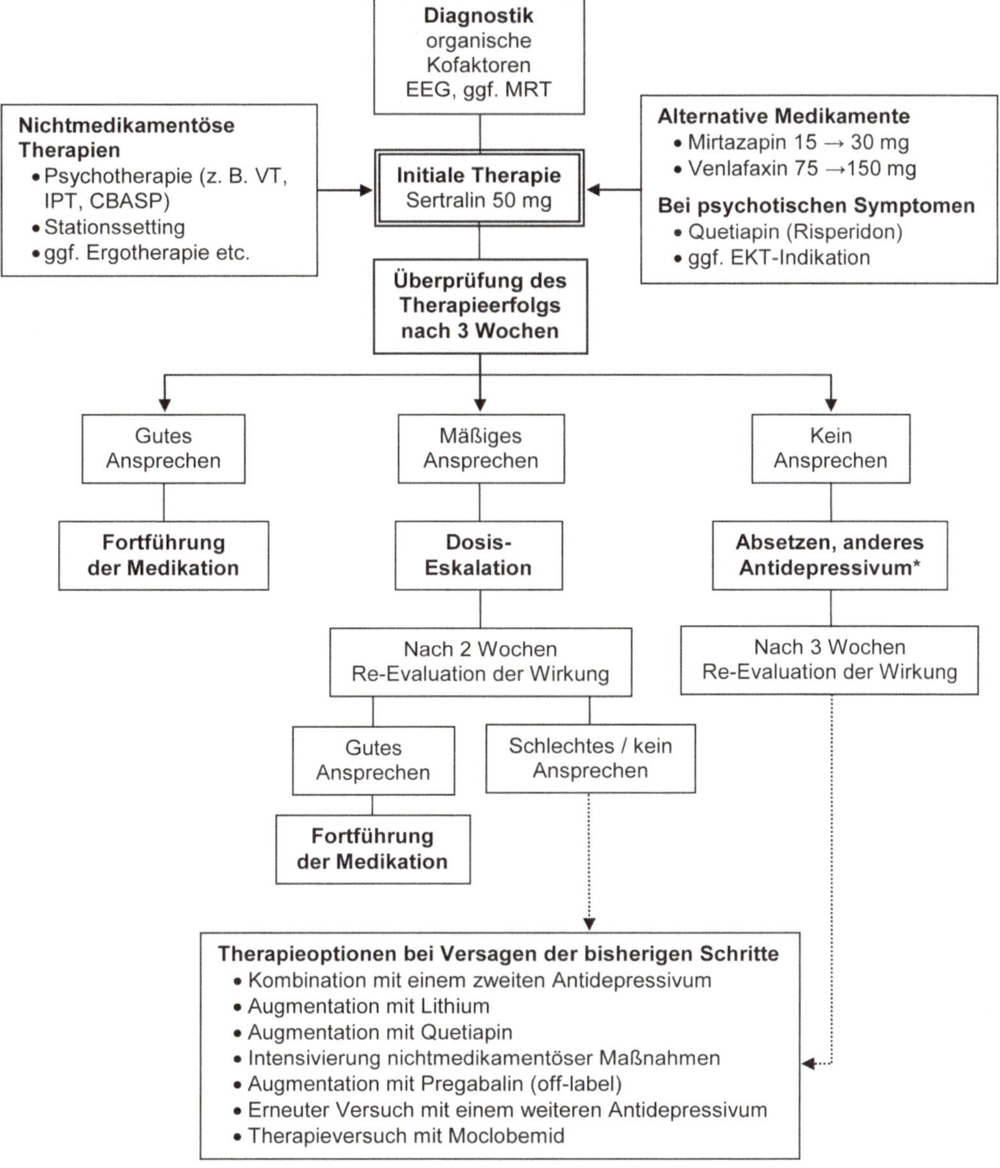

*bei schwerer Symptomatik Überspringen der sequenziellen Monotherapie und sofortige Eskalationstherapie

Abb. 7.3 Mannheimer-Schema für die Therapie der Depression. (Aus Wehling 2016)

am depressiven Zielsyndrom orientiert (Sedierung erwünscht oder nicht). Die medikamentösen Therapiemöglichkeiten zeigt ◘ Tab. 7.2.

Psychotherapeutische Verfahren können in Verbindung mit einer Antidepressiva-Medikation einen zusätzlichen Schutz vor Rückfällen bieten. Speziell für ältere depressive Menschen gibt es ausgearbeitete verhaltenstherapeutische Manuale, die besonders auf Aktivierung, Genusstraining, kognitive Strukturierung und Kommunikationstraining abzielen und leider noch in verschwindend geringem Ausmaß angeboten werden.

Tab. 7.2 Häufig verwendete Antidepressiva (AD) bei älteren Patienten. Die hier aufgeführten Referenzsubstanzen werden in der klinischen Praxis bei älteren Patienten häufig angewendet. Die Überlegenheit gegenüber hier nicht genannter Vergleichssubstanzen ist nicht gesichert. Die Angaben zur FORTA-Klassifikation beziehen sich auf mittelschwere und schwere Depressionen. Bei leichter Depression gilt für alle Medikamente die FORTA-Klassifikation C bzw. D. (Modifiziert nach Wehling 2010)

Präparat	Stoffklasse	Dosierung bei Älteren	Tageskosten bei typischer Dosierung (Deutschland,2015)	FORTA-Klassifikation	Bemerkungen
Agomelatin	Melatonerges und serotonerges AD	25 mg zur Nacht, Steigerung auf 50 mg möglich	1,83 € (25 mg)	D	Gute Verträglichkeit, selten Leberversagen Zulassungsbeschränkung bei Älteren Hoher Preis Überlegenheit gegenüber anderen Antidepressiva nicht wahrscheinlich
Bupropion	Noradrenalin-Dopamin-Reuptake-Hemmer	150 mg/Tag ggf. Steigerung auf 300 mg/Tag möglich	1,18 € (150 mg)	C	Blutdruckanstieg möglich Regelmäßige Kontrollen erforderlich Erhöhtes Risiko epileptischer Anfälle
Citalopram	Serotonin-Reuptake-Hemmer	20 mg (Höchstdosis bei Patienten >65 Jahren)	0,17 € (Generikum, 20 mg)	B	Geringes Interaktionspotenzial Gut verträglich Hyponatriämie möglich QT-Verlängerung möglich Warnhinweis beachten, Höchstdosis 20 mg bei Patienten >65 Jahren
Escitalopram	Serotonin-Reuptake-Hemmer	10 mg (Höchstdosis bei Patienten >65 Jahren)	0,25 € (Generikum)	B	S-Enantiomer von Citalopram Überlegenheit gegenüber Citalopram umstritten Kosten gegenüber Citalopam-Generika deutlich höher QT-Verlängerung möglich Warnhinweis beachten, Höchstdosis 10 mg bei Patienten >65 Jahren

Tab. 7.2 Fortsetzung

Präparat	Stoffklasse	Dosierung bei Älteren	Tageskosten bei typischer Dosierung (Deutschland,2015)	FORTA-Klassifikation	Bemerkungen
Mirtazapin	Nordrenerg und sertonerges AD	15 mg, Steigerung auf 45 mg möglich	0,22 € (Generikum, 15 mg)	C	Sedierende Nebenwirkung Gewichtszunahme, Verschlechterung der Glukosetoleranz Häufig orthostatische Regulationsstörungen
Moclobemid	MAO-Hemmer	2-mal 150 mg, Steigerung auf 600 mg/Tag möglich	0,66 € (Generikum, 300 mg)	C	Keine Kombination mit SSRI und anderen serotonergen Pharmaka
Nortriptylin	Trizyklisches AD	Initial 3×10 mg, langsame Steigerung auf 75–150 mg	0,65 € (100 mg)	C	Beachtung der zahlreichen Kontraindikationen Im Vergleich mit anderen Trizyklika geringere anticholingerge Wirkung Serumkonzentrationsbestimmung im Steady-State (60–120 µg/l) EKG-Kontrollen
Reboxetin	Noradrenalin-Reuptake-Hemmer	2-mal 2 mg, Steigerung auf 10 mg möglich	0,99 € (4 mg)	D	Wirkung nicht gesichert Häufig Tachykardie, Mundtrockenheit, bei Männern Harnverhalt Dosisreduktion bei Nieren- und Leberinsuffizienz
Sertralin	Serotonin-Reuptake-Hemmer	50 mg, Steigerung auf 150 mg möglich	0,25 € (Generikum, 50 mg)	B	Geringes Interaktionspotenzial Gut verträglich Hyponatriämie möglich

◘ Tab. 7.2 Fortsetzung

Präparat	Stoffklasse	Dosierung bei Älteren	Tageskosten bei typischer Dosierung (Deutschland,2015)	FORTA-Klassifikation	Bemerkungen
Tianeptin	Multimodale Wirkung, überwiegend serotonerg	2 x 12,5 mg/Tag	1,10 € (2x12,5 mg)	C	Kaum Daten bei Älteren. Gute Verträglichkeit Renale Elimination Vermutlich geringer wirksam als SSRI
Venlafaxin	Serotonin-Noradrenalin-Reuptake-Hemmer	Initial 37,5 mg, Steigerung auf 75–225 mg/Tag	0,61 € (Generikum, 150 mg)	C	Häufig gastrointestinale Nebenwirkungen, Schlafstörungen und Unruhe Blutdruckanstieg möglich Hyponatriämie häufig
Vortioxetin	Multimodale Wirkung, überwiegend serotonerg	5 mg/Tag, ggf. Steigerung auf 10 mg/Tag	1,07 € (5 mg)	C	Neu eingeführt Kaum Daten bei Älteren Nebenwirkungen wie bei SSRI Gute Verträglichkeit Vertrieb wird 2016 in Deutschland eingestellt

SSRI = selektive Serotonin-Reuptake-Hemmer

7.2.2 Schlafstörungen

> **Schlafstörungen sind im Alter häufig und führen zu einer deutlichen Beeinträchtigung der Lebensqualität. Ursache ist nicht nur das gehäufte Vorkommen anderer organischer und psychiatrischer Erkrankungen, sondern altersbedingte physiologische Veränderungen des Schlafes sowie psychosoziale Aspekte.**

Die im Alter zu beobachtende Verringerung des Schlafbedürfnisses bzw. der Schlafdauer ist wesentlich geringer als früher angenommen wurde. Gleichzeitig wird die verkürzte Hauptschlafperiode in der Nacht zumeist durch Tagschlafepisoden kompensiert. Es gibt allerdings gravierende altersbedingte Veränderungen der **Schlafqualität**. Die Anzahl der nächtlichen **Wachperioden** nimmt von durchschnittlich 4–5 im mittleren Erwachsenenalter auf etwa das Doppelte im Senium zu. Der **REM-Schlaf** verringert sich von durchschnittlich 20% im Erwachsenenalter auf etwa die Hälfte. Insgesamt kommt es mit zunehmendem Alter zu einer **Verringerung der Schlaftiefe und Kontinuität**, einer Verlagerung der Schlafperiode und einer Tendenz zu bi- und polyphasischen Schlaf-Wach-Mustern.

Da Schlafstörungen organischen Ursprungs sein können, die durch internistische und neurologische Erkrankungen, durch persistierende Schmerzen, durch demenzielle Syndrome, Morbus Parkinson oder eine Depression hervorgerufen werden können, ist eine eingehende Diagnostik im Einzelfall sinnvoll. Die wichtigste diagnostische Maßnahme ist eine ausführliche, detaillierte Anamnese der psychischen und physischen Nacht- und Tagsymptomatik, Schlafgewohnheiten, Beobachtungen des Bettpartners und des bisherigen Störungsverlaufs.

Die Therapie von Schlafstörungen besteht in der Vermittlung von **Regeln der Schlafhygiene** wie Einhaltung regelmäßiger Zu-Bett-Geh- und Aufstehregeln, Beschränkung der Gesamtbettliegezeit auf 7–8 Stunden, Verzicht auf Mittagsschlaf, Vermeidung anstrengender körperlicher Tätigkeiten am Abend, jedoch regelmäßige körperliche Aktivität am Tage sowie kein Essen in der Nacht und Verzicht auf koffeinhaltige Getränke nach 15:00 Uhr. Die medikamentöse

Therapie von Schlafstörungen sollte sehr restriktiv gehandhabt werden. Ausnahme stellen die ursachenbezogenen Behandlungen dar, wie z. B. sedierende Antidepressiva bei Depressionen, L-Dopa oder Dopaminagonisten bei Restless-Legs-Syndrom. Die **Nichtbenzodiazepinhypnotika** („Z-Substanzen") gelten weiterhin als Mittel der ersten Wahl bei der Behandlung von Insomnien, wenn nicht-medikamentöse Versuche gescheitert sind. Obwohl ihr Wirkprofil dem der Benzodiazepine ähnlich ist, scheinen die Gewöhnungseffekte und die Gefahr einer Abhängigkeit geringer zu sein. Bei kognitiv eingeschränkten Patienten sollten jedoch eher sedierende Neuroleptika wie etwa Melperon oder Dipiperon oder das oben genannte, schlafanstoßende Mirtazapin in niedriger Dosis bevorzugt werden. Die Einnahmedauer sollte sich auf maximal vier Wochen beschränken, danach sollte das Präparat wieder ausschleichend abgesetzt werden, was allerdings nur sehr selten so durchgeführt wird.

Patienten, die einmal Benzodiazepine als Schlafmittel verordnet bekamen, kommen meist nur noch schwer davon los; sie weisen eine erhebliche **Suchtproblematik** auf mit Dosissteigerung, Kumulation, Hang-Over am Tage, Leistungseinbruch und Sturzgefährdung. Ein Entzug ist i. d. R. nur stationär möglich und nur mit Kooperation des Betroffenen dauerhaft erfolgversprechend (Aufklärung!).

Bei einer 83-jährigen Patientin ist seit 15 Jahren eine Osteoporose bekannt. Seit dieser Zeit hat sie mehr als 8 cm an Körpergröße abgenommen. Sie weist typische Veränderungen wie Rundrücken und Hohlkreuz auf. Wiederholt sind in den zurückliegenden Jahren lang andauernde Schmerzepisoden im Bereich der BWS und LWS zu verzeichnen gewesen. Aufgrund von Wirbelkörperfrakturen und folgender schmerzbedingter Schonung in der letzten Zeit hat die Patientin darüber hinaus noch einen zunehmenden Kraftverlust bemerkt und wurde progredient immobiler. Sie wohnt in einer Seniorenwohnanlage (betreutes Wohnen), hat jedoch immer mehr Mühe, ihren

Haushalt zu versorgen und die Einkäufe zu erledigen, da die Schmerzen in den letzten Wochen wieder zugenommen haben und sie daher schlecht schlafen kann. Aufgrund der permanenten Schmerzsymptomatik und des gestörten Schlafes ist die Patientin sehr niedergeschlagen und sucht Trost und Rat bei ihrem Hausarzt.

Bisherige Medikation: Kalzium, Diclofenac-Tabletten und topisch bei Bedarf, Tilidin plus Naloxon bei Bedarf, Bisphosphonat einmal pro Woche, Benzodiazepin als Schlafmittel.

Der Hausarzt überweist die Patientin zu einer Konsiliaruntersuchung in die Schmerzambulanz der nahegelegenen Klinik. Dort wird eine Röntgenaufnahme der BWS und LWS a.p. und seitlich durchgeführt. Da bereits im Röntgenbild osteoporotische Frakturen sichtbar sind, wird auf eine Osteodensitometrie bzw. eine Dexa-Messung verzichtet. Eine Laboruntersuchung zur Abklärung einer sekundären Osteoporose wurde bereits vor zwei Jahren durchgeführt. Ein aktuelles Labor zeigt eine Niereninsuffizienz mit einer errechneten Clearance von 30 ml/min nach Cockcroft-Gault.

Aufgrund der Empfehlung der Schmerztherapeuten wird die Therapie angepasst. Neben einer Basistherapie mit Calcium und Vitamin D3 wird auf Denosumab und die Schmerztherapie auf Novaminsulfon in Kombination mit einem retardierten Opiat umgestellt. Das zur Schlafunterstützung verordnete Benzodiazepinpräparat wird ausschleichend abgesetzt, da es den bei der Patientin bereits bestehenden Kraftverlust verstärkt hat. Stattdessen wird Mirtazapin in niedriger Dosis angesetzt, ein Noradrenalin-Serotonin-Reuptake-Hemmer, der neben einer antidepressiven Wirkung auch eine schlafanstoßende Komponente hat. Später erfährt der Hausarzt, dass die Patientin das Bisphosphonat damals überhaupt nicht eingenommen hatte, da ihr das aufrechte Sitzen über 30 min zu anstrengend gewesen oder sie es auch oft vergessen hatte.

Übungsfragen

1. Welches sind die häufigsten Ursachen für chronische oder persistierende Schmerzen im höheren Lebensalter?
2. Wie häufig sind chronische Schmerzen im höheren Lebensalter?
3. Wie kann der chronische Schmerz behandelt werden?
4. Welche Bedeutung hat die Depression im höheren Lebensalter und wie wird sie behandelt?
5. Wie ändert sich der Schlaf im Alter und welche Therapie von Schlafstörungen ist empfehlenswert?

Lösungen ▸ **Kap. 20**

Multimedikation

Michael Denkinger

Dieses Kapitel enthält Videos online auf www.springermedizin.de/vzb-basiswissen-des-alterns-kapitel-8 oder laden Sie zum Streamen der Videos die "Springer Multimedia App" aus dem iOS- oder Android App-Store und scannen eine Abbildung, die den „play button" enthält.

© Springer-Verlag GmbH Deutschland 2018
A. Zeyfang, M. Denkinger, U. Hagg-Grün, *Basiswissen Medizin des Alterns und des alten Menschen*, Springer-Lehrbuch, https://doi.org/10.1007/978-3-662-53545-5_8

Multimedikation ist eine große Herausforderung und meist mit erhöhtem Zeitaufwand verbunden. Zu einer regelhaften Bestandsaufnahme (z. B. Brown-Bag-Methode) gehört eine Prüfung der Medikamenten-Adhärenz und Compliance. Erste **Studien** zur Anwendung von Werkzeugen/ Assessments zu Optimierung der Pharmatherapie im Alter mit und ohne Multimedikation zeigen ermutigende Ergebnisse und sollten im Alltag erwogen werden (z. B. STOPP/START, FORTA, MAI). **Interaktionschecks** sollten zum klinischen Alltag gehören, eine Liste der potentiell gefährlichsten Substanzen hilft, Patienten für ausführliche Interaktionschecks auszuwählen. **Orale Antikoagulantien** und **Insulin** verursachen mit Blutungen und Hypoglykämien die häufigsten schweren Medikamentennebenwirkungen im Alter, gefolgt von Stürzen.

8.1 Ursachen der Multimedikation

Die Multimedikation (in anderen Publikationen auch Mehrfachmedikation, Polypharmazie, Polymedikation oder Polypharmakotherapie genannt) hat viele Ursachen. Dazu gehören:

- Multimorbidität (viele Erkrankungen)
- Leitliniengerechte Therapie eben dieser Erkrankungen
- Patientenwunsch nach/Glaube des Patienten an eine (medikamentösen) Therapie
- „Over-the-Counter"-Medikamente (OTC)
- Fehlende Steuerfunktion eines Primärarztes (besonders häufig bei Privatpatienten)
- Verschreibungskaskade (die Nebenwirkungen eines Medikaments werden mit weiteren Medikamenten behandelt)

Die relevanteste Ursache ist sicherlich der erste Punkt, die Multimorbidität. Je mehr Erkrankungen, desto mehr Medikamente. Aber auch die anderen Punkte spielen sicherlich eine große Rolle. So hat Linda Boyd bereits 2005 zeigen können, dass bei einer älteren Frau mit fünf häufigen Erkrankungen allein das Befolgen der Leitlinien zu einer ausgeprägten Multimedikation mit 12 Medikamenten und fünf verschiedenen Einnahmezeitpunkten geführt hätte. Dies hat sich in den letzten Jahren nicht wesentlich geändert. Zwar existieren in einzelnen Leitlinien mittlerweile geriatrische Teilbetrachtungen und die Leitlinienkommission der Hausärzte in Hessen hat eine erste Leitlinie zu Multimedikation selbst herausgegeben. Dennoch führt, wie 2015 von Dumbreck und Kollegen gezeigt, etwa ein Beachten der Therapieempfehlungen häufiger Leitlinien (etwa Diabetes, Koronare Herzerkrankung, …) bereits bei den Erstlinien-Therapien zu einer relevanten Anzahl als gefährlich eingestufter Interaktionen.

Bei den OTC-Medikamenten dominieren die Präparate, die von der Erstattung der Krankenversicherung ausgenommen wurden, wie z. B. Erkältungsmittel. Einen ebenso großen Anteil haben Schmerzmittel (~25%), klassischerweise nicht-steroidale Antirheumatika (NSAR). Bei den über 60-Jährigen wird von im Mittel 7,2 frei verkäuflichen Präparaten pro Patient und Jahr ausgegangen. Wie sollen sie da noch den Überblick behalten? Dazu im Folgenden mehr.

8.2 Physiologische Altersveränderungen mit Auswirkung auf die Pharmakodynamik

Prinzipiell sind alle Organsysteme von Veränderungen im Rahmen der Alterung betroffen. Im Gegensatz zu den Reifungsprozessen im jungen Lebensalter, verlaufen sie jedoch nicht in typischen Phasen oder definierbaren Stadien. Es ist eher von einem kontinuierlichen Prozess auszugehen, der in verschiedenen Organsystemen in unterschiedlicher Geschwindigkeit abläuft. Dies führt zu einer erheblichen intra- und interindividuellen Variabilität auf der Ebene der Organfunktionen. Die physiologischen Alterungsprozesse haben für sich genommen keinen Krankheitswert, führen aber zu einer abnehmenden Organreserve. Im Zusammenhang mit der Arzneimitteltherapie werden im Folgenden einige Aspekte gesondert betrachtet.

Verteilungsvolumina

Mit zunehmendem Lebensalter nimmt der Anteil des Körperfettes zu, der Anteil der fettfreien Körpermasse ab. Somit nehmen auch der Anteil an

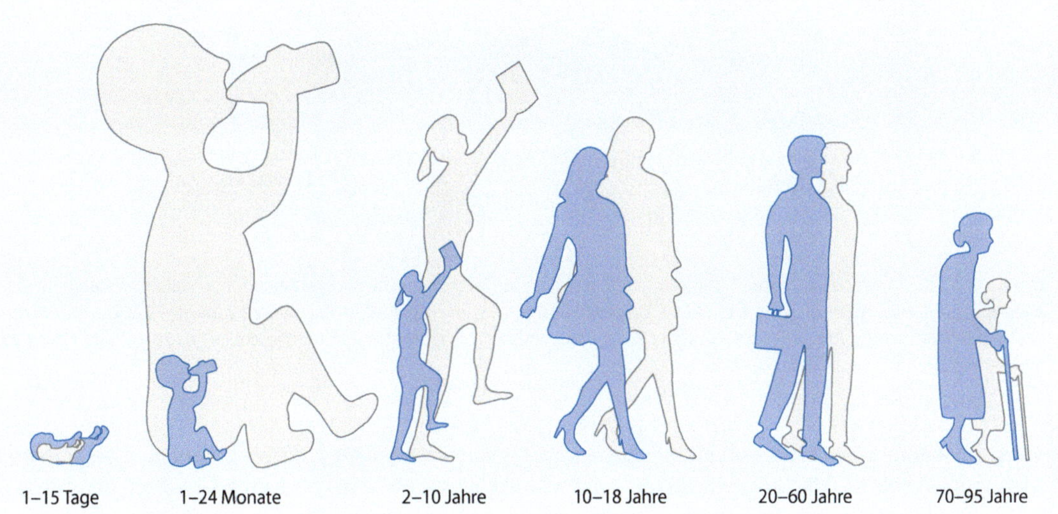

Abb. 8.1 Verteilungsvolumina. (Aus Kwetkat 2014)

Körperwasser und die Albuminbindung mit dem Lebensalter ab. Dies erhöht nicht nur das Risiko für die Entstehung einer Exsikkose, sondern beeinflusst auch das Verteilungsvolumen hydrophiler bzw. lipophiler Substanzen (Abb. 8.1). Somit erklärt sich die für lipophile Arzneimittel, z. B. Benzodiazepine, meist langsamere Anflutung bei gleichzeitiger Wirkungsverlängerung.

Leber- und Nierenfunktion

Leber und Niere sind relevant für die Metabolisierung und Elimination von Arzneimitteln. Die Abnahme der Leberperfusion und Veränderungen der Stoffwechselprozesse in der Leber führen zu reduzierten Eliminationsraten. Die Nieren, mit Bezug auf die Einschätzung der optimalen Medikation das wichtigere Organ, weisen mit zunehmendem Alter eine Atrophie der Glomeruli und somit eine Reduktion der Perfusion auf. Damit einher geht eine abnehmende Konzentrationsfähigkeit und Clearancefunktion. Da auch die Muskelmasse abnimmt und im pathologischen Falle sogar eine Sarkopenie (kritisch erniedrigte Muskelmasse) vorliegen kann, ist zur Beurteilung der Nierenfunktion der Serumkreatininwert (Abb. 8.2) besonders im Alter ungeeignet. Besser sind Schätzformeln für die glomeruläre Filtrationsrate (GFR) wie die MDRD-Formel oder die ältere Cockcroft-Gault-Formel. Letztere findet in der Geriatrie häufig Anwendung, da sie neben dem Alter auch das Körpergewicht berücksichtigt und gezeigt werden konnte, dass sie im fortgeschrittenen Alter der tatsächliche Clearance am nächsten kommt, während MDRD eher überschätzt und CKD-Epi oder BIS keine bessere Genauigkeit erreichen. Um die Berechnung zu erleichtern, stehen im Internet oder für Smartphones Kreatinin-Clearance-Rechner zur Verfügung (z. B. http://www.idir.uniklinikum-jena.de/kreatinin_clearance.html oder http://www.dosing.de).

> Gerade im Alter sind Clearance-Rechner unerlässlich, um die Pharmakotherapie optimal auf die Patienten anzupassen, da das Kreatinin aufgrund der physiologisch reduzierten Muskelmasse noch weniger aussagekräftig ist. Trotz neuer Formeln hat sich die Cockcroft-Gault Formel als eine im Alter und bei niedrigem Gewicht präzise und alltagstaugliche Berechnung durchgesetzt.

Nervensystem

Physiologische Veränderungen im Zentralnervensystem, wie der Verlust neuronaler Zellen, die abnehmende Synapsendichte oder die Reduktion verschiedener Neurotransmitter, führen zu einer gesteigerten

$$C_{cr}\,(ml/min) = \frac{(140 - Alter)\; x\; K\ddot{o}rpergewicht}{72\; x\; S_{cr}\;(mg/dl)}\;\; (x\;0{,}85\;f\ddot{u}r\;Frauen)$$

alternativ

$$C_{cr}\,(ml/min) = \frac{(140 - Alter)\; x\; K\ddot{o}rpergewicht}{0{,}814\; x\; S_{cr}\;(\mu mol/l)}\;\; (x\;0{,}85\;f\ddot{u}r\;Frauen)$$

Abb. 8.2 Cockcroft-Gault-Formel: Beispiel für Kreatininwerte bei zwei unterschiedlichen Patienten. 1. Weibliche Patientin, Alter: 83 Jahre, Gewicht: 50 kg, Serumkreatinin: 1,2 mg/dl1 Kreatininclearence: (140-83)×50 kg/(72×1,2 mg/dl)×0,85=28 ml/min2. Männlicher Kraftsportler, Alter: 26 Jahre, Gewicht: 83 kg, Serumkreatinin: 1,2 mg/dl1 Kreatininclearence: (140-26)×83 kg/(72×1,2 mg/dl)=109 ml/min

Vulnerabilität für unerwünschte zentrale Arzneimittelwirkungen. Die Gefahr für einen akuten Verwirrtheitszustand (▶ Kap. 9, Delir) nimmt zu. Visuelle, auditive und kognitive Veränderungen reduzieren zudem die Fähigkeit für Compliance und Adhärenz zur Medikation. Die funktionellen Defizite erschweren dann die Umsetzung der gewünschten medikamentösen Therapie.

- **Weitere Aspekte sind die folgenden physiologischen Altersveränderungen mit relevanten Interaktionen im Bereich der Pharmakodynamik**
- Muskelatrophie
- Erhöhter Anteil von Körperfett (auch mit Mangelernährung!)
- Knochenatrophie
- Schleimhautatrophie
- Verminderter Anteil von Körperwasser
- Verminderte Anzahl von Nephronen
- Abnahme funktionsfähiger Nervenzellen
- Abnahme elastischer Fasern
- Abnahme von Plasmaproteinen (insbesondere Albumin)

8.3 Adhärenz

Je mehr Medikamente und Therapien notwendig werden, desto schwieriger wird es bekanntermaßen diese korrekt einzunehmen. Dementsprechend hat man sich auch verständigt, den Begriff der **Compliance** mit dem der **Therapieadhärenz** zu ergänzen. Während die Non-Compliance impliziert, dass ein Patient die vom Arzt vorgegebene Therapie nicht korrekt umsetzt, beinhaltet der Begriff der Adhärenz auch die Arztverantwortung im Sinne einer ausreichenden Aufklärung und sinnvollen Therapieauswahl. Altersunabhängig sinkt die Therapieadhärenz als Faustregel pro Medikament um ca. 10%, beginnend bei 80–85% bei einer einzelnen Substanz. Die Non-Adhärenz verdoppelt sich somit etwa bei einer Anzahl von mehr als vier Medikamenten.

Alleinlebende Senioren haben eine schlechtere Therapieadhärenz als gemeinsam lebende Ehepaare. Auch unzureichende Kenntnisse über die Notwendigkeit der Verordnung, ein unzureichender Therapieerfolg, die Häufigkeit der Einnahme pro Tag sowie das Auftreten von unerwünschten Arzneimittelwirkungen fördern die Non-Adhärenz.

Wesentlich für die Adhärenz sind allerdings auch folgende Faktoren, die bei der Verordnung selten beachtet werden, aber sehr relevant sein können:
- Funktionelle Voraussetzungen des Patienten (sensible Neuropathie, Muskelschwäche, Visus)
- Kognitive Voraussetzungen des Patienten
- Darreichungsform (Tropfen, Retardtabletten, Suspension usw.)
- Gestaltung des Behältnisses (Blister, Tropfenflasche mit Drück- und Drehdeckel usw.)

Die Überprüfung der Fähigkeiten zum Medikamenten-Richten durch die Ergotherapie findet sich im ▶ Video 8.3 (▫ Abb. 8.3).

So konnte in mehreren Studien gezeigt werden, dass zu Hause lebende Senioren nur in etwa 60% eine Drück- und Drehflasche ohne Schwierigkeiten öffnen können. Vergleichbare Probleme finden

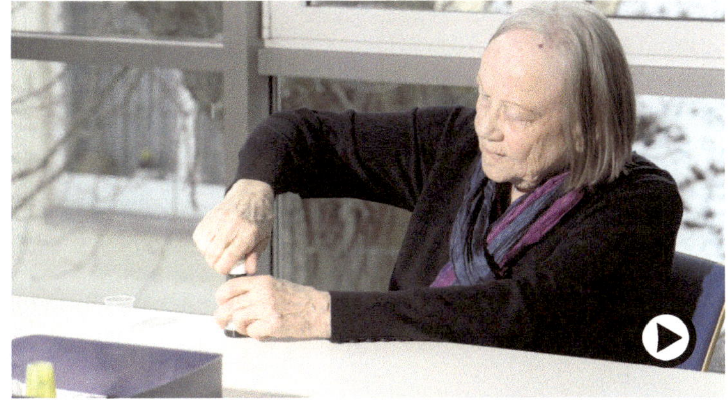

sich bei Sicherheitslaschen am Deckel oder bei Blistern, die nicht gedrückt, sondern abgezogen werden müssen. Von der Handhabung der unterschiedlichen Inhalatoren bei COPD oder Tabletten, die einmal pro Woche eingenommen werden müssen, gar nicht zu reden. So ist es nicht verwunderlich, dass etwa die Erfolge eine Osteoporosetherapie durch orale Bisphosphonate unter kontrollierten Studienbedingungen zwar eindeutig gezeigt werden konnten, dies unter Alltagsbedingungen allerdings zumindest fraglich war.

Damit also eine optimale Adhärenz erreicht werden kann, müssen folgende Maßnahmen erwogen werden:

- Minimal sinnvolle Therapie anstreben
- Einbeziehung der kognitiven und funktionellen Fähigkeiten eines Patienten (z. B. mit dem Geldzähltest nach Nikolaus)
- Angehörige/Umfeld einbeziehen
- Möglichst einfache Darreichungsformen und
- Möglichst nur einmalige Einnahme pro Tag

8.4 Folgen und Probleme einer Multimedikation

8.4.1 Interaktionen und unerwünschte Arzneimittelwirkungen (UAW)

Interaktionen sind eine gefürchtete Problematik bei der Einnahme mehrerer Medikamente, sind aber möglicherweise in einigen Fällen auch überschätzt. Von der Vielzahl an Interaktionen sind nicht alle am Ende relevant. Welche das sind, kann eigentlich nur mit passenden Interaktionsrechnern untersucht werden. Eine Überprüfung etwa anhand der „Roten Liste" ist aufgrund des hohen Aufwands nicht ökonomisch und somit nicht zielführend. Besser ist es, frei verfügbare Möglichkeiten im Netz zu nutzen, wie verschiedene, z. T. kostenpflichtige Smartphone Apps (Epocrates, IFAP/IFox, Medscape), Webseiten wie drugs.com, Seiten der Apotheken etc. Ökonomisch am sinnvollsten sind Systeme, die in das Krankenhaus-Informations-System (KIS) integriert werden können, insbesondere wenn eine digitale Patientenakte geführt wird.

Dennoch sollte man die Gefahr durch Interaktionen nicht unterschätzen, insbesondere wenn fünf oder mehr Medikamente eingenommen werden und wenn besonders „anfällige" Substanzen beteiligt sind, die gefährliche unerwünschte Arzneimittelwirkungen hervorrufen können. Hierzu gehören vor allem die oralen Antikoagulanzien, Insuline, Digitalispräparate, Sulfonylharnstoffe, Thrombozytenaggregationshemmer und (andere) nicht-steroidale Antirheumatika, Diuretika sowie alle zentral wirksamen Medikamente (Antidepressiva, Analgetika, Antikonvulsiva).

Im Gegensatz zu schwerwiegenden und eindeutigen UAW wie Blutungen oder symptomatischer Hypoglykämie sind andere, wie passagere Nierenfunktionsstörungen oder allgemeine Symptome wie Übelkeit, Erbrechen, Appetitlosigkeit, Halluzinationen oder Schwindel, nicht immer eindeutig als Medikamenten-assoziiert zu identifizieren, sodass sie im Alter bzw. bei vielen Medikamenten häufig nicht als zu einem bestimmten Medikament gehörig erkannt werden. Hier besteht sicherlich ein gewisses Underreporting, welches durch z. B. kognitive Einschränkungen verstärkt werden kann und deshalb eine besondere Aufmerksamkeit im Alltag erfordert.

Grundsätzlich können, wie oben bereits angedeutet, zwei Arten von Interaktionen unterschieden werden. Dies sind die sog.

- Medikament-Medikament-Interaktionen und die
- Medikament-Erkrankung-Interaktionen

Bei den Medikament-Medikament-Interaktionen dominieren konkurrierende Wege der Verstoffwechslung in der Leber über das Cytochrom-System (hier insbesondere über Cyp3A4, Cyp2C9 und Cyp2D6, wobei letzteres einen hohen genetischen Polymorphismus und damit interindividuelle Unterschiede aufweist) oder die P-Glykoproteine. Das Blockieren eines Enzyms durch eine Substanz, über die ein anderes Substrat verstoffwechselt und damit abgebaut wird, ist im Alter meist kritischer zu bewerten als die Enzyminduktion. Bei den Interaktionen mit bestimmten Erkrankungen ist die Niereninsuffizienz, wie bereits oben beschrieben, als besonders relevant hervorzuheben. Allerdings sind auch andere Interaktionen im Alltag als sehr relevant einzuschätzen.

Typische Vertreter der beiden Kategorien sind in den ◘ Tab. 8.1 und ◘ Tab. 8.2 aufgeführt

8.4.2 Weitere Interaktionen mit spezifischen Mechanismen

▪ Verdrängung aus Eiweißbindung
z. B. NSAR/Antikoagulanzien

Nichtsteroidale Antirheumatika können Antikoagulanzien aus der Eiweißbindung verdrängen. Hieraus folgt eine Zunahme der freien, wirksamen Plasmakonzentration des Antikoagulans, die zu einer erhöhten Blutungsneigung führen kann.

▪ Serotonerges Syndrom
z. B. SSRI/Tramadol/Triptane

Bei der Verwendung von SSRI ist auf die Verstärkung serotoninerger Effekte zu achten. Die gleichzeitige Applikation von Moclobemid kann ein Serotoninsyndrom auslösen und ist daher kontraindiziert. Auch andere Pharmaka mit relevanter serotoninerger Wirkung, wie Tramadol oder Triptane, können das Risiko eines Serotoninsyndroms erhöhen. Bei der gleichzeitigen Anwendung von Triptanen, wie z. B. Sumatriptan, besteht zusätzlich das Risiko einer koronaren Gefäßverengung und Hypertonie. Ansonsten stehen oft unspezifische Unruhezustände

◘ **Tab. 8.1** Indikatorsubstanzen für Medikamenten-Medikamenten-Interaktionen

Indikatorsubstanz/-gruppe	Gefährlicher Partner	Bemerkung
NSAR	ASS, Steroide, (N)OAK	Blutungskomplikationen, Herzinsuffizienz, Gefäß-/Stentverschluss
Antidepressiva (v. a. Fluoxetin, Paroxetin, Duloxetin)	(N)OAK, MAO-Hemmer, Tramadol, Triptane, Sulfonylharnstoffe	Blutungskomplikationen, Serotonerges Syndrom, Hypoglykämie
Clarithromycin, Erythromycin (NICHT: Azithromycin)	(N)OAK, Kalziumkanalblocker, Domperidon u. a.	Blutungskomplikationen, Hypotonie, Nierenversagen, Kardiotoxizität (QT)
Amiodaron	(N)OAK	Blutungskomplikationen
Verapamil	(N)OAK, Kalziumkanalblocker, Domperidon u. a.	Blutungskomplikationen, Hypotonie/Nierenversagen, Kardiotoxizität (QT-Zeit)
Amlodipin	Simvastatin	Rhabdomyolyse, anderes Statin wählen, falls indiziert

Tab. 8.2 Medikamenten-Erkrankung-Interaktionen

Erkrankung	Substrat	Kommentar
Kognitive Beeinträchtigung	Trizyklische Antidepressiva	Anticholinerg, Verschlechterung der Demenz, Delir
	Benzodiazepine	Verschlechterung der Demenz
Demenz vom LBD	Neuroleptika	Rigidität erhöht, paradoxe Reaktion mit vermehrter Agitation oder Halluzinationen
Herzinsuffizienz	NSAR	Volumenüberladung mit Verschlechterung der HI
	Verapamil/Diltiazem	Verschlechterung der HI
Diarrhöe durch Clostridium difficile	Protonenpumpenhemmer	Besonders bei Rezidiven vorsichtig
Pneumonien	Protonenpumpenhemmer	Assoziation noch nicht gesichert, aber mehrfach bestätigt
Nierenfunktionsstörungen	NSAR	Dosis/Wirkung, allenfalls kurze Anwendung
	Digoxin (Digitoxin)	Geringe therapeutische Breite, kleinste Dosis anstreben, wenn nicht vermeidbar, Frauen mit höherer Empfindlichkeit, ggf. Digitoxin erwägen, wenn nicht vermeidbar, CAVE: Hypokaliämie und Hyperkalzämie
	(N)OAK	Großes Problempotential, Alternative Marcumar erwägen, Apixaban/Edoxaban bevorzugen
	Nitrofurantoin	Sehr kurze HWZ, wird unter 40-60 ml/min nicht empfohlen, da dann hohe Wirkspiegel zu erwarten sind
Gicht	Thiazide	Harnsäureanstieg im Gegensatz zu Schleifendiuretika
Parkinson	MCP	Blut/Hirn-Schranke gängiges antidopaminerges Medikament
	Neuroleptika	Erhöhung der Rigidität
Häufige Stürze	Benzodiazepine	Hohes Sturzrisiko, besonders langwirksame Med. vermeiden
	Diverse Sedativa	
	Myorelaxantien (Baclofen, …)	
Magenulzera und andere gastrointestinale Ulzera	NSAR	Alle, sehr hohes Risiko bei Indometacin, Ketoprofen, Oxicamen, Diclofenac. PPI Gabe und kurzfristige Anwendung bzw. Dosisanpassung
Delir	Benzodiazepine	Alternativen sind niedrig-potente Neuroleptika
	Opioide	Dosisanpassung, Substanzwechsel, andere Alternativen
Orthostaseneigung	Antihypertensiva, insbesondere in Kombination	Diastolische RR unter 60 mmHg vermeiden, ggf. Gabe am Abend erwägen
Hyponatriämie	Diuretika, v. a. Thiazide	Verstärkung der Hyponatriämie, Kontrolle besonders bei Kombinationen
	SSRI	Medikamentöser SIADH
	Na$^+$-arme Kost	
Hypernatriämie	i.v. Antibiotika (Penicilline, Fosfomycin etc.)	Hohe Natriumkonzentration in i.v.-Antibiotika
Osteoporose	Schleifendiuretika, Heparin, PPI, L-Thyroxin, Kortikoide	Alle können die Osteoporose verstärken, über verschiedene Mechanismen

bis zu Bewusstseinsstörungen, grippale Syndrome mit Schwitzen und schneller Atmung und Myoklonien/Krämpfen im Vordergrund.

■ Wirkungsabschwächung durch Konkurrenz um COX-1

z. B. ASS/Ibuprofen, Naproxen

Ibuprofen verhindert die Inhibition der COX-1 vermittelten Thromboxan-A2-Synthese durch ASS. Dadurch steigt das kardiale Risiko von Patienten mit koronarer Herzerkrankung. Dies scheint auch für Naproxen zu gelten. Daher sollte die Gabe von Ibuprofen oder Naproxen bei Patienten mit koronarer Herzerkrankung unter ASS-Therapie vermieden werden. Zudem besteht unter gleichzeitiger Gabe von ASS und NSAR eine erhöhte Gefahr für gastrointestinale Blutungen.

■ Kombination von QT-Zeit verlängernden Medikamenten

z. B. Clarithromycin und Haloperidol

Additiver Effekt mit Gefahr tödlicher Herzrhythmusstörungen

8.5 Interventionen und Werkzeuge zur Medikamenten-Reduktion oder Optimierung von Multimedikation

8.5.1 Potentiell inadäquate Medikamente – Listen (PIM-Listen)

Arzneistoffe werden dann als potenziell inadäquat angesehen, wenn ihre Nutzen-Risiko-Relation, z. B. durch ein hohes Risiko für unerwünschte Arzneiwirkungen, ungünstig ist und eine sicherere Alternative existiert. Potenziell inadäquat sind Arzneistoffe auch dann, wenn sie bei bestimmten Erkrankungen oder in bestimmten Dosierungen vermieden werden müssen (�‌ Tab. 8.2).

Die gebräuchlichsten Listen sind die amerikanische Beers-Liste, bezeichnet nach einem amerikanischen Arzt, der eine solche Liste als erstes in Spiel gebracht hatte oder die deutsche Entsprechung, die sog. **PRISCUS-Liste** (http://www.aok-gesundheits-partner.de/imperia/md/gpp/bund/arztundpraxis/

prodialog/2012/priscusliste_gpp.pdf), da sie von einem entsprechend bezeichneten Konsortium erarbeitet wurde. Beide Listen eigenen sich als Tischvorlage und können die Pharmakotherapie im Alltag erleichtern, indem sie auf für alte Menschen besonders gefährliche Präparate hinweisen und Alternativvorschläge geben. Allerdings gibt es bei der Auswahl der Präparate und den Alternativvorschlägen teilweise deutliche Kritik und eine individuelle Therapie bei Multimorbidität und entsprechende Patientenpräferenzen werden so noch nicht berücksichtigt, was die Alltagstauglichkeit der Listen zumindest einschränkt.

■ FORTA

Der Versuch, nicht nur als negativ zu wertende Wirkstoffe abzusetzen oder durch bessere zu ersetzen, sondern auch noch nicht vorhandene, aber positiv wirkende Arzneistoffe neu zu verschreiben, wird mit der FORTA-Liste (Fit fOR The Aged) unternommen. Hier wird eine Einteilung üblicher Arzneimitteltherapien in vier Kategorien vorgenommen:

- Kategorie A
  - Substanzen mit hohem Nutzen und mit Evidenz auch in Studien für ältere Patienten
- Kategorie B
  - Substanzen mit positivem Nutzen/Risiko-Verhältnis, jedoch spezifischen Nachteilen bei älteren Patienten
- Kategorie C
  - Substanzen mit eher negativem oder neutralem Verhältnis, insbesondere bei Multimedikation absetzen
- Kategorie D
  - Substanzen mit hohem Risiko, sollten im Alter vermieden werden

Als Vorteil der Klassifikation kann die Berücksichtigung von Unterversorgung gesehen werden. Dies ist aber ebenso als eine gewisse Einschränkung zu sehen, da dadurch Multimedikation möglicherweise begünstigt wird. Dennoch konnte eine Studie zu FORTA bereits prospektiv zeigen, dass damit im klinischen Alltag einen Rückgang der Fehlmedikation erreichbar ist und (als sekundärer Endpunkt) auch Nebenwirkungen vermieden werden konnten. Die Liste wird in regelmäßigen Abständen über ein Experten-basiertes Delphi-Verfahren aktualisiert. Sie ist somit nach strengen EBM-Maßstäben STOPP/START unterlegen. Zusammenfassend ist FORTA eine differenzierte und zunehmend eingesetzte Möglichkeit die Pharmakotherapie im Alter zu optimieren.

■ STOPP/START

Die STOPP-START-Liste von Mahoney und Gallagher ist eine Alternative zur FORTA-Liste, da sie ebenfalls nicht nur auf die Reduktion inadäquater Medikation (STOPP), sondern auch den Beginn von indizierten Medikamenten propagiert (START). Sie geht dabei allerdings noch mehr Indikations-bezogen vor und beschreibt den klinischen Kontext, in dem eine solche Medikation nicht oder eben doch gegeben werden sollte. Zwei Beispiele aus STOPP, welche beispielhaft für die Liste stehen: „Digoxin for heart failure with normal systolic ventricular function (no clear evidence of benefit)" oder „Benzodiazepines with acute or chronic respiratory failure i.e. $pO_2 < 8.0$ kPa $\pm$ $pCO_2 > 6.5$ kPa (risk of exacerbation of respiratory failure)". Und von START: „Statin therapy with a documented history of coronary, cerebral or peripheral vascular disease, unless the patient's status is end-of-life or age is >85 years" oder „Antihypertensive therapy where systolic blood pressure consistently > 160 mmHg and/ or diastolic blood pressure consistently >90 mmHg; if systolic blood pressure > 140 mmHg and /or diastolic blood pressure > 90 mmHg, if diabetic". Letzteres Beispiel zeigt die auch hier bestehende Unsicherheit durch eine sich gelegentlich rasch verändernde Evidenz (hier: SPRINT- oder HYVET-Studien) und die Ungenauigkeit bei der oft notwendigen Differentialtherapie aufgrund funktioneller oder kognitiver Defizite der Patienten (ausgeprägte Frailty), auch wenn den Kriterien verschiedene einleitende Bedingungen vorausgestellt sind, wie etwa eine Nichtanwendung von START bei palliativen Situationen.

> **FORTA und STOP/START sind in der Lage auch die Untertherapie mit potentiell günstigen Medikamenten zu korrigieren. Diese ist ebenso relevant wie die Übertherapie.**

■ Garfinkel-Methode

Hierbei handelt es sich um ein komplettes Absetzen aller Medikamente nach einem Assessment bei gebrechlichen Personen (früher: „Drug Holiday") und langsames Wiederansetzen bei Beobachtung von zu behandelnden Symptomen – obwohl bereits mit einer Evidenz-basierten Studie bewiesen, insgesamt stark kritisierte Vorgehensweise.

■ MAI/Brown-Bag

Sammeln aller Medikamente (die „braune Tüte") als Basis für ein intensives Medikamentenreview nach den Kriterien des Medication Appropriatness Index (MAI). Dieser umfasst zehn verschiedene Kriterien, die für jedes Medikament überprüft werden sollten und als eine Art Checkliste angewendet werden, unter anderem zur Indikationssicherheit, Dauer, ob Interaktionen geprüft wurden usw. Fazit: sehr aufwendig und damit aus Wirtschaftlichkeitsgründen (leider) nur speziellen Fragestellungen vorbehalten.

■ Geriatrisches Assessment und Erfassung der Patientenpräferenzen

Grundsätzlich indiziert bei einem geriatrischen Patienten, um funktionelle, kognitive, affektive, soziale und geriatrisch relevante medizinische Defizite zu identifizieren. Sollte, insbesondere bei der Medikation oder Indikationsstellung für andere Diagnostiken und Therapien mit der Erhebung von Patientenpräferenzen kombiniert werden (► Kap. 2).

■ Regelmäßige Kontrolle bei Medikamenten mit hohem Gefährdungspotential

Bei indizierten Medikamenten mit hohem Gefährdungspotential (insbesondere [D]OAK, Insuline, Digitalispräparate) sollte bei Patienten mit hohem Risiko (Niereninsuffizienz an der Grenze zum Stadium 4, schlechte Adhärenz/Compliance, geringes soziales Netz, kognitiven Defiziten) eine engere ambulante Kontrolle durchgeführt werden, um Verschlechterungen in kritische Bereiche frühzeitig zu erkennen und damit potentiell UAW zu verhindern.

■ Beachtung der Interaktionen (Interaktionsrechner usw.)

Einsatz der oben beschriebenen Interaktionsrechner sowie ständiges Überprüfen des eigenen Wissens zur sog. Indikatorsubstanzen bzw. Erkrankungen mit hohem Gefährdungspotential im Sinne einer relevanten klinischen Interaktion. Z. B. Hinzufügen eines Makrolides bei bestehender Therapie mit über Cyp3A4 abgebauten Substanzen wie Kalziumkanalblocker oder OAK.

Eine 79-jährige Patientin stellt sich bei beim Hausarzt vor, da sie in den letzten Tagen einen zunehmenden Schwindel bemerkt hat und sich „taumelig" fühlt. Im Rahmen der Erhebung der Anamnese und wird eine eingehende klinische Untersuchung durchgeführt:

Anamnese: Zahlreiche Vorerkrankungen, von denen hier beispielhaft genannt sind: Osteoporose, COPD (Gold-Stadium II), Herzinsuffizienz NYHA II bei diastolischer Dysfunktion, KHK bei 1-GE und DES vor 2 Jahren, arterielle Hypertonie, Depression, Z. n. Hyponatriämie, Vorhofflimmern, Gicht. Schwindel zuletzt häufiger, seit „der Blutdruck neu eingestellt" worden sei. Nicht sicher direkt nach dem Aufstehen, kein Drehschwindel, in den letzten 3 Monaten 2-mal gestürzt. Sie habe immer mehr Angst vor dem hinfallen und würde in letzter Zeit nur noch zum Einkaufen aus dem Haus gehen, seit 4 Wochen mit Rollator.

Befund: Klinischer Aspekt einer leichten Unterernährung, Bewegungseinschränkung in beiden Hüftgelenken und im rechten Knie nach TEP. 2/6 Systolikum, leichte Spastik ohne relevante Rasselgeräusche über den Lungen. Dysthymie bis hin zu einer leichten depressiven Verstimmung. Leichte Visuseinschränkung und leichte Presbyakusis (Altersschwerhörigkeit).

Im Labor findet sich einen Eiweißmangel, ein Kreatinin von 2,4 mg/dl, einen INR von 5,2 und eine leichte Hyponatriämie von 130 mmol/l. Im Echokardiogramm eine mittelgradige Mitralinsuffizienz. EKG und Oberbauchsonographie unauffällig.

Geriatrisches Assessment: MMSE 25/30 Punkten (Bildungsniveau: 11 Jahre Schule, ehemalige Lehrerin), GDS-15: 7 Punkte.

Timed-Up-and-Go: 17 Sekunden mit Rollator.

Medikamentenanamnese: ASS 100 1x/d, Marcumar 4 Tbl. Wochendosis, Ramipril + HCT 2,5 mg/12,5 mg 2 x/d, Amlodipin 5 mg 2x/d, Metoprolol 25 mg 2x/d, Cipramil 20 mg 1x/d, Mirtazapin 15 mg zur Nacht, Alendronat 70 mg 1x/Woche, Allopurinol 150 mg 1x/d, Pantozol 40 mg 1x/d, „Salztabletten", Magnesium-Brause zur Nacht. Vor 3 Wochen eine Woche im Krankenhaus mit Pneumonie, dort Therapie über 7 d mit Cefuroxim und Clarithromycin (Brief liegt vor).

Bei genauem Nachfragen nach Bedarfsmedikamenten, insbesondere Schmerzmedikamenten, räumt die Patientin die Einnahme von Ibuprofen 2 x 200 mg Tabletten („der Apotheker gebe ihr die 400 nicht mehr") bei Knie- und Hüftschmerzen sowie pflanzliche Medikamente für die Stimmung ein (Johanniskraut).

Übungsfragen

1. Welche Problembereiche der Multimedikation findet man in dem o. g. typischen Fallbeispiel?
2. Welche Arten von Interaktionen kann man unterscheiden?
3. Welche Interaktionen zwischen Medikamenten gibt es?
4. Die Funktion welchen Organs sollte man bei der Pharmakotherapie im Alter immer besonders im Blick haben?
5. Welche Substanzgruppen führen im Alter am häufigsten zu schweren unerwünschten Arzneimittelwirkungen?

Lösungen ▶ Kap. 20

Spezielle Krankheitsbilder und Kontextfaktoren

Demenz, Delir, kognitive Einschränkung

Ulrich Hagg-Grün, Andrej Zeyfang

Dieses Kapitel enthält Videos online auf www.springermedizin.de/vzb-basiswissen-des-alterns-kapitel-9 oder laden Sie zum Streamen der Videos die "Springer Multimedia App" aus dem iOS- oder Android App-Store und scannen eine Abbildung, die den „play button" enthält.

Demenz beinhaltet die Beeinträchtigung höherer kortikaler Fähigkeiten. Diese Beeinträchtigungen stören auch die Alltagsfähigkeiten. Die Dauer der Symptomatik muss über mindestens sechs Monate beschrieben sein, und es darf hierbei keine Bewusstseinsstörung vorhanden sein. Mehr als 1% der Bevölkerung leidet unter einer Demenz, die Prävalenz nimmt hierbei mit steigendem Lebensalter stark zu, sodass bei den über 95-jährigen mit einer 50%igen Anzahl an Demenz Erkrankten gerechnet werden muss. Der Hauptrisikofaktor für die Erkrankung an einer Demenz ist das Alter. Bei ca. zwei Drittel handelt es sich hierbei um degenerative Demenzen, meist vom Alzheimer-Typ, ca. 20% haben eine vaskuläre Ursache, nur ca. 10% sind als sekundäre Demenzen einer kausalen Therapie zugänglich. Es muss eine Abklärung mittels kraniellem CT und einiger Laboruntersuchungen unternommen werden, um behandelbare Ursachen herauszufiltern. Falls sich keine zeigen, ist eine Therapie meist auf das Sozialmilieu und auf die Vermeidung fordernder Verhaltensweisen beschränkt. Die Wirkung von Antidementiva ist häufig enttäuschend, ein Behandlungsversuch mit Acetylcholinesterase-Hemmstoffe ist jedoch gerechtfertigt.

9.1 Hintergründe des Syndroms Demenz (Cognitive Impairment)

9.1.1 Definition Demenz

Laut ICD 10 gehört zur Definition der Demenz die **Beeinträchtigung höherer kortikaler Fähigkeiten** wie Gedächtnis, Rechnen, Lernfähigkeit, Denken, Sprache, Orientierung und Urteilsvermögen. Diese Beeinträchtigungen müssen auch die Alltagsfähigkeiten stören.

Eine Störung der emotionalen Kontrolle, des Antriebs oder des **Sozialverhaltens** muss ebenfalls gegeben sein. Die Dauer der Symptomatik muss über mindestens sechs Monate beschrieben sein, und es darf hierbei keine Bewusstseinsstörung vorhanden sein. Der Verlauf ist chronisch progredient.

9.1.2 Epidemiologie Demenz

> Ca. 1,3–1,6 Millionen Menschen in Deutschland leiden unter einer Demenz, die Prävalenz nimmt hierbei mit steigendem Lebensalter rasant zu, sodass bei den über 95-jährigen mit einer 50% igen Anzahl an Demenz Erkrankten gerechnet werden muss. Der Hauptrisikofaktor für die Erkrankung an einer Demenz ist das Alter. Die Anzahl der Neuerkrankungen pro Jahr wird auf ca. 240.000 geschätzt. Aktuelle Zahlen sprechen aber dafür, dass die Zahl der Neuerkrankungen nicht so rasant wie die Alterung ansteigt, der Anstieg an Demenzerkrankungen daher etwas weniger stark als befürchtet ausfällt.

Die häufigste Demenzursache, die Alzheimersche Erkrankung, lässt sich letztlich zwar nur autoptisch sichern, aber mit einer gewissen Sicherheit bereits vorher von anderen Entitäten abgrenzen. Hierzu dienen Anamnese und Fremdanamnese, die körperliche Untersuchung sowie weiterführende Untersuchungen. Bei wahrscheinlich mehr als der Hälfte der Betroffenen wird die Diagnose jedoch weder formal gestellt noch weiter abgeklärt.

9.1.3 Differentialdiagnosen, verwandte Syndrome und Einteilung

Delir

Unter Delir versteht man eine **akute psychische Störung**, die eine organische Ursache hat. Kennzeichnend für das Delir sind die Agitation und eine Bewusstseinstrübung mit Reduktion des abstrakten Denkvermögens und des Kurzzeitgedächtnisses. Ein älterer Ausdruck für das Delir, der nicht mehr benutzt werden sollte, ist „Durchgangssyndrom". Das Delir ist die Psychose mit der höchsten Prävalenz!

Eine Desorientierung kann, muss aber nicht vorhanden sein. Symptome wie Halluzinationen, Wahnvorstellungen, motorische Unruhe, Angst, Euphorie, Reizbarkeit können ebenfalls auftreten.

Der Beginn eines Delirs ist meist plötzlich, die Symptomatik fluktuiert. Ursächlich können medikamentöse, metabolische, infektiöse, kardiopulmonale o. a. Ursachen sein. Das Delir ist eine vorübergehende Störung. Es kann bei chronischen Demenzen zusätzlich auftreten, diese sind einer der Hauptrisikofaktoren. Es wird davon ausgegangen, dass 10–15% der geriatrischen Patienten bereits bei Aufnahme ein Delir haben. Postoperativ tritt es bei bis zu 50% der Patienten auf, meist hypoaktiv, nur in 25% agitiert als Delirium tremens. Abhängig von den Symptomen wird antipsychotisch mit Risperidon, Olanzapin oder Quetiapin behandelt. Auch niedrig dosiertes Haloperidol ist in der kurzen Anwendung meist nicht mit erhöhten Nebenwirkungsraten assoziiert, obwohl es eine stärkere anticholinerge Wirkung hat. Steht die Angst im Vordergrund, wird anxiolytisch z. B. mit Lorazepam behandelt.

Obwohl das Delir bei geriatrischen Patienten auch außerhalb von Operationen und Intensivmedizin sehr häufig ist, wird es in den Leitlinien bisher eher vernachlässigt. Eine der Maximen zum Thema Delir zeigt dies eindeutig: „Wenn du nicht nach dem Delir suchst, wirst du es nicht finden!" Dies gilt insbesondere für hypoaktive Delire, die stille Form des Delirs, oder für inkomplette Formen. Zwischenzeitlich gibt es eine validierte deutsche Fassung der Confusion Assessment Method (CAM) (▶ Kap. 16, ▶ Video 16.2), das von Sharon Inouye entwickelt wurde. Diese hat neben Assessmentmethoden auch komplette Programme zur Delirdetektion und –behandlung erstellt und evaluiert. Hierzu gehören insbesondere nichtmedikamentöse und präventive Maßnahmen.

Primäre und sekundäre Demenzen

Die Demenzen werden in **primär neurodegenerative** Erkrankungen wie die Alzheimer-Krankheit (ca. 55%), andere neurodegenerative Demenzen (ca. 10%) wie die frontotemporale Demenz und die Lewy-Body-Demenz sowie die Parkinson-Demenz eingeteilt. Daneben gibt es die vaskulären Demenzen (ca. 20%) bei Mikroangiopathie (Subkortikale arteriosklerotische/vaskuläre Enzephalopathie, SAE/SVE) sowie die Makroangiopathie, auch Multiinfarktdemenz genannt. Einzelinfarkte in ungünstigen Lokalisationen können ebenfalls ein demenzielles Bild hervorrufen (◘ Tab. 9.1). Die in der Literatur verfügbaren Zahlen zur Häufigkeit schwanken je nach Quelle sehr stark, mit dem Alter nehmen die Mischbilder stark zu.

Neben diesen Erkrankungen gibt es **sekundäre Demenzen**, die leider nur z. T. behandelbar sind.

Hierzu zählen (siehe auch ◘ Tab. 9.1):

◘ Tab. 9.1 Demenzformen

Primäre Demenzen		Sekundäre Demenzen	
Neurodegenerative Erkrankungen	Alzheimer-Krankheit	Toxische und metabolische Enzephalopathien	Chronische Intoxikationen (z. B. Alkohol/Korsakow)
	Frontotemporale Demenz		HIV und andere Enzephalitiden
	Lewy-Body-Demenz		Stoffwechselstörungen
	Parkinson-Demenz		Vitamin-B$_{12}$-Mangel
Vaskuläre Erkrankungen	Mikroangiopathie (SAE)	Andere behandelbare Ursachen	Intrazerebrale Raumforderungen
	Makroangiopathie (Multiinfarktdemenz)		Chronisch-subdurales – Hämatom
	Einzelinfarkte in strategisch bedeutsamer Lokalisationen		Normdruckhydrozephalus

- Toxische oder metabolische Enzephalopathien (ca. 5%) durch z. B. Alkoholabusus, Stoffwechselstörungen, Vitamin-B_{12}-Mangel
- Enzephalitiden wie z. B. bei HIV
- Intrazerebrale Raumforderungen (ca. 5%) wie das chronisch subdurale Hämatom
- Normdruckhydrozephalus

Zwischen den neurodegenerativen und den vaskulären Demenzen gibt es **Mischbilder**. Aufgrund des Krankheitsverlaufes kann es im Rahmen von primär degenerativen Erkrankungen zusätzlich zu Vitaminmangelzuständen kommen. Die bei Menschen mit Demenz gehäuft auftretenden Stürze können zu nachfolgenden chronisch-subduralen Hämatomen führen. In diesen Fällen wird sich trotz einer spezifischen Intervention die kognitive Einschränkung nicht zurückbilden.

Immer wieder wird im Rahmen der Demenzabklärung bei Mangelernährten ein **Vitamin-B_{12}-Mangel** festgestellt. Leider ist dieser häufig nicht die Ursache, sondern die Folge der Demenz und der oftmals darauf folgenden **Mangelernährung**. Trotzdem lohnt es sich danach zu suchen, da auch der sekundäre Vitamin-B_{12}-Mangel die kognitive Leistungsfähigkeit zusätzlich verschlechtern kann.

Ein weiteres sehr wichtiges Bild ist die **depressive Pseudodemenz**, die über Affektverarmung, Antriebsstörung, Denkhemmung, Konzentrations- und Gedächtnisschwäche zum Bild einer Demenz führt. Zur Behandlung der Depression sei hier auf ▶ Abschn. 7.24 verwiesen.

Diagnostisches Vorgehen

Die Diagnostik einer demenziellen Erkrankung folgt einem Algorithmus (◘ Abb. 9.3). Neben der Anamnese gehört hierzu eine kognitive Testung auf die im ▶ Kap. 2 „Assessment-Untersuchungen" eingegangen wird. Wichtigste Testverfahren werden dort erläutert. Als Kurztest sind neben dem MMSE nach Folstein und dem DemTect in letzter Zeit auch andere Testverfahren wie z. B. der MoCA (Montreal Cognitive Assessment) in Benutzung. Diese sind zwischenzeitlich auch von niedergelassenen Ärzten benutz- und abrechenbar und finden daher immer mehr Verbreitung.

Ein Beispiel für eine schnelle Screening-Untersuchung zeigt das ▶ Video 9.1 (◘ Abb. 9.1, Uhren-Ergänzungstest). Vorteil ist die äußerst schnelle Durchführung.

Der zeitaufwendigere MMSE wird im ▶ Video 9.2 (◘ Abb. 9.2) gezeigt.

Zwingend gehört ein bildgebendes Verfahren wie etwa ein cMRT oder mindestens ein **kranielles Computertomogramm (cCT)** zur Abklärung. Falls möglich sollte dieses mit Kontrastmitteln durchgeführt werden, um vaskuläre Ursachen, aber auch andere behandelbare Ursachen wie ein chronisch-subdurales Hämatom, Tumoren oder einen Normdruckhydrocephalus auszuschließen.

Klinische Scores, wie etwa der Hachinski-Score, welcher die Unterscheidung zwischen neurodegenerativer und vaskulärer Erkrankung möglich machen soll, sind wenig verlässlich. Diese Scores zeigen insbesondere bei fluktuierten Verläufen oder bei Mischbildern im Vergleich zur Bildgebungwenig

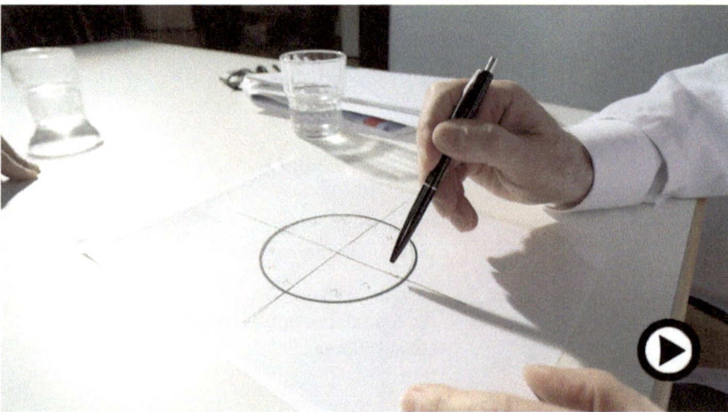

◘ **Abb. 9.1** ▶ Video 9.1: Durchführung des Uhrentests (www.springermedizin.de/vzb-basiswissen-des-alterns-kapitel-9). (Mit freundlicher Genehmigung von © Andrej Zeyfang 2017. All Rights Reserved) (https://doi.org/10.1007/000-1sy)

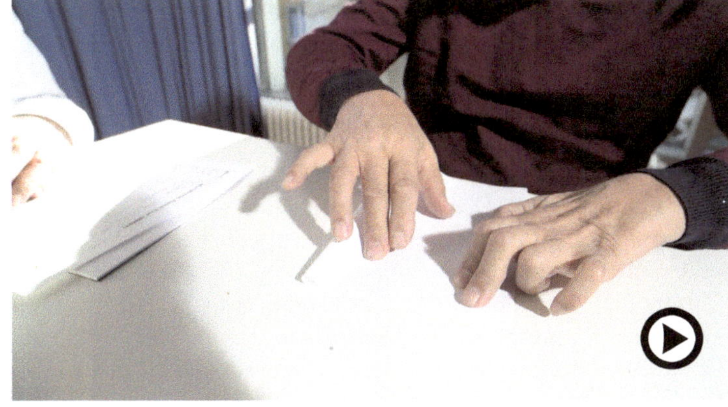

Abb. 9.2 ► Video 9.2: Durchführung des Mini-Mental-State-Examination (MMSE) (www.springermedizin.de/vzb-basiswissen-des-alterns-kapitel-9). (Mit freundlicher Genehmigung von © Andrej Zeyfang 2017. All Rights Reserved) (https://doi.org/10.1007/000-1sx)

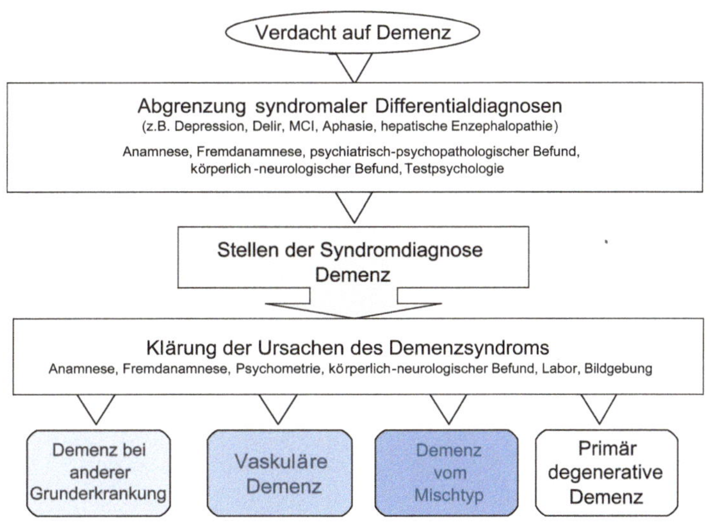

Abb. 9.3 Vom Verdacht zur Diagnose

Verlässlichkeit und sollten deshalb eine weiterführende Diagnostik nicht ersetzen, insbesondere, da sie andere, behandelbare Ursachen nicht detektieren können. Es darf allerdings umgekehrt bei der Bewertung der Bildgebung nicht vergessen werden, dass die vaskulären bzw. atrophen Veränderungen klinisch nicht mit der Einschränkung der Kognition korrelieren.

An Laboruntersuchungen werden neben Standardparametern zur **Stoffwechselentgleisung** wie Leberwerten, Nierenwerten, Blutbild, insbesondere die **Schilddrüsenwerte** sowie der Vitamin-B$_{12}$-Spiegel erhoben. Hypothyreosen, aber auch **Vitamin-B12-Mangel**, können eine demenzielle Erkrankung verursachen, die nach entsprechender Therapie reversibel sein kann.

Psychiatrische und **neurologische Krankheitsbilder** wie affektive und schizoaffektive Störungen, Delire aber auch apoplektiforme Bilder müssen bewusst abgegrenzt werden. Auch Alkohol- und anderer Substanzmissbrauch, insbesondere Benzodiazepinabhängigkeit, können demenzielle Entwicklungen sowohl vortäuschen, als auch maskieren.

Eine **Lumbalpunktion** zum Ausschluss von entzündlichen Erkrankungen ist unseres Erachtens nur selten zwingend nötig, aber manchmal wünschenswert. Es können hiermit infektiöse Erkrankungen und Autoimmunerkrankungen gefunden werden, die möglicherweise behandelbar sind. Im Liquor können Alzheimer-Marker wie Apolipoprotein E4 oder Beta-Amyloid bestimmt werden um eine Differenzierung des dementiellen Syndroms zu ermöglichen. Bei jüngeren Patienten kann nach einer Infektion mit dem humanen Immundefizienz-Virus (HIV) eine assoziierte Demenz auftreten. Diese soll bei fast 20% der HIV-Patienten vorkommen, jedoch praktisch nie als Erstmanifestation.

Das EEG ist selten nötig. Es kann komplex-fokale Epilepsien und einen nicht-konvulsiven Status demaskieren. Auch bei toxischen und metabolischen Störungen finden sich Veränderungen, die jedoch nicht pathognomonisch sind.

Schweregrad

Das demenzielle Syndrom kann unterschiedlich stark ausgeprägt sein und im Vergleich zu den übrigen Erkrankungen, aber auch im Vergleich zum Gesamtzustand des Patienten, eher in den Hintergrund treten. Zur Einteilung des klinischen Schweregrades hat sich die **Reisbergskala** als geeignet gezeigt (■ Tab. 9.2).

Meist wird eine vereinfachte Einteilung der Schweregrade benutzt:
- MMSE 20 bis 26 Punkte: leichte Alzheimer-Erkrankung
- MMSE 10 bis 19 Punkte: moderate/mittelschwere Alzheimer-Erkrankung
- MMSE weniger als 10 Punkte: schwere Alzheimer-Erkrankung

9.1.4 Klinik

Die demenziellen Entwicklungen sind zum einen durch die definierenden Symptome wie Gedächtnisstörung und ähnliches geprägt; zum anderen erschweren weitere psychiatrische

■ **Tab. 9.2** Demenzschweregrad nach Reisberg. (Modifizierte, verkürzte Fassung nach Reisberg, 1986)

Klasse		Leitsymptom	Schweregrad
I		Keine Symptome	Normales Altern
II		Vergesslichkeit	Normales Altern
III		Versagen bei komplexeren Aufgaben in Beruf u. Gesellschaft (z. B. auf Reisen)	Leicht
IV		Benötigt Hilfe bei schwierigen Aufgaben des täglichen Lebens (z. B. Einkaufen)	Leicht
V		Benötigt Hilfe bei d. Wahl d. Kleidung u. beim Entscheid zum Baden	Mittelschwer
VI	A	Hilfe beim Ankleiden	Schwer
	B	Hilfe beim Baden	
	C	Hilfe bei Toilette	
	D	Urininkontinenz	
	E	Stuhlinkontinenz	
VII	A	Sprechvermögen 6 Worte	Sehr schwer
	B	Kann nicht mehr sprechen	
	C	Kann nicht mehr gehen	
	D	Kann nicht mehr sitzen	
	E	Kann nicht mehr lachen	
	F	Kann Kopf nicht mehr halten	

Begleitsymptome die Betreuung der Patienten. Dies sind typischerweise:

- Depressivität
- Nächtliche(s) Unruhe/Störverhalten
- Verbale Aggressivität
- (Körperliche) Aggressivität gegen Sachen/ Personen
- Zurückgezogenheit, Apathie
- Ängstlichkeit
- Wahn/Halluzination
- Weglauftendenz
- Suizidales Verhalten

Letzteres wird im Verlauf seltener, da die Patienten sich selbst immer weniger bewusst werden.

Demenz vom Alzheimer-Typ (DAT)

Bei der Alzheimerschen Erkrankung zeigt sich über lange Zeit eine intakte Fassade der ursprünglichen Persönlichkeit, während Merkfähigkeit und insbesondere konstruktive Leistungen rapide nachlassen. Klinisch fallen die Patienten mit **Zerstreutheit, Wortfindungsstörungen** und **räumlichen Orientierungsstörungen** auf. Die Tagesrhythmik wird zunehmend gestört, die Persönlichkeit kann sich stark verändern, gelernte soziale Fähigkeiten gehen verloren. Die Kleidung und Körperpflege werden vernachlässigt.

In der Persönlichkeit kann es sowohl zu einer Verstärkung von bisher vorhandenen Persönlichkeitszügen, als auch zu einer Abschwächung selbiger kommen. Der Verlauf der Krankheit ist **chronisch progredient** und im Gegensatz zur vaskulären Demenz schleichend und nicht stufenförmig.

In der Endphase der Krankheit kommt es häufig zu Schluckstörungen und Aspirationen, schließlich zur Immobilität. Die Krankheit führt gewöhnlich 5 bis 10 Jahre nach dem Auftreten von Symptomen zum Tode.

Altersdemenz

Damit ist die Demenz vom Alzheimer-Typ (DAT) **mit spätem Beginn** gemeint. Ursprünglich dachte Herr Alzheimer, dass sich die von ihm beschriebene Demenz (die später als Alzheimer-Typ bezeichnet wurde) von der Altersdemenz unterscheiden würde, später wurde die DAT nach frühem und spätem Beginn unterschieden. Die ICD 10 macht diese Unterscheidung noch mit, obwohl inzwischen klar ist, dass es pathologisch und klinisch hier keinen echten Unterschied gibt.

Frontotemporale Demenz

Die frontotemporale Demenz (früher auch Morbus Pick genannt) gehört zu den frontotemporalen lobären Degenenerationen (FTLD) und ist damit eine primär neurodegenerative Erkrankung. Typisch ist ein langsamer **Verfall des Sozialverhaltens** sowie Sprachstörungen. Der Affekt verflacht bis hin zur Apathie. Typisch sind auch Distanzlosigkeit und eine (sexuelle) Enthemmung.

Hier ist im Vergleich zu den übrigen Demenzen eine familiäre Häufung zu sehen. Bei Frühdemenzen ist die frontotemporale Demenz überrepräsentiert.

Lewy-Body-Demenz

Sie gehört ebenfalls zur primär neurodegenerativen Demenz. Es zeigen sich früh fluktuierende kognitive Leistungen, häufig vor allem visuelle Halluzinationen und später extrapyramidale Störungen wie Rigor und Hypokinesie. Es zeigt sich eine ausgeprägte **Empfindlichkeit gegenüber klassischen Neuroleptika** mit paradoxen Reaktionen.

Demenz vom vaskulären Typ

Die vaskuläre Demenz wird gerne als subkortikale Demenz beschrieben. Die Patienten sind verlangsamt, es zeigen sich häufig teilkompensierte neurologische Ausfälle in Folge von lakunären Schlaganfällen (▶ Kap. 10). Gedächtnisstörungen stehen im Vergleich zur Alzheimer-Demenz eher im Hintergrund, Störungen von Affektivität sowie die Impulskontrolle eher im Vordergrund. Der Verlauf der vaskulären Demenz ist meist abrupt, es zeigt sich klassischerweise ein **fluktuierender, stufenförmiger Verlauf**.

Hirnorganisches Psychosyndrom

Das hirnorganische Psychosyndrom (früher HOPS) ist ein unscharfer Oberbegriff für psychische Störungen, die eine körperliche begründbare Ursache haben. Diese Störungen können Demenzen bei chronischen Schäden oder auch Delire bei akuten Schäden sein. Der Begriff HOPS sollte nicht mehr benutzt werden.

Mild (Minimal) Cognitive Impairment (MCI)

Mild cognitive decline, minimal cognitive impairment , minimal cognitive dysfunction werden in der Literatur meist identisch benutzt. Hier stehen eine Störung des Gedächtnisses, Lernschwierigkeiten und Konzentrationsstörungen im Vordergrund. Oft besteht ein Gefühl geistiger Ermüdung bei dem Versuch, Aufgaben zu lösen. Das objektiv noch erfolgreiche Lernen wird subjektiv als schwierig empfunden.

Keines dieser Symptome ist so schwerwiegend, dass die Diagnose eines Delirs oder einer Demenz gestellt werden kann. Entsprechend der Reisberg-Skala (❑ Tab. 9.2) ist das MCI in der Ausprägung der kognitiven Einschränkung bei Stufe 2–3.

MCI-Patienten haben ein hohes Risiko für die Entwicklung einer Demenz, denn das MCI zeigt eine Progressionsrate von etwa 10% pro Jahr zur Demenz. Dennoch handelt es sich nicht unbedingt um eine Vorstufe der demenziellen Entwicklung, da ein Viertel der Betroffenen keine Demenz entwickeln.

9.1.5 Therapie der kognitiven Einschränkung

Ursächliche Behandlung

Die Behandlung von Demenzen ist ernüchternd. Einer der Hauptgründe für das differentialdiagnostische Vorgehen und die gesamte Demenzabklärung ist die Hoffnung, eine behandelbare Ursache zu finden. Diese Hoffnung erfüllt sich lediglich in weniger als 10% der Fälle.

Ziele einer Therapie sollten wie folgt sein:

- Verlangsamung oder Stillstand des Krankheitsverlaufs
- Verbesserung der kognitiven Fähigkeiten
- Verbesserung/Erhalt von Alltagsfähigkeiten
- Erhalt/Förderung von Autonomie und Selbständigkeit, Vermeidung von freiheitsentziehenden Maßnahmen

- Verbesserung des subjektiven Wohlbefindens/der Lebensqualität des Erkrankten sowie der Angehörigen/Pflegenden
- Verbesserung der psychosozialen Integration (Behandlung der fordernden Verhaltensweisen)
- Vermeidung von Institutionalisierungen

> **Diese Ziele können durch Milieutherapie und abgestimmte Betreuung der Patienten häufig erreicht werden. In Studien zeigte sich, dass die Milieutherapie und Ergotherapie der medikamentösen Therapie von demenziellen Erkrankungen überlegen ist.**

Das Umsetzen solcher Konzepte scheitert jedoch häufig am Mangel an Personal und finanziellen Ressourcen. So bleibt es oft bei einer meist wenig effektiven pharmakologischen Therapie.

Prophylaxe

Erstaunlicherweise gibt es genügend Evidenz für prophylaktische Maßnahmen: Körperliche Aktivität bei Personen ohne kognitive Einschränkungen kann das Risiko des Auftretens eines demenziellen Syndroms signifikant senken. Geistige Aktivität bei Personen ohne kognitive Einschränkungen kann das Risiko des Auftretens eines demenziellen Syndroms signifikant senken. Kardio- bzw. zerebrovaskuläre Risikofaktoren müssen konsequent vermieden bzw. behandelt werden. Alle Faktoren, die sich in der Prävention von Herz-Kreislauf-Erkrankungen für sinnvoll erwiesen haben wie Mittelmeerdiät und viel Bewegung sind auch in der Demenzprävention wirksam.

Diese Maßnahmen decken sich mit den üblichen Empfehlungen für eine gesunde Lebensführung und werden deshalb genauso häufig befolgt wie in anderen Bereichen der Medizin.

Medikamentöse Therapie

Da es im Rahmen der Atrophie bei Alzheimer-Demenz zu einer Reduktion von Acetylcholin im Gehirn kommt, werden **Cholinesterase-Hemmer** wie das Donepezil eingesetzt. Auch Memantine, ein **NMDA-Rezeptor-Antagonist**, wird eingesetzt. Dieser Wirkstoff wurde nach seiner Zulassung zur Demenzbehandlung übrigens unter anderem Namen und deutlich teurer verkauft. Diese Medikamente können möglicherweise den Verlauf der Erkrankung etwas aufzuhalten und die stationären Einweisungen zu verringern. Die häufigsten Nebenwirkungen dieser Medikamente sind eine Verstärkung von Agitiertheit. Depressive und psychotische Symptome treten unter dieser Medikation seltener und weniger ausgeprägt auf. Die cholinerge Therapie sollte deshalb einer rein symptomatischen Therapie vorausgehen, auch wenn die Ergebnisse insgesamt wenig überzeugend sind. Das IQWiG, das Institut für Qualität und Wirtschaftlichkeit im Gesundheitswesen, kam 2010 zu dem Schluss, dass es keinen Beleg für den Nutzen der Memantine Therapie gab. Zur Behandlung mit Donepezil, Rivastigmin und Galantamin sah das IQWiG einen Beleg zugunsten der Wirksubstanz in manchen Bereichen (Tab. 9.3), Ginkgo wurde nicht komplett verurteilt.

Die Kombinationsbehandlung von Acetylcholinesterase-Hemmstoffen und Memantine scheint insbesondere für jüngere und mittelschwer bis schwerkranke Patienten einen deutlich stabilisierenden Effekt zu bringen, ist aber noch nicht mit ausreichender Evidenz zu empfehlen.

Die Wirkung von Antidementiva sollte nach 3 Monaten überprüft werden und falls sich keine positive Wirkung eingestellt hat, sollten sie um- bzw. abgesetzt werden. Hat der weitere Verlauf zur

stationären Einweisung in ein Heim geführt, sollte der Einsatz der Medikamente ebenfalls erneut kritisch überdacht werden, da das Therapieziel möglicherweise nicht erreicht wurde.

Bei der Demenz mit Symptomen der Lewy-Körper-Erkrankung sollen Acetylcholinesterase-Hemmstoffe ebenfalls erfolgreich sein. Bei Demenz bei Parkinson-Erkrankung ist Rivastigmin die bisher einzige evidenzbasierte Therapie. Bei der frontotemporalen Demenz sind nur symptomatische Therapien in Form von Neuroleptika und Antidepressiva verfügbar.

Antioxidative Substanzen und Vitamine haben außer bei erwiesenen Mangelzuständen keinerlei Einfluss auf den Verlauf. Auch NSAR scheinen den Verlauf oder gar den Ausbruch der demenziellen Erkrankung nicht aufzuhalten, genauso wenig wie Statine und Östrogene. Nootropika sind obsolet. Gingko-Präparate verstärken die Blutungsneigung unter Acetylsalicylsäure und zeigen in der Bewertung des IQWiG allenfalls Hinweise auf einen Nutzen. Die Hoffnungen auf Impfungen gegen die Amyloid-Ablagerungen haben sich bisher nicht erfüllt.

❯ Eine Progressionsverzögerung von Demenzerkrankungen durch frühzeitige Pharmakotherapie im präklinischen Status ist noch nicht ausreichend belegt. Es gibt aber Hinweise dafür, dass eine frühe Behandlung

 Tab. 9.3 Pharmakologische Eigenschaften der vier in Deutschland zur Behandlung der Alzheimer-Erkrankung zugelassenen Medikamente

	Donepezil	Galantamin	Rivastigmin	Memantine
Dosis	10 mg/d	16–24 mg/d	6–12 mg/d	20 mg/d
Dosierungen/Tag	1	1–2	2	1–2
Mechanismus	AchEi	AchEi	AchEi	NMDA-Antagonist
Nahrung beeinflusst Absorption	Nein	Ja	Ja	Nein
Serumhalbwertszeit	70–80 h	5–7 h	2 h	60–80 h
Proteinbindung (%)	96	10–20	40	40
Metabolisierung/Ausscheidung	Leber	50% Leber, 50% Niere	Niere	Niere
Cytochrom-P450-System	Ja	Ja	Nein	Nein

Adaptiert aus den AWMF-Leitlinien zur Behandlung neurodegenerativer Demenzen

9.2   Häufige Kontextfaktoren

9.2.1   Behandlung von Nicht-Demenz-assoziierten Begleiterkrankungen

Wichtig ist die **Beachtung der Demenz** als relevante und prognostisch schlechte Diagnose bei der Therapie der übrigen Krankheiten des Patienten. Zum einen kann eine straffere Einstellung mit möglichst normalen Werten von Blutzucker und Blutdruck den Verlauf der demenziellen Entwicklung verlangsamen, insbesondere, wenn es sich um eine vaskuläre Demenz handelt. Zum anderen sind die Patienten aber empfindlicher auf Nebenwirkungen von Medikamenten. So können Demenzkranke die Symptome von Hypo- und Hyperglykämien weniger gut artikulieren, häufig bemerken sie eine Stoffwechselentgleisung gar nicht selbst.

Anticholinerge Nebenwirkungen von Antidepressiva, Urologika und Neuroleptika verschlechtern den kognitiven Zustand zusätzlich. Die therapeutische Breite von Medikamenten wie Theophyllin oder Digitalispräparaten wird schmaler. Auch Betablocker können die Kognition verschlechtern, genauso wie sie wohl eine Depression verschlechtern können.

9.2.2   Behandlung von Demenz-assoziierten Begleiterkrankungen

Depressive und psychotische Symptome treten unter den oben erwähnten Antidementiva (▶ Abschn. 9.1.5.3) seltener und weniger ausgeprägt auf. Diese Medikation sollte deshalb einer rein symptomatischen Therapie vorausgehen. Depressive Erkrankungen sollten antidepressiv behandelt werden, falls möglich nicht mit Anticholinergika und Trizyklika, sondern mit selektiven Serotonin-Reuptake-Hemmern wie Sertralin, Citalopram oder seinem Enantiomer Escitalopram, bei dem die Wirkung möglicherweise schneller eintritt.

Falls eine **schlafanstoßende Wirkung** gewollt ist, kann Mirtazapin ggf. besser helfen. Mirtazapin ist ein noradrenerg und spezifisch serotonerg wirkendes Antidepressivum (NaSSA): Es besetzt im Gehirn verschiedene Bindungsstellen für Botenstoffe und verändert damit den Einfluss dieser Botenstoffe auf den Gehirnstoffwechsel. Insbesondere steigert es die Freisetzung von Noradrenalin und Serotonin und erhöht so deren Wirkung. Der Einsatz als Schlafmittel ist eine Off-label-Benutzung.

Epileptische Krampfanfälle sollten behandelt werden, insbesondere, wenn sich in der Bildgebung mögliche Herde zeigen. Zwischenzeitlich wird Levetiracetam als Mittel der ersten Wahl benutzt.

Die **Agitiertheit** ist ein häufiges Problem und wohl das, was die ambulante Versorgung am schwierigsten macht. Hier sind niedrig potente Neuroleptika angezeigt, die jedoch anticholinerge Nebenwirkungen haben und auch sonst ein schwierig händelbares Nebenwirkungsprofil zeigen. Bei Demenzen vom Lewy-Body-Typ wirken sie paradox und können exogene Psychosen auslösen. Fast ist man geneigt, diese Nebenwirkung als pathognomonisch (krankheitskennzeichnend) für diese Art von Demenz zu halten. Psychotische Symptome sollten nicht mit niedrigpotenten, sondern mit hochpotenten Neuroleptika behandelt werden. Hier zeigen sich auch moderne atypische Neuroleptika wie Risperidon oder Quetiapin als effektiv.

9.3   Umgang mit Demenzkranken

Eine **reaktivierende therapeutische Pflege** ist eine Pflege „mit der Hand in der Hosentasche". Die Patienten werden beispielsweise dazu aktiviert, ihr Bett selbst zu machen. Dies führt möglicherweise dazu, dass das Bett nicht schön gemacht ist, der Patient jedoch aktiviert und in seinem Selbstverständnis im eigentlichen Sinne wahrgenommen wird. Eine so erfolgte Vigilanzsteigerung der

Patienten führt möglicherweise zu Unruhe und Ordnungsverlust, ist aber im Endeffekt für alle Beteiligten positiv zu werten.

> **Die professionell und nichtprofessionell Pflegenden müssen besonders aufpassen, dass sie kein Burnout-Syndrom bekommen. Dies geht unter anderem über die Aufwertung der eigenen menschlichen Rolle in der Aktivierung und damit einem Heben des Selbstwertgefühls, was im Rahmen von Angehörigengruppen bzw. Teamarbeit mit Supervision möglich sein kann.**

Weitere wichtige Bereiche im Umgang mit Menschen mit Demenz sind neben den allgemein aktivierenden Maßnahmen die adäquate **Anpassung von Versorgungsstrukturen**. Auch demente Patienten sind in ihrem Rahmen kompetent. Dies betrifft insbesondere die emotionale Kompetenz, Schmerzen und das Selbstgefühl. Wenn Patienten über Ängste, Schmerzen oder Furcht berichten, sind dies Symptome, die wahr- und ernst genommen werden müssen.

Die Schmerzerkennung ist bei Menschen mit Demenz erschwert. Über Beobachtungsinstrumente wie BESD (▶ Kap. 7) können auch bei nicht mehr kommunikationsfähigen, fortgeschritten Erkrankten Schmerzen erkannt und quantifiziert werden.

> **Schmerzen können und müssen behandelt werden, Demenz ist kein Analgetikum.**

Neben den pharmakologischen Methoden sind auch körpernahe Maßnahmen wie Wärme- oder Kälteanwendungen oder Einreibungen für den Patienten sehr wichtig, da hierüber ein engerer Bezug hergestellt werden kann. Furcht und Unruhe können mit ruhigem, geduldigem Umgang abgemildert werden.

> **Der Patient braucht Zeit für seine Handlungen. In der Kommunikation muss man langsam, aber deutlich und bestimmt sein. Auch hier gilt einer der Grundsätze der Palliativmedizin „nicht alles, was wahr ist, muss gesagt werden, aber alles, was gesagt wird, muss wahr sein".**

Diskutieren mit verwirrten Patienten ist sinnlos. Hier hat sich eher das Prinzip der Validation bewährt (▶ Abschn. 9.1.4.73). Auch sollte man in der Kommunikation mit den Patienten nicht von „oben herab reden", sondern sich verbal und nonverbal auf die Ebene des Patienten begeben. Dies geschieht allein schon dadurch, dass man sich z. B. *neben* das Patientenbett setzt und auf Augenhöhe spricht. Die Intimsphäre des Patienten sollte gewahrt bleiben, man sollte sich deshalb nicht *auf* das Patientenbett setzen. (Ungerechtfertigte) Anschuldigungen des Patienten über Diebstahl im Rahmen von Wahnideen sollten ignoriert, Informationen ihm gegenüber wiederholt werden, ohne den Betroffenen zu überfordern.

Der Patient soll **zur Tätigkeit animiert** werden, dies kann z. B. durch eine **Routine im Tagesablauf** besonders gut funktionieren. Um den Tagesablauf besser zu gestalten, sollte darauf geachtet werden, dass die Räume ausreichend hell sind und die Patienten in Angebote eingebunden werden. Es kommt im Rahmen der Demenz häufig zur Tag-/Nacht-Umkehr, man kann aber versuchen, diese pharmakologisch und/oder nichtpharmakologisch in den Griff zu bekommen. Als Medikamente werden niedrig potente Neuroleptika wie Melperon eingesetzt, nicht medikamentöse Alternativen wären z. B. ein Schlummertrunk – eine warme Milch oder ein entspannendes Bad wie vor 100 Jahren in Frankfurt. Bevor eine medikamentöse Sedierung zu ausgeprägt wird, sollte man den Patienten lieber wach lassen und ihn in der Wachheit akzeptieren. Es gibt keine vernünftigen Gründe, warum alle Patienten nach dem Abendessen ins Bett gelegt werden, wo sie doch im häuslichen Umfeld gerne bis um 23:00 oder 24:00 Uhr vor dem Fernseher saßen. Auch Essen und Trinken müssen für den Patienten angepasst werden.

Insbesondere für demente Patienten ist die **Bekanntheit der Speisen** wichtig. Interessante und für den Patienten fremdartig gewürzte Gerichte wie z. B. Gyros, Chop Suey und Nasi Goreng stoßen häufig auf Widerstand. Erbsensuppe, Eintopf und Käsebrot sind dem (deutschen) Patienten bekannt und werden deshalb von diesem möglicherweise lieber angenommen. Letzteres kann als „Fingerfood" auch haptische Bedürfnisse befriedigen und kann bei Apraxie auch ohne Messer und Gabel verzehrt werden. Für andere Kulturkreise gilt dies natürlich entsprechend.

Falls möglich, sollten auch Patienten in stationären Einrichtungen am Vorbereiten und Anrichten von Speisen beteiligt werden. Ein **Buffet** oder eine **gemeinsame Essensausgabe**, und sei es nur das gemeinsame Marmeladetöpfchen auf dem Tisch, verbessern die Selbständigkeit, fördern die Kompetenz und führen im Zweifelsfall auch zu einer höheren Kalorienaufnahme des Patienten. Entsprechend sollten Tische anregend gedeckt sein, beim Tisch decken kann mitgeholfen werden.

Diäten, die salz-, cholesterin- oder fettarm sind, machen für demente Patienten keinen Sinn, da man schon froh ist, wenn die Betroffenen überhaupt ausreichend essen.

9.3.1 Fordernde Verhaltensweisen

Wichtig ist eine genaue Betrachtung des Verhaltens des Verwirrten: Um welches Verhalten handelt es sich genau (Ruhelosigkeit, Schreien, Drohen, etc.)? Man sollte dieses Verhalten so präzise wie möglich beschreiben. Trat das (fordernde) Verhalten unvermittelt auf oder bahnte es sich an? Wem oder was gegenüber trat das Verhalten auf? Wie lange hielt das Verhalten an? Für wen war das Verhalten ein Problem (Patient, Mitarbeiter, Mitpatienten)?

Gab es ein auslösendes Ereignis? Wo und wann trat dieses Verhalten auf? Was geschah unmittelbar davor, wer war anwesend? Wo genau kam es zu dem Verhalten? Was genau ging vor sich (z. B. Körperpflege)?

Welche Konsequenzen hatte das Verhalten? Welche Interventionen und Vorgehensweisen wurden bisher ausprobiert? Was funktionierte, was nicht? Wurden Psychopharmaka eingesetzt? Mit welchem Effekt? Wurde Fixierung oder andere bewegungseinschränkenden Maßnahmen eingesetzt? Mit welchem Effekt? Musste die Person von anderen getrennt werden? Mit welchem Effekt?

Erst nach Analyse der Gesamtsituation kann diese bewertet und eine Wiederholung vermieden werden. Hierzu hat sich die **Cohen-Mansfield-Skala** (■ Abb. 9.4) bewährt.

Für den Umgang mit den fordernden Verhaltensweisen wurde in unserer Klinik im Rahmen unseres Demenzkonzepts (▶ Abschn. 9.3.12) ein Algorithmus eingeführt (■ Abb. 9.5).

9.3.2 Demenzkonzept AGAPLESION BETHESDA KLINIK ULM

Eine geriatrische Klinik behandelt häufig Patienten mit demenziellen Erkrankungen. Manchmal stehen diese im Vordergrund, manchmal sind sie nur störende Begleiterkrankung. Aus diesem Grund wurde folgendes Demenzkonzept entwickelt, das den Behandlungsablauf für diese Patienten vereinfachen soll (■ Abb. 9.6).

Hauptprobleme bei Menschen mit Demenz sind die so genannten **fordernden Verhaltensweisen**. Auf den Umgang mit diesen wird im vorangegangenen Kapitel (▶ Abschn. 9.3.1) eingegangen.

Allgemeine Maßnahmen

- Personen-orientierte Pflege umsetzen
- Angehörige miteinbeziehen
- Milieu als Interventionsansatz nutzen (Milieutherapie)
- „Biographiearbeit": Das Wissen über die Lebensgeschichte hilft den Patienten zu verstehen
- Bewegungsraum und -freiheit schaffen
- Orientierungshilfen (Uhr, Kalender, persönliche Gegenstände)
- Architektonische Maßnahmen (z. B. Endlos-Rundgang, „Wohnzimmer") und technische Hilfen (z. B. Sensormatte, Gehfrei)
- Evtl. Reizabschirmung
- Ausreichendes Licht
- Stimulierung der Sinne: Musiktherapie, „Snoezelen" (Entspannung mit Licht und Musik), Basale Stimulation, etc.
- Deeskalationstechniken (Ablenken, Validation)
- Innovative, kreative Ideen

Kommunikation mit Menschen mit Demenz

Die Kommunikation mit Menschen mit Demenz ist oft schwierig und manchmal fast unmöglich. Aber wie Watzlawick sagte: „Man kann nicht nicht kommunizieren". Oft gelingt nur noch eine nonverbale Kommunikation.

Allgemeine Kommunikationsregeln, entsprechend dem Demenzkonzept AGAPLESION Bethesda Klinik Ulm:

Modifizierte Cohen-Mansfield-Skala für fordernde Verhaltensweisen

Übersetzte und modifizierte Version (nach Hamburger Rahmenvereinbarung 2000) des Cohen-Mansfield Agitation Inventory

Für jedes der Verhaltensmerkmale soll die Häufigkeit des Auftretens **in den letzten 2 Wochen** angegeben werden:

Verhalten A.	Nie	weniger als 1 x pro Woche	1x oder 2x pro Woche	mehrmals wöchent- lich	1x oder 2x täglich	mehrmals täglich	mehrmals in der Stunde
	1	2	3	4	5	6	7
1. Schlagen (auch sich selbst)	□	□	□	□	□	□	□
2. Treten	□	□	□	□	□	□	□
3. Anfassen anderer (mit schmutzigen Händen)	□	□	□	□	□	□	□
4. Stoßen anderer (mit Gefahr von Stürzen)	□	□	□	□	□	□	□
5. Werfen mit harten Gegenständen	□	□	□	□	□	□	□
6. Beißen	□	□	□	□	□	□	□
7. Kratzen/Kneifen	□	□	□	□	□	□	□
8. Bespucken anderer	□	□	□	□	□	□	□
9. Sich selbst verletzen (heiße Getränk usw.)	□	□	□	□	□	□	□
10. Zerreißen von Kleidungsstücken od. Zerstören d. eigenen od. fremden Eigentums	□	□	□	□	□	□	□
11. Sexuelle Annährungsversuche (körperlich)	□	□	□	□	□	□	□
12. Eindringen in fremde Räume/Liegen in fremden Betten	□	□	□	□	□	□	□
13. Inadäquates (Anziehen) Ausziehen	□	□	□	□	□	□	□
14. Gefährdung durch Weglaufen	□	□	□	□	□	□	□
15. „Absichtliches" Fallen	□	□	□	□	□	□	□
16. Essen oder Trinken ungeeigneter Substanzen	□	□	□	□	□	□	□
17. Nahrungsverweigerung	□	□	□	□	□	□	□
18. Urinieren/Einkoten in den (Wohn)Räumen (nicht als Folge der Inkontinenz)	□	□	□	□	□	□	□
19. Verstecken/Verlegen und/oder Sammeln von Gegenständen	□	□	□	□	□	□	□
20. Ausführen vonständig s. wiederholenden Eigenheiten) (Klopfen, Klatschen usw)	□	□	□	□	□	□	□
21. Intensive Bewegungen, extrem aufdringlich o. störend, verbal nicht beeinflußbar	□	□	□	□	□	□	□
22. Anhaltendes Schreien	□	□	□	□	□	□	□
23. Abweichende Vokalisation (Fluchen, verbale Aggressivität, wiederholte Fragen o. Klagen, Stöhnen o. eigenartiges Lachen usw.)	□	□	□	□	□	□	□
24. Gefährden anderer durch Fehlhandlungen (Zerren aus dem Bett usw.)	□	□	□	□	□	□	□
25. Ständiges, nicht beeinflussbares Suchen nach Zuwendung oder Hilfe	□	□	□	□	□	□	□

B. Ausgeprägte Antriebsstörungen wie Apathie, ausgeprägtes Rückzugsverhalten, „Insichgekehrtsein", starke Antriebslosigkeit

□ **Nein**

□ **Ja (bitte kurz beschreiben):** ____

◙ Abb. 9.4 Modifizierte Cohen-Mansfield-Skala für fordernde Verhaltensweisen

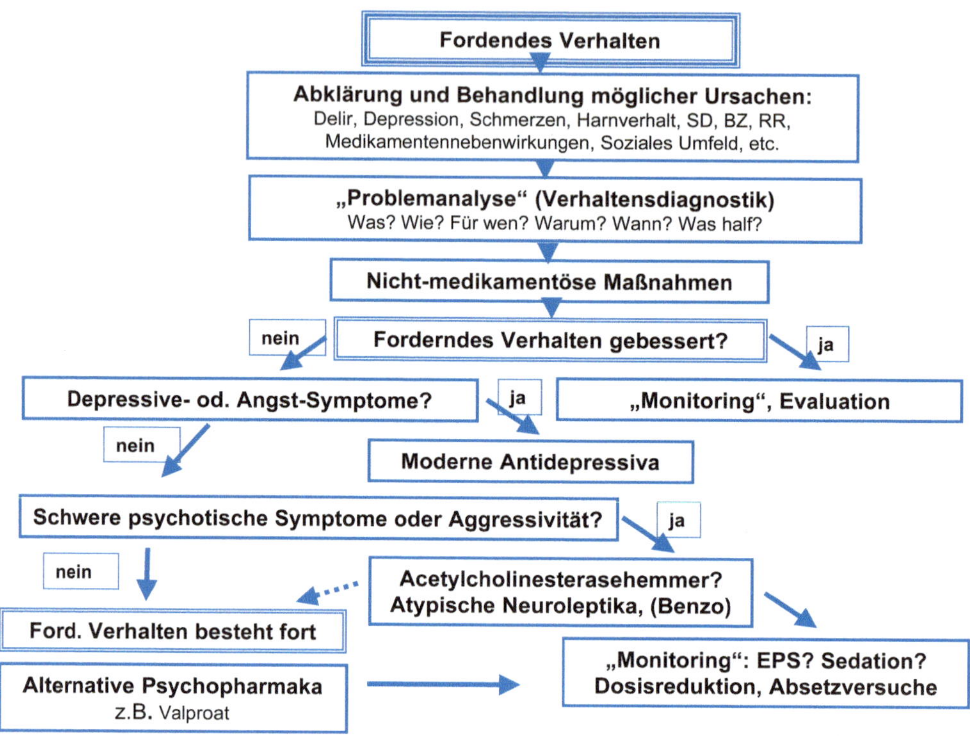

Abb. 9.5 Umgang mit fordernden Verhaltensweisen

Behandlungsabläufe Demenz
in der AGAPLESION BETHESDA KLINIK ULM

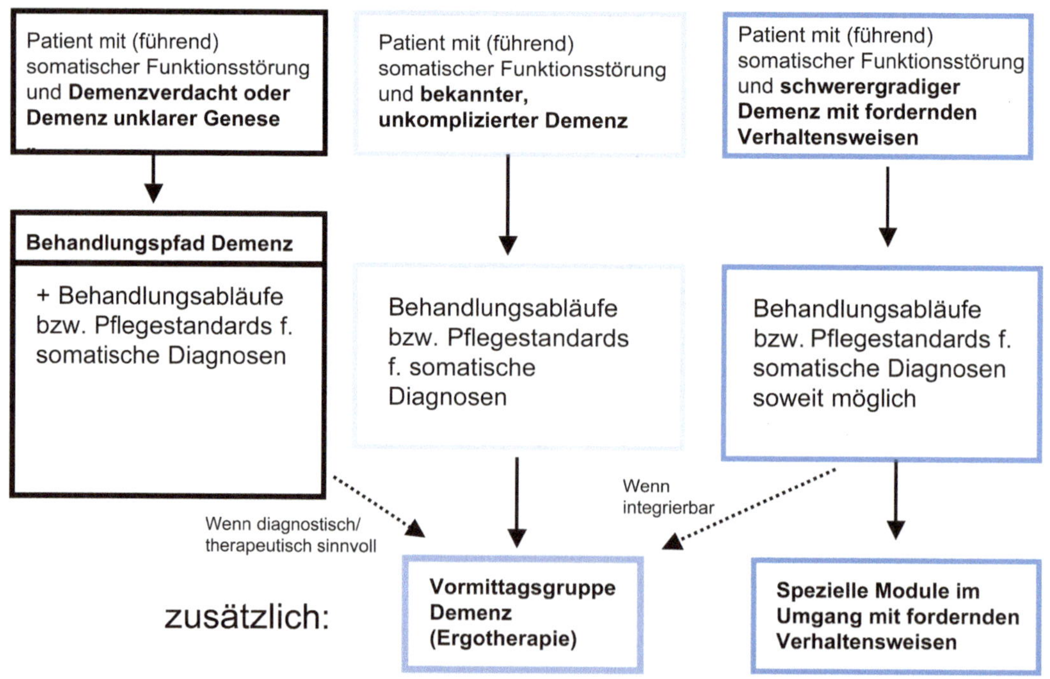

Abb. 9.6 Behandlungsablauf Demenz in einer geriatrischen Klinik

- Angewöhnen einer entspannten und freundlichen Umgangsweise.
- Ruhe und Zuversicht ausstrahlen.
- Niemals irgendwo „hineinstürzen", unvermittelte Handlungen oder Bewegungen vermeiden (als bedrohlich misszuverstehen).
- Sich vorstellen; von vorne nähern; sicherstellen, dass man im Sichtfeld ist; Augenhöhe.
- Hinsetzen, Stuhl nehmen, aber die Privatsphäre berücksichtigen, also nicht auf das Patientenbett setzen.
- Augenkontakt aufnehmen, berühren und dabei auf Grenzen achten!
- Achtung und Wertschätzung der Person entgegenbringen.
- Immer erklären, was man tut, auch durch nonverbale Gesten.
- Sich in die Lage des Gegenübers versetzen: Wie würde ich mich in dieser Situation fühlen? Wie würde ich reagieren?
- Wahlmöglichkeiten schaffen (Autonomie, Selbstbestimmtheit!).
- Genügend Zeit und Geduld mitbringen, nicht antreiben, drängeln, fordern.
- Kontinuität, wenn möglich Bezugspflege.
- Wenn der Patient auf Mitarbeiter in einer Situation negativ reagiert, es später noch mal oder mit Kollege/in versuchen, nicht persönlich gekränkt reagieren.
- Alltagsroutinen so flexibel wie möglich gestalten, auch flexible Mahlzeiten ermöglichen.
- Bei Nahrungsverweigerung gemeinsame Mahlzeiten einnehmen: Aspekt der Nachahmung.
- Dokumentieren und weitergeben, was funktioniert.

Durch die Anwendung dieser einfachen Verhaltensregeln kann die Beziehung zu den verwirrten Patienten häufig entspannt werden. Trotzdem wird es manchmal zu den sog. fordernden Verhaltensweisen (▶ Abschn. 9.3.1) kommen.

Validation: Akzeptanz und Verstehen

Die **Validationsmethode nach Feil** ist eine Haltung und Kommunikationstechnik für den Umgang mit Menschen mit Demenz mit fordernden Verhaltensweisen. Sie eignet sich besonders gut zur Deeskalation in kritischen Situationen, ist einfach zu erlernen und erfordert nur einen geringen Zeitaufwand.

Die Basis ist der Versuch, Verhaltensstörungen als begründet zu erkennen. Dahinterliegende Bedürfnisse oder Ängste werden berücksichtigt und sind aus der persönlichen Biographie häufig verstehbar. Daraus resultiert eine akzeptierende und empathische Haltung ohne Be-/Verurteilung. Der Patient wird abgeholt, wo er/sie steht, in seiner Gefühlswelt. Ziel ist es **„ein Stück in denselben Schuhen mitzulaufen".**

> **Die Validation führt beim alten verwirrten Menschen zu Vertrauen, stellt die Würde wieder her, stärkt das Selbstwertgefühl und baut Angst ab, sodass die fordernde Verhaltensweise aufgegeben werden kann.**

9.3.3 Fahreignung und Demenz

Wenn eine Demenz diagnostiziert wird, muss der Patient darüber aufgeklärt werden, dass er im Verlauf die Fahreignung verlieren wird, falls er diese bei Diagnosestellung überhaupt noch hatte. Eine unterbliebene Aufklärung kann als Behandlungsfehler gewertet werden, diese sollte deshalb zweifelsfrei dokumentiert werden.

Die S3-Leitlinie Demenz formuliert im Januar 2016: „Sollte ein Erkrankter bei fehlender Fahreignung trotz Aufklärung über die Gefährdung und trotz Aufforderung nicht zu fahren, weiter als Fahrer am Straßenverkehr teilnehmen, so kann ein Arzt trotz seiner grundsätzlichen Schweigepflicht aufgrund einer sorgfältigen Güterabwägung berechtigt sein, zum Schutze der potentiell betroffenen Verkehrsteilnehmer sowie des Patienten selbst die zuständige Ordnungsbehörde oder das Kraftverkehrsamt zu benachrichtigen. Eine Verpflichtung hierzu besteht für den Arzt nicht. Diese Maßnahme setzt allerdings voraus, dass eine erhebliche Gefährdung besteht und vorherige Versuche, den Patienten zur Einsicht zu bewegen, erfolglos geblieben sind. Eine sorgfältige Dokumentation ist hier unerlässlich."

9.3.4   Gewalt gegen alte Menschen

Gewalt gegen alte Menschen kann in der Praxis in mehrere Bereiche unterschieden werden. So ist **körperliche Misshandlung** in Form von Schmerz oder Zwang zufügen von der **seelischen Misshandlung** im Androhen von Gewalt oder Zufügen von seelischen Schmerzen sowie dem Ignorieren von Schamgefühl zu unterscheiden. Die Freiheitseinschränkung, also die Behinderung des Ausübens von Selbstbestimmung und sozialem Umgang, fällt ebenso unter eine Gewaltdefinition wie die Vernachlässigung, sei sie aktiv oder passiv. Letztere beinhaltet die Vorenthaltung von Nahrung, Hygiene, Pflege und medizinischer Behandlung. Der Übergang zum sog. **„Ageism**, der Benachteiligung von Menschen aufgrund ihres Alters" ist hier fließend. Die finanzielle Ausnutzung, d. h. die finanzielle Kontrolle über den alten Menschen sowie die Kontrolle über sein Eigentum, ist eine weitere Form.

Die meisten alten Menschen leben in der häuslichen Umgebung. Entsprechend ereignen sich Gewalthandlungen meistens im familiären Bereich und die Ursachen hierfür sind dort zu suchen. Verzweiflung und Überforderung – vor allem im Umgang mit demenziell Erkrankten – sowie Zeitnot führen zu einem Teufelskreis, ohne dass Gewalt oder Misshandlungen den Tätern bewusst sein müssen.

Auch im Pflegeheim geht durch den Teufelskreis „schlechte Ausbildung, schlechte Bezahlung, schlechte Motivation, schlechte Arbeit" Gewalt gegen die Heimbewohner aus. So führt die klassische „Schnell-Satt-Sauber-Pflege" als Fließbandarbeit zur seelischen **Vernachlässigung**.

Interventionsmöglichkeiten beinhalten vor allem das bewusste Erkennen von Vernachlässigung, aber auch von Gewalthandlungen, und eine Intervention durch behandelnde Ärzte oder im betreuenden Team.

Im Heim kann durch Änderungen von Arbeitszeiten, durch die Verbesserung der Arbeitszufriedenheit und Supervisionsprozesse von innen, aber auch durch Bemühen der Heimaufsicht von außen her eine Änderung erlangt werden. Die häusliche Situation ist hier schwieriger zu ändern, häufig genug kann die familiäre Situation nur entspannt werden durch die Einweisung des Patienten in eine Institution. Dadurch werden die betreuenden Angehörigen akut entlastet; dies führt aber nicht selten zu Vorwürfen innerhalb der Familie.

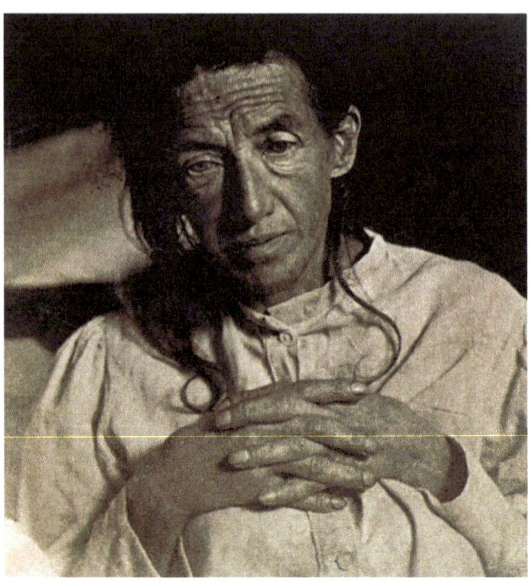

◘ **Abb. 9.7**   Auguste Deter in der Irrenanstalt in Frankfurt. (Mit freundlicher Genehmigung von picture-alliance/dpa)

Fallbeispiel 1

Frau Auguste Deter (◘ Abb. 9.7), 51 Jahre, war in den Monaten zuvor misstrauisch geworden. Ihr Ehemann erzählte von einem Eifersuchtswahn der Patientin. Sie lief unruhig in der Wohnung umher, klingelte bei den Nachbarn, versteckte Gegenstände und fühlte sich verfolgt. Erst als sie kein Essen mehr kochen konnte, drängte der Ehemann auf eine stationäre Einweisung. Bei Aufnahme konnte folgende Eigenanamnese geführt werden: „Wie heißen Sie?" - „Auguste", „Familienname?" – „Auguste". „Wie heißt Ihr Mann?" – „Ich glaube, Auguste"
Der behandelnde Arzt beobachtete die Patientin im weiteren Verlauf, da er den „Greisenblödsinn" als häufigste neuropsychiatrische Erkrankung bezeichnet hatte.
In der Klinik verschrieb er warme Bäder.
Die Frankfurter Irrenanstalt hatte neue Behandlungsmethoden für Geisteskranke eingeführt, deren wesentliches Merkmal das Vermeiden von Zwangsjacken, Zwangsfütterung und anderen Zwangsmitteln war. In großen Wachsälen wurde die

Behandlung der Kranken eingeführt, später die Therapie besonders unruhiger Patienten durch wärmende Dauerbäder praktiziert, deren Wassertemperatur vom Personal überwacht wurde. Einigen Patienten wurde sogar gestattet, sich im Park der Klinik frei zu bewegen.

Der weitere Krankheitsverlauf zeigte die schwere geistige Verwirrung. Die Patientin äußerte bei Befragungen meist ein jammerndes »Ach Gott«, mehrfach äußerte sie: „Ich habe mich sozusagen selbst verloren". Sie war sich ihrer Hilflosigkeit also teilweise bewusst. Das letzte Gespräch des Arztes mit Auguste D. war typisch für viele Gespräche mit verwirrten Patienten: „Guten Tag, Frau Deter!" „Ach, machen Sie doch, dass Sie fortkommen. Ich kann das nicht besprechen". Frau Deter entwickelte im weiteren Verlauf einen Dekubitus und eine Sepsis, an der sie verstarb. Zu diesem Zeitpunkt konnte sie keinen Kontakt mehr aufnehmen.

Auguste Deter war die von Alois Alzheimer erstbeschriebene Patientin mit „der Krankheit des Vergessens". Alois Alzheimer war als junger Nervenarzt für die Patientin zuständig und betreute sie in der städtischen Anstalt für Irre und Epileptische in Frankfurt am Main. Er interessierte sich auch nach seinem Wechsel nach München weiterhin für ihren Werdegang, da sie so jung und so schwer betroffen war. Die Krankheit wurde von seinem Lehrer Kraepelin nach Alzheimer benannt, als Emil Kraepelin 1910 eine Neuauflage seines Lehrbuches für Psychiatrie herausgab. Damit war mit der Alzheimerschen Krankheit die Frühform der Demenz benannt worden. Das Leiden geriet jedoch in Vergessenheit und die Medizin hielt an der Vorstellung fest, dass die bei jüngeren Menschen auftretende Alzheimer-Demenz vom Frühtyp und die senile Form unterschiedliche Erkrankungen seien. Auch die aktuelle ICD (International Classification of Disease) unterscheidet immer noch in Früh- und Spätform. Die Krankheit wurde erst in den 70er Jahren allgemein bekannt, als die Schauspielerin Rita Hayworth an Alzheimer

erkrankte. Später wurde auch die Alzheimer-Erkrankung des ehemaligen US-Präsidenten Ronald Reagan von seiner Ehefrau bekannt gemacht. Ein prominenter Deutscher, der sich mit Alzheimer 2012 outete, ist der Fußballtrainer Rudi Assauer.

Übungsfragen

1. Wie hoch ist nun, über 100 Jahre nach der Erstbeschreibung (siehe Fallbeispiel 1), die Prävalenz der Alzheimerschen Krankheit?
2. Wie häufig werden nach über 110 Jahren in Altersheimen und Krankenhäusern fixierende Maßnahmen durchgeführt? Und was sind die gesetzlichen Anforderungen hierfür?
3. Ronald Reagans politische Gegner vermuteten bei ihm schon viel früher eine Demenz. Ab wann spricht man tatsächlich von Demenz? Sind Sie mit dieser Definition einverstanden?

Lösungen ► Kap. 20

Fallbeispiel 2

Herr H. M. wird nach beobachtetem Bluterbrechen stationär eingewiesen. In der Gastroskopie zeigt sich Hämatin bei erosiver Gastritis und Varizen. Eine akute Blutung kann nicht mehr gesehen werden. Im weiteren Verlauf verschlechtert sich der Zustand des Patienten hinsichtlich Mobilität, Kognition und Wachheit. Er wird inkontinent und delirant, gangunsicher, schließlich antriebsarm bis hin zur Somnolenz.

Laut Vorgeschichte war der Patient alkoholkrank. Er ist zwar inzwischen „trocken", er hat jedoch einen toxischen Leberschaden. Von zuhause war der Patient mehrfach weggelaufen.

Die Weglaufgefahr besteht wegen der ausgeprägten Gangstörung nun nicht mehr, jedoch eine erhöhte Sturzgefahr Aufgrund der gestörten Wachheit. In der Blutuntersuchung zeigt sich ein erhöhter Ammoniakspiegel. Die Darmpassage wird mit Laxantien beschleunigt, es zeigen sich massive Teerstühle. Das cCT ist unauffällig, übrige Laboruntersuchungen wie Vitaminspiegel ebenfalls.

Nach wenigen Tagen ist der Patient wieder wach; er reagiert adäquat, ist wieder mobil, jedoch weiterhin kognitiv eingeschränkt. Es stellt sich somit die Diagnose „akutes Delir bei hepatischer Enzephalopathie" auf dem Boden einer dementiellen Entwicklungen.

Übungsfragen

4. Welche ursächlich behandelbaren Differentialdiagnosen für demenzielle Entwicklungen kennen Sie?
5. Weglaufgefahr wie in Fallbeispiel 2? Da weisen wir doch lieber in ein Krankenhaus ein, oder?
6. Dürfen die Angehörigen den Patienten aus Fallbeispiel 2 im häuslichen Bereich fixieren?

Lösungen ▶ Kap. 20

Fallbeispiel 3

Frau A. M., 79 Jahre, wird zum vierten Mal innerhalb von drei Monaten aufgrund eines Status Epilepticus stationär eingewiesen. Der Status kann wie die letzten Male schnell durchbrochen werden, die Medikamentenspiegel der antiepileptischen Medikamente sind weit unterhalb der nötigen Dosis. Im stationären Setting nimmt die Patientin ihre Medikamente regelmäßig ein. Der therapeutische Spiegel ist auch dieses Mal schnell erreicht, es kommt zu keinem weiteren Krampfanfall. In den vergangenen Monaten hatte die Patientin 20 kg abgenommen und wirkt verwahrlost. Eine Demenz ist bekannt.

Der Ehemann der Patientin ist alkoholkrank und bedroht im Krankenhaus die betreuenden Pflegekräfte sowie Ärzte verbal. Die Tochter der Patientin ist von dieser bevollmächtigt, wirkt jedoch auch alkoholkrank, selbst etwas verwahrlost und berichtet von Gewalthandlungen ihres Vaters gegen sie und gegen ihre Mutter. Die bevollmächtigte Tochter hat beim letzten Aufenthalt gegen den Rat des Krankenhauses die häusliche Versorgung gewünscht und durchgesetzt. Die Patientin selbst ist kognitiv eingeschränkt und wünscht sich eine häusliche Versorgung. Dieser gordische Knoten konnte schließlich nur wie folgt durchbrochen werden: Der Ehemann der Patientin wurde in einem akuten Erregungszustand stationär in die Psychiatrie eingewiesen, ein Betreuungsverfahren für die Patientin wurde eingeleitet, ein Berufsbetreuer vom Vormundschaftsgericht eingesetzt, die Patientin in ein Pflegeheim verlegt. Die Tochter der Patientin nahm Kontakt mit den Anonymen Alkoholikern auf und begann einen Alkoholentzug. Im weiteren Verlauf kam es zu keinen weiteren Krampfanfällen, die Patientin lebte noch einige Jahre im Pflegeheim.

Schlaganfall

Andrej Zeyfang, Ulrich Hagg-Grün

© Springer-Verlag GmbH Deutschland 2018
A. Zeyfang, M. Denkinger, U. Hagg-Grün, *Basiswissen Medizin des Alterns und des alten Menschen*,
Springer-Lehrbuch, https://doi.org/10.1007/978-3-662-53545-5_10

Unter einem Schlaganfall versteht man eine akute Durchblutungsstörung des Gehirns. Ursächlich sind kardiovaskuläre Risikofaktoren wie Bluthochdruck, Fett- und Zuckerstoffwechselstörungen sowie als häufige Ursache im Alter das Vorhofflimmern. Dies führt zur Unterbrechung der Blutversorgung (Ischämie) oder zur Einblutung. Der Schlaganfall stellt die dritthäufigste Todesursache in Deutschland dar; er gehört zu den klassischen Alterserkrankungen, da mehr als die Hälfte der Betroffenen älter als 70 sind. Typische Symptome sind (Hemi-)Plegie und Paresen, neurologische und neuropsychologische Defizite in verschiedenen Konstellationen, die insgesamt den älteren Menschen in seiner Selbständigkeit bedrohen bzw. zur Pflegebedürftigkeit führen können. Oft unterschätzt wird die Bedeutung der häufig auftretenden Schluckstörung, die in der Akut- und Reha-Phase zur Aspirationspneumonie führen kann. Zur Überbrückung eines Gefährdungszeitraums kann hier die Anlage einer PEG-Sonde frühzeitig sinnvoll sein. Die Akutbehandlung des älteren Menschen mit Schlaganfall unterscheidet sich nicht wesentlich von der des Jüngeren, jedoch müssen Komorbidität, Patientenwille und Ziele sehr individuell berücksichtigt werden. Entscheidend für die längerfristige Prognose sind der frühzeitige Einsatz eines therapeutischen Teams zur frühen Rehabilitation im Akutbereich sowie die ausreichende Ausschöpfung weiterer Reha-Potentials. Hierbei kommen berufsübergreifende therapeutische Konzepte wie z. B. das Bobath-Konzept zum Einsatz. Die multidisziplinäre Behandlung im therapeutischen Team (Patient, Ärzte, Pflege, Krankengymnastik, Ergotherapie, Sprachtherapie, Neuropsychologie, Sozialdienst, andere Berufsgruppen und Angehörige des Patienten) zielt auf Wiedererlangung der bestmöglichen Autonomie, Mobilität und Lebensqualität.

10.1 Syndrome nach Schlaganfall

10.1.1 Hintergründe

- **Definition Schlaganfall, Ursachen, Arten, Häufigkeit**

> **Als Schlaganfall wird ein akutes neurologisches Defizit aufgrund einer umschriebenen Durchblutungsstörung des Gehirns bezeichnet. Oder anders formuliert: Ein Schlaganfall ist das Resultat einer Hirndurchblutungsstörung – meist mit Zerstörung von Teilen des Gehirns.**

Synonym wird der Begriff „Hirninsult" (engl. *stroke*) verwendet, die Bezeichnungen „Apoplex" oder „Hirnschlag" sind veraltet. Mit „Hirninfarkt" wird das morphologische Korrelat der Hirnparenchymnekrose beschrieben, das heute durch bildgebende Verfahren auch nachgewiesen werden kann.

Bei Schlaganfällen unterscheidet man in Hinblick auf die **Ursache** hauptsächlich zwischen **Blutungen** (meist als hypertensive Massenblutung oder subarachnoidale Blutung, SAB) und **Ischämien**, die vor allem bei Älteren die Hauptursache sind (Abb. 10.1). Bei den Ischämien spielen im Alter embolische Ereignisse die Hauptrolle. Häufig handelt es sich um thromboembolische Ereignisse mit kardialer Quelle, z. B. beim **Vorhofflimmern**. Ohne Antikoagulation können sich Thromben im linken Vorhof bilden, die dann plötzlich und unerwartet mit dem Blutstrom in die hirnversorgenden Gefäße gelangen und letztlich in den immer dünner werdenden Verästelungen der intrazerebralen Gefäße zu einer Verstopfung mit Unterbrechung des Blutstroms führen. Eine Thrombose bedingt durch arteriosklerotische Plaques, von denen ein Koagel seinen Ausgangspunkt nimmt ist ein weiterer Mechanismus der Entstehung eines Schlaganfalls.

Weitere seltenere Ursachen des Schlaganfalls sind beispielsweise die Riesenzellarteriitis, Takayasu-Arteriitis, Morbus Behçet oder Lupus erythematodes; auch Luft- oder Fettembolien, eine Sinusvenenthrombose oder eine paradoxe Embolie bei offenem Foramen ovale können Schlaganfälle verursachen.

Ein Schlaganfall kommt oft wie ein „Schlag aus heiterem Himmel". Nichts ist mehr wie vorher, das Leben wird subjektiv und objektiv ganz anders.

Der Schlaganfall zählt zu den häufigen Erkrankungen in Deutschland. In der Todesursachenstatistik findet sich in den letzten 10 Jahren ein Rückgang von Platz 3 im Jahr 2003, auf Platz 10 im Jahr 2014. Schlaganfälle sind die häufigste Ursache für dauerhafte Behinderung. Die Häufigkeit vorübergehender Durchblutungsstörungen beträgt in Deutschland ca. 50 auf 100.000 Einwohner pro Jahr, für ischämische Schlaganfälle liegt sie bei 160–240 auf 100.000 Einwohner. Die Inzidenz nimmt mit steigendem Lebensalter zu, etwa die Hälfte der Schlaganfallpatienten ist

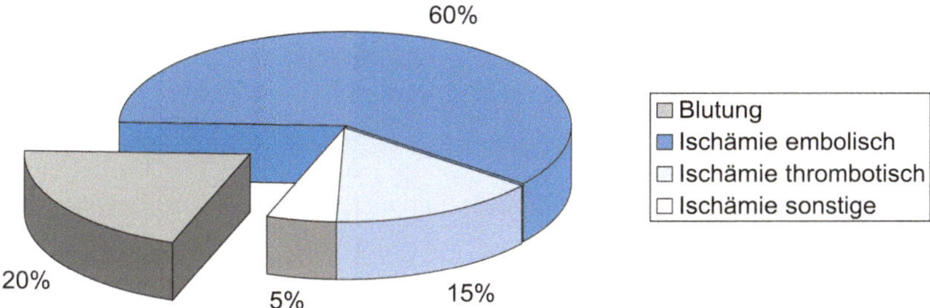

■ **Abb. 10.1** Ursachen für Apoplex

über 70 Jahre alt. Männer sind in fast allen Altersstufen etwa 30% häufiger betroffen, nur in der Altersgruppe über 85 Jahre erkranken und sterben mehr Frauen am Schlaganfall und seinen Folgen.

Die Mortalität nach einem Jahr liegt bei durchschnittlich 25%, wobei die unterschiedlichen Schlaganfallarten und -subtypen erhebliche Unterschiede in der Mortalität aufweisen.

Aufgrund der Häufigkeit stellen die Kosten für Akutbehandlung, Rehabilitation und Folgekosten für die Therapie bedeutsame Ausgaben im Gesundheitswesen dar.

Der **ischämische Schlaganfall** kommt durch Unterbrechung der Blut- und damit Sauerstoffversorgung im Gehirngewebe zustande. Sekundär kann es dann auch noch zu einer Einblutung in den infarzierten Bereich kommen. Dies führt zu einem Funktionsverlust und schließlich zum Absterben von Hirngewebe. Bedingt durch die große Anzahl möglicherweise betroffener Hirnareale gibt es eine Vielzahl klinischer Erscheinungsformen. Die Ursachen ischämischer Schlaganfälle schließen thromboembolische, mikroangiopathische und hämodynamische Mechanismen ein. Auch der zeitliche Verlauf ist sehr variabel. Die Symptome können nur Minuten bis zu einer Stunde andauern (sog. transitorisch-ischämische Attacke, TIA) oder dauerhaft anhalten (vollendeter Schlaganfall, „major stroke"). Begriffe wie PRIND (früher auch „minor stroke") oder RIND sind obsolet.

Bei der **intrazerebralen Blutung** handelt es sich meist um eine hypertensive Massenblutung (Folge der arteriellen Hypertonie), um die Ruptur eines Aneurysmas wie bei der SAB (subarachnoidal-Blutung) oder um Traumen, Tumoren oder seltene Erkrankungen wie Vaskulitiden. Auch eine Überdosierung von Antikoagulantien kann zu einer Hirnblutung führen. Direkte orale Antikoagulantien (DOAK) können hier Vorteile haben, da keine Dosistitrierung

erforderlich ist. Dies scheint aber nur dann zu gelten, wenn eine stabile Einstellung auf VKA nicht möglich ist, während bei Patienten mit mehr als 70% der INR-Werte im empfohlenen Bereich auch die Blutungsrisiken intrazerebral bei VKA mit DOAK vergleichbar ist. Eine abschließende Bewertung der Vor-/Nachteile von VKA gegenüber DOAK ist aufgrund fehlender Langzeiterfahrungen allerdings noch nicht möglich.

■ **Risikofaktoren im Alter**

Das Alter selbst ist der unbeeinflussbare Hauptrisikofaktor für Schlaganfälle. Eine Reihe von potentiell beeinflussbaren Risikofaktoren (■ Tab. 10.2) erhöht das individuelle Schlaganfallrisiko teilweise enorm. So ist bei **Vorhofflimmern** (■ Abb. 10.2) ohne

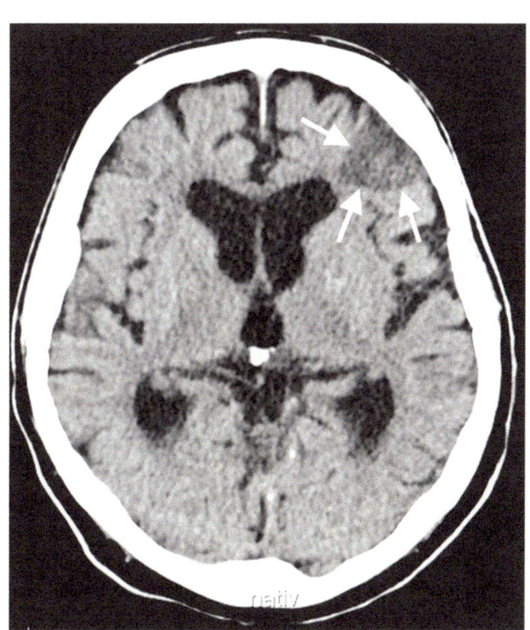

■ **Abb. 10.2** Kleiner frontotemporaler Infarkt bei Patientin mit Vorhofflimmern. (Aus Piper 2000)

Antikoagulation von einem 5-fachen Risiko auszugehen! Ebenfalls besonders häufig findet sich der Schlaganfall bei älteren Patienten mit metabolischem Syndrom. Hier kommen die verschiedenen Risikofaktoren wie erhöhter Blutdruck, erhöhter Blutzucker, Dyslipidämie mit hohem LDL-Cholesterin und erniedrigtem HDL-Cholesterin meist gemeinsam vor und potenzieren sich in ihrem negativen Einfluss. Der CHA2DS2-VASc-Score (Tab. 10.1) ist eine Weiterentwicklung des CHADS2-Score zur Risikoanalyse für das Auftreten eines Schlaganfalls bei Menschen mit Vorhofflimmern. Er hilft bei der Entscheidungsfindung für oder gegen eine Antikoagulation.

Nach den deutschen Leitlinien sollte dabei bereits bei einem Score von 1 eine Antikoagulation erwogen werden, in USA und anderen Ländern erst bei einem mittleren Risiko, also ab 2 Punkten. Die Therapie wird entweder mit Vitamin-K-Antagonisten oder mit den neueren (direkten) oralen Antikoagulantien, kurz NOAK oder DOAK wie Dabigatran, Rivaroxaban, Edoxaban oder Apixaban durchgeführt.

Eine stabile Rhythmisierung kann eine orale Antikoagulation verzichtbar machen.

10.1.2 Klinik und diagnostisches Vorgehen

■ **Klinik**

Bei einer plötzlich auftretenden **Lähmung** oder Schwäche, einer einseitigen Sensibilitätsstörung oder auch bei einem kurzfristigen Visusausfall (Amaurosis fugax) muss immer an einen Schlaganfall gedacht werden. Gerade ältere Menschen, deren Angehörige und Altenpflegekräfte müssen dafür sensibilisiert werden, bei solchen Symptomen nicht zu warten, sondern sofort den Rettungsdienst zu informieren. Mit dem sog. **FAST-Test** können sowohl Angehörige als auch z. B. ein Rettungsassistent bereits telefonisch auf das Vorliegen eines Schlaganfalls screenen und damit eine schnelle Behandlung ermöglichen. Die Abkürzung „FAST" steht dabei für **F**ace (Gesicht), **A**rms (Arme), **S**peech (Sprache) und **T**ime (Zeit). Im Einzelnen sind damit folgende Aufforderungen gemeint (Tab. 10.3).

Nach der Leitlinie der DGN sollten alle Schlaganfallpatienten möglichst in Schlaganfallstationen (Stroke Units) behandelt werden, um Tod und Behinderung zu minimieren.

Erfolgt eine komplette Rückbildung innerhalb von einer Stunde, ohne einen Defekt zu hinterlassen, spricht man von einer **transitorischen ischämischen Attacke (TIA)**. TIA sind wichtige Vorboten eines größeren Schlaganfalls und müssen deshalb Anlass für eine genaue Analyse der Risikofaktoren und deren Behandlung geben, aufgrund fehlender Vorhersagefaktoren für den zeitlichen Verlauf darf auf keinen Fall abgewartet werden, ob es sich um eine TIA oder einen manifesten Schlaganfall handelt. Der *„progressive stroke"* (zunehmender Schlaganfall) bezeichnet eine zunehmende Verschlechterung initialer Symptome im Verlauf von Stunden bis Tagen.

> **Klassisch für den akuten Schlaganfall ist die Lähmung der Gegenseite, zunächst schlaff, dann spastisch. Je nach betroffenem**

Tab. 10.1 CHA2DS2-VASc-Score

Akro	Merkmal	Punkte
C	Herzinsuffizienz (engl. Congestive heart failure)	1
H	Hypertension	1
A_2	Alter ≥75 Jahre	2
D	Diabetes mellitus	1
S_2	Früherer Schlaganfall, TIA oder Thrombembolie	2
V	Vaskuläre Erkrankungen wie pAVK oder Herzinfarkt	1
A	Alter 65–74 Jahre	1
Sc	Weibliches Geschlecht (engl. Sex category)	1

◘ Tab. 10.2 Wichtige Risikofaktoren des Schlaganfalls

Risikofaktor	Risikoerhöhung
Vorhofflimmern	5-fach
Bluthochdruck	2- bis 10-fach
Diabetes	2- bis 3-fach
Rauchen	2- bis 2,5-fach
Blutfette	1,5- bis 2-fach
Hoher Alkoholkonsum	Dosis-abhängig
Pille	Unklar
Schnarchen	Unklar

◘ Tab. 10.3 FAST-Test zum frühen (z. B. telefonischen) Screening auf das Vorliegen eines Schlaganfalls

Face	Bitten Sie die betroffene Person zu lächeln
Arms	Die betroffene Person soll beide Arme gleichzeitig heben und dabei die Handinnenflächen nach oben drehen
Speech	Lassen Sie die betroffene Person einen einfachen Satz nachsprechen
Time	Sollte der Betroffene mit einer dieser Aufgaben Probleme haben, zählt jede Minute. Wählen Sie sofort den Notruf 112 und schildern Sie die Symptome

Gehirnbereich kommen Ausfallerscheinungen der Sensibilität, der höheren Fähigkeiten oder des Bewusstseins dazu.

Die häufigsten **Symptome** des Schlaganfalls sind in ◘ Tab. 10.4 aufgelistet:

Beim schweren Schlaganfall findet sich häufig eine Bewusstseinsstörung; der Patient kann keine Auskunft zu seinem Zustand geben. Gelegentlich findet sich eine Blickdeviation zur betroffenen Hirnseite („Der Patient schaut sich die Bescherung an") sowie eine blasende Atmung.

Ganz besonders wichtig beim Älteren ist das Wissen um Lähmungen oder Sensibilitätsstörungen in Bereichen, die man nicht sieht:

> Eine Schluckstörung tritt nach Schlaganfall extrem häufig auf (ca. 70%!) wird aber ebenfalls sehr häufig schlichtweg übersehen: Jeder Patient nach Schlaganfall, der beim/nach dem Essen oder Trinken hustet, rezidivierende Fieberattacken oder eine belegte/gurgelnde Stimme hat, leidet bis zum Beweis des Gegenteils unter einer Schluckstörung! Eine Aspirationspneumonie ist bei vielen Patienten bereits bei stationärer Aufnahme zu sehen.

Die initiale Schluckstörung und ihre begleitende Aspiration ist häufig bei stationärer Aufnahme bereits verschwunden, die Entzündungszeichen jedoch noch erkennbar. Diese werden dann oft fälschlicherweise einem pathologischen U-Status zugeschrieben. Erst eine genauere Evaluation des Schluckakts, z. B. mit einer Schluckendoskopie, zeigt, dass noch immer Auffälligkeiten bestehen.

Auch subtile **neuropsychologische Störungen** wie ein Neglect v. a. nach rechtshirnigem Insult, oder eine Anosognosie werden oft von Arzt, Pflege und Therapie erst spät oder gar nicht wahrgenommen. Hier zeigte sich insbesondere die Überlegenheit des therapeutischen Teams in den Schlaganfallstationen.

In ◘ Tab. 10.5 sind wichtige neuropsychologische Störungen mit Beispielen dargestellt.

▪ Instrumentelle Diagnostik

Ein Schlaganfall sollte heute immer primär als Notfall behandelt werden und sämtliche erforderliche Diagnostik rasch und ohne Zeitverlust durchgeführt werden. Die kraniale Computertomografie (cCT) oder das craniale MRT (cMRT) mit Gradienten-Echo-Sequenz zum Blutungsausschluss sind die wichtigsten apparativen Untersuchungen bei Schlaganfallpatienten. Sie muss bei akut betroffenen Patienten unverzüglich durchgeführt werden. Auch im höheren Lebensalter ist es möglich, durch eine kausale Behandlung (z. B. Lyse) eine komplette Funktionswiederherstellung zu erreichen. Für die Lyse gilt auch ein Alter >80 Jahren nicht mehr als Kontraindikation. Der Arzt muss dennoch mögliche Vor- und Nachteile sehr gut gegeneinander abwägen, bevor er eine Lyse beim betagten Menschen durchführt. Die

◘ Tab. 10.4 Häufige Symptome eines Schlaganfalls

Symptom (Fachbegriff)	Beschreibung	Beispiel
Hemiparese	Schwäche oder Lähmungserscheinungen	Halbseitige Schwäche oder Lähmungserscheinung an Arm, Gesicht oder Bein
Amaurose	plötzliche Sehschwäche oder Sehstörungen	Z. B. Doppelbilder, Verschwommensehen, einseitiger Sehverlust, halbseitige Gesichtsfeldausfälle
Dysästhesie, Parästhesie, Anästhesie	Sensibilitätsdefizit, Gefühllosigkeit	Taubheitsgefühl an den unterschiedlichsten Körperregionen
Aphasie (siehe auch ◘ Tab. 10.5)	Flüssige Sprachstörung (Wernicke-Aphasie) Nicht-flüssige Sprachstörung (Broca-Aphasie)	Erschwertes Sprechen, z. B. Wortsalat, Silbenverdrehungen, Sprachverlust oder und Verständnisstörungen, das sich durch falsches Befolgen von Anweisungen, oder sinnlosen Wortschwall ausdrückt. Oder Unfähigkeit zu sprechen. Jeweils mit/ohne Störung des Sprach-Verständnisses.
Dysarthrie	Verwaschene Sprache	Lallen, schwere Zunge wie bei Alkoholrausch
Dysphagie	Schluckstörung	Verschlucken beim Essen und/oder Trinken, mit oder ohne Husten („stille Aspiration")
Vigilanzstörung	Bewusstseinsstörung von erregt bis komatös	Verschiedene Symptome von Erregung, epileptischen Anfällen bis zu Stupor oder tiefem Koma
Unspezifisch	Schwindel, Tinnitus, Kopfschmerz	

◘ Tab. 10.5 Wichtige neuropsychologische Störungen nach Schlaganfall

Störung (Fachbegriff)	Beschreibung	Beispiel
Neglect	Fehlende Wahrnehmung einer Seite	Vernachlässigung einer Raumhälfte; isst nur den halben Teller leer
Apraxie	Störung der zielgerichteten Bewegungsabläufe	Selbstversorgung eingeschränkt; kann sich nicht mehr anziehen
Anosognosie	Nicht-Wahrnehmung der Schädigung	Patient fällt um, weil er nicht wahrnimmt, dass eine Körperhälfte gelähmt ist
Aphasie	Zentrale Sprachstörung	Sensorisch (Wernicke) – flüssig, Kauderwelsch; motorisch (Broca) – kaum Spontansprache, Agrammatismus
Alexie, Akalkulie, Agraphie, amnestische Aphasie	Verlust erworbener Fähigkeiten	Einzelne höhere Fähigkeiten wie Lesen, Rechnen, Schreiben können nicht mehr durchgeführt werden

betroffenen Patienten sind meist bereit, das Risiko zu tragen, da sie zurecht befürchten, ein „Pflegefall" zu werden.

Die intravenöse Behandlung mit rtPA soll innerhalb eines 4,5-Stunden-Fensters zur Behandlung ischämischer Schlaganfälle an in dieser Therapie erfahrenen Zentren so früh wie möglich durchgeführt werden. Bei selektierten Patienten kann auch eine rtPA-Thrombolyse bis zu 6 h nach Beginn der Symptome als individueller Heilversuch zur Anwendung kommen. Die behandelnden Ärzte sollten mit den Komplikationen der Lyse (Blutungen, angioneurotisches Ödem) vertraut sein. Andere Medikamente zur Lyse sollten nur im Rahmen von Studien benutzt werden.

Bereits in der Frühphase eines ischämischen Schlaganfalls soll eine Sekundärprophylaxe mit Acetylsalicylsäure (ASS, 100 mg/d) eingeleitet werden.

Notwendige instrumentelle Untersuchungen sind in ◨ Tab. 10.6 dargestellt.

> **Beim geriatrischen Patienten kann allerdings auch bewusst von dieser Handlungskette abgewichen werden bzw. auf bestimmte diagnostische Maßnahmen ganz verzichtet werden, z. B. beim Vorliegen einer derartig verfassten Patientenverfügung oder bei schweren Begleiterkrankungen wie einer ausgeprägten Demenz. Falls die diagnostischen Bemühungen sowieso keine therapeutische Konsequenz nach sich ziehen oder falls die Beeinträchtigung des Patienten durch die Diagnostik erheblich ist (z. B. Notwendigkeit des Transports zum CT), ist die Indikation ebenfalls kritisch zu hinterfragen. Geriatrisches Handeln kann hier auch die bewusste Abweichung von Leitlinien-orientiertem Handeln bedeuten.**

- **Diagnostik der neuropsychologischen Störungen**

Möglichst rasch, i. d. R. bereits während der ersten Tage der Behandlung, sollte auch die Überprüfung der neuropsychologischen Funktionen einsetzen. Zusätzlich zur üblichen klinisch-neurologischen Untersuchung kommen dabei die Instrumente

◨ **Tab. 10.6** Notwendige instrumentelle Untersuchungen nach Schlaganfall

Untersuchung	Dringlichkeit	Grund
Kranielle Computertomographie oder MRT	Unverzüglich	Differenzierung zwischen Blutung und Ischämie Therapieplanung
Duplex Karotis	Sofort	Ausschluss Karotis-Dissektion
Sauerstoffsättigung	Sofort	Z. B. Verbesserung der Oxygenierung
EKG	Sofort	Erkennung von Arrhythmie oder Myokardischämie
Echokardiographie	Rasch	Feststellung von Thromben, Bestimmung der Herzfunktion
TEE (transösophageale Echokardiographie)	Rasch	Feststellung von Thromben, Shunts, Vitien
Routinelabor	Rasch	Erkennung von Anämie, Exsikkose, Gerinnung, Infekt
Blutdruckmonitoring	Rasch	Sicherung des Bedarfshochdrucks
Blutzuckermonitoring	Rasch	Ziel Normoglykämie
Temperaturmonitoring	Rasch	Ziel Fiebersenkung

des geriatrischen Assessments zum Einsatz. Aufgrund der Vielfältigkeit der möglichen Störungen hat sich dabei das multidimensionale, **multidisziplinäre Assessment** bewährt: Die verschiedenen Berufsgruppen des geriatrischen Behandlungsteams führen dabei die ihrem Bereich zugeordneten Assessmentuntersuchungen durch. Die Ergebnisse werden zusammengeführt und im therapeutischen Team diskutiert. Dem Arzt kommt dabei die Rolle des „Managers" zu, der daraus auch die entsprechenden Behandlungsziele ableitet und die Gesamtkoordination des Behandlungsprozesses übernimmt.

Eine besondere Rolle kommt dabei den neuropsychologisch geschulten Ergotherapeuten bzw. den Neuropsychologen, wo vorhanden, zu. Aus einer Auswahl von mehreren Hunderten von Testverfahren müssen die bestimmt werden, die die Defizite der Schlaganfall-Betroffenen zeigen und quantifizieren, um die Patienten so einer gezielten Behandlung zugänglich zu machen. Assessment ist kein Selbstzweck, sondern dient immer auch der Behandlungs- und Rehabilitationsplanung.

10.1.3 Therapie

Die akute Therapie des Schlaganfalls sollte entsprechend den Vorschlägen der Fachgesellschaft für Geriatrie bzw. bei biologisch jüngeren Patienten nach den Leitlinien der Fachgesellschaft für Neurologie (DGN) erfolgen. Hier nur die fünf Grundprinzipien der akuten Schlaganfallbehandlung:
- Spezifische Behandlung, z. B. rekanalisierende Therapie (perkutane transluminale Angioplastie, rtPA-Lyse)
- Monitoring und Behandlung vitaler Parameter wie Blutdruck, Körpertemperatur, Herzfrequenz, Atemfrequenz, O_2-Sättigung, Blutzucker, Elektrolyte u. a.
- frühe Sekundärprophylaxe (z. B. Thrombozytenaggregationshemmer, Thromboseprophylaxe)
- Vorbeugung und Behandlung von Komplikationen (z. B. durch Lagerung, Dekubitus-, Aspiration- und Pneumonieprophylaxe)
- Unterstützung dieser Maßnahmen durch frühe rehabilitative Therapien

■ **Allgemeines zu Therapiemaßnahmen nach Schlaganfall**

> **Der Schwerpunkt in der Behandlung des akuten Schlaganfalls liegt beim therapeutischen Team. Die initialen Studien zur Effektivität von Stroke-Units zeigten, dass das Ausmaß späterer Invalidität sehr eng damit korreliert, wann und wie rehabilitative Maßnahmen eingeleitet werden. Dieser Unterschied bestand bereits vor der Etablierung der Lyse-Regimes.**

Es ist deshalb wichtig, zusätzlich zu den o. g. akuten Behandlungsmaßnahmen von Anfang an akute geriatrische Diagnostik und frührehabilitative Maßnahmen einzuleiten. Typischerweise arbeitet in der Rehabilitation ein **therapeutisches Team** mit den Patienten, dem neben Ärzten, Pflegekräfte, Physiotherapeuten, Ergotherapeuten, Sprachtherapeuten, Neuropsychologen, Sozialarbeitern und Mitarbeitern der Physikalischen Therapie, Orthopädietechniker und Diätassistenten angehören.

In Absprache mit dem Patienten, z. T. auch den Angehörigen und den Mitgliedern des Teams, wird für den Patienten ein realistisches Rehabilitationsziel festgelegt, auf das während der Rehabilitation hingearbeitet wird und das während der Behandlung überprüft und angepasst wird.

Wie so oft im Leben, ist dies nicht ganz einfach. **Ziele sollten SMART** (□ Tab. 10.7) sein: *specific – measurable – achievable – relevant – timely.*

Oft werden diese klaren Zielvorgaben allerdings durch kognitive oder affektive Störungen beeinflusst und erschwert. Eine Anosognosie (Nicht Wahrnehmen-Können der Krankheit) macht die gemeinsame Zielplanung mit dem Patienten oft nahezu unmöglich, da insbesondere der rechtshirnig betroffene Patient seine Defizite überhaupt nicht wahrnimmt. Manchmal muss deshalb frühzeitig eine Betreuung initiiert werden (▶ Kap. 16.2.2).

■ **Therapie der neuropsychologischen Störung (Bobath, Ergotherapie, Physiotherapie, Logopädie, Neuropsychologie)**

Die Therapie nach Schlaganfall ist multidimensional – muss aber immer einen gemeinsamen Nenner haben. Hierzu werden meist Konzepte verwandt, wie z. B. das „Bobath-Konzept".

Tab. 10.7 SMART

Spezifisch	– Ist das Ziel eindeutig, konkret und präzise formuliert? – Ist das Ziel schriftlich festgehalten? – Lässt die Formulierung Spielraum für Interpretationen oder Nachforderungen?
Messbar	– Können Sie eindeutig überprüfen, ob Sie Ihr Ziel erreicht haben? – Anhand welcher Kriterien prüfen Sie die Zielerreichung? – Ist eine eindeutige Messung des Erfolgs möglich?
Akzeptiert	– Zeigt Ihr Ziel positive Veränderungen an? – Bietet das Ziel ausreichend Motivationsmöglichkeiten?
Realistisch	– Ist Ihr Ziel hoch gesteckt, aber erreichbar? – Wird das Ziel akzeptiert? (Zu niedrig angesetzte Ziele werden nicht verfolgt.)
Terminierbar	– Kann das Ziel zeitlich zugeordnet werden? – Gibt es ein definiertes Ende? – Welche Meilensteine wollen Sie erreichen?

> **Das Bobath-Konzept ist ein Pflege- und Therapiekonzept für Patienten mit Lähmungen durch Krankheiten des zentralen Nervensystems. Mit dem Bobath-Konzept wird im Gegensatz zu herkömmlichen Methoden keine Kompensation der Lähmungen, sondern das Wiedererlernen verlorener Bewegungsfähigkeiten erreicht. Intensive Mitarbeit des Patienten vorausgesetzt, wird der gelähmte Patient wieder selbständiger in den Aktivitäten des täglichen Lebens.**

Die Pflegearbeit nach Prinzipien des **Bobath-Konzepts** ermöglicht therapeutische Pflege als ständigen Bestandteil des gesamten Tagesablaufes des Patienten. Pflege, therapeutische Mitarbeiter und Ärzte arbeiten zusammen nach den gleichen, berufsübergreifenden Prinzipien. Pflegetherapeuten verbringen die meiste Zeit mit dem Patienten. Deshalb übernimmt die Alten- und Krankenpflege im Bobath-Konzept wichtigste therapeutische Aufgaben. Alle an der Rehabilitation Beteiligten arbeiten eng zusammen. Patient, Ärzte, Pflegetherapeuten, Krankengymnasten, Ergotherapeuten, Sprachtherapeuten, andere Therapeuten und Angehörige des Patienten orientieren sich an einem gemeinsamen berufsübergreifenden Therapieschema, den Prinzipien des Bobath-Konzeptes. Vom Bobath-Konzept kann jedoch auch individuell abgewichen werden, die Therapie und das Herangehen an Funktionsdefizite sind auf den Patienten und nicht auf das Konzept bezogen.

Die auf der **Plastizität des Gehirns** basierende therapeutische Pflege zielt auf Beeinflussung der Spastik, Verbesserung der Körperwahrnehmung und Anbahnung normaler Bewegung. Durch spezielle Arten der Lagerung und der Bewegung des Patienten werden bleibende Muskelverkrampfungen (Spastik) verhindert und durch Lähmung verlorene Bewegungen wieder angebahnt. Dabei macht man sich die lebenslange Lernfähigkeit und die Kapazitätsreserven des Gehirns zu Nutze. Arbeitsprinzipien des Bobath-Konzeptes sind die Regulation des Muskeltonus und die Anbahnung physiologischer Bewegungsabläufe.

■ **Ergotherapie**

Im Mittelpunkt steht die eigenständige Handlungsfähigkeit und größtmögliche **Selbständigkeit** des Menschen im Alltag. Die Patienten sollen handelnd wieder Handeln lernen.

Nach einer ausführlichen ergotherapeutischen Befunderhebung (Assessment) hinsichtlich Kognition, Wahrnehmung, Sensorik und motorisch-funktionellem Status, sowie der gegebenen Selbständigkeit (z. B. beim Anziehen) werden mit dem Patienten Therapieziele individuell festgelegt.

Um die geistige Mobilität zu erhalten und zu fördern, nimmt auch das Hirnleistungstraining einen wichtigen Stellenwert ein. In einzel- und gruppentherapeutischer Betreuung werden auch sozial-kommunikative Fähigkeiten gefördert und der Krankheitsverarbeitung Raum gegeben.

Um die Patienten wieder in ihr häusliches Umfeld entlassen zu können, sind oftmals Hilfsmittel (z. B. Badewannenlift, Einhänderbrett) nötig. Patienten und Angehörige werden durch die Ergotherapie

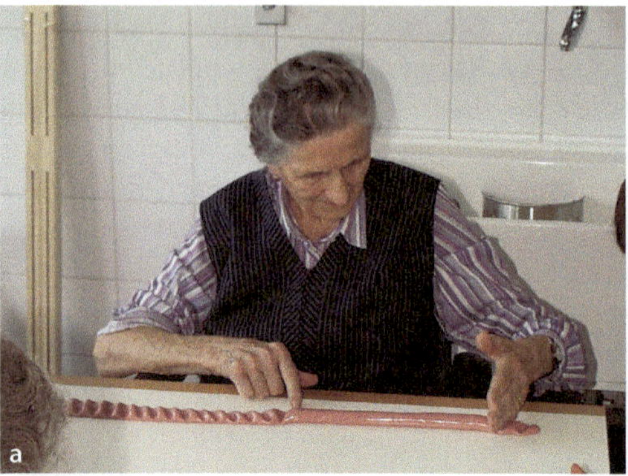

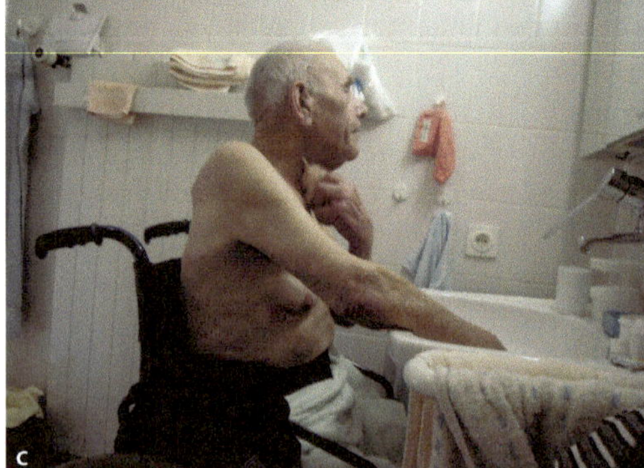

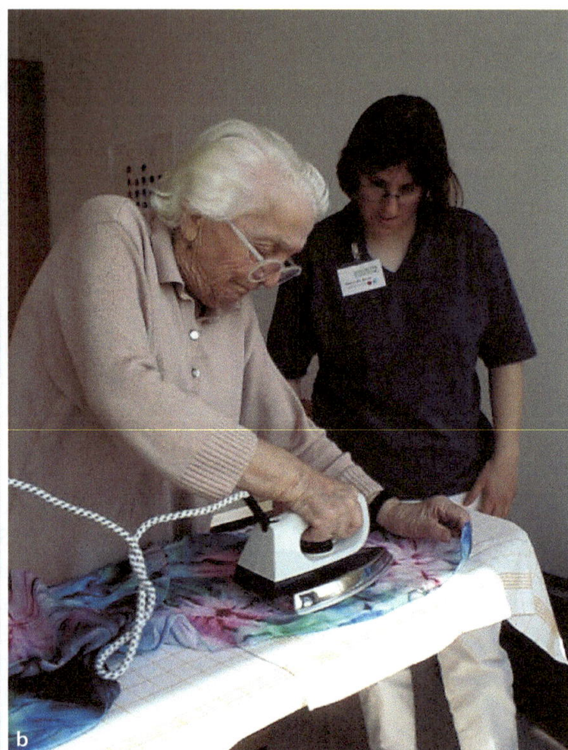

Abb. 10.3   Ergotherapie nach Schlaganfall

beraten und der Umgang mit den nötigen Hilfsmitteln wird erlernt (◘ Abb. 10.3).

■ **Physiotherapie**

Je früher die Physiotherapie einsetzt, desto besser. Auch wenn der Patient noch bettlägerig und das Bewusstsein noch getrübt ist, kann und sollte die Physiotherapie bereits beginnen. Die Art, Dauer und Zeitpunkt der Physiotherapie ist individuell für den jeweiligen Patienten. Sie richtet sich vor allem nach dem Krankheitsstadium, den Symptomen und dem allgemeinen Zustand des Patienten (◘ Abb. 10.4).

Die vom Schlaganfall betroffene **„Hemi"-Seite** muss besonders gefordert werden; dies muss allen klar sein, die den Patienten versorgen. Ärzte, Pflegende und Angehörige sollten sich z. B. immer auf die Seite mit der Lähmung setzen und auch Getränke etc. von hier aus reichen. Auch der Nachttisch, Bilder

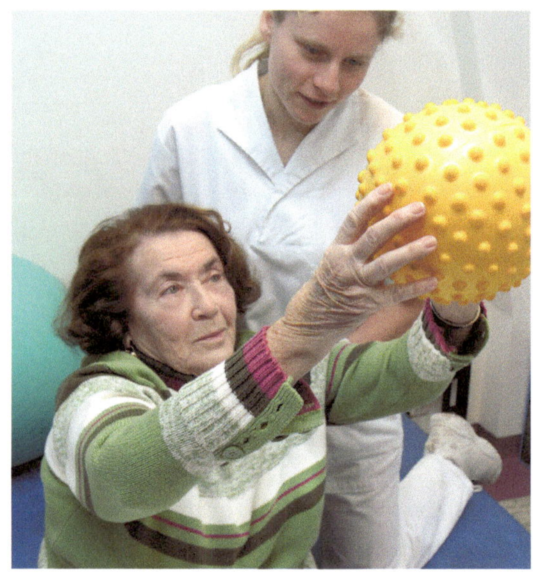

Abb. 10.4   Vorgehen in der Physiotherapie

und Blumen gehören auf die betroffene Seite. Am besten stellen Schwestern oder Angehörige das Bett bei Bedarf im Zimmer so um, dass der Patient gezwungen ist, auch das Geschehen in der Tür mit der gelähmten Körperhälfte wahrzunehmen.

Durch spontane Rückbildung können lediglich 5% der Patienten ihre Arme und Hände wieder uneingeschränkt einsetzen, in 20% der Fälle kehrt keinerlei Arm-/Handfunktion zurück. Hingegen werden etwa 75% der hemiparetischen Patienten – selbstständig oder mit Hilfe – gehfähig. Hier hilft die frühzeitige Physiotherapie, richtige Bewegungsmuster zu erlernen. Leider bleiben immer noch 25% auf den Rollstuhl angewiesen oder sind sogar bettlägerig.

Der größte Umfang der Rückbildung kann in den ersten 12 Wochen erwartet werden. Allerdings erstreckt sich die Rückbildungsphase bei mittelschweren und schweren Hemiparesen oft über mehrere Monate, in Einzelfällen auch über Jahre. Für die Rückbildung der motorischen Defizite sind eine Reihe prognostisch günstiger und ungünstiger Faktoren bekannt.

> Patienten mit kleinen, lakunären Infarkten, rein motorischen Ausfällen (pure motor hemiparesis), intakter Propriozeption und guter kognitiver Funktion haben häufig gute Besserungschancen, auch wenn in der Akutphase des Schlaganfalls eine schwere Hemiparese besteht. Auch haben Patienten, die spontan ihre Beine überkreuzen eine bessere Prognose. Ungünstig hingegen sind begleitende neuro(psycho)logische Ausfälle, vor allem Tiefensensibilitätsstörungen, Aphasien und Neglect. Ein Beispiel für einen Uhren-Test bei Neglect zeigt ◘ Abb. 10.5. Rezidivierende depressive Episoden sind wichtige Komplikationen im Verlauf nach Schlaganfall und können die funktionelle Rückbildung negativ beeinflussen. Sie sind einer antidepressiven Therapie gut zugänglich und sollten daher frühzeitig behandelt werden.

Grundzüge und besondere Vorgehensweisen der Physiotherapie nach Schlaganfall beinhalten immer auch eine Beeinflussung der Spastik, die nach einer Phase der schlaffen Lähmung meist in der Rehabilitationsphase entsteht (◘ Tab. 10.8).

■ **Logopädie**

Die logopädische Therapie kümmert sich ursprünglich primär um die Sprache (Logos), also um die Sprach- und Sprechtherapie nach Schlaganfall – aber immer mehr auch um die Probleme des Schluckens, die Dysphagie – typisch für ältere Menschen nach Schlaganfall.

Ziel der **Sprach- und Sprechbehandlung** ist die Wiederherstellung, Verbesserung oder Kompensation der krankheitsbedingt eingeschränkten kommunikativen Fähigkeiten.

> Bei Patienten mit Schluckstörung steht die Vermeidung einer aspirationsbedingten Pneumonie (Lungenentzündung) im Vordergrund. Dies kann durch eine optimale Anpassung der Nahrungskonsistenzen (z. B. Andicken von Getränken) und die Anwendung kompensatorischer Hilfen (z. B. Schlucktechnik), sowie verschiedener Therapiemethoden (z. B. Therapie des Facio-oralen Traktes – F.O.T.T. – nach Kay Coombes) erreicht werden.

Da eine Erkrankung oft auch für die Angehörigen eine Umstellung ihrer Lebensgewohnheiten bedeutet, werden diese bei Bedarf in die Therapie mit einbezogen und beraten.

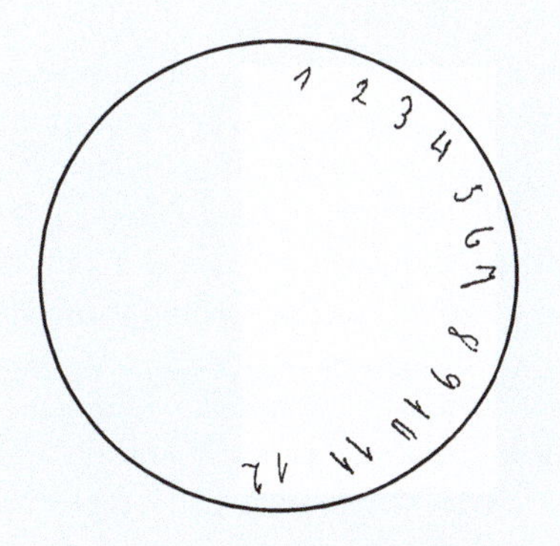

◘ **Abb. 10.5** Uhren-Ergänzungstest bei Neglect. (Aus Zeyfang)

◘ Tab. 10.8 Besondere Verfahren der Physiotherapie nach Schlaganfall

Verfahren	Vorgehensweise	Bemerkung
Forcierter Gebrauch	Durch Immobilisierung des gesunden Arms wird der regelmäßige Einsatz der paretischen Extremität nicht nur während der Therapiestunden, sondern auch bei anderen alltäglichen Verrichtungen „erzwungen"	Theoretische Grundlage dieses Verfahrens ist die Annahme, dass die Patienten in den Monaten nach dem Schlaganfall die Benutzung der betroffenen Extremität „verlernen"
Robotassistierte Rehabilitation	Elektronisch gesteuerte Armbewegungsprothese	Dieses Verfahren wurde insbesondere zur Verbesserung der Funktion proximaler Armmuskeln entwickelt. Die Effekte sind noch 3 Jahre später nachweisbar
Repetitive Wiederholung isolierter Bewegungen	Wiederholung desselben Bewegungsschemas	Eine Verlaufsstudie zeigte, dass die in der Akutphase erzielten Verbesserungen auch 5 Jahre später noch nachweisbar waren
Therapeutische elektrische Stimulationen	Bei diesem Verfahren werden Muskeln durch elektrische Reize zur Kontraktion angeregt (bevorzugt Handextensoren)	Bislang fehlen allerdings klare Hinweise für eine alltagsrelevante Verbesserung funktioneller Fähigkeiten
Mentales Training	Durch wiederholte Vorstellung von Bewegungsabläufen soll deren Durchführung verbessert werden	Eine große Untersuchung kam zu dem Schluss, dass das mentale Training sowohl Planung als auch Ausführung zuvor trainierter, aber auch neuer Aufgaben verbessert.
Akupunktur	Akupunktur wurde immer wieder als zusätzliches therapeutisches Verfahren in der motorischen Rehabilitation diskutiert	Es besteht derzeit kein Nachweis für eine Wirksamkeit von Akupunktur in der motorischen Schlaganfallrehabilitation

Nach: S3-Leitlinie ischämischer Schlaganfall der deutschen Gesellschaft für Neurologie

■ **Neuropsychologie**

Die Neuropsychologie untersucht und behandelt psychische Störungen, die aufgrund von Erkrankungen und Schädigungen des Gehirns auftreten. Schwerpunkte in der Geriatrie bilden deshalb Störungen der geistigen Leistungsfähigkeit, Störungen des Verhaltens und Störungen der Befindlichkeit. Häufig auftretende **neuropsychologische Störungen** nach einem Schlaganfall betreffen Aufmerksamkeitsprozesse, Gedächtnisleistungen, räumlich-visuelles Wahrnehmungsvermögen (s. ◘ Abb. 10.6) oder problemorientiertes Denken. Durch neuropsychologische Diagnostik mittels Testverfahren (auch Computer gestützt) lassen sich Störungsbereiche genau zuordnen. Gespräche zur Krankheitsverarbeitung und psychotherapeutische Interventionen bei emotionalen Problemen sowie die Beratung der Angehörigen sind wichtige Bestandteile der Behandlung.

Auch die Feststellung einer Depression und die Übungsbehandlung von Gedächtnis- Wahrnehmungs- und Aufmerksamkeitsstörungen gehören zum Aufgabenbereich der Neuropsychologie.

Letztlich sollte die Entscheidung zur Fahreignung nach neuropsychologischer Testung erfolgen (◘ Abb. 10.5).

■ **Technische Hilfsmittel – „ambient assisted living" (AAL)**

Unter AAL versteht man „altersgerechte Assistenzsysteme für ein gesundes und unabhängiges Leben". Besonders bei Menschen mit bleibenden körperlichen Beeinträchtigungen wie nach Schlaganfall kann

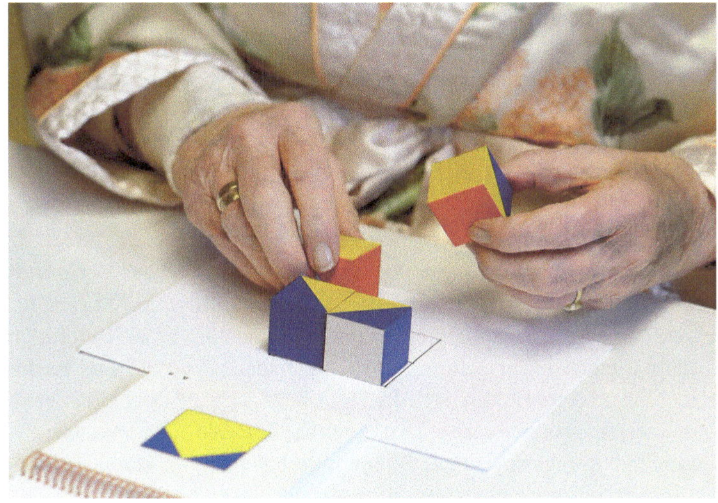

☑ **Abb. 10.6** Prüfung der räumlich-konstruktiven Wahrnehmung. (Bildquelle: Andrej Zeyfang)

der Einsatz dieser technischen Hilfsmittel dazu beitragen, möglichst lange in ihrer gewohnten Umgebung selbstbestimmt, autonom und mobil zu leben. Dabei kann es sich je nach Schädigungsmuster um ganz unterschiedliche Hilfssysteme handeln: Vom Treppenlift über den Hausnotruf bis hin zum Web-basierten Telemedizinnetz ist die Bandbreite inzwischen sehr groß. Beispiele für bereits etablierte AAL-Hilfsmittel finden sich in Kap. 11.

■ **Ernährung – PEG**

In der Akutphase des Schlaganfalls, also in den ersten Stunden und Tagen, gilt das Hauptaugenmerk der Diagnostik der „großen" Probleme, wie motorischer Parese, Bewusstseinslage und der Optimierung von Blutdruck, Blutzucker, Oxygenierung etc. Meist erst etwas später kommt dann der Gedanke auf, dass der Betroffene auch etwas essen müsste …

„Geht nicht", antwortet dann manchmal die zuständige Pflegekraft. Oder auch „Er/sie hustet immer beim Essen" oder „Die Stimme gurgelt immer so nach dem Trinken". Oder keiner merkt irgendetwas – bis es dann zu einer Bronchitis oder einer Pneumonie kommt: Die sog. stille Aspiration hat zugeschlagen.

Bereits bei der initialen Aufnahme im Krankenhaus sind die Entzündungszeichen oft erhöht – häufig schon da ein Zeichen der Aspiration, die weder vom Patienten noch von den Behandlern bemerkt wird, da die Dysphagie bei stationärer Aufnahme nicht

im Vordergrund steht und sie sich glücklicherweise schon schnell zurückgebildet hat.

> **Aspirationen können durch verspätetes Einsetzen des Schluckreflexes (sog. Leaking), während des Schluckaktes oder durch Verbleib von Nahrungsresten im Pharynxbereich durch ungenügende Reinigungsfunktion (Retentionen) zustande kommen. Wichtigstes Symptom einer Schluckstörung ist das Husten während oder nach Einnahme von Speisen oder Getränken. Aber auch Veränderungen der Stimme, Dyspnoe oder Entzündungszeichen sollten an eine stille Aspiration denken lassen.**

Deshalb muss rasch eine entsprechende Diagnostik erfolgen: Klinisch kann durch einen erfahrenen Beobachter oft eine Aspiration festgestellt werden. Eine Logopädin kann beim therapeutischen Essen versuchen, bestimmte kompensatorische Verfahren (z. B. Kopfdrehung zur betroffenen Seite) zum Einsatz zu bringen. Eine sichere Diagnose gelingt oft erst durch instrumentelle Verfahren wie Videofluoroskopie (Röntgendurchleuchtung bei Eingabe eines kontrastmittelhaltigen Getränks und Speisen) oder der Schluckendoskopie (Beobachtung der Nahrungsaufnahme mittels eines im Rachen befindlichen Fiberendoskops; FEES = fiberoptic endoscopic evaluation of swallowing).

Mit diesen Verfahren kann sowohl eine Beurteilung des Aspirationsrisikos, als auch des Erfolgs verschiedener kompensatorischer Verfahren durchgeführt werden. Besonders wichtig ist es, verschiedene Konsistenzen wie Flüssigkeit, angedickte Flüssigkeit, weiche Kost oder feste Kost zu geben und den Schluckakt zu beobachten. In vielen Fällen kann eine besondere Kostform (z. B. weiche Kost mit **angedickter Flüssigkeit**, pürierte Kost oder sog. „Schaumkost") sowie die Beachtung bestimmter Verhaltensmaßnahmen wie Vermeidung von Schnabelbechern oder intendiertes Husten nach dem Essen das Auftreten von Aspirationen verhindern. Auch die Entscheidung zur Anlage einer PEG-Sonde fällt durch entsprechende Untersuchungsergebnisse nicht nur dem Arzt, sondern auch dem Betroffenen und den Angehörigen leichter, wenn sie das Ausmaß der Schluckstörung selbst live sehen können.

■ Kontrolle der Risikofaktoren, Sekundärprävention

Beeinflussbare Risikofaktoren sind:
- Antikoagulation bei Vorhofflimmern (Marcumar oder direkte Thrombin-Inhibitoren, NOAK)
- Mit dem Rauchen aufhören
- Vom Arzt verordnete Medikamente gegen Vorerkrankungen nach genauer Vorschrift anwenden
- Blutdruck- und Cholesterin-Kontrolle
- Straffe Einstellung des Blutzuckers bei Diabetes
- Für ausreichend Bewegung sorgen
- Übermäßigen Alkoholkonsum meiden
- Übergewicht reduzieren
- Auf gesunde Ernährung achten: viel frisches Obst und Gemüse, wenig Fett
- Stress vermeiden

10.2 Häufige Kontextfaktoren

■ Anlage einer PEG-Sonde

Der wichtigste Vorgang zur Anlage einer PEG-Sonde beginnt bereits Tage vorher: die Entscheidungsfindung. Hierzu muss auf jeden Fall der Betroffene selbst gefragt werden, manchmal ist es nur der mutmaßliche Wille, der eruiert werden kann. In manchen Fällen muss sogar eine möglichst objektive ethische Analyse durchgeführt werden, z. B. in Form einer ethischen Fallbesprechung mit verschiedenen Teilnehmern. Eine Entscheidung in der Akutphase eines Schlaganfalles ist hier von der Entscheidung bei ausgebrannter Demenz deutlich unterschiedlich zu werten. Ist die Entscheidung getroffen und die Aufklärung (ggf. durch einen Betreuer oder das Vormundschaftsgericht) unterzeichnet, geht es los (◘ Abb. 10.7). Die S3-Leitlinie „Sedierung in der Endoskopie" ist zu beachten.

Der Rachen wird vor der Untersuchung örtlich betäubt, der Patient bekommt ein sedierendes Medikament (z. B. Midazolam oder Propofol) injiziert. Dann schiebt man das Gastroskop über Mund und Speiseröhre in den Magen vor. Durch Einblasen von Luft entfaltet sich der Magen, sodass er besser einsehbar ist. Nun wird eine geeignete Stelle zur Sondenanlage durch Diaphanoskopie (Durchscheinen des Endoskoplichtes) festgelegt, meist in der Mitte des Epigastriums im Antrum des Magens [1]. Die Bauchwand wird in dieser Region von außen desinfiziert und örtlich betäubt [2]. Anschließend wird eine Hohlnadel, die in einem Kunststoffröhrchen steckt (ähnlich einer dicken Venenverweilkanüle), unter endoskopischer Kontrolle durch die Bauchdecke in den Magen eingestochen [3]. Die metallene Hohlnadel wird dann wieder herausgezogen und durch das verbleibende Kunststoffröhrchen ein Faden in den Magen vorgeschoben [4]. Dieser Faden wird mit einer Endoskopiezange gefasst, die durch den Arbeitskanal des Gastroskops eingeführt wurde. Faden, Zange und Gastroskop werden dann über Speiseröhre und Mund gemeinsam herausgezogen [5]. Die Ernährungssonde wird mit dem, nun aus dem Mund kommenden Fadenende verknotet [6]. Durch den Zug am anderen Fadenende, das durch das in der Bauchdecke steckende Kunststoffröhrchen hinausragt, wird die Sonde über Mund und Speiseröhre in den Magen gebracht und bis zum Anschlag durch die Bauchdecke gezogen [7]. Der Anschlag, eine Platte am im Magen befindlichen Ende der Ernährungssonde, verhindert, dass die Sonde ganz durch die Bauchdecke herausgezogen wird. Auch von der Bauchdeckenaußenseite aus wird nun eine entsprechende Platte als Gegenlager angebracht und unter leichtem Zug befestigt [8]. Sie verhindert ein Abrutschen der Ernährungssonde von außen in den

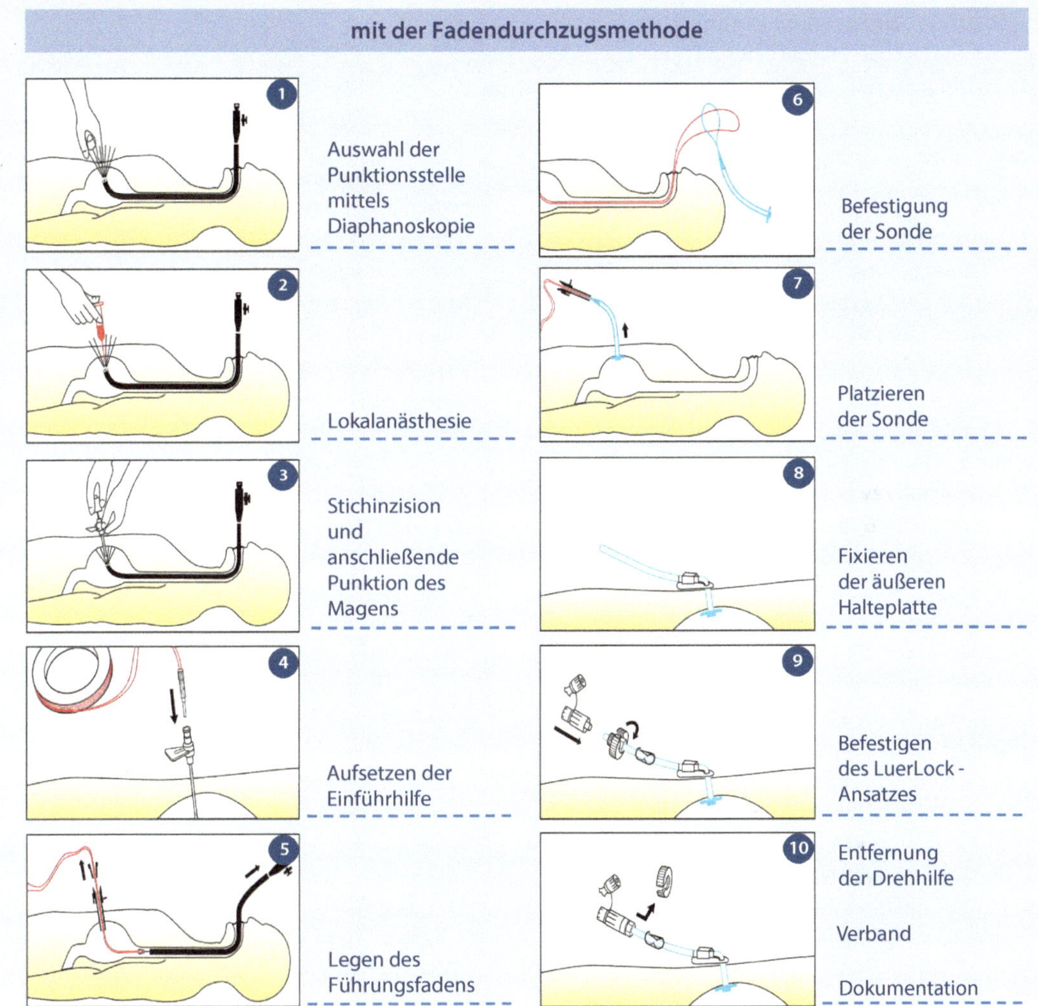

◘ **Abb. 10.7** Legen einer PEG-Sonde. (Mit freundlicher Genehmigung von Fresenius Kabi Deutschland GmbH)

Magen. Zum Schluss wird die Ernährungssonde von außen verbunden [9+10].

Eine Step-By-Step Darstellung zeigt ◘ Abb. 10.7.

Die künstliche Ernährung kann bereits nach 2 Stunden begonnen werden. Meist wird am Folgetag der Anlage mit Wasser, dann mit steigenden Mengen leicht resorbierbarer Sondenkost ein sog. Kostaufbau durchgeführt.

Bei entsprechender Pflege kann die PEG-Sonde über viele Monate und Jahre komplikationslos benutzt werden. Ist sie nicht mehr nötig, kann sie wieder herausgezogen werden. Der Stichkanal wächst von alleine wieder zu.

Selten kann es im Rahmen einer PEG-Anlage bzw. danach zu Komplikationen kommen. Dies sind z. B. Verletzung innerer Organe, Infektion der Bauchhaut oder des Bauchfells (Peritonitis), Blutungen, Herz-Kreislauf- und Atemstörungen bei Gabe von Beruhigungsmitteln, Aspiration von Speichel, Magensaft oder Sondennahrung. Auch kann die Halteplatte einwachsen, wenn sie beim Verbandswechsel nicht regelmäßig bewegt wird („burried-bumper-syndrome").

Die PEG-Sonde kann jedoch Aspirationen von Speichel, Erbrochenem oder Regurgiertem nicht verhindern und ist bei fortgeschritten Demenzkranken meist nicht indiziert!

Herr W. ist 82 Jahre alt; bis auf einen leichten „Alterszucker", der mit Diät behandelt wird, war er immer gesund. Er lebt zu Hause in seinem Reihenhäuschen auf zwei Etagen – allein; seine Ehefrau ist vor wenigen Jahren gestorben. Am Sonntagabend fällt ihm beim Fernsehen plötzlich die Tasse aus der linken Hand (er ist Linkshänder). Beim Versuch, sie aufzuheben, fällt er vom Sessel auf die linke Seite und kann nicht mehr aufstehen, um Hilfe zu holen. Erst, als man ihn am Montagmittag nicht wie gewohnt beim offenen Mittagstisch findet, wird durch ein befreundetes Ehepaar der Hausmeister informiert, der die Wohnung öffnet und Herrn W. hilflos am Boden liegend vorfindet. Herr W. wird auf eine Stroke-Unit gebracht, wo nach kurzer Zeit die Diagnose eines Schlaganfalles bei ausgedehntem Mediainsult (Schlaganfall im Versorgungsgebiet der A. cerebri media) rechtshirnig gestellt wird. Im MRT findet sich kein Mismatch, das Lyse-Fenster ist überschritten. Aufgrund des zeitlich bereits zurückliegenden Ereignisses und des Alters wird der Patient schnell in eine akutgeriatrische Abteilung weiterverlegt. Dort wird eine beginnende Pneumonie antibiotisch behandelt, Fieber gesenkt, der Blutzucker normalisiert und der Blutdruck zunächst hoch, später schrittweise normal eingestellt. Parallel dazu wird vom ersten Tag an ein interdisziplinäres Assessment zur Erfassung der Defizite und Ressourcen des Patienten durchgeführt. Ebenfalls am ersten Tag beginnen Therapiemaßnahmen von Krankengymnastik, Ergotherapie, Logopädie und Ernährungsberatung und die aktivierende Pflege. Da sich auch unter Antibiose immer wieder Infiltrate vor allem rechts basal zeigen, wird bei klinisch relativ unauffälligem Befund eine Schluckendoskopie durchgeführt, die eine massive, jedoch stille Aspiration für alle Konsistenzen zeigt. Initial lag eine ausgeprägte armbetonte Hemiparese links mit Rumpfinstabilität vor. Nach der ersten Woche Therapie kann Herr W. nach Bahnung bereits wieder frei sitzen und wirkt motiviert bei den Therapiemaßnahmen im Rahmen seiner Möglichkeiten mit. Das weitere Vorgehen wird mit ihm besprochen und mit seinem Einverständnis wird eine PEG-Sonde angelegt, obwohl er selbst eine Schluckstörung negiert. Unter kompletter oraler Nahrungs- und Flüssigkeitskarenz klingen die Infektzeichen ab und Herr W. kann nach drei Wochen akutgeriatrischer Behandlung in eine geriatrische Rehabilitationsklinik verlegt werden. Dort werden die Therapiemaßnahmen fortgeführt. Ein Neuropsychologe beginnt mit Herrn W. auch ein Wahrnehmungstraining bei ausgeprägtem Neglect (fehlende Wahrnehmung einer Seite) nach links sowie einer teilweisen Anosognosie (Nicht-Wahrnehmung der Schädigung) und Apraxie (Störung der zielgerichteten Bewegungsabläufe). Die initial im Akuthaus durchgeführte intensivierte Insulintherapie wird zu einer konventionellen Therapie mit 2-mal Mischinsulin vereinfacht. Erst mittels einer 4-fach-Therapie wird eine normotensive Blutdruckeinstellung erreicht.Obwohl die Mobilität langsam und stetig zunimmt, kommt es in der Reha-Klinik immer wieder zu Stürzen, da Herr W. entgegen aller Absprachen meist ohne Rollator aufsteht, gegen den Türrahmen läuft oder auch schon mal versucht, seine Füße im Waschbecken zu waschen. Der Mini-Mental-State-Examination ergibt ein Ergebnis von 23 Punkten, eine Uhr im Rahmen des Clock-Completion-Tests wird jedoch nur halb gezeichnet. Ein sprachfreier Alterskonzentrationstest wird vom Patienten gar nicht verstanden, auch der Geldzähltest ist nicht durchführbar. Nach Besserung der Schluckstörung wird sogar wieder teilweise feste Nahrung gegeben, für die Flüssigkeit wird weiterhin die PEG benötigt. Herr W. kann nicht verstehen, dass man ihm am Sonntag den Schweinebraten mit Knödeln, den der Bettnachbar genießt, vorenthält und auch kein Bier trinken lässt.

Übungsfragen

1. Was hätte in der Versorgung des Patienten aus dem Fallbeispiel anders/besser ablaufen können?
2. Welche Defizite sind verantwortlich dafür, dass Herr W. im Fallbeispiel nicht nach Hause zurückkehren kann?
3. Wie kann man eine Schluckstörung feststellen?
4. Wann sollte eine PEG-Sonde gelegt werden?
5. Wie könnte dieser Fall weitergegangen sein?

Lösungen ▶ Kap. 20

Der Patient mit Parkinson

Andrej Zeyfang

Dieses Kapitel enthält Videos online auf www.springermedizin.de/vzb-basiswissen-des-alterns-kapitel-11
oder laden Sie zum Streamen der Videos die "Springer Multimedia App" aus dem iOS- oder Android
App-Store und scannen eine Abbildung, die den „play button" enthält.

Beim Parkinson-Syndrom handelt es sich entweder um einen echten Morbus Parkinson mit degenerativen Veränderungen im extrapyramidalen System oder um eine andere neurodegenerative Erkrankung, eines der erblichen Syndrome mit extrapyramidaler Beteiligung oder Auswirkungen von Durchblutungsstörungen oder Medikamentennebenwirkungen. Gemeinsam ist allen die typische Trias aus Akinese, Rigor und Tremor in verschiedener Ausprägung, zusätzlich zeigen sich Symptome wie Schluckstörung, Verlangsamung, Speichelfluss oder Demenz in unterschiedlichem Ausmaß. Die Diagnose erfolgt in erster Linie klinisch, zur Stadieneinteilung gibt es z. B. die Skala nach Hoehn & Yahr. Therapeutisch kommen u.a. Medikamente wie L-Dopa, Dopamin-Agonisten oder Amantadin zum Einsatz, ergänzt durch Physio- und Ergotherapie zum Erhalt von Mobilität, Selbständigkeit und zur Sturzprävention sowie technische Hilfsmittel.

11.1 Syndrom neurologische Erkrankung

■ **Prävalenz, Pathophysiologie**

❯ **Das Parkinson-Syndrom ist mit einer Prävalenz von etwa 250.000 Menschen in Deutschland eine der häufigsten neurologischen Erkrankungen. Das Durchschnittsalter bei Diagnosestellung beträgt 60 Jahre. Dabei wächst die Wahrscheinlichkeit ein Parkinson-Syndrom zu entwickeln mit steigendem Lebensalter: 1% der 60-Jährigen und 3% aller 80-Jährigen leiden unter dem Parkinson-Syndrom.**

Das sog. idiopathische Parkinson-Syndrom (IPS), also der echte **Morbus Parkinson** entsteht durch degenerative Veränderungen im extrapyramidalen System, vorwiegend durch Untergang von dopaminergen Neuronen in der Substantia nigra. Der Dopaminmangel in den Basalganglien bewirkt einen relativen Acetylcholinüberschuss. Auch die Konzentration anderer Neurotransmitter, z. B. Serotonin und

Noradrenalin, kann verändert sein. Das Ungleichgewicht der Transmitter führt dann zu vielseitigen neurologischen Störungen.

Die Parkinson-Syndrome können unterschiedlich eingeteilt werden. Eine Einteilung in folgende 4 Gruppen hat kann hilfreich sein:

1. Idiopathisches Parkinson-Syndrom mit ca. 50% das häufigste Parkinson-Syndrom
2. Familiäres Parkinson-Syndrom: streng vererbte Formen, selten
3. Parkinson-Syndrome im Rahmen anderer neurodegenerativer Erkrankungen (atypische Parkinson-Syndrome)
    - MultisystematrophieProgressive supranukleäre Blickparese (Steele-Richardson-Olszewsky-Syndrom)
    - Kortikobasale Degeneration
    - Demenz vom Lewy-Körper-Typ
4. Symptomatische (sekundäre) Parkinson-Syndrome
    - Vaskulär, z. B. bei der zerebralen Mikroangiopathie (Morbus Binswanger)
    - Medikamenteninduziert z. B. bei Neuroleptika mit Dopamin-Antagonismus
    - Posttraumatisch z. B. Boxer-Enzephalopathie
    - Toxininduziert, entzündlich oder metabolisch

■ **Klinik**

Die Krankheit beginnt meist schleichend und unspektakulär. In unterschiedlicher Ausprägung können die Symptome der sog. **Parkinson-Trias** (Akinese, Rigor, Tremor) auftreten und zwar oft zunächst nur einseitig. Zur Diagnosestellung ist erforderlich, dass das Kardinalsymptom Bradykinese oder Akinese mit wenigstens einem der anderen Symptome (Rigor, Tremor oder posturale Instabilität) in Kombination auftritt.

Akinese

❯ **Unter Akinese versteht man eine Bewegungsstörung, bei der die Patienten Schwierigkeiten haben, einen Bewegungsablauf in Gang zu bringen und durchzuführen.**

Zum Beispiel kann es für einen Parkinson-Kranken unmöglich sein, vom Stuhl aufzustehen und einige Schritte zu laufen oder eine Tasse vom Tisch zum Mund zu führen. Oft nimmt das Gesicht der Kranken eine sichtbare Starre an (**Maskengesicht**). Der Gang selbst wird kleinschrittig und durch die Unfähigkeit, eine einmal begonnene Bewegung zu stoppen, kommt es zu einer **Propulsionstendenz**: der Parkinson-Kranke stürzt häufig und oft nach vorne (◘ Abb. 11.1). Im Gegensatz dazu stürzen Patienten mit einer progressiven supranukleären Blickparese (PSB), Steele-Richardson-Olszewsky-Syndrom eher nach hinten.

Rigor

> Unter Rigor versteht man eine Tonuserhöhung der Muskulatur im Sinne eines zähen Widerstands. Diese Tonuserhöhung der Muskulatur ist auch im Ruhezustand vorhanden und kann den Kranken schlimme Schmerzen verursachen.

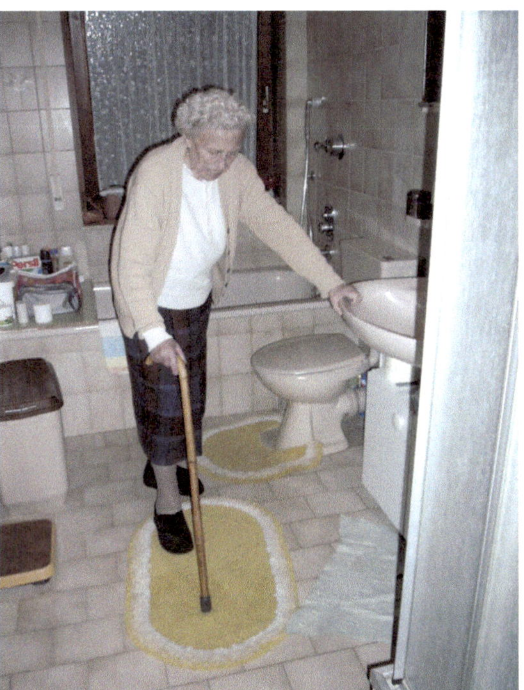

◘ **Abb. 11.1** Die Mobilität von an Parkinson erkrankten Personen ist oft durch eine erhebliche Sturzgefahr eingeschränkt

Prüft man den Tonus der Gliedmaßen, so fällt häufig auch das sog. **Zahnradphänomen** auf: Die Muskeln geben einer passiven Bewegung nicht gleichmäßig, sondern ruckartig nach.

Die Tonuserhöhung der Rumpfmuskulatur führt zur typischen vornübergebeugten Haltung der Parkinson-Kranken. Diese andauernde Fehlhaltung verursacht wiederum Rückenschmerzen. Der Rigor der Fuß- und Wadenmuskulatur ruft sehr schmerzhafte Krämpfe hervor.

Tremor

> Tremor ist das am häufigsten vorkommende Symptom der Krankheit. Es handelt sich um einen grobschlägigen Ruhetremor der Hände (sog. Pillendrehen oder Münzenzählen) oder Füße, anfangs typischerweise nur auf einer Körperseite und stärker bei Ablenkung (z. B. rückwärtszählen).

Der Tremor kann während eines Bewegungsablaufes verschwinden oder sich abschwächen und setzt nach vollendeter Bewegung wieder ein.

Je nach der vorherrschenden Symptomatik wird das IPS unterteilt in eine Form mit nur eingeschränkter Beweglichkeit (akinetisch-rigider Typ), eine Form mit vorherrschendem Zittern (tremor-dominanter Typ) und eine Form mit etwa gleich ausgeprägter Bewegungsstörung und Zittern (Äquivalenz-Typ).

Typische Veränderungen im Habitus zeigt die Zeichnung von Sir William Richard Gowers aus dem Jahr 1886 (◘ Abb. 11.2).

Differenzialdiagnose

> Die wichtigsten Kriterien zur Differenzialdiagnose eines Morbus Parkinson von anderen hypokinetisch-rigiden Syndromen wie Multisystematrophien oder vaskulär induziertem Parkinsonismus ist der einseitige Beginn und das Ansprechen auf eine Therapie mit L-Dopa.

Weitere Symptome der Parkinson-Krankheit

Frühsymptome sind u. a. Schlafstörungen, Schmerzen im Nacken-Schulter-Bereich, Veränderung der

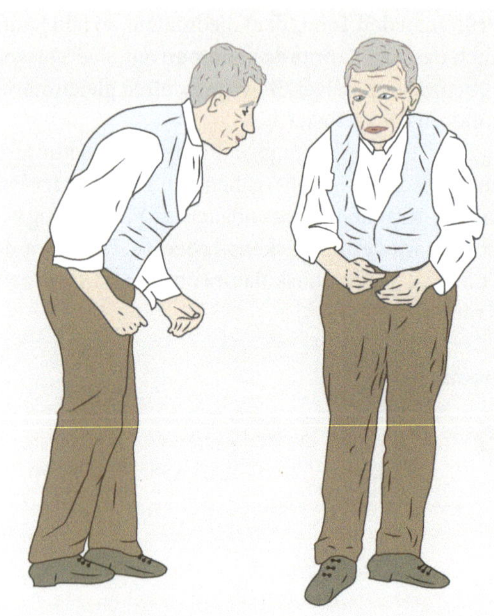

Handschrift, Bewegungseinschränkungen, Haltungs- und Gangstörungen, Verdauungsstörungen, Schweißausbrüche, Verschlechterung des Geruchssinns, leise, monotone Sprache und Veränderung der Mimik. Weitere Symptome der Parkinson-Krankheit finden sich in unterschiedlichem Ausmaß im Verlauf der Erkrankung und bedingen Funktionseinschränkungen bis hin zur Pflegebedürftigkeit (◘ Tab. 11.1).

Stadieneinteilung

Der Schweregrad des Parkinson-Syndroms lässt sich z. B. mit der Stadieneinteilung nach Hoehn & Yahr (◘ Tab. 11.2) oder der UPDRS (Unified Parkinson Disease Rating Scale) quantifizieren. Ein umfassendes geriatrisches Assessment liefert im Alter noch bessere, alltagsrelevante Aussagen.

Bereits die Beobachtung des Aufstehens von einem Stuhl und die Ganggeschwindigkeit sind sehr aussagekräftige Parameter zum Sturzrisiko.

Das ▶ Video 11.3 (◘ Abb. 11.3) gibt einen Eindruck vom Timed-Up-and-Go-Test (Hier bei einem Menschen ohne Parkinson)

Therapie

Die Therapie geriatrischer Parkinsonpatienten fußt auf der Kombination von interdisziplinärer Therapie – Ergotherapie, Physiotherapie, Logopädie

◘ **Tab. 11.1** Symptome des Parkinson-Syndroms und Auswirkungen auf den älteren Patienten		
Symptom	**Beschreibung**	**Auswirkung**
Akinesie	Eingeschränkte Beweglichkeit	Sturzneigung, Unfähigkeit aufzustehen oder sich im Bett zu drehen
Rigor	Tonuserhöhung der Muskulatur	Langsamere Bewegungsabläufe, gebeugte Haltung, Schmerzen
Tremor	Grobschlägiges Ruhezittern	Schwierigkeiten beim Essen und Trinken und in den IADL
Bradyphrenie	Antriebsarmut, Verlangsamung	Verlangsamung des Sprechens und Denkens, „Pseudodemenz" aber auch echte Parkinson-Demenz
Dysphagie	Schluckstörung	Häufig Aspirationspneumonien
Hypersalivation	Sehr starker Speichelfluss	Soziale Isolation: viele Parkinsonkranke schämen sich in Gemeinschaft zu essen
Leise Sprache, Mikrographie		Kommunikationsprobleme

Tab. 11.2	Stadieneinteilung nach Hoehn & Yahr
Stadium	**Beschreibung**
0	Keine Anzeichen der Erkrankung
1	Einseitige Erkrankung
2	Beidseitige Erkrankung
3	Zusätzlich Haltungsinstabilität; körperlich unabhängig
4	Benötigt Hilfe bei den ADL
5	An den Rollstuhl gefesselt oder bettlägerig

und rehabilitativer Pflege – in Verbindung mit der Pharmakotherapie.

Medikamentöse Therapie   Die medikamentöse Therapie basiert auf folgenden Wirkstoffen, die hier nicht im Detail beschrieben werden, sondern nur bezüglich alters-relevanter Besonderheiten kurz umrissen werden.

- Anticholinergika
- Amantadin
- MAO-B Hemmer
- Dopamin-Agonisten
- COMT-Hemmer
- L-Dopa

L-Dopa ist das Standardmedikament zur Erhöhung der Dopamin-Konzentration im Gehirn. Es dient als L-Dopa-Test auch zur Diagnosesicherung, da ein idiopathischer Parkinson initial sehr gut anspricht. Bei Älteren besteht besonders bei Therapiebeginn die Gefahr von blutdrucksenkenden und psychiatrischen Nebenwirkungen (typisch sind u. a. visuelle Halluzinationen). Deshalb sollte mit einer extrem niederen Dosis begonnen werden und je nach Verträglichkeit (vor allem blutdrucksenkende Wirkung beachten!) erfolgt dann eine langsame Steigerung. Ein Beispiel für die einschleichende Dosierung mit L-Dopa ist in Tab. 11.3 dargestellt. L-Dopa wird i. d. R. als Kombinationspräparat mit einem Decarboxylase-Hemmer gegeben (z. B. Benserazid), damit es nicht bereits vor Eintritt ins ZNS abgebaut wird.

Die Einnahme von L-Dopa-Präparate sollte in regelmäßigem Zeitabstand erfolgen und möglichst mit zeitlichem Abstand zu proteinhaltigen Mahlzeiten, da sonst die Aufnahme reduziert ist. Für Startschwierigkeiten am Morgen gibt es lösliche L-Dopa-Präparate, die rascher anfluten. Auch bei Schluckstörungen oder Sondenpatienten können solche löslichen Präparate eingesetzt werden. Kann sich der Betroffene in der Nacht nicht im Bett selbst drehen, sind Depotpräparate am späten Abend indiziert. COMT-Hemmer sind Arzneistoffe, die das Dopamin und Levodopa abbauende Enzym Catechol-O-Methyltransferase kompetitiv hemmen und in Kombination mit Levodopa für einen gleichmäßigeren Wirkstoffspiegel sorgen. L-Dopa funktioniert auch beim Restless-Legs-Syndrom des älteren Menschen.

Dopamin-Agonisten werden meist in Kombination (auch zur Dosisreduktion) mit L-Dopa eingesetzt. Eine Vielfalt von Substanzen ist im Einsatz, mit jeweils individuellen Dosis-, Wirkungs- und

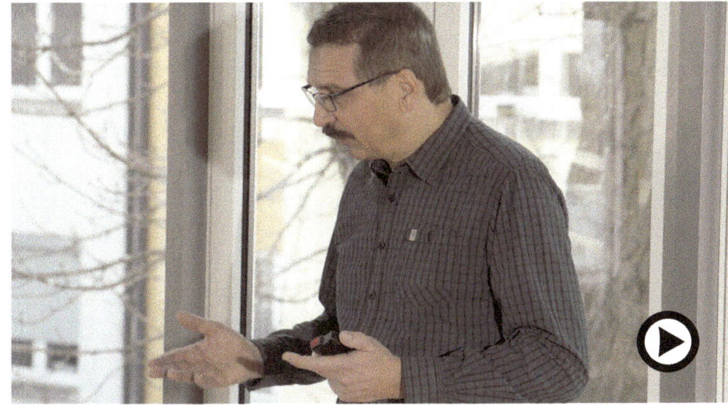

 Abb. 11.3   ▶ Video 11.3: Timed-Up-and-Go-Test (www.springermedizin.de/vzb-basiswissen-des-alterns-kapitel-11). (Mit freundlicher Genehmigung von © Andrej Zeyfang 2017. All Rights Reserved) (https://doi.org/10.1007/000-1sz)

◘ Tab. 11.3 Aufdosierungsbeispiel mit L-Dopa beim Älteren (L-Dopa-Benserazid 100/25 mg Tabletten)

	7:00 Uhr	11:00 Uhr	15:00 Uhr	19:00 Uhr
Therapiebeginn	¼	¼		
Tag 3	½	¼	¼	
Tag 7	½	½	¼	¼
Tag 10	½	½	½	½
Im Verlauf	Nach Bedarf ggf. steigern			

Nebenwirkungsprofilen. Es handelt sich um Ergot-Dopaminagonisten (Bromocriptin, Cabergolin, Dihydroergocryptin, Lisurid und Pergolid) und die neueren selektiven D2-Rezeptoragonisten = Non-Ergot-Dopaminagonisten (Apomorphin, Piribedil, Pramipexol, Ropinirol und Rotigotin). Für den Nicht-Neurologen empfiehlt sich die Festlegung auf einige wenige Präparate, um Sicherheit im täglichen Umgang zu erlangen. Ergotamin-Abkömmlinge sollten dabei wegen möglicher Nebenwirkungen (Herzklappenfehler) nicht mehr zum Einsatz kommen. Günstig für den Älteren ist die Darreichungsform als Pflaster – so muss der Patient weniger Tabletten einnehmen und hat eine gleichmäßigere Wirkstofffreisetzung, leider ist diese Therapie relativ teuer.

Amantadin wirkt über den NMDA-Rezeptor und verbessert nicht nur die Motorik des Parkinson-Erkrankten, sondern auch seine Performance im Alltag. Bei Patienten mit ausgeprägter Akinesie bei Therapiebeginn, in einer Parkinsonkrise oder ähnlichen Situationen kann Amantadin zunächst i.v. verabreicht werden, die Infusionen sollten dann morgens und am frühen Nachmittag erfolgen, da sonst nächtliche Unruhe auftreten kann. Auch für die orale Gabe empfiehlt sich die Gabe morgens sowie zur Mittagszeit. Beim Einsatz von Amantadin können wie bei allen Parkinson-Medikamenten Halluzinationen und Verwirrtheitszustände als Nebenwirkungen auftreten, dann muss die Dosis reduziert oder das Medikament abgesetzt werden.

Weitere Therapiemaßnahmen   Durch regelmäßige ergo- und physiotherapeutische Behandlung können Parkinson-Kranke bezüglich Mobilität und Autonomie profitieren. Ergotherapeutisches Training umfasst die feinmotorischen Übungen der Finger und Hände. Denn bei Parkinson-Patienten sind gerade die Schwierigkeiten beim An- und Auskleiden, Schuhe binden, Auf- und Zuknöpfen, beim Schreiben und beim Umgang mit Messer und Gabel zeitraubend und mühsam. Die Krankengymnastik trägt zu einer Verbesserung oder Erhaltung der aktiven und passiven Mobilität in allen Gelenken, zu einer Abnahme der Muskelsteifheit und einer Verbesserung der Beweglichkeit und Gangleistung bei. Durch zusätzliche Logopädie können Kommunikationsfähigkeit und Aspirationsgefahr verbessert werden.

Diese rehabilitativen Maßnahmen sollten möglichst kontinuierlich zum Einsatz gelangen. In Zukunft kommen möglicherweise auch Stammzellen als Therapiemaßnahme infrage oder man editiert unsere Gene mittels CRISPR/Cas9. Bereits jetzt können ausgewählte Patienten mit fortgeschrittener Parkinson-Krankheit mit tiefer Hirnstimulation oder L-DOPA-Pumpen behandelt werden.

▪ Ambient Assisted Living (AAL)   Ambient Assisted Living (AAL) ist ein interdisziplinäres Forschungsfeld; es erforscht und entwickelt Technologien und Dienstleistungskonzepte, um Menschen ihre Selbständigkeit im eigenen Heim auch bei körperlichen oder kognitiven Einschränkungen so weit wie möglich zu erhalten. Da Menschen mit Parkinson-Krankheit, aber auch Menschen nach Schlaganfall oder mit Demenz natürlich möglichst lange weitgehend selbständig leben möchten, ist der Einsatz und die Weiterentwicklung dieser technischen Systeme von besonderer Bedeutung. Da dieses noch relativ junge Feld in stetiger

◘ Tab. 11.4 Einsatz von AAL in verschiedenen Bereichen des täglichen Lebens (Beispiele)

Hilfsmittelart	Problembereiche	Beispiele für Hilfsmittel	Bemerkungen
Bereits übliche Hilfsmittel zur Mobilität	Gangsicherheit	Stock, Unterarmgehstütze, 4-Punkt-Stock, Rollator	Je nach Defiziten und räumlichen Gegebenheiten
	Sturzgefahr	Safe-Hip-Schutzhose, Antirutsch-Socken	Verschiedene Modelle und Optionen
Übliche Alltagshilfen	Anziehen	Greifzange, Strumpfanzieher, Knopfschließer	Vielfältige Kleinhilfsmittel (Training mit Ergotherapie nötig)
	Hygiene	Kontinenzartikel, Toilettensitzerhöhung, Duschstuhl, Badewannenlifter	Ermöglichen oft Selbständigkeit in wichtigen ADL
Etablierte Technik	Mobilität	Treppenlifter, Kraftverstärker für Rollstuhl, Elektrorollstuhl, Aufsteh-Sessel, Bein-Lifter	Individueller Nutzen unterschiedlich, vor Verordnung/ Empfehlung prüfen
	Sicherheit	Sensormatte (Bettvorlage), automatisch abschaltender Herd/Bügeleisen etc., Bewegungsmelder für Licht	Bereits große Anzahl an frei käuflichen Produkten vorhanden
Neuere Technik	Kommunikation und Sicherheit	3-Tasten-Handy, GPS-Ortungssysteme, Medikamentenbox mit Stimme, Robotsysteme zur Assistenz	Große Vielfalt an Angeboten, teilweise in Studien
	Telemedizin	Telemonitoring mit Handy oder anderer Hardware, weitere Bereiche: Telediagnostik, Telekonsultation, Telepsychiatrie, Teletherapie	Hier ist vieles in Entwicklung, sicher einer der spannendsten Bereiche in absehbarer Zeit
Zukunft	Alle geriatrischen Syndrome	Umfassende AAL-Systeme im gesamten Haus: voll automatisierte Haushaltsführung, kontinuierliche Überwachung	Amazon ECHO bestellt auf Zuruf alles und kann auch Witze erzählen. Orwell lässt grüßen, dennoch für manche Menschen eine Chance, zu Hause zu bleiben

Entwicklung ist, können für den Einsatz derartiger technischer Hilfen nur Beispiele in ◘ Tab. 11.4 gegeben werden.

11.1.1 Häufige Kontextfaktoren

Parkinson im Endstadium

Im Verlauf kann es zu kurzdauernden Phasen der Unbeweglichkeit kommen. Dies kann plötzlich als Freezing-Effekt (Eingefroren-sein) auftreten oder als *On-Off*-Phänomen oder *End-of-Dose* direkt mit der Parkinsontherapie in Zusammenhang stehen.

Bei längerem Verlauf ist es manchmal trotz Kombinationstherapie und maximaler Dosierung der Medikamente nicht möglich, eine ausreichende Beweglichkeit zu erhalten. Als **Komplikationen** der Erkrankung spielen vor allem Stürze mit Frakturen, aber auch Aspirationspneumonien bei Schluckstörung sowie die Demenz bei Parkinson eine wichtige Rolle in der Geriatrie.

Im fortgeschrittenen Stadium ist trotz einer maximalen Pharmakotherapie oft eine ausgeprägte

Einschränkung der Beweglichkeit vorhanden und der Patient wird völlig pflegebedürftig.

> **Als Komplikation der Therapie sind orthostatische Kollapse durch die blutdrucksenkende Wirkung der L-Dopa-Präparate oder Halluzinationen, Psychosen und Delire anzusehen. Wird eine neuroleptische Behandlung nötig, sind aufgrund der extrapyramidalen Nebenwirkungen unbedingt atypische Neuroleptika wie Clozapin, Quetiapin oder Olanzapin zu bevorzugen; aufgrund eigener Nebenwirkungen sollten diese Medikamente nur mit entsprechender Erfahrung und Sachkenntnis verordnet werden.**

Ähnliche neurologische Erkrankungen – Overlap

Gerade beim älteren Menschen können auch andere Ursachen zu ganz ähnlichen Symptomen wie bei der Parkinson-Krankheit führen. Man spricht dann von sekundären Parkinson-Syndromen oder symptomatischen Parkinson-Syndromen; „symptomatisch" bedeutet dabei, dass die Symptome des vorliegenden Parkinson-Syndroms die Folge einer anderen Erkrankung sind. Gemeinsam ist allen Syndromen eine Hypokinesie und Rigidität der Extremitäten und des Körperstammes, weshalb auch von hypokinetisch rigiden Syndromen gesprochen wird. Ischämisch bedingte hypokinetisch-rigide Syndrome stellen dabei wohl die häufigste Differentialdiagnose im fortgeschrittenen Alter dar.

Durch **Ischämien** im Hirnstammbereich (subakute vaskuläre Enzephalopathie oder M. Binswanger) kann es zu einem sog. vaskulären Parkinson-Syndrom kommen. Während die klinische Ausprägung variabel und sehr ähnlich dem echten Morbus Parkinson ist, ist das Ansprechen auf die medikamentöse Parkinson-Therapie meist schlecht.

Der Einsatz von älteren **Neuroleptika**, vor allem in höherer Dosis und bei längerem Gebrauch, führt bei vielen älteren Menschen zu ausgeprägten extrapyramidalen Nebenwirkungen wie Rigor, Akinesie oder Dyskinesie; er kann im Erscheinungsbild einer Parkinson-Krankheit ähneln. Man spricht dann vom **Parkinsonoid** bzw. von Neuroleptika-induzierten

Dyskinesien. Die Basistherapie besteht im Absetzen der auslösenden Neuroleptika und im Verzicht auf deren Wiedereinsatz.

Der **Normaldruckhydrozephalus** ist gekennzeichnet durch die Trias Gangstörung mit Sturzneigung, Dranginkontinenz und Gedächtnisprobleme (demenzielle Entwicklung). Die Genese der Erkrankung ist meist nicht bekannt; man diskutiert Perfusionsdefizite. Bei Verdacht auf dieses gar nicht so seltene Krankheitsbild sollte wie bei jeder neu aufgetretenen kognitiven Störung eine cCT-Untersuchung durchgeführt werden. Bei einer Erweiterung der inneren Liquorräume ohne Hirndruckzeichen („Normaldruck") kann dann eine Liquorpunktion durchgeführt werden (meist werden 30–50 ml empfohlen), die unmittelbar danach eine drastische Verbesserung in der Gehprobe (z. B. Timed-Up-and-Go-Test) zeigen wird. Therapeutisch kann dann versucht werden, mittels ventrikulärer Shunt-Anlage eine dauerhafte Besserung zu erreichen.

Die **Lewy-Body-Demenz** ist eine Sonderform der degenerativen Demenzen. Sie zeigt Ähnlichkeiten sowohl mit der Alzheimer- als auch mit der Parkinson-Demenz. Sie wird meist von motorischen Störungen begleitet, die denen einer Parkinson-Erkrankung ähneln und zu häufigen Stürzen führen. Typische Zeichen dieser Demenzform sind schwankende Aufmerksamkeit sowie wiederkehrende, lebhafte, meist optische Halluzinationen. Diese nehmen durch Gabe von L-DOPA oder Amantadin oft stark zu; auch die Gabe von klassischen Neuroleptika oder Benzodiazepinen führt zu schweren Nebenwirkungen, weshalb diese unbedingt vermieden werden müssen. Falls sedierende Neuroleptika erforderlich sind, müssen Atypika wie Clozapin, Quetiapin oder Olanzapin eingesetzt werden.

Fallbeispiel

Frau S. ist erst 74 Jahre alt, doch seit einem Jahr stürzt sie immer wieder. Im Wohnzimmer, im Bad, zuletzt nachts beim Gang zur Toilette. Dieser letzte Sturz war heftig und sie hörte beim Stürzen ein lautes Krachen. Nach Betätigung des Hausnotrufs, den sie wirklich immer um den Hals trägt, ist nach kurzer Zeit ein Rettungsdienst da, der sie in die unfallchirurgische Abteilung bringt. Dort wird eine vordere Beckenringfraktur diagnostiziert, die Behandlung erfolgt konservativ mittels Schmerztherapie, und Frau S. hätte schon bald wieder entlassen werden sollen. Es wird jedoch noch ein geriatrisches Konsil angefordert. Aufgrund des typischen Gangbildes, der Schriftprobe sowie der typischen Anamnese und Klinik mit grobschlägigem Tremor wird die Diagnose eines Morbus Parkinson gestellt. Es wird empfohlen, eine niedrig dosierte L-DOPA-Therapie zu beginnen und Frau S. wird zur weiteren Behandlung in eine geriatrische Rehabilitationsklinik verlegt. Für die Dosisanpassung der Parkinsonmedikation hat man so einige Wochen Zeit, da Frau S. sehr empfindlich mit dem Blutdruck und auch mit der Kognition reagiert.

Übungsfragen

1. Was sind typische Symptome des Morbus Parkinson und welches sind typische geriatrische Probleme des Morbus Parkinson?
2. Was ist bei der Therapie geriatrischer Parkinson-Patienten zu beachten?
3. Welche anderen Erkrankungen ähneln der Parkinson-Krankheit im Alter?

Lösungen ▶ Kap. 20

Diabetes mellitus als Erkrankung des geriatrischen Patienten

Andrej Zeyfang

Dieses Kapitel enthält Videos online auf www.springermedizin.de/vzb-basiswissen-des-alterns-kapitel-12 oder laden Sie zum Streamen der Videos die "Springer Multimedia App" aus dem iOS- oder Android App-Store und scannen eine Abbildung, die den „play button" enthält.

Der Diabetes mellitus gehört zu den häufigsten Alterserkrankungen, ungefähr ein Viertel der 75–80-Jährigen leidet darunter. Die Behandlung des alten Menschen mit Diabetes mellitus zielt in erster Linie auf die Verbesserung des Befindens, Erhöhung der Lebensqualität und Verlängerung der behinderungsfreien Lebenszeit sowie Vermeidung von Folgeerkrankungen mit Auswirkung auf die Lebensqualität wie Schlaganfall oder Beinamputation hin.

Wichtig ist dabei das Wissen um die Wechselwirkungen zwischen geriatrischen Syndromen wie Demenz, Inkontinenz oder Stürze und Stoffwechseleinstellung. Häufig ist es auch die Kombination von Depression und Diabetes, die sich negativ auf die Compliance und Lebensqualität auswirkt.

Für die Grundsäulen der Diabetesbehandlung beim älteren Menschen gibt es Besonderheiten: Schulungsmaßnahmen sollten in geeigneter Form erfolgen (z.B. strukturierte geriatrische Schulung), bei der Ernährung sind vor dem Hintergrund der Gefahr durch Mangelernährung keine einschränkenden Diäten vorzugeben, leichtes Übergewicht ist ab 75 Jahren sogar von Vorteil. Bewegung ist bis ins höchste Alter eine sinnvolle Maßnahme, da hiervon auch Kognition und Sturzrisiko profitieren. Bei der medikamentösen Therapie sind Nebenwirkungen und Kontraindikationen zu beachten, bei Einsatz von Sulfonylharnstoffen oder Metformin spielt vor allem die Nierenfunktion eine wichtige Rolle.

Aufgrund seiner anabolen Wirkung sollte der Einsatz von Insulin nicht zu spät erwogen werden, da gerade bei gebrechlichen älteren Diabetikern Verbesserungen von Stoffwechsel, Kognition und Lebensqualität möglich sind. Vor allem die kognitive Leistungsfähigkeit spielt eine wichtige Rolle für die Art der Insulintherapie, da oft Fremdhilfe für die Insulininjektion erforderlich wird.

12.1   Diabetes im Alter

12.1.1 Hintergründe

■   Prävalenz, Pathophysiologie, Bedeutung

Mit zunehmendem Lebensalter nimmt bei den meisten Menschen die Insulinsekretion der Beta-Zellen langsam ab, gleichzeitig steigt die Insulinresistenz langsam an. Bei entsprechender Veranlagung und bauchbetonter Adipositas führt dies häufig zu einem sog. „metabolischen Syndrom" mit Hyperglykämie, Hypertonie und Dyslipidämie in verschiedenem Ausmaß.

Eine **Nüchtern-Plasmaglukose** >126 mg/dl oder ein zweimalig erhobener Nicht-Nüchternwert >200 mg/dl (oder nach 2 Stunden im oralen **Glukose-Toleranztest**) sowie seit 2010 auch ein HbA1c ≥6,5% (≥48 mmol/mol Hb) ist beweisend für das Vorliegen eines Diabetes mellitus.

> **Fast bei jedem 4. Deutschen zwischen 75 und 80 Jahren findet sich ein Diabetes mellitus, schätzungsweise handelt es sich bei 1–2 Mio. Menschen um „geriatrische Patienten mit Diabetes mellitus". Über 6% aller Personen in diesem Alter werden mit Insulin behandelt.**

Der Typ-2-Diabetes ist die häufigste Diabetesform des älteren Menschen; jedoch liegt bei 4–15% der älteren Menschen mit einer Erstmanifestation eines Diabetes mellitus und bei bis zu 21% der Insulin spritzenden Diabetikern ein sog. LADA-Diabetes vor (*late autoimmune diabetes in the adult*), d. h. eigentlich ein spät manifestierter Typ-1-Diabetes.

Bei älteren Menschen ist für die **Therapieplanung** zu unterscheiden zwischen biologisch jüngeren aber chronologisch älteren Patienten („fitten 75+") mit relativ kurzer Diabetesdauer, die wie junge Erwachsene geschult und behandelt werden können, und dem wesentlich größeren Anteil an Patienten, die Aufgrund von Multimorbidität und Funktionsstörungen (den „geriatrischen Syndromen") als geriatrische Patienten bezeichnet werden müssen.

■   Der geriatrische Patient mit Diabetes mellitus

Seit einigen Jahren ist der Einfluss des Diabetes bei verschiedenen Problembereichen des älteren Menschen wie beim Sehvermögen, der Inkontinenz, der Depression, dem geistigen Abbau oder bei Mobilitätsstörungen, Sturzgefahr oder Dekubitus („Diabetisches Fuß-Syndrom", ◨ Abb. 12.1) bekannt.

> **Die Behandlung des alten Menschen mit Diabetes mellitus zielt in erster Linie auf Verbesserung des Befindens, Erhöhung der Lebensqualität und Verlängerung der**

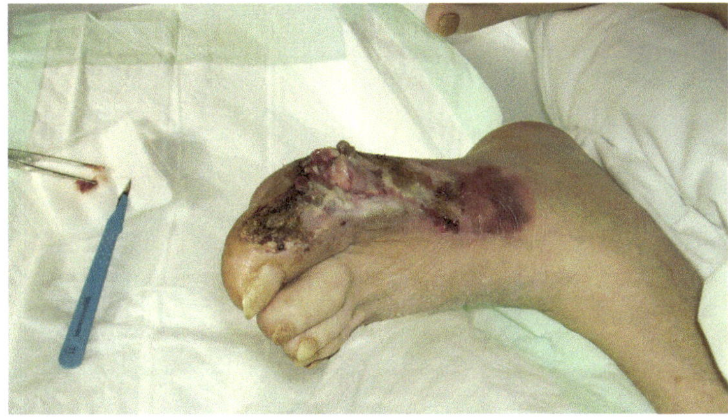

☐ **Abb. 12.1** Diabetisches Fußsyndrom

Dabei ist die Lebensqualität, aber auch Pflegebedürftigkeit und Kostenintensität geriatrischer Patienten sehr eng mit dem Vorliegen **geriatrischer Syndrome** wie Inkontinenz, Instabilität, Immobilität oder intellektuellem Abbau verknüpft. Ein wichtiges Therapieziel ist deshalb die Verbesserung oder gar Vermeidung geriatrischer Syndrome durch verbesserte Diabeteseinstellung. Die vorliegenden Daten sind dabei teilweise widersprüchlich, insgesamt scheint jedoch die relativ normnahe Blutzuckereinstellung das Vorliegen dieser geriatrischen Syndrome zu verbessern.

Ältere Menschen mit Diabetes laufen große Gefahr, aufgrund von häufigen Gefäßproblemen (Arteriosklerose) an Herzinfarkten oder Schlaganfällen zu erkranken, aufgrund von schlechterer Abwehr oder bei Glukosurie häufiger bakterielle Infekte zu bekommen bzw. an einer erhöhten Rate an „iatrogenen Problemen" wie z. B. Dekubiti, Harnwegsinfekte oder Unterzuckerungen zu leiden bzw. dadurch zu Schaden zu kommen.

■ **Zusammenhang mit Folge- und Begleiterkrankungen**

Die mikrovaskulären Folgeerkrankungen des Diabetes wie Augenhintergrund- und Nierenveränderungen benötigen i. d. R. viele Jahre, bis sie eine klinische Relevanz zeigen. So ist die Vermeidung von Mikroalbuminurie beispielsweise kein Therapieziel für den älteren Menschen mit Diabetes.

Anders ist es bei den **makrovaskulären Folgen**, die häufig bei Erstdiagnose eines Typ-2-Diabetes bereits vorliegen: Nach einem Schlaganfall mit bleibenden Einschränkungen sind z. B. die Alltagsfähigkeit auf Funktionsebene und die Lebensqualität stark verringert. Eine **periphere Durchblutungsstörung** („Schaufensterkrankheit") kann die Mobilität und das Sozialleben erheblich einschränken, chronische Schmerzen können das Leben zur Hölle machen. Die **Herzinsuffizienz** (meist auf dem Boden einer KHK) ist bei Menschen mit Diabetes sehr häufig und reduziert die Lebensqualität und bewirkt Krankenhausaufenthalte und erhöhte Mortalität.

Makrovaskuläre Komplikationen im höheren Lebensalter beeinflussen daher die Lebensqualität sehr stark. Ältere Menschen mit Diabetes, Herzinsuffizienz und eingeschränkter Belastbarkeit empfinden oft die Aktivitäten des täglichen Lebens deutlich erschwert, zum Teil sind sie komplett pflegebedürftig. Ein diabetisches Fußsyndrom mit reduzierter Mobilität mündet nicht nur bei Amputation im Alter oftmals in ein Immobilitätssyndrom, häufig kommt es durch den raschen Kräfteverlust zu Sturzereignissen, und eine nachfolgende Schenkelhalsfraktur beendet die Mobilität dann definitiv.

Zur Vermeidung dieser Folgen ist die Behandlung der kardiovaskulären Risikofaktoren bei älteren Menschen mit Diabetes sinnvoll. So kann durch gute Blutdruckeinstellung nicht nur eine hohe Zahl an Schlaganfällen verhindert werden, es werden auch viele Krankenhauseinweisungen aufgrund von dekompensierter Herzinsuffizienz nicht erforderlich.

■ Diabetes und geriatrische Syndrome

Ganz besonders wichtig ist im Alter die Auswirkung des Diabetes auf die geriatrischen Syndrome. Offensichtlich beeinflussen sich geriatrische Syndrome und Diabetes wechselseitig stark; betroffen sind vor allem **Kontinenz, Mobilität** und **demenzielle** sowie **affektive Störungen** (◘ Tab. 12.1). Ein wichtiges Therapieziel ist deshalb die Verbesserung geriatrischer Syndrome durch verbesserte Diabeteseinstellung v. a. in den Bereichen Blutzucker und Blutdruck.

Mehrere Studien haben gezeigt, dass bei älteren Diabetikern die Hirnleistungsfähigkeit – vor allem das Kurzzeitgedächtnis – beeinträchtigt ist. Je schlechter die Stoffwechselsituation, desto größer sind die Einschränkungen im Bereich des Denkvermögens. Sowohl die vaskuläre Demenz, als auch die **Demenz** vom Alzheimer-Typ besitzen eine starke Assoziation zum Diabetes. Möglicherweise kann durch bessere Glukoseeinstellung die kognitive Funktionalität verbessert werden; einzelne Studien zeigten jedenfalls eine solche Wirkung. Auf jeden Fall sind die Behandlung einer Hypertonie und eine gute Stoffwechseleinstellung bei jedem älteren Diabetiker mit Hirnleistungsstörungen einen Versuch wert (Basisbehandlung).

In den letzten Jahren konnte mehrfach gezeigt werden, dass schwere Hypoglykämien das spätere Auftreten von Demenzen fördern. 2008 fand sich erstmals, dass mehr als drei schwere Hypoglykämien das fernere Demenzrisiko verdoppeln. In einer prospektiven Studie wurde dies von Yaffe 2013 über die Zeitdauer von 12 Jahren bestätigt. In einer Metaanalyse konnte kürzlich an über 2 Mio. Menschen mit Diabetes dargestellt werden, dass auch chronisch erhöhte HbA1c-Werte das spätere Demenzrisiko deutlich erhöhen. Hochinteressant ist auch der Zusammenhang zwischen Lebensstilfaktoren und Demenzentwicklung. Eine Metaanalyse im Lancet ergab 2014, dass fehlende Bewegung einer der wichtigsten Risikofaktoren für die Demenzentwicklung darstellt und von den Lifestylemaßnahmen her allein jede 5. Demenz erklären kann. Auch das Vorliegen von Depression, niedriger Bildungsgrad oder Rauchen sind mit der Demenzentwicklung assoziiert (► Kap. 9).

> **Die Prävalenz der Depression ist bei Diabetikern deutlich höher als in der Allgemeinbevölkerung. Bei einer Rate der „Altersdepression" von ca. 30% bedeutet das, dass mindestens jeder 3. ältere Mensch mit Diabetes auch gleichzeitig unter einer Depression leidet. Depression bewirkt bei Diabetikern schlechtere**

◘ **Tab. 12.1** Durch Diabeteseinstellung verbesserbare/vermeidbare geriatrische Syndrome

Geriatrisches Syndrom	Zusammenhänge
Kontinenz	Bessere Blutzucker – weniger Harnflut und Harnwegsinfekte
Sinnesorgane	Bessere Diabeteseinstellung – weniger Retinopathie, besserer Visus, bessere Selbstmanagementfähigkeiten
Affekt/Depression	Depression bewirkt schlechtere Compliance – bei Diabetes findet sich häufiger Depression
Demenz	Bei Demenz schlechtere Diabeteseinstellung – bessere Kognition durch bessere Blutzucker und Vermeidung schwerer Hypoglykämien
Stürze/Frakturen	Vermeidung von Polyneuropathie – bessere Balance, bei Drang-Inkontinenz (Diabetes-bedingt) häufigere Stürze
Dekubitus	Häufigere Dekubitalulzera an den unteren Extremitäten (DFS)

Geriatrische Syndrome mit Wechselwirkungen zum Diabetes

◘ Tab. 12.2 Wechselwirkungen zwischen Diabetes und geriatrischen Syndromen

	Wirkung auf Diabetes	Diabetes bewirkt
Demenz	– Schlechtere HbA1$_c$-Werte – Schulung, Selbstmanagement unmöglich – Kontrollen erschwert (Fundus, Blutdruck, Fuß, Essen und Trinken)	– Bei Diabetikern häufiger Demenzen als bei Nichtdiabetikern – Sowohl langfristig zu hohe Blutzucker, als auch schwere Hypoglykämien triggern Demenz – Je schlechter der aktuelle Stoffwechsel, desto größer die kognitiven Leistungseinschränkungen
Depression	– Schlechtere HbA1$_c$-Werte – Geringere Compliance – Höhere Morbidität und Mortalität – „Pseudodemenz"	– Bei Diabetikern signifikant häufiger Depression – Verstärkung durch Angst, Schuldgefühle – Häufig Medikamenteninteraktion/Nebenwirkungen (iatrogener Schaden)
Inkontinenz	– Willentlich reduzierte Flüssigkeitszufuhr, Exsikkose, Hyperglykämie – Harnwegsinfekte, hierdurch Stoffwechselverschlechterung	– Zunächst Dranginkontinenz, später Überlaufblase, bei Hyperglykämie Harnflut – Glukosurie bewirkt rezidivierende Harnwegsinfekte
Immobilität	– Bewegung als Basistherapie erschwert, Fußpflege nicht möglich, Selbstmanagement BZ/Insulin erschwert	– Schwankende BZ beeinflussen via Schwindel Mobilität, PNP bewirkt afferente Ataxie, Stürze bei Diabetes häufiger

Compliance, kognitive Beeinträchtigungen (sog. „Pseudodemenz") und häufigere Krankenhausaufenthalte (◘ Tab. 12.2).

Persistierende Schmerzen treten bei Diabetikern signifikant häufiger auf als bei Nichtdiabetikern (25% vs. 15%), werden aber vor allem bei älteren Patienten deutlich seltener angegeben. Dies gilt besonders für Schmerzen in den Unterschenkeln und den Füßen.

Bekannt ist die **Wundheilungsstörung** bei schlechter Stoffwechseleinstellung. Diese betrifft v.a. die unteren Extremitäten. Das gefürchtete „**diabetische Fuß-Syndrom**" (◘ Abb. 12.1) führt häufig zu Amputationen.

Diabetes mellitus stellt einen Risikofaktor für rezidivierende **Stürze** dar. Die erhöhte Sturzfrequenz ist dabei keineswegs schwerpunktmässig auf Unterzuckerungen zurückzuführen, sondern kommt eher durch die Folgen des schlecht eingestellten Diabetes zustande: Polyneuropathie mit gestörter Wahrnehmung des Fußes, Dranginkontinenz mit häufigem imperativem Harndrang – auch in der Nacht – sowie ggf. ein eingeschränkter Visus führen zusammen oder einzeln zu Stürzen.

Über 50% der Frauen und 10% der Männer mittleren Alters mit Diabetes beschreiben eine **Harninkontinenz**. Diese tritt meist zunächst als Dranginkontinenz in Erscheinung, später zeigt sich dann das Vollbild der diabetischen Zystopathie mit Überlaufblase. Für ältere Diabetiker finden sich Prävalenzzahlen der Stuhlinkontinenz bis ca. 20%, dabei ist möglicherweise eine gestörte rektale Sensibilität der Mitauslöser.

Für den geriatrischen Patienten spielt die globale Betrachtung von Multimorbidität, Funktionsbeeinträchtigungen und deren konsekutive Auswirkung auf die **Lebensqualität** eine zentrale Rolle. Nicht die Diagnostik und Therapie einer „Stoffwechselabweichung", sondern der Einfluss des Diabetes auf vaskuläre Erkrankungen mit ihren funktionellen Folgen sowie die Interaktion mit den geriatrischen Syndromen sind relevante Zielgrößen einer Diabetes-Therapie im Alter.

■ **Klinik**

Behandlungsziele Für viele ältere Menschen steht die Angst vor Abhängigkeit durch Pflegebedürftigkeit oder Auftreten von Altersdemenz ganz im

Vordergrund. Obwohl in der Altersgruppe der über 80-jährigen unterschiedliche individuelle Lebensziele existieren, besteht doch Einigkeit darüber, dass für die meisten Menschen der Erhalt von Lebensqualität im Alter noch am ehesten mit Schmerzfreiheit und Vermeidung von Funktionseinschränkungen, also geriatrischen Syndromen, verbunden ist.

Behandlungsziele sollten mit dem Patienten abgestimmt sein und sich nach dem Können und Wollen des Patienten ausrichten. Hier bietet eine Kategorisierung anhand der Funktionseinschränkungen von „völlig fit", über „eingeschränkt" bis zu „völlig abhängig" bzw. „end-of-life" eine Möglichkeit, Therapieziele besser zu planen und patientengerecht umzusetzen.

Therapieziele

- Bei älteren und gesund alternden Menschen mit Diabetes („völlig fit") leitliniengerechte Therapie unter Berücksichtigung der primär- und sekundärpräventiven Ansätze
- Bei gebrechlichen älteren Menschen mit funktionellen Defiziten („eingeschränkt" bis zu „völlig abhängig") gelten modifizierte Ziele. Im Vordergrund stehen dann alltagsrelevante Behandlungsziele wie der Erhalt bzw. die Steigerung der Selbständigkeit und der Lebensqualität sowie die Prävention diabetesbedingter Symptome oder Akutkomplikationen.
- Die Zielwerte für den Blutglukosewert bzw. den HbA1c-Wert sollten zusammen mit dem Patienten definiert werden und richten sich individuell nach dem Wohlbefinden, dem Alter, dem Funktionsstatus und den primären Therapiezielen des Patienten.
- I. d. R. sollte der angestrebte HbA1c- Wert unter 8,5% liegen.
- Kurzfristig können intensivere Therapieformen sinnvoll sein, z. B. bei schweren Akuterkrankungen.
- Bei diabetesassoziierten Beschwerden oder beeinflussbaren geriatrischen Syndromen kann eine strengere Einstellung der Blutglukose sinnvoll sein.
- Bestehen eine oder mehrere Erkrankungen in einem Stadium, die die Prognose quod vitam erheblich reduzieren („end-of-life"), steht die reine Symptomkontrolle unter Einbeziehung

der individuellen Wünsche der Patienten und Angehörigen sowie die strikte Vermeidung von Hypoglykämien im Vordergrund.

Blutzuckerziele   Trotz einer zunehmenden Zahl von Studien, die den Nutzen einer besseren Blutglukose v. a. in Hinsicht auf Funktionen und geriatrische Syndrome beim geriatrischen Patienten dokumentieren, ist nach wie vor die Mehrheit der älteren Patienten eher „zu großzügig" eingestellt. Die berechtigte Angst vor Hypoglykämien, Stürzen oder der logistische Aufwand verhindern oft das Erreichen von Blutzucker-Behandlungszielen; dabei kann auch im Alter unter Beachtung einiger Besonderheiten eine gute Blutzuckereinstellung erreicht werden.

Das Ziel ist dabei **individuell** am und möglichst mit dem Patienten festzulegen, auch um die Mitarbeit bei der Behandlung (Multi-Pharmakotherapie!) zu sichern. Eine schematische Darstellung ist in ◨ Abb. 12.2 gegeben.

> **Die Compliance hängt vom Vorliegen einer Depression, von der Anzahl der Tagesdosen und der Gesamtzahl der Medikamente, aber auch der Darreichungsform (Fähigkeit zur Einnahme bzw. Öffnen der Verpackung) ab (s. ▶ Kap. 8). Sorgfältig sollte auch der Einsatz von Kombinationspräparaten, verschiedener Darreichungsformen (Tropfen, halbe Tabletten etc.) überprüft werden. Vor einer Dosiserhöhung sollte immer kritisch die tatsächliche Einnahme geprüft werden.**

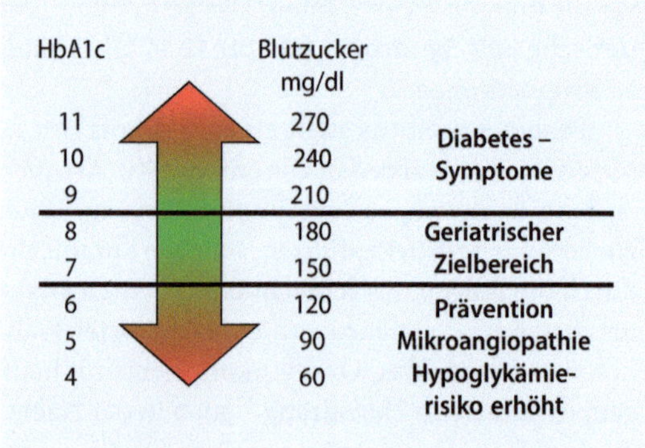

◨ **Abb. 12.2**   Blutzuckerziele des Diabetes mellitus im höheren Lebensalter

Bei der Verordnung von neuen Medikamenten muss immer die Gesamtheit im Auge behalten werden: Medikamentenneben- und Wechselwirkungen sind häufig, auch kann die im Alter eingeschränkte Metabolisierung (Niere, Leber) ein größeres Problem sein.

■ **Allgemeine Therapiemaßnahmen**

Schulungsmaßnahmen   In verschiedenen Untersuchungen konnte gezeigt werden, dass normale Schulungsprogramme für Diabetiker bei geriatrischen Patienten in aller Regel nicht sehr effektiv sind. Spezielle Schulungen für ältere bzw. kognitiv leicht eingeschränkte Menschen mit Diabetes mellitus wurden daher entwickelt. Die **strukturierte geriatrische Schulung (SGS)** z. B. ist als eine strukturierte Gruppenschulung mit altengerechter Didaktik und auf den geriatrischen Patienten bezogenen alltagsorientierten Inhalten für den Einsatz beim alten Menschen konzipiert und wurde so auch für den Einsatz im DMP anerkannt. Bei höhergradigen kognitiven oder physischen Funktionseinschränkungen, speziell bei Pflegeheimbewohnern, ist es aufgrund der vorhandenen Defizite jedoch oft nicht mehr möglich oder nicht mehr sinnvoll, jedwede Art von Schulung am Patienten durchzuführen. Hier müssen die sie versorgenden professionellen Kräfte, vorwiegend aus der Altenhilfe, entsprechend instruiert werden. Auch hierzu gibt es entsprechende Programme wie **Fortbildung Diabetes für Altenpflegekräfte (FoDiAl)**, Diabetes-Pflege-Fachkraft (DPFK) oder Diabetes-Nurse.

Bewegung   Unabhängig vom Vorliegen eines Diabetes mellitus sind Erkrankungen des Bewegungsapparates (Osteoarthrose) im Alter sehr häufig. Diese führen oft zu einer erheblichen Einschränkung der Beweglichkeit. Die mit zunehmendem Alter auftretende Sarkopenie (Verlust der Muskelmasse) mit Abnahme von Kraft und Gleichgewicht ist durch das Vorliegen eines Diabetes mellitus noch wesentlich verstärkt (z. B. durch eine Polyneuropathie mit „afferenter Ataxie"). Nicht nur zur positiven Beeinflussung der Stoffwechselsituation, mehr noch zur Vermeidung von Stürzen, ist daher ein Training von Kraft und Balance bei geriatrischen Patienten mit Diabetes durch systematische **Bewegungstherapie**

sinnvoll. Mehr als ein Drittel aller über 65-jährigen stürzt 1-mal pro Jahr; allein durch Hüftfrakturen entstehen in Deutschland Kosten von 1.000.000.000 €/Jahr. Verschiedentlich konnte gezeigt werden, dass systematische Trainingsprogramme in jedem Lebensalter hocheffizient sind (▶ Kap. 1). Life-Style-Interventionen mit starkem Anteil an Bewegungstherapie waren vor allem bei älteren Menschen in Hinblick auf die Diabetes-Prävention äußerst wirksam.

Ernährung   Bei älteren Menschen mit Diabetes mellitus gibt es einige Besonderheiten zu beachten. Von besonderer Bedeutung ist dabei das häufige Vorliegen von Fehl- und **Mangelernährung** (zwischen 16 und 50% der älteren Patienten, je nach Studie) und die daraus resultierenden Ernährungsempfehlungen, auch im Hinblick auf die Diabetes-Therapie. Leider finden sich allzu oft Patienten, bei denen aufgrund von Übergewicht bereits vor Jahrzehnten eine kalorien- und kohlenhydratarme „strenge" Diät vorgegeben wurde, diese aber im weiteren Verlauf trotz Sarkopenie, Gebrechlichkeit und Erfolglosigkeit nicht modifiziert wurde.

❯ Das Ankämpfen gegen Muskel- und Knochenmasseverlust („Gebrechlichkeit") und der Erhalt von Kraft und Mobilität ist ein wichtiges Behandlungsziel für den älteren Menschen und sehr eng mit dem Erhalt von Lebensqualität verknüpft.

Mit einfachen und praktikablen Vorgaben, die die allgemeinen Ratschläge für eine gesunde Ernährung berücksichtigen, z. B. eine Hand voll Obst am Tag, ist den meisten älteren Menschen mit Diabetes am besten gedient.

❯ Das für Typ-2-Diabetiker immer eingeforderte „Abnehmen" ist im höheren Lebensalter nicht sinnvoll: Ältere Menschen mit einem Body-Mass-Index <22,7 kg/m² haben eher eine höhere Morbidität und Mortalität als etwas dickere.

Neben den kognitiven Störungen stellen Einschränkungen der Kaufunktion einen wichtigen Risikofaktor für Fehlernährung und damit auch für Komplikationen bei der Diabetesbehandlung im Alter dar. Die

Parodontitis im Rahmen des Diabetes mellitus wird bisher kaum beachtet, es gibt jedoch Hinweise dafür, dass Diabetes und Parodontopathien aber auch stenosierende Koronarsklerose, Schlaganfall und Parodontitis miteinander verknüpft sind.

Ernährung mit Sondenkost bei geriatrischen Patienten mit Diabetes Bei der Sondenernährung geriatrischer Patienten mit Diabetes ist die Datenlage in punkto spezieller Zusammensetzungen nicht eindeutig. Es sollte deshalb die Sondenkost gegeben werden, die vom Patienten am besten vertragen wird. Bei Diabetikern ist die Gabe mittels Sondenpumpe zu bevorzugen, da hiermit die Auswirkung auf die postprandiale Hyperglykämie vorhersehbarer wird und ein Anpassen der Diabetes-Therapie somit leichter möglich wird. Für die antihyperglykämische Therapie empfiehlt sich meistens die Gabe eines lang wirkenden Insulins mit oder ohne Altinsulinanteil.

Blutdruckeinstellung Gerade bei Älteren mit Diabetes ist eine gute Blutdruckeinstellung wichtig für die Vermeidung von Folgeerkrankungen und zur Senkung der Sterblichkeit. Die Zielwerte sind je nach Leitlinie meist niedriger als bei nicht-Diabetikern. Wie im ▶ Kapitel 15 näher ausgeführt, gilt allerdings auch für geriatrische Patienten mit Diabetes ein abgestuftes Vorgehen. So sollte bei den oben sog. „völlig fitten" Patienten der Zielwert systolisch bei eher unter 140 mmHg angesetzt werden, während „eingeschränkte" oder gebrechliche Patienten sowie solche mit niedrigen diastolischen Werten und hohem Pulsdruck entsprechend vorsichtiger (systolisch eher zwischen 140–160 mmHg) eingestellt werden sollten.

■ Pharmakotherapie

Die Besonderheiten der Diabetestherapie im Alter betreffen natürlich alle Folge- und Begleiterkrankungen wie Neuro- oder Nephropathie oder Hyperlipidämie. Aus Platzgründen sind die Hinweise in diesem Kapitel auf die Glukosekontrolle beschränkt.

Orale Anti-Diabetika (OAD) Der über das DMP Diabetes geforderte Einsatz von Metformin bei übergewichtigen Patienten oder Glibenclamid bei Normal- oder Untergewicht als OAD ist nicht nachvollziehbar.

Bereits das häufige Vorliegen einer **Nierenfunktionsstörung** bei geriatrischen Patienten steht dem entgegen. Die Bestimmung des Serum-Kreatinins reicht zur Beurteilung der renalen Eliminationskapazität dabei nicht aus, mindestens eine Berechnung der **Kreatininclearance** (eGFR) mittels MDRD-Formel oder (Einbezug von Körpergewicht) mittels Cockcroft-Gault-Formel sollte erfolgen. Cockcroft-Gault-Formel:

$$Kreatinclearance\,(M\ddot{a}nner) = \frac{(140 - Alter)\times K\ddot{o}rpergewicht\,(kg)}{72\times Serumkreatinin\left(\frac{mg}{dl}\right)}(Frauen\times 0{,}85)$$

Unter **Metformin** allein besteht kein Hypoglykämierisiko und es zeigt zusätzlich eine günstige Wirkung auf makrovaskuläre Erkrankungen. Die Kontraindikationen sind zu beachten, auch sind Patienten, Angehörige oder Pflegekräfte darüber zu informieren, dass das Medikament bei Phasen ungenügender Nahrungsaufnahme, vor geplanten Operationen oder auch Kontrastmittelgabe sowie sicherheitshalber bei schwereren intermittierenden Allgemeinerkrankungen pausiert werden muss. Metformin ist katabol und sollte bei frailty und Malnutrition eher nicht eingesetzt werden. Der Einsatz in reduzierter Dosis ist inzwischen bis zu einer Kreatininclearance von 30 ml/min möglich.

Glibenclamid ist beim geriatrischen Patienten gefährlich. Durch seine starke Wirkung besteht im Alter eine ausgeprägte Hypoglykämiegefahr, vor allem bei Therapiebeginn. Durch die prävalent renale Elimination besteht Kumulationsgefahr bei eingeschränkter Nierenfunktion, dies gilt im Alter auch bei noch normalem Serumkreatinin! Langdauernde Unterzuckerungen können durch Anreicherung im tiefen Kompartiment die Folge sein.

Für beide OAD kann empfohlen werden, sicherheitshalber unter der Maximaldosierung zu bleiben bzw. sehr langsam zu steigern. Metformin wirkt bereits in der Dosis von 2-mal 500 mg günstig auf eine Insulinresistenz, dabei ist die abendliche Dosis die wichtigste.

Der lang wirksame Sulfonylharnstoff **Glimepirid** hat den Vorteil der Einmalgabe. Trotz dualer Elimination kann es aber zu Kumulation und protrahierter

Hypoglykämie kommen, weshalb auch hier zur Vorsicht geraten wird.

Der kurzwirksame, ältere Sulfonylharnstoff **Gliquidon** kann wegen der überwiegend hepatischen Elimination auch bei eingeschränkter Nierenfunktion eingesetzt werden, bei schwerer Niereninsuffizienz nicht mehr.

Glinide sind bei Niereninsuffizienz einsetzbar und können auch wechselndem Essverhalten angepasst verabreicht werden.

Glitazone werden aufgrund der Tendenz zur Flüssigkeitsretention und Gefahr bei Herzinsuffizienz im Alter praktisch nicht mehr eingesetzt.

Auch **Acarbose**, ebenfalls ohne Hypoglykämierisiko, spielt im Alter aufgrund der gastrointestinalen Nebenwirkungen keine wirkliche Rolle.

Die **DPP-4-Hemmer** Sitagliptin und Saxagliptin sind insgesamt wegen des fehlenden Hypoglykämierisikos für Ältere sehr interessant. In reduzierter Dosis können sie auch bei Niereninsuffizienz gegeben werden.

Die **Gliflozine** oder SGLT-2-Hemmer sind aufgrund des Wirkprinzips der gesteigerten Glukoseausscheidung über die Niere ebenfalls ohne relevantes Hypoglykämierisiko. Mit Dapagliflozin und Empagliflozin sind aktuell zwei Substanzen in Deutschland erhältlich. Vorteil bei Älteren ist die günstige Wirkung auf eine begleitende Herzinsuffizienz sowie eine gewisse Nephroprotektion. Nicht zu unterschätzen sind Risiken von Urogenitalinfektionen, Exsikkose und Orthostase durch die Glukosurie.

Empfehlungen für die Diabetestherapie Älterer mit OAD gibt die ◘ Tab. 12.3.

Insulin Eine Insulintherapie sollte spätestens dann begonnen werden, wenn mit oralen Antidiabetika das individuelle Therapieziel nicht erreicht werden kann.

Eine Insulintherapie ist auch bei Vorliegen eines insulinpflichtigen LADA-Diabetes (*late autoimmune diabetes in the adult*) und beim Sekundärversagen nach längerer Diabetesdauer sowie bei schweren Akuterkrankungen erforderlich. Argumente für den Beginn einer Insulintherapie sind auch das Vorliegen einer Niereninsuffizienz sowie die zunehmende Malnutrition bei kataboler Stoffwechsellage. Der Beginn einer Insulintherapie ist für viele geriatrische

Patienten mit Diabetes die beste Möglichkeit, eine anabole Stoffwechselsituation zu erreichen und somit Verbesserungen der Mobilität und sogar teilweise der Kognition zu erzielen!

Der Beginn einer Insulintherapie im Alter sollte idealerweise im Rahmen eines strukturierten Behandlungs- und Schulungsprogramms erfolgen, da der Umgang mit dem Insulin-Pen eine große Herausforderung an Sehvermögen, Kognition und Feinmotorik darstellt. Dem praktischen Üben und Überprüfen des Umgangs mit dem Pen kommt daher eine große Bedeutung zu.

Für die **Strategien der Insulintherapie** beim älteren Patienten gelten prinzipiell die gleichen Grundlagen wie für den jüngeren Patienten. Komplexe Regimes mit mehrfacher Insulindosisanpassung können unter institutionalisierten Voraussetzungen erfolgreich sein, sind aber in Punkto Selbstmanagementfähigkeiten im ambulanten Sektor eher schwierig umzusetzen. Obwohl hierzu keine kontrollierten Studien vorliegen, kann das Weglassen des Spritz-Ess-Abstandes auch bei normaler Mischinsulingabe aus Sicherheitsgründen erfolgen. Auf die korrekte Pen-Handhabung ist zu achten.

Durch den sog. „Geldzähltest" (▶ Video 12.3, ◘ Abb. 12.3) lässt sich die Fähigkeit zur sicheren und selbständigen Insulininjektion gut vorhersagen. Sind die Probanden innerhalb von 45 s in der Lage, den Betrag korrekt zu zählen, haben sie mit einer Wahrscheinlichkeit von 75% die Fähigkeit, ihr Insulin korrekt selbst zu spritzen.

Das ▶ Video 12.3 (◘ Abb. 12.3) zeigt die Durchführung des Geldzähltests, einem bewährten Instrument zur Überprüfung der Fähigkeit, Insulin selbst zu spritzen.

Klassische Insuline Zu den klassischen kurzwirksamen Humaninsulinen und den NPH-verzögerten Insulinen lässt sich generell feststellen, dass diese in den letzten Jahren eher seltener zum Einsatz kommen. Dies hängt sicher an der Notwendigkeit, Protamin-verzögerte Insuline zu mischen, was oft nicht ausreichend erfolgt. Es besteht die Gefahr von Hypoglykämien während des Spritz-Ess-Abstandes und man muss relativ starre Injektions- und Essenszeiten einhalten. Dennoch sind auch diese Therapieformen bei Älteren noch verbreitet.

◘ Tab. 12.3 Einige Hinweise zur Diabetestherapie mit OAD im Alter

Wirkstoff	Wirkung	Besonderheiten
Metformin	Hemmung der Glukoneogenese,	Wirkt besonders gut bei Insulinresistenz (bauchbetontes Übergewicht). Positive pleiotrope Effekte. CAVE: Nicht bei stark reduzierter Nierenfunktion (GFR <30 ml/min) oder bestehender Gebrechlickeit einsetzen!
Sulfonyl- harnstoffe	Insulinfreisetzung aus der B-Zelle	Bei Normalgewicht und nach Hinweis auf Hypoglykämiegefahr. CAVE: Außer Gliquidon nicht bei reduzierter Nierenfunktion einsetzen! Hypoglykämiegefahr sehr hoch!
Acarbose	Resorptionsverzögerung	Langsam Aufdosieren, oft Complianceprobleme
Glinide	Insulinfreisetzung aus der B-Zelle	Kurze Wirkdauer – weniger Hypoglykämiegefahr. Repaglinide auch bei Niereninsuffizienz einsetzbar. Mehrfacheinnahme nötig.
Glitazone (PPR-g-Induktoren)	Verbessert Insulinempfindlichkeit durch Wirkung auf Kernrezeptor PPAR-γ	Effekte auch außerhalb des Zuckerstoffwechsels – teilweise positiv (Fettverteilung) teilweise negativ (Wassereinlagerung, Tibia-Frakturen häufiger) Evtl. pleiotrope Effekte. CAVE: Kontraindikation ist Herzinsuffizienz!
Gliptine (DPP-4 Hemmer)	Verzögerter Abbau von GLP-1	Wenig Studien bei älteren Patienten, dennoch gut geeignet, da keine Hypoglykämiegefahr und auch bei Niereninsuffizienz einsetzbar.
Gliflozine (SGLT-2-Hemmer)	SGLT2-Inhibitoren hemmen renale, natriumabhängige Glucosetransporter	Glukosurie ist Wirkprinzip; Komplikation sind deshalb Uro-Genitalinfekte. Pleiotrope Effekte durch Reduktion kardio-vaskulärer Komplikationen und Nephroprotektion.

Analoga Die kurzwirksamen Analoga zeigen beispielsweise durch fehlenden Spritz-Ess-Abstand oder der Möglichkeit bei unterschiedlicher Essensmenge auch postprandial zu spritzen Vorteile. Auch die langwirksamen Analoga wie Glargin oder Detemir sind von Vorteil, da sie beispielsweise bei Glargin als morgendliches, langwirksames Insulin gespritzt werden können und damit im Gegensatz zu einem Bed-Time-Insulin mit NPH eine „Morningtime"-Einmalspritze beim Älteren ermöglichen. Die meisten älteren Patienten mit Diabetes mellitus wünschen sich „ … so wenig Insulinspritzen, wie möglich!" Diese Therapieform kann z. B. auch ein externer Pflegedienst unproblematisch verrichten.

Konzentrierte Analoga (U-200- und U-300-Insuline) Die kurzwirksamen U-200-Analoga bieten beim älteren Menschen nur fragliche Vorteile wie den etwas günstigeren Preis und geringere Einstichfrequenz bei hoher Insulindosis sowie die Vermeidung von Lipohypertrophien. Neben den üblichen Injektions-Problemen, wie zu seltenem Nadelwechsel, unbemerkt defekten Pens oder zu frühem Herausziehen der Nadel, ist die Lipohypertrophie durch Nicht-Wechseln der Insulinspritzstellen für ältere Menschen mit Insulintherapie oft Ursache hinter unerklärlichen Stoffwechselschwankungen. Auch viele durch einen Pflegedienst versorgte Insulin-behandelte Patienten haben Lipohypertrophien. Es gibt immer noch einen hohen Bedarf an Diabetesschulung für das Fachpersonal.

Die langwirksamen Analoga (U-300-Insuline) haben neben den o. g. Vorteilen und längerer Pen-Haltbarkeit auch eine etwas geringere Hypoglykämiegefahr. Dies ist von Relevanz, gerade in der Nacht, da ältere Menschen oft nicht die Hypoglykämien spüren.

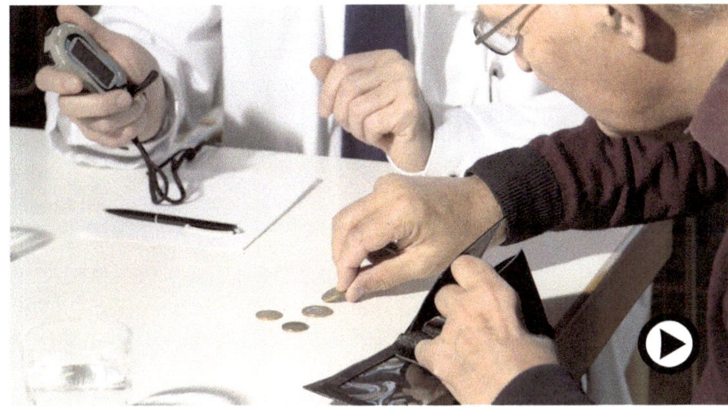

Abb. 12.3 ▶ Video 12.3: Durchführung des Geldzähltests (www.springermedizin.de/vzb-basiswissen-des-alterns-kapitel-12). (Mit freundlicher Genehmigung von © Andrej Zeyfang 2017. All Rights Reserved) (https://doi.org/10.1007/000-1t0)

Inkretinmimetika Die Inkretinmimetika wie Exenatide, Liraglutid oder Dulaglutid müssen wie Insulin gespritzt werden. Der Vorteil der bedarfsgemäßen Insulinfreisetzung ohne relevante Hypoglykämiegefahr in der Monotherapie bei gleichzeitiger Gewichtsabnahme spielt bei adipösen, auch älteren Menschen, durchaus eine Rolle. Oft ist aber im höheren Lebensalter bereits eine katabole Situation vorhanden und nicht nur der Einsatz von Metformin, sondern auch von Inkretinmimetika ist dann nicht wirklich sinnvoll. Die Verabreichungsform, vor allem die Frequenz der Injektion, ist bei den Mimetika höchst unterschiedlich. Das erste Mimetikum, Exenatide musste zweimal täglich gegeben werden. Hier gibt es inzwischen retardierte, einmal wöchentliche Präparate. Liraglutid wird einmal täglich gespritzt. Prinzipiell ist es für ältere Menschen immer ein Vorteil, weniger häufige Injektionen durchzuführen, vor allem wenn diese beispielsweise fremdverabreicht werden müssen. Hier hat das einmal wöchentlich verabreichbare Präparate Dulaglutid einen Vorteil.

12.1.2 Häufige Kontextfaktoren

> Eine gute Behandlung älterer Diabetiker ist immer eine „Langzeit-Begleitung". Der Arzt ist dabei auch Manager eines interdisziplinären Behandlungsteams, da sich im Alter vielfältige Probleme zeigen.

Tab. 12.4 Versorgungsnetzwerk

Berufsgruppe	Aufgabe
Hausarzt	Koordination der Langzeitbehandlung
Diabetologe	Bei besonderen Problemen
Fachärzte (Augen, Urologie …)	Kontrollen, rechtzeitige Intervention
Diabetesberatung	Schulung, Beratung, Training
Ergotherapie	Hilfsmittelversorgung, kognitive Testung & Training
Physiotherapie	Sturzprävention, körperliches Training gegen Gebrechlichkeit
Fußpflege	Regelmäßige Inspektion und Behandlung
Orthopädischer Schuhmacher	Schuhversorgung

In einem funktionierenden **Diabetes-Versorgungsnetzwerk** sind die in **Tab. 12.4 aufgeführten Profis erforderlich.

Eine besondere Patientengruppe stellen alt gewordene Menschen mit Typ-1-Diabetes dar. Da sie teilweise über viele Jahrzehnte ein autonomes, von Selbstmanagement geprägtes Leben geführt haben, fällt es ihnen oft besonders schwer, beim Hinzukommen von altersassoziierten Problemen wie dementieller Entwicklung Therapie-Vereinfachungen oder Fremdhilfe zu akzeptieren.

Der Einsatz von modernen Hilfsmitteln wie z. B. Insulinpumpen oder Langzeit-kontinuierlicher Blutzuckermessung wird auch beim älteren Patienten mit Typ-1-Diabetes immer wichtiger.

Fallbeispiel

Frau Meier ist 84 Jahre alt, seit sechs Jahren verwitwet, hat keine Kinder und lebt in ihrer 2-Zimmer-Eigentumswohnung im 2. Stock ohne Aufzug. Frau Meier hat seit sieben Jahren einen Diabetes mellitus Typ 2, der mit Glibenclamid 3,5 mg 1-0-1/2 behandelt wird. Bisher ging sie ca. einmal im Quartal noch selbst zu Fuß zu ihrem Hausarzt, der nur wenige 100 Meter vom Haus entfernt seine Praxis hat. Da die Rezepte bereits im Vorfeld ausgestellt und durch die Arzthelferinnen ausgegeben wurden, hat der Hausarzt Frau Meier selbst nur selten gesehen. Den Arzthelferinnen ist allerdings aufgefallen, dass Frau Meier zunehmend verwirrt und vergesslich schien und beim letzten Besuch auch deutlich nach Urin roch.
Nachdem mehrere Tage die Rollläden nicht geöffnet worden sind, rufen die Nachbarn den Hausmeister, der die Wohnung öffnet. Man findet Frau Meier hypoglykämisch mit verkürztem, außenrotierten rechten Bein am Boden liegend, unterkühlt, exsikkiert und eingestuhlt. Die Wohnung ist vermüllt. Frau Meier wird in eine chirurgische Klinik gebracht, die bei Aufnahme festgestellte Schenkelhalsfraktur wird gleich operativ versorgt. Im allgemeinchirurgischen Krankenhaus erleidet Frau Meier eine Woche postoperativ ein Nierenversagen. Sie wird wegen eines Delirs fixiert, wodurch ein Dekubitus an der rechten Ferse entsteht. Nach Abklingen des Delirs – eine weitere Woche später – wird festgestellt, dass sie auch die eigentlich gesunde Seite nicht mehr richtig bewegt, und bei der genaueren neurologischen Untersuchung fällt eine armbetonte Hemiparese links mit einem Kraftgrad von 3–4/5 auf.

Es erfolgt die Übernahme in die Innere Abteilung, wo unter 12 BE Diabetes-Diät eine Basis-Bolus-Therapie begonnen wird; die Blutzuckerwerte entgleisen unter einem fieberhaften Atemwegsinfekt jedoch zunehmend nach oben. Ein geriatrisches Konsil ergibt eine schwere Schluckstörung nach Hirnstamminsult und die Empfehlung zur Erweiterung der Therapie mit Logopädie, Ergotherapie und Physiotherapie als „Geriatrische Komplexbehandlung". Die Diät wird entsprechend der Schluckstörung geändert, auf BE-Zählen wird verzichtet, die Blutzuckerziele werden an die Gesamtsituation angepasst.

Übungsfragen

1. Können Sie im beschriebenen Fallbeispiel die wechselseitigen Zusammenhänge zwischen der jeweils zugrunde liegenden Krankheit und der daraus resultierenden Funktionsstörung schildern?
2. An welchen Stellen in der Behandlung von Frau Meier im Fallbeispiel hätte durch genauere Diagnostik/Beobachtung/Untersuchung möglicherweise ein anderer Verlauf erzielt werden können?
3. Kennen Sie geeignete Assessment-Untersuchungen, die diagnostisch wichtig gewesen wären?
4. Welche Heil- und Hilfsmittelversorgung wäre zu welchem Zeitpunkt vielleicht besser gewesen?
5. Welche Versorgungsformen kommen längerfristig infrage, wohin würden Sie die Patientin entlassen?

Lösungen ▶ Kap. 20

Krebserkrankungen im Alter

Michael Denkinger

Dieses Kapitel enthält Videos online auf www.springermedizin.de/vzb-basiswissen-des-alterns-kapitel-13
oder laden Sie zum Streamen der Videos die "Springer Multimedia App" aus dem iOS- oder Android App-
Store und scannen eine Abbildung, die den „play button" enthält.

© Springer-Verlag GmbH Deutschland 2018
A. Zeyfang, M. Denkinger, U. Hagg-Grün, *Basiswissen Medizin des Alterns und des alten Menschen*,
Springer-Lehrbuch, https://doi.org/10.1007/978-3-662-53545-5_13

Die geriatrische Onkologie möchte durch Einbeziehung des geriatrischen Assessments passgenauere, besser verträgliche und besser wirksame Therapieschemata für (gebrechliche) ältere Menschen erreichen.

Dabei ist immer die Über- gegen die Untertherapie abzuwägen und eine Kenntnis aktueller Therapieoptionen für die einzelnen Tumorentitäten oder eine gemeinsame Absprache (Tumorboard mit Geriater) mit Fachkollegen von Nöten.

Erste Studien zeigen, dass eine mithilfe des geriatrischen Assessments angepasste Therapie weniger Toxizität, weniger Änderungen der Therapieschemata und einen Überlebensvorteil bringen kann.

13.1 Hintergründe

■ Epidemiologie

Die Inzidenz der meisten Krebserkrankungen steigt mit dem Alter. Ausnahme sind verschiedene Lymphome oder das Ewing-Sarkom. Die häufigsten Tumore im fortgeschrittenen Alter sind Karzinome der Mamma bzw. der Prostata, des Darmes und der Lunge. Aber auch myeloproliferative Erkrankungen finden sich zunehmend häufiger, darunter auch akute Leukämien, die zwei Häufigkeitsgipfel aufweisen: im frühen Kindesalter und im fortgeschrittenen Alter. Hier finden sich allerdings mit zunehmender Häufigkeit myeloische Leukämien, was u. a. bereits durch eine Veränderung auf hämatopoetischer Stammzellebene zu tun hat, mit einem Shift hin zur myeloischen Reihe. Sicherlich werden in Zukunft durch die immer besser werdenden genetischen Untersuchungen die Tumorentitäten feiner differenziert und neue Klassifikationen entstehen. So wurde etwa die klassische Kiel-Klassifikation der Lymphome bereits durch neuere Einteilungen anhand vorliegender Mutationen und Translokationen abgelöst.

Der häufigste Tumor in der Geriatrie ist allerdings weiterhin das **Mammakarzinom**, auch weil die Lebenserwartung der Frau immer noch um einige Jahre über der des Mannes liegt und damit bezogen auf die Gesamtpopulation mehr Brustkrebsfälle als etwa Prostatakarzinome diagnostiziert werden. Etwa jede achte bis zehnte Frau erkrankt in ihrem Leben an einem Mammakarzinom, wobei die Lebenszeitprävalenz in den letzten 30 Jahren sukzessive

angestiegen ist. Ursächlich ist zu einem großen Teil die Demographie, sicherlich aber auch die bessere Aufklärung und Detektionsrate durch verbesserte Screeningprogramme. Diese werden in Deutschland nur bis zum 70sten Lebensjahr von den Kassen unterstützt. Der Grund dafür liegt unter anderem auch an der zunehmenden Detektion niedrig maligner, langsam wachsender Tumore im Alter und den damit zunehmend überwiegenden Risiken einer Überdiagnostik und -therapie.

> **Mammakarzinome im Alter zeigen weniger Her2-Überexpression, haben geringere KI67-Proliferationswerte, sind häufiger Östrogenrezeptor-positiv, haben weniger Aneuploidie, insgesamt meistens einen niedrigeren Malignitätsgrad und damit auch eine niedrigere Wahrscheinlichkeit für Rezidivtumore nach erfolgreicher Therapie.**

Die erkannten Tumore sind allerdings auch im Alter in den letzten Jahren aufgrund der früheren Diagnose in niedrigere Stadien gerückt und sind potentiell auch im höheren Lebensalter medikamentös, strahlentherapeutisch und operativ behandelbar. Dabei lässt sich in den westlichen Ländern deutlich zeigen, dass die Häufigkeit einer eingeleiteten Chemotherapie und Strahlentherapie insbesondere ab einem Alter von 70 Jahren relevant absinkt. Auch werden mehr Ablationen und weniger Brust-erhaltene Operationen durchgeführt, die sich interessanterweise nicht alleine mit der Tumorhistologie und Größe erklären lassen. Endokrine Therapien nehmen dagegen bis ins höhere Alter zu, was sicherlich mit der höheren Zahl Östrogenrezeptor-positiver Tumore zusammenhängt.

13.2 Besonderheiten der geriatrischen Onkologie

Die Entscheidung für oder gegen operative, medikamentöse oder strahlentherapeutische Maßnahmen bei älteren Krebspatienten kann nicht mehr nur mithilfe der klassischen Stagingverfahren getroffen werden. Natürlich muss nach grundsätzlicher Entscheidung für eine weitere Abklärung mit der Patientin in unserem Beispiel auch bei ihr ein übliches Screening stattfinden. Hierzu gehören die Bildgebung des Tumors und der typischen Lokalisation von Metastasen (Sonografie Abdomen, ggf. Szintigraphie), das Labor (Leberwerte, Elektrolyte, Blutbild, Nierenwerte), klassische onkologische Performance Scores (z. B. Karnofsky-Index, siehe ► Kapitel 17.) und am Ende auch eine gute Histologie. Zunächst sollte allerdings eine ausführliche Abstimmung und Beratung der Patientin mit einer Abschätzung von Nutzen und Risiken der Diagnostik und der daraus resultierenden späteren Therapie stattfinden. Sollte die Patientin trotz guter Beratung keine der Therapiemaßnahmen auf sich nehmen wollen, sollte auch nicht zu einer Biopsie geraten werden.

Wenn keine grundsätzliche Ablehnung vorliegt, sollte vor gemeinsamer Entscheidungsfindung zur weiteren invasiven Diagnostik über das übliche Staging hinaus ein „geriatrisches Staging" stattfinden. Dies ist gerade für eine gemeinsame Entscheidung in einem Tumorboard sehr hilfreich, um unter Berücksichtigung der Patientenpräferenzen eine fundierte Entscheidung und Beratung zu ermöglichen. Hierzu haben sich, wie in zahlreichen Publikationen von z. B. Arti Hurria gezeigt, reduzierte geriatrische Assessment-Verfahren bewährt, die sich an dem kompletten geriatrischen Assessment orientieren (► Kap. 2) und mit einem abgestuften Management bei Identifikation unterschiedlicher Defizite hinterlegt werden. Grundsätzlich beinhalten diese Assessments:

- Den **Funktionsstatus**, meistens im Sinne der Abfrage der basalen und instrumentellen Aktivitäten des täglichen Lebens, die, wenn ausreichend differenziert, auch zur Verlaufskontrolle genutzt werden können.
- Die **Kognition** und **Emotion**, um Adhärenz- und Compliancemaßnahmen frühzeitig einleiten und möglicherweise ungewöhnliche Entscheidungen der Patienten besser verstehen und einordnen zu können.
- Den **sozialen Status**, um abzuschätzen, inwieweit etwa eine fraktionierte Strahlentherapie von mehr als 20 Einheiten überhaupt von der Familie organisiert werden kann und wie viel Anbindung an die Institutionen und Hausärzte/niedergelassene Onkologen

oder evtl. auch ambulante und spezialisierte palliative Netzwerke notwendig ist.
- Eine **allgemeine Einschätzung** der Frailty und Ernährung

Als Beispiel ist hier das gekürzte geriatrische Assessment auf Basis eines CGA von Hurria aufgeführt (◘ Tab. 13.1).

> In einer Prä-/Post-Studie konnte gezeigt werden, dass durch die Einführung eines modifizierten Frailty-Assessments und der daran ausgerichteten Therapie bei älteren Patienten vor grundsätzlich indizierter Operation die Sterblichkeit um das 3-fache gesenkt werden konnte. Eine vergleichbare Evidenz für Frailty Assessments vor Chemotherapie oder Strahlentherapie existiert (noch) nicht. Die Ausführungen in diesem Kapitel basieren demnach vor allem auf nicht interventionellen, beobachtenden Studien.

Außerdem müssen immer auch Unterschiede in der Pharmakokinetik der Substanzen bei reduzierter Nieren- und Leberleistung, unterschiedlichem Ansprechen auf Noxen, bereits reduzierte Nervenleitgeschwindigkeiten mit einem höheren Risiko für Neurotoxizitäten, einer Osteoporose, einer höheren Sturzgefahr bei Sarkopenie, einem erhöhten Risiko für eine Fatigue oder einem Delir bei auch schon leichtgradig reduzierten kognitiven Reserven und eine insgesamt reduzierte Resilience gegen äußere Noxen beachtet werden. Als Noxen sollte hier weniger der Tumor, als vielmehr die Strahlen-, Chemo- oder operative Therapie gesehen werden, sodass der supportiven Therapie insgesamt im Alter noch mehr Bedeutung zukommt als in jungen Jahren.

13.3 Klinisches Vorgehen am Beispiel

Nun kann in unserem Beispiel grundsätzlich sehr wohl zu einer weiteren Diagnostik geraten werden, von der man wiederum individuell die fortführende Therapie abhängig machen sollte. Am besten wäre vor der Entscheidung allerdings zumindest die Durchführung eines **geriatrischen Screenings** für

Tab. 13.1 Onkologisch-spezifischer CGA nach Arti Hurria. (Modifiziert nach Hurria 2007)

Assessment-Domäne	Beschreibung	Bewertung
Komorbidität	13 Erkrankungen, Unterskala des OARS-Fragebogens	>2 Erkrankungen: Konsil Innere/Geriatrie
Sehen	Wie gut können Sie sehen (mit Brille/Linsen)? 5-Punkte-Likertskala von „sehr gut" bis „ich bin blind" – Frage nach Beeinträchtigung im Alltag	Bei Verschlechterung oder Wunsch: Konsil Augenarzt
Hören	Wie gut können Sie hören (mit Hilfe)? 5-Punkte-Likertskala von „sehr gut" bis „ich bin taub" – Frage nach Beeinträchtigung im Alltag	Ggf. HNO Konsil, Hörhilfe benutzen beim Gespräch mit Patient
Ernährung	Gewicht, ungewollter Gewichtsverlust, Größe	Supportive Therapie, Ernährungsberatung
Stürze	Wie oft sind sie in den letzten 6 Monaten gestürzt? Wenn ja, wissen sie warum?	Physiotherapie, Sturzanalyse, ggf. zunächst Rehabilitation
Funktioneller Status	ADL, IADL (Unterskala aus MOS) und selbstbewerteter Karnofsky Index	Bei Bedarf, soziale Dienste/ggf. Hilfsmittel
Soziale Unterstützung	Unterskala aus MOS – Soziale Unterstützung, 12 Fragen	Bei als zu gering bewerteter Unterstützung, soziale Dienste einschalten
Emotionaler Status	„Stress-Thermometer", positiv, wenn >4 Punkte (Skala 0–10)	Ggf. psychiatrisches Konsil

OARS – Older American Resources and Services, MOS – Medical Outcome Study

die oben erwähnten Domänen z. B. im Rahmen eines sog. „Lachs-Screenings".

Ein Patientenbeispiel zum Screening nach Lachs zeigt das ▶ Video 13.1 (■ Abb. 13.1).

Sollte sich der erste Eindruck einer geringen Frailty trotz bekannter Komorbidität nach inzwischen guter Rekonvaleszenz bezüglich des Schlaganfalls im Assessment bestätigen, wäre der Patientin zu einer Stanzbiopsie und eine Biopsie der Sentinellymphknoten zu raten, um Dignität, Ausbreitung und relevante Marker zu bestimmen. Nach komplettem Staging würde man in diesem Fall höchstwahrscheinlich aufgrund der insgesamt niedrigeren Malignität im fortgeschrittenen Alter nachgewiesener Mammakarzinome ein niedrig malignes Karzinom, Her2-negativ, ER-positiv mit allenfalls Lymphknotenbefall erwarten. Ist hier histologisch keine eindeutige Klassifikation möglich, sollte wegen der gezielteren Therapiemöglichkeiten sogar das Gene-array-Verfahren zur Bestimmung der Rezeptorpositivität herangezogen werden.

Die Ergebnisse des Staging können anschließend in Vorhersagetools wie adjuvantonline (https://www.adjuvantonline.com) oder predict (http://www.predict.nhs.uk) eingegeben und damit die Beratung der Patienten gemeinsam mit der klinischen Entscheidung individualisiert und präzisiert werden. Ein Screenshot des Ergebnisses von Predict unserer 81-jährigen Patientin am Beispiel eines niedrig malignen, Her2-negativen, ER-positiven, 2,5 cm großen Karzinom mit zwei positiven Lymphknoten ist in ■ Abb. 13.2 gegeben.

Damit wäre eine **endokrine Therapie** unter Beachtung der Risiken auf jeden Fall zu empfehlen. Sinnvoll erscheint wegen der höheren Frakturraten unter Aromatasehemmern ein Beginn mit Tamoxifen. Parallel sollte allerdings wegen einer auch durch Tamoxifen wohl erhöhten Fatigue und erhöhten Risiken für thrombembolische Ereignisse eine hohe körperliche Aktivität, etwa durch Sturzpräventionsprogramme empfohlen werden.

Auch im höheren Alter ist eine **operative Therapie** grundsätzlich indiziert und bei gegebener Operabilität mit einer geringeren Sterblichkeit assoziiert. Da oftmals aufgrund des hohen Aufwandes und der im Alter höher-prävalenten Fatigue als

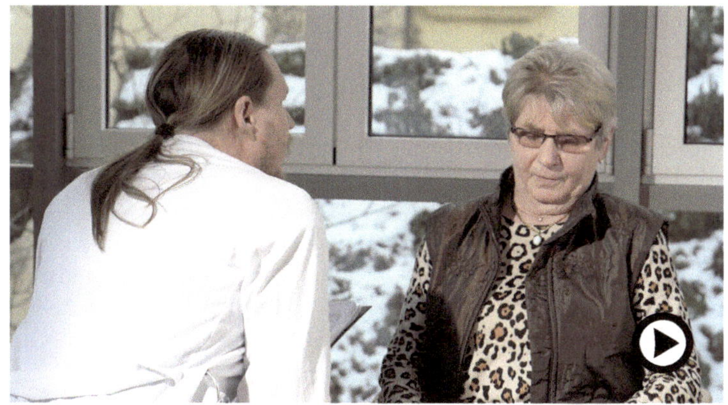

PREDICT Tool Version 2.0: Breast Cancer Survival; Results

Five year survival
75 out of 100 women are alive at 5 years with no adjuvant therapy after surgery
An extra 1 out of 100 women treated are alive because of hormone therapy

Ten year survival
44 out of 100 women are alive at 10 years with no adjuvant therapy after surgery
An extra 3 out of 100 women treated are alive because of hormone therapy

To vieXw the numbers in bars hover pointer over each bar-segment
(Or tap segment if using a mobile device)

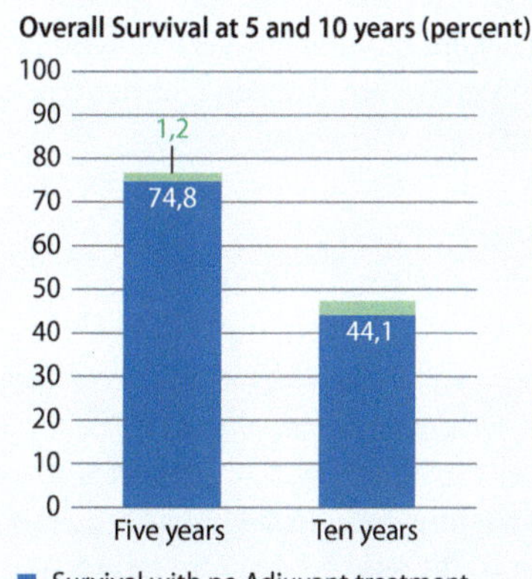

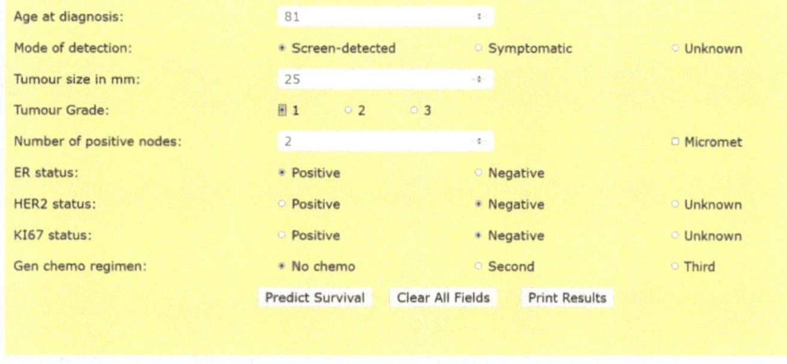

Disclaimer: PREDICT can only provide a general guide to possible outcomes in any individual case. As we are all different, for the more complete picture in your case, you should speak to your own specialist. You may wish to print this page out and share it with your specialist.

□ **Abb. 13.2**   Predict 2.0 Betaversion – Screenshot anhand des dargestellten Fallbeispiels. (Mit freundlicher Genehmigung der University of Cambridge and Public Health England)

Nebenwirkung von einer Strahlentherapie abgesehen wird, wird auch oft zu einer Ablatio geraten. Allerdings sollte auch im Alter die potentielle Möglichkeit und die psychisch bessere Brust-erhaltende Therapie (BET) nicht verworfen werden.

Nach BET sollte sich auch bei geriatrischen Patienten eine **Strahlentherapie** anschließen. Hierfür ist die Evidenz auf alle relevanten Outcomeparameter nachgewiesen.

Bei niedrig malignen Karzinomen im fortgeschrittenen Alter, wird nicht zu einer **Chemotherapie** geraten, bei High-risk-Tumoren hingegen sollte man auch im höheren Alter je nach Gesamtergebnis des Assessments eine Polychemotherapie nicht ausschließen.

Zusammenfassend kann man sogar sagen: Je gebrechlicher, je mehr Komorbiditäten, je älter und je geringer die Tumorrisiko-Bewertung, desto zurückhaltender sollte therapiert werden. Je höher das Tumorrisiko, desto eher sollte eine Standardtherapie unter Berücksichtigung der o. g. Parameter erwogen werden. Gerade bei hochmalignen Tumoren, die im Alter ja deutlich seltener sind, sollte eine Chemotherapie mit abgestuften Schemata zumindest ausführlich mit der Patientin unter Berücksichtigung der Präferenzen und des Assessments besprochen werden. In letzter Zeit werden insbesondere auch sequentielle Schemata diskutiert, bei denen die Substanzen nacheinander mit entsprechenden Abständen und Erholungspausen gegeben werden.

> **Da man auch als Primärversorger („Hausarzt") oder auf allgemein internistischen Abteilungen oftmals mit den Patienten solche Entscheidungen vor Verlegung eruieren muss und dabei bereits grundlegende Einstellungen verändern kann (Patienten vertrauen oft dem Arzt der sich Zeit nimmt!), sollte der Arzt vor dem Gespräch zumindest einen aktuellen Übersichtsartikel (Systematisches Review) zu den jeweiligen Therapiestandards im Alter gelesen haben.**

Bei jüngeren und fitten Patienten spielt dies eine deutlich geringere Rolle, da hier die klare Notwendigkeit zur genauen Tumordiagnostik und Staging nahezu immer von Anfang gegeben ist.

Grundsätzlich kann man sagen, dass sich die Altersgrenzen zur Entscheidung pro Diagnostik, und dann auch pro Therapie, aufgrund der zunehmend besseren Therapieoptionen weiter in die Hochaltrigkeit verschieben werden. Warum? Erstens werden die Möglichkeiten von histologischen Sicherungen weniger invasiv und weniger risikoreich und damit auch bei gebrechlichen Patienten besser verträglich, wie etwa bei einer Biopsie mittels Endosonographie bei einem Bronchialkarzinom. Das gleiche gilt bei immer mehr Tumorentitäten inzwischen auch für die Therapie. So haben die sog. Biologicals, spezifische Antikörper, die meist gegen typische Oberflächenmarker gerichtet sind bei dem Malignen Melanom, den myeloischen und lymphatischen Leukämien oder dem nicht-kleinzelligen Bronchialkarzinom die Therapie in den letzten Jahren teilweise revolutioniert – bei guter Verträglichkeit im Vergleich zur Chemotherapie. Damit rückt plötzlich auch eine gebrechlichere, multimorbide Klientel in den Fokus. Das bedeutet allerdings auch, dass am Beispiel des Bronchialkarzinoms inzwischen auch gebrechlichen Patienten zu einer Biopsie geraten werden kann, wo zuvor lieber davon abgeraten wurde. Wenn dann eine EGFR- oder ALK-Mutation vorliegen, können gut verträgliche Erstlinientherapien einen signifikanten Überlebens- und Lebensqualitätsvorteil bringen.

■ Prävention

Zur Prävention von Krebserkrankungen im Alter kann man auf die allgemeingültigen Ratschläge zur körperlichen Aktivität und Ernährung verweisen. Wichtig dabei ist, dass auch ein später Beginn nachweislich Vorteile bringt (▶ Kap. 1, gesundes Altern). Ebenso ist es wichtig, dass eine Diät ab einem Alter von 70 Jahren und mehr keinen Überlebensvorteil mehr bringt, sicherlich im Besonderen nicht, wenn eine Krebserkrankung diagnostiziert wurde. Inwieweit geriatrischen Patienten mit 70, 75 oder 80 Jahren geraten werden kann, das Rauchen aufzugeben, muss sicherlich ebenfalls individuell entschieden werden. Überlebensvorteile konnten ab einem Alter von 80 Jahren nicht mehr gefunden werden (bei allerdings geringer Evidenz).

Sie besuchen als Vertreter des kürzlich berenteten Hausarztes eine 81-jährige Patientin im Rahmen Ihrer wöchentlichen Visite im betreuten Wohnen. Sie ist seit einem Jahr dort Bewohnerin, nachdem ein Schlaganfall mit leichtgradiger residueller Hemiparese rechts und zweimaligen Pneumonien mit Verzögerung der Rekonvaleszenz es ihr nicht mehr ermöglicht hatten, in ihr Haus mit vielen Treppen zurückzukehren. Sie hat bereits den Pflegegrad 2 zugesprochen bekommen und kann sich größtenteils alleine in ihrer Wohnung versorgen. Sie kann ohne Hilfe mit ihrem Rollator noch die 50 m zum Speisesaal zurücklegen. Als Begleiterkrankungen sind ein Vorhofflimmern, ein isoliert systolischer Hypertonus, eine Ein-Gefäß-KHK mit Z. n. PTCA vor 3 Jahren, chronische Beinödeme am ehesten bei leichter Rechtsherzinsuffizienz und venöser Insuffizienz, eine substituierte Hypothyreose, ein leichtgradig ausgeprägtes Lungenemphysem bei Z. n. Nikotinabusus bis zum 65. Lebensjahr, rezidivierende Harnwegsinfekte mit Dranginkontinenz und chronisch erhöhte Cholestaseparameter bekannt, die auf eine intrahepatische Ursache bei Multimedikation geschoben werden. Bei ihrem heutigen Besuch berichtet sie Ihnen von einem Knoten, den sie in der linken Brust getastet habe. Ansonsten gehe es ihr gut. Der Pflegedienst, der sie wegen der Beinödeme einmal pro Woche wiegt, berichtet, dass zuletzt nichts aufgefallen sei. Sie untersuchen die Patientin und tasten einen ungefähr drei Zentimeter großen Tumor in der linken Brust im lateralen oberen Quadranten, keine sicheren Lymphknoten, keine vergrößerte Leber, keine sonstigen Pathologien. Ihre Patientin möchte von Ihnen wissen, was Sie davon halten.

Übungsfragen

1. Welche weiteren Informationen benötigen Sie im o. g. Beispiel, um das weitere Prozedere abzuschätzen?
2. Handelt es sich bei dem getasteten Tumor eher um eine gutartige, einen niedrig- oder hochmaligne Neoplasie?
3. Wie unterscheidet sich Ihr Vorgehen bei einer vergleichbaren Tumorentität (z. B. bei Verdacht auf ein Bronchialkarzinom im CT) wenn Sie eine gebrechliche, ältere Dame oder eine jungen Frau behandeln?

Lösungen ▶ Kap. 20

Lungen- und Atemwegserkrankungen

Andrej Zeyfang, Michael Denkinger

Dieses Kapitel enthält Videos online auf www.springermedizin.de/vzb-basiswissen-des-alterns-kapitel-14 oder laden Sie zum Streamen der Videos die "Springer Multimedia App" aus dem iOS- oder Android App-Store und scannen eine Abbildung, die den „play button" enthält.

Lungen- und Atemwegserkrankungen sind bei Älteren häufig. Bei den Symptomen Husten und Atemnot spielen vor allem Herzinsuffizienz, Tumoren oder Infektionen wie die Lungenentzündung in der Altersmedizin eine wichtige Rolle. Tiefe Atemwegsinfektionen entstehen bei Hochbetagten oft auf dem Boden einer Schluckstörung, beispielsweise bei Demenz oder nach Schlaganfall. Aufgrund des oft schwereren Verlaufs bei Älteren und der Gefahr von erheblichen funktionellen Einbußen bei längerer Krankheitsdauer, müssen gerade Pneumonien rasch und effektiv antibiotisch behandelt werden. Auch müssen Ältere mit Pneumonie häufiger stationär aufgenommen werden, bei schwerer Krankheit auch auf die Intensivstation. Grippe- und Pneumokokkenimpfungen sind gut verträglich und für Ältere besonders sinnvoll. Die chronisch-obstruktive Bronchitis ist auch bei Älteren auf dem Vormarsch. Akute Exazerbationen müssen antibiotisch behandelt werden, in der Dauertherapie sind LAMA und LABA einzusetzen, dabei muss ein besonderes Augenmerk auf die korrekte Inhalationstechnik gelegt werden.

14.1   Syndrom Husten und Atemnot

14.1.1 Hintergründe

- **Ursachen**

Beim älteren Menschen sind die Ursachen von Husten oder Atemnot teilweise dieselben wie beim jüngeren, aber in ihrer Häufigkeit meist anders verteilt (■ Tab. 14.1).

- **Formen**

Husten und Atemnot sind häufige Symptome geriatrischer Patienten. Ihre Ursachen sind sehr vielfältig, eine beispielhafte Auflistung ist in ■ Tab. 14.1 enthalten. Beim geriatrischen Patienten mit Husten spielen außer Schluckstörungen und Herzinsuffizienz, die bereits in anderen Kapiteln (▶ Kap. 6, 15) ausgiebig beschrieben werden, vor allem Infektionen (Pneumonie, Bronchitis, Grippe), chronische Atemwegserkrankungen aber auch Tumoren eine wichtige Rolle.

14.1.2 Infektionen

Respiratorische Infektionen kommen im höheren Lebensalter häufig vor. Infolge einer altersbedingten Abwehrschwäche, eines schwächeren Hustenstoßes, einer geringeren Flüssigkeitsaufnahme und anderer Rahmenbedingungen kommt es beim älteren Menschen schneller und stärker zu Infektionen der tiefen Atemwege. Die Grippeschutzimpfung und die Impfung gegen Pneumokokken sind deswegen gerade für ältere Menschen eine äußerst wichtige, nebenwirkungsarme Prophylaxe im ambulanten Setting, deren Chancen nicht vergeben werden sollten. Die Definitionen der respiratorischen Infektionen sind in ■ Tab. 14.2 gegeben.

Die Diagnostik erfolgt durch Klinik, Labor und Röntgen-Thorax; gerade beim Hochbetagten sind die pulmonalen Symptome oft nur gering ausgeprägt!

> **Typisch für den älteren Menschen ist gerade das Fehlen von typischen Symptomen einer Pneumonie, wie man sie bei jüngeren Patienten erwartet. So kann es im Alter auch bei radiologisch ausgeprägteren Pneumonien nur wenig pulmonale Symptome, wenig bis kein Fieber und dafür stärkere Allgemeinsymptome wie Schwäche, Gewichtsverlust oder Delir (Verwirrtheitszustand) geben.**

Häufigste Erreger im ambulanten Bereich sind Streptococcus pneumoniae, Chlamydophila pneumoniae, Haemophilus influenzae und respiratorische Viren. Außerhalb von Grippeepidemien sind es vor allem bakterielle Infektionen, die beim Älteren in eine ambulant erworbene Pneumonie (■ Abb. 14.1) münden können. Bei hospitalisierten älteren Patienten kommt es häufiger als beim Jüngeren infolge der Immobilität und der eingeschränkten Atemtätigkeit bei Bettlägerigkeit zu nosokomialen Pneumonien – dann oft mit Enterobakterien oder in den letzten Jahren leider häufiger auch mit Methicillin-resistenten Staphylococcus aureus (MRSA).

> **Eine besonders wichtige, weil häufig nicht korrekt wahrgenommene Form der Alterspneumonie ist die Aspirationspneumonie. Schluckstörungen (▶ Kap. 6)**

Tab. 14.1 Häufige Ursachen von Husten beim älteren Menschen

Auslöser für Husten/Atemnot	Ursache	Häufigkeit beim Älteren
Rezidivierende Aspiration (Husten)	Unbemerktes Eindringen von Speisen/Flüssigkeit in die Trachea	Sehr häufige Hustenursache!
Herzinsuffizienz (Husten, Atemnot)	Flüssigkeitsüberladung, Überwässerung, KHK	Sehr häufig
Pneumonie (Husten, Atemnot)	Pneumokokken, andere typ. Erreger, atypischer Erreger (auch TBC!), Aspiration	Häufig
Chronisch obstruktive Bronchitis (Husten, Atemnot)	COPD, Emphysem	Häufig
Tumoren (Husten, Atemnot)	Bronchialkarzinom, Lungenmetastasen	Häufig
Asthma bronchiale (Husten, Atemnot)	Allergie, Überreaktivität	Selten
Lungenembolie (Atemnot)	Unerkannte Beinvenenthrombose	Selten aber gefährlich!

Tab. 14.2 Klinik der Atemwegsinfektionen

Bezeichnung	Definition
Exazerbierte COPD	Verschlechterung von Atemnot und Husten bei Patienten mit COPD, die zu Änderung der Therapie führt. Radiologisch kein Infiltrat sichtbar
Akute Bronchitis	Akute Erkrankung der unteren Atemwege mit Husten und >1 Symptom: Sputumproduktion, Atemnot, Obstruktion, Thoraxschmerz
Ambulant erworbene Pneumonie (AEP) (Jüngerer Patient)	Akute Erkrankung der unteren Atemwege mit Husten und >1 Symptom: Neuer fokaler Lungenauskultationsbefund, Fieber >4 Tage, Atemnot oder Tachypnoe; Bestätigung durch Infiltrat im Röntgen
Ambulant erworbene Pneumonie (AEP) (Älterer Patient)	Infiltrat mit akuter Erkrankung und unspezifischen Symptomen

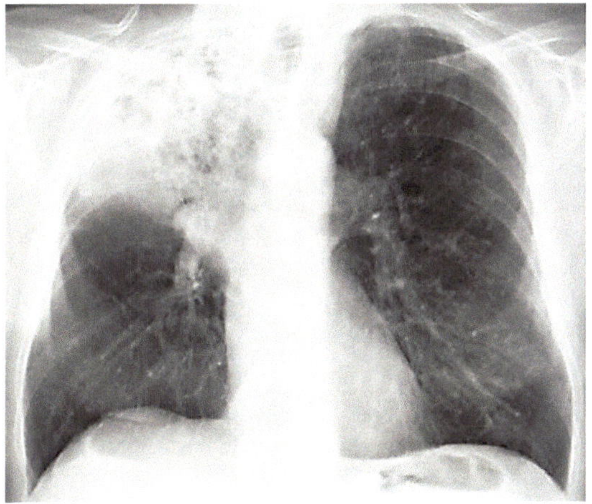

Abb. 14.1 Oberlappenpneumonie (Aus Piper 2007)

sind im Alter sehr häufig und treten beispielsweise nach Schlaganfall, bei Parkinson-Krankheit oder bei demenziellen Erkrankungen sehr häufig auf.

Oft werden diese vom Betroffenen selbst, von den Pflegekräften oder Angehörigen nicht als solche wahrgenommen und das häufige Verschlucken beim Essen und Trinken oder die belegte, gurgelnde Stimme wird bagatellisiert. Wird dann aber rezidivierend Nahrung oder Flüssigkeit aspiriert oder kommt es zu einer großen Bolusaspiration, folgt oft eine Aspirationspneumonie.

Bei vorbestehender Schluckstörung und eher basalen Infiltraten (vor allem rechts basal wegen der steileren Position des rechten Hauptbronchus) muss daher immer auch an eine Aspirationspneumonie gedacht und entsprechend breit (auch Anaerobierwirksam) behandelt werden.

Aufgrund einer eingeschränkten Funktionsreserve ist beim älteren Menschen mit ambulant erworbener Pneumonie häufiger eine Krankenhausbehandlung erforderlich als beim jüngeren. Vor Beginn einer antibiotischen Therapie sollten Kulturen von Blut und Sputum abgenommen werden, um ggf. eine resistenzgerechte Therapie durchführen zu können. Es muss allerdings bei schwerer Erkrankung zunächst kalkuliert breit antibiotisch anbehandelt werden, der Start der Antibiotikatherapie muss ohne Zeitverzug erfolgen. Wichtig ist, dass von Anfang an eine geeignete therapeutische Begleitung erfolgt mit

- physikalischer Therapie (Atemgymnastik),
- Physiotherapie mit dem Ziel, die Mobilität zu erhalten oder wiederherzustellen sowie
- rehabilitativ-aktivierender Pflege.

Eine Lungenentzündung ist in unseren Breiten besonders bei Älteren eine häufige Todesursache.

▪ Therapie

> **Tiefe Atemwegsinfektionen verlaufen bei älteren Patienten teilweise schwerer als beim jüngeren, auch wird durch die Immobilisierung rasch ein Funktionsverlust eintreten; es ist deshalb wichtig und sinnvoll, durch zielgerichtete Behandlungsmaßnahmen für eine möglichst schnelle Heilung zu sorgen.**

Wichtig ist es, zu entscheiden, wann ein älterer Patient mit Verdacht auf ambulant erworbene Pneumonie ambulant behandelt werden kann bzw. wann eine stationäre Behandlung erfolgen sollte. Die für diese Entscheidung zur Verfügung stehenden Skalen wie CRB-65 oder CURB-Index sind dabei wenig hilfreich, da bereits das Alter >65 Jahren eher in Richtung stationärer Behandlung indiziert. Die Kriterien für eine stationäre Behandlung im Alter sind:

- Eine Atemfrequenz >30/min,
- ein diastolischer Blutdruck <60 mmHg,
- ein systolischer Blutdruck <90 mmHg oder
- eine Bewusstseinstrübung.

Auch sollte die „klinische Einschätzung" mit einem geriatrisch geschulten Blick erfolgen, um zum Beispiel die erforderliche Mobilität für einen Verbleib zu Hause, die Sturzgefahr oder die Compliance abzuschätzen.

Basismaßnahmen Als Basismaßnahme sollte bei jedem älteren Patienten von Anfang an mit physikalischer Therapie („Atemgymnastik") begonnen werden. Dies kann sowohl mittels passiver Maßnahmen wie Vibrationsmassage, Klopfmassage o. ä. erfolgen, als auch in Form von aktiver Übungsbehandlung durch den Patienten. Eine wirkungsvolle, sehr einfach durchzuführende Maßnahme ist das Ausatmen in eine halb mit Wasser gefüllte Flasche, in der ein langer Strohhalm steckt – die sog. „Blubber-Flasche".

Körperliche Schonung ist bei septischem Krankheitsbild und in der Akutphase wichtig. Bei hohem Fieber kann sogar eventuell Bettruhe angeraten sein, dann muss auch eine Thromboseprophylaxe durchgeführt werden. Sobald es der Zustand des Patienten erlaubt, sollte mit der Mobilisierung begonnen werden, da hierdurch auch rein physikalisch eine bessere Ventilation zustande kommt.

Luftanfeuchtung kann eine hilfreiche Maßnahme sein. Der Patient sollte ausreichend trinken oder gegebenenfalls Elektrolytinfusionen erhalten. Die Gabe von Antitussiva kann bei trockenem Reizhusten vor allem in der Nacht Linderung bringen. Vorsicht ist geboten bei einer Kombination von Sekretolytika und Antitussiva, da der gebrechliche Patient den gelösten, verflüssigten Schleim oft nicht abhusten kann und dadurch vermehrt Atemnot auftreten kann.

> **Besonders bei pflegebedürftigen Patienten, nach Schlaganfall oder bei Parkinsonkranken muss unbedingt eine Abklärung des Schluckakts durchgeführt werden. Die Schluckendoskopie oder flexible endoskopische Evaluation des Schluckakts (FEES) (▶ Kap. 6) sowie die Videofluoroskopie liefern dann auch für die therapeutischen Aktivitäten der Logopädie und Ernährungsberatung wichtige Erkenntnisse.**

In folgenden ▶ Video 14.2 (◘ Abb. 14.2) findet sich ein Beispiel zur schluckendoskopischen

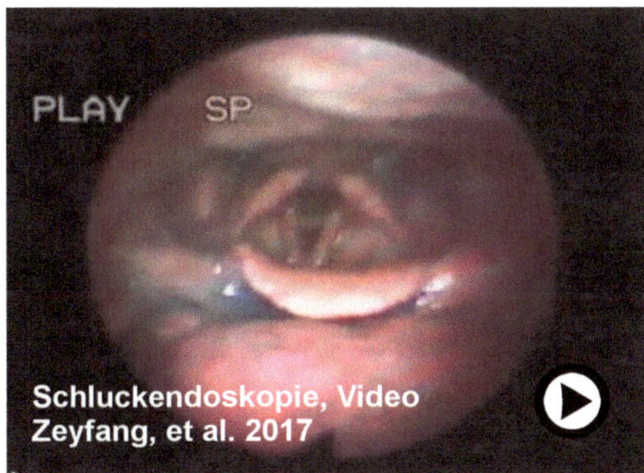

Abb. 14.2 ▶ Video 14.2: Schluckendoskopischer Befund FEES (https://www.springermedizin.de/vzb-basiswissen-des-alterns-kapitel-14). (Mit freundlicher Genehmigung von © Andrej Zeyfang 2017. All Rights Reserved) (https://doi.org/10.1007/000-1t2)

Untersuchung FEES. Die Aspiration von blau angefärbtem Wasser sowie das Nicht-Abschlucken von Kartoffelbrei sind trotz schlechter Videoqualität gut erkennbar.

Medikamente (inklusive Heimsauerstoff)   Während eine akute Bronchitis in aller Regel keiner antibiotischen Therapie bedarf, ist es bei der Exazerbation einer chronischen Bronchitis (s. u.) oft erforderlich, antibiotisch zu behandeln.

Die antibiotische Behandlung der ambulant erworbenen Pneumonie sollte sich an den Leitlinien der AWMF (Arbeitsgemeinschaft der Wissenschaftlichen Medizinischen Fachgesellschaften) orientieren (□ Tab. 14.3).

> Eine gute häusliche Versorgung und engmaschige Überwachung ist bei Patienten mit AEP in höherem Alter zwingend erforderlich. Die Gewährleistung einer ausreichenden Oxygenierung, einer stabilen Kreislaufsituation und einer sicheren Medikamenteneinnahme und Resorption sind Voraussetzungen für eine ambulante Therapie. Im Zweifelsfall sollte eine kurzfristige Hospitalisierung erwogen werden.

Eine klinische Überprüfung des Therapieerfolges nach 48 Stunden ist erforderlich, während eine radiologische Zusatzuntersuchung keinen gesicherten zusätzlichen Wert hat. Falls zu diesem Zeitpunkt kein Fieberrückgang und keine klinische Besserung festzustellen sind, müssen Diagnose und eingeleitete Therapie überprüft sowie die stationäre Einweisung erwogen werden.

Bei hospitalisierten AEP-Patienten ohne Risiko für eine Infektion mit *P. aeruginosa* empfiehlt sich eine Kombinationstherapie bestehend aus einem nicht pseudomonasaktiven Betalaktamantibiotikum plus einem Makrolid. Eine Monotherapie mit einem Betalaktamantibiotikum ist ebenfalls möglich. Eine Alternative stellt eine Therapie mit Fluorchinolonen dar, dabei muss jedoch an die Delir-auslösende Wirkung dieser Substanzen gedacht werden.

□ **Tab. 14.3** Therapieempfehlung für ambulante Patienten mit unkomplizierter AEP mit Risikofaktoren (Alter >65 Jahre)

Substanzen	Dosierung (pro Tag)	Therapiedauer
Betalaktam		
Amoxicillin/Clavulansäure	>70 kg: 3-mal 1 g oral <70 kg: 2-mal 1 g oral	7–10 Tage
Sultamicillin	2-mal 0,75 g oral	7–10 Tage
Alternativen		
Levofloxacin (zentrale NW beachten!)	1-mal 500 mg oral	7–10 Tage
Moxifloxacin (im Alter eher vermeiden!)	1-mal 400 mg oral	7–10 Tage
Cefpodoxim-Proxetil	2-mal 0,2 g oral	7–10 Tage
Cefuroxim-Axetil (schlechte Bioverfügbarkeit)	2-mal 0,5 g oral	7–10 Tage

> Bei schwerer AEP ist immer eine stationäre Behandlung, die unverzügliche initiale Gabe einer intravenösen Antibiotikatherapie sowie gegebenenfalls die Aufnahme auf eine Intensivstation erforderlich. Eine antimikrobielle Therapie sollte so früh wie möglich eingeleitet werden. Eine Verzögerung der Therapieeinleitung über 8 Stunden und länger nach stationärer Aufnahme geht mit einer erhöhten Letalität einher; diagnostische Maßnahmen dürfen den Therapiebeginn nicht verzögern.

Bessert sich eine Pneumonie unter Antibiose nur wenig oder nicht, muss immer auch an eine Lungentuberkulose, eine Lungenembolie mit Infarktpneumonie oder an einen Tumor gedacht werden; die entsprechenden Untersuchungen (CT, Bronchoskopie, Kulturen) müssen durchgeführt werden. Auch treten bei älteren, immunsupprimierten Patienten (z. B. Kortison-Dauertherapie), manchmal Pilzpneumonien auf, die dann einer protrahierten antimykotischen Therapie bedürfen.

Zusätzlich zur antibiotischen Therapie muss bei Immobilität an eine Thromboseprophylaxe und die Sauerstofftherapie gedacht werden. Eine supportative Sauerstofftherapie bringt meistens Erleichterung für den Patienten mit Dyspnoe. Bei gleichzeitig bestehender COPD ist an das Problem der CO_2-Narkose zu denken, hier insbesondere bei den sog. „Blue-Bloatern".

Das Symptom **Atemnot** ist äußerst quälend, sodass auch im Sinne einer Verbesserung der Lebensqualität hier unbedingt gehandelt werden muss. In der palliativen Situation (▶ Kap. 17) hat die Linderung von Atemnot über die Gabe von Morphin Priorität. Die Gabe von Sauerstoff über nasale Sonden kann auch problematisch sein durch Reizung der Schleimhaut, viele ältere Menschen tolerieren dies nicht und entfernen sich die Sonde selbst. Bei chronisch obstruktiver Lungenerkrankung, beim Emphysem oder bei diffuser pulmonaler Metastasierung ist darüber hinaus auch an die Möglichkeit einer Heim-Sauerstofftherapie zu denken. Diese wird in aller Regel mittels leicht zu bedienender Sauerstoffkonzentratoren durchgeführt. Zusätzlich ist für noch mobile Patienten an die Verordnung eines mobilen Geräts (Sauerstoffflasche) zu denken.

14.2 COPD – Chronische Bronchitis und Emphysem

Auch wenn es sich bei der COPD per definitionem um eine chronische Erkrankung handelt, kommen geriatrische Patienten mit COPD oft mit einer Infektbedingten Exacerbation akut ins Krankenhaus. Aufgrund der häufigen Geriatrie-typischen Komorbiditäten (Sarkopenie, Mangelernährung, Kortison-Nebenwirkungen wie Osteoporose) braucht es hier oft auch einen ganzheitlichen, geriatrischen Therapieansatz; insbesondere, weil sich geriatrische Patienten mit den diversen Sprays und Verneblern oft sehr schwer tun.

COPD wird bis 2020 weltweit die 5. häufigste Ursache für verlorene DALYs sein (aktuell: 11te) und die 3. häufigste Todesursache (aktuell 4te)

„Die rauchende Bevölkerung wird geriatrisch …". In Europa ist die COPD die einzige kontinuierlich zunehmende Erkrankung und 5. häufigste Todesursache. Die COPD ist eine verhinderbare und behandelbare Erkrankung, die durch eine persistierende Einschränkung des Luftstroms charakterisiert ist, üblicherweise fortschreitet und mit einer pathologischen entzündlichen Reaktion der Lunge auf Gase und Staubpartikel assoziiert ist. Komorbiditäten und Exazerbationen tragen zur Schwere der Erkrankung in individuellen Patienten bei.

Bezüglich der Behandlung gibt es verschiedene Besonderheiten beim geriatrischen Patienten zu beachten (◻ Tab. 14.4).

Die Behandlung einer Infekt-bedingten Exazerbation erfolgt nach Schweregrad. Die leichtgradige Exazerbation kann ambulant behandelt werden, die mittelschwere und schwere sind stationär zu behandeln. Kurzwirksame inhalative Betamimetika ± Anticholinergika, ergänzt durch Steroide mit einer Tagesdosis von 50 mg Prednisolon für fünf Tage gehören zur Basistherapie. Eine Indikation zur Antibiose besteht bei vermehrter Dyspnoe und Auftreten purulenten Sputums, bei schwerer Exacerbation und bei Beatmung. In der Dauertherapie stehen aktuell Kombinationen aus LABA (lang wirksame

◻ Tab. 14.4 Behandlungsoptionen der COPD beim geriatrischen Patienten

Medikament	Geriatrische Beurteilung
β2-Agonisten	Zentrale Behandlungsoption, aber Verstäuber schwer zu benutzen, Tachykardie, Entzündungsp.?[c]
Anticholinergika	Sollte bei Älteren bevorzugt werden, weniger NW[c]
24 h-Anticholinergikum	Wohl noch spezifischer[d], 1-mal täglich, inzwischen gut etabliert, aber teuer
Methylxanthine	NW, Interaktionen, aber schon niedrige Dosierung mit antioxidativen Effekten Ok! [cf]
Orale Glukokortikoide	Nur bei Exazerbationen, aber bei Älteren sowieso meist i.v. im KH, 7d genauso gut! Cave: Kortison-NW.
Inhalative Glukokortikoide	Als Kombi und bei häufigen Exazerbationen
Rehabilitation	Besser! Als andere Interventionen [b], aber langfristige Erfolge bislang nicht nachgewiesen bei Älteren
Kombinationen	Bei Älteren zu bevorzugen, auch mit Reha/Impfung[b,c] … kombinieren
Impfungen	(Pneumokokken, Influenza) gerade bei geriatrischen Patienten
LTOT	Effektiv, aber teuer, Behinderung im Alltag, niedrige Adhärenz[e]

[a] Mortensen et al. 2009, [b] Sasaki et al. 2009, [c] Fabbri et al. 2009. [d] Howard et al. 2010, [e] Taegtmeyer et al. 2012, [f] McEvoy et al. 2009

beta-Agonisten) und LAMA (lang wirksame Muskarin-Agonisten) ganz im Vordergrund.

Die Effektivität des Rauchstopps im hohen Lebensalter ist nicht gesichert. Umgekehrt ist es aber einfach, einen Raucher zum Verlassen seines Krankenhausbettes zu motivieren und damit der Frühmobilisation Vorschub zu leisten.

Übungsfragen

1. Welche Erkrankungen halten Sie im Fallbeispiel für möglich, welche für am wahrscheinlichsten?
2. Was ist bei der Behandlung der Pneumonie des Älteren zu beachten?

Lösungen ► Kap. 20

Fallbeispiel

Herr M. ist 87 Jahre alt und fühlte sich bisher trotz einer Parkinson-Krankheit relativ rüstig und voller Schwung. In den letzten Wochen ist er aber immer matter und kraftloser geworden und seit zwei Tagen wird er nun auch noch tags und nachts von einem quälenden Husten geplagt. Nachdem er vor Schwäche beim Gang zur Toilette gestürzt ist, wird er ins Krankenhaus gebracht. Er scheint etwas verwirrt und hat eingenässt, was bisher noch nie vorgekommen ist. Das Röntgenbild bei Aufnahme gibt gleich wichtige Hinweise für die Ursache des ganzen Geschehens.

Kardiologische Erkrankungen

Michael Denkinger, Thorsten Nikolaus

© Springer-Verlag GmbH Deutschland 2018
A. Zeyfang, M. Denkinger, U. Hagg-Grün, *Basiswissen Medizin des Alterns und des alten Menschen*,
Springer-Lehrbuch, https://doi.org/10.1007/978-3-662-53545-5_15

Bei Patienten mit Herzinsuffizienz ist jede zusätzliche Medikation auch im Hinblick auf eine mögliche Verschlechterung der Herzsymptomatik zu überprüfen. Im am Kapitelende geschilderten Fall wurde die Dekompensation der Herzinsuffizienz durch die zusätzliche Gabe eines Analgetikums mit verstärkter Natriumrückresorption verursacht. Ein anderer wichtiger Aspekt im höheren Lebensalter ist die Frage nach einer möglichen Harninkontinenz. So war im unten dargestellten Fall dem Hausarzt nicht klar, dass die Patientin das regelmäßig verordnete Diuretikum nie genommen hat, da sie darunter eine Verschlechterung ihrer Inkontinenzsymptomatik bemerkt hatte. Über diese Beschwerden hatte sie aus Scham allerdings nie gesprochen.

15.1 Hintergründe

■ Definition

Eine allgemein gültige Definition der Herzinsuffizienz existiert bisher nicht.

❯ **Die Herzinsuffizienz kennzeichnet eine Situation, in der das Herz aufgrund einer Störung seiner eigenen Funktion und/oder einer nichtkardialen Ursache innerhalb des Herzkreislaufsystems nicht in der Lage ist, eine adäquate bedarfsgerechte Perfusion und Sauerstoffversorgung der peripheren Organsysteme bei normalen intrakavitären Drücken zu gewährleisten.**

■ Epidemiologie

Die altersabhängige Zunahme der Herzinsuffizienz stellt das Gesundheitssystem vor große Herausforderungen, zumal die Behandlung dieser Patienten aufgrund der sehr hohen Rate an Krankenhausbehandlungen sehr kostenintensiv ist. Während die Prävalenz der Herzinsuffizienz in der 5. Lebensdekade bei 1% liegt, steigt sie in der 6. Lebensdekade auf 3% an, um in der 8. Lebensdekade bis zu 20% zu erreichen. Dabei steigt proportional der Anteil sog. Herzinsuffizienzen mit erhaltener Ejektionsfraktion (engl. HFpEF abgekürzt) gegenüber den Insuffizienzen mit reduzierter Ejektionsfraktion (HFrEF) an und liegt bei über 80-jährigen in Deutschland bei etwa 1,5:1. In der Altersgruppe der Patienten über 65 Jahre stellt

die Herzinsuffizienz den häufigsten Grund zur Krankenhausaufnahme dar. Zwei Drittel der Gesamtbehandlungskosten bei Patienten mit Herzinsuffizienz werden durch die Krankenhausbehandlung hervorgerufen. Fast 90% aller Patienten einer unselektionierten Bevölkerungskohorte mit neu diagnostizierter Herzinsuffizienz sind über 65 Jahre alt, fast 50% über 80 Jahre. Im Gegensatz zum jüngeren Erwachsenenalter sind absolut mehr Frauen im höheren Erwachsenenalter von der Herzinsuffizienz betroffen.

❯ **Während im mittleren Erwachsenenalter die Herzinsuffizienz hauptsächlich durch die koronare Herzkrankheit hervorgerufen wird, entwickelt sich im höheren Lebensalter die arterielle Hypertonie zum wichtigsten Risikofaktor. Damit verschiebt sich ebenfalls das Verhältnis zu sog. Herzinsuffizienz mit erhaltener Ejektionsfraktion (HFpEF, früher auch: diastolische Herzinsuffizienz).**

Ein Problem stellt die hohe **Rehospitalisierungsrate** bei diesen Patienten dar. Zahlreiche Studien weisen eine Krankenhauswiedereinweisungsrate zwischen 30% und 60% innerhalb des ersten Jahres nach Klinikaufenthalt auf. Ursache ist nicht so sehr die Progredienz der Grunderkrankung als vielmehr das mangelhafte **Case-Management** mit Therapiebrüchen zwischen Krankenhaus und ambulanter Versorgung: Niedergelassene Ärzte dürfen i. d. R. nicht die Medikation des Krankenhauses weiterführen, sondern müssen auf das kostengünstigste Vergleichspräparat ausweichen. Die Hauptursache ist allerdings die (Non-)Compliance der Patienten hinsichtlich etwaiger Trinkmengenbeschränkung und regelmäßiger Tabletteneinnahme.

■ Ursachen

Die wichtigsten Ursachen der Herzinsuffizienz im höheren Lebensalter sind
1. die arterielle Hypertonie (chronisch über viele Jahre, aber auch akute hypertensive Entgleisung),
2. die koronare Herzkrankheit sowie
3. Klappenvitien (Herzklappenfehler).

Die chronische **arterielle Hypertonie** kann bei hochgradiger linksventrikulärer Hypertrophie mit erhaltener systolischer Funktion zu einer diastolischen Fehlfunktion infolge fibrosebedingter **Compliancestörung** führen. In fast der Hälfte der Fälle ist die Herzinsuffizienz von einer arteriellen Hypertonie begleitet. Die erhaltene systolische Funktion führt zu einer besseren Prognose gegenüber den anderen Formen der Herzinsuffizienz.

Die wichtigste kardiale Ursache der eingeschränkten Pumpfunktion ist der Funktionsverlust kontraktilen Gewebes, zum Beispiel die **koronare Herzkrankheit**. In etwa 15% der Fälle liegt eine dilatative Kardiomyopathie vor.

Ätiologisch erwähnenswert sind darüber hinaus **Herzklappenfehler**. So kann beispielsweise eine längere Druckbelastung bei Aortenklappenstenosen aber auch Volumenbelastung bei mitralen Klappenfehlern die Entwicklung einer chronischen Herzinsuffizienz im Alter fördern.

Pathophysiologisch treten bei älteren Menschen mit Herzinsuffizienz ähnliche Veränderungen auf wie bei jüngeren:

- Der Umbau am Myokard selbst durch Druck- und Volumenbelastung (**Remodelling**),
- die Aktivierung bestimmter Regulationsmechanismen der Kontraktionskraft
- und die neurohumorale Aktivierung des kardiovaskulären Systems über Barorezeptoren, das sympathische Nervensystem, das Renin-Angiotensin-Aldosteron-System und über die ADH-Sekretion mit Freisetzung von Vasopressin, atrialem natriuretischem Faktor und Zytokinen.

■ **Diagnostisches Vorgehen**

Neben der Anamnese und körperlichen Untersuchung stellt die **Echokardiographie** das wichtigste Verfahren zur Abklärung einer Herzinsuffizienz dar. Neben der Dokumentation der intrakavitären Herzdimensionen und Wanddicken ist eine Evaluation der systolischen und diastolischen Ventrikelfunktion möglich. Darüber hinaus ist durch eine **doppler-echokardiographische Funktionsbestimmung** auch der Zustand der Herzklappen zu bestimmen und die Indikation für eine operative Intervention (offen oder als Katheterintervention) zu bestimmen.

Bei der Röntgenuntersuchung der Thoraxorgane lassen sich eine Kardiomegalie, akute oder chronische Stauungszeichen (Kerley-Linien: horizontale Streifenschatten oberhalb des Sinus phrenico-costalis), Infiltrate, Pleuraergüsse sowie Zwerchfellhochstand erkennen.

Mittels einer **Ergometrie bzw. Spiroergometrie** kann die kardiopulmonale Leistungsbreite erfasst werden. Eine Spiroergometrie im höheren Lebensalter lässt sich meist nur eingeschränkt durchführen aufgrund der häufig bestehenden psychischen Intoleranz der Maske bzw. fehlenden Anpassbarkeit der Maske an den Zahnstatus.

Die Indikation für eine **Herzkatheteruntersuchung** mit Darstellung der Herzkranzgefäße sollte bei nicht-gebrechlichen älteren Patienten mit neu aufgetretener Herzinsuffizienz zum Nachweis einer koronaren Herzkrankheit großzügig erfolgen, da sich die Therapiekonzepte der Herzinsuffizienz dadurch spezifischer ausrichten lassen und das Nutzen-Risiko-Verhältnis auch im höheren Alter bei bestehender Stenose sehr hoch ist. Durch neue technische Entwicklungen hat sowohl das Kardio-**CT** als auch das Kardio-**MRT** zur Diagnostik von Herzerkrankungen zunehmend an Bedeutung gewinnen und teilweise die invasiven Untersuchungsmethoden ersetzt (◘ Abb. 15.1).

■ **Klinik**

Die Symptome der Herzinsuffizienz werden üblicherweise durch die **NYHA-Klassifizierung** (◘ Tab. 15.1, der New York Heart Association) wiedergegeben. In Abhängigkeit vom Stadium der Herzinsuffizienz steigt die Letalität stark an. So liegt beispielsweise die Fünfjahresletalität bei Patienten der NYHA-Klasse IV bei 70–90%. Die NYHA reicht bei geriatrischen Patienten zur Funktionsbeurteilung allerdings nicht aus. Auch bei NYHA-I-Patienten kann ein funktionelles – durch die Herzinsuffizienz begründetes – relevantes Defizit übersehen werden.

Die Symptomatik der Herzinsuffizienz ist bei alten Menschen im Prinzip vergleichbar mit der im jüngeren Erwachsenenalter. Bei **Linksherzinsuffizienz** treten Dyspnoe und Orthopnoe, Husten bzw. Hämoptysen und Zyanose auf. Bei **Rechtsherzinsuffizienz** Halsvenenstauungen, Beinödeme, Aszites, Stauungsleber, Pleuraergüsse. Indirekte Zeichen aufgrund einer zerebrovaskulären Insuffizienz sind Störungen der Merkfähigkeit, Konzentrationsschwäche, depressive Verstimmung und Schlaflosigkeit. Bedingt durch den eingeschränkten Aktivitätsradius

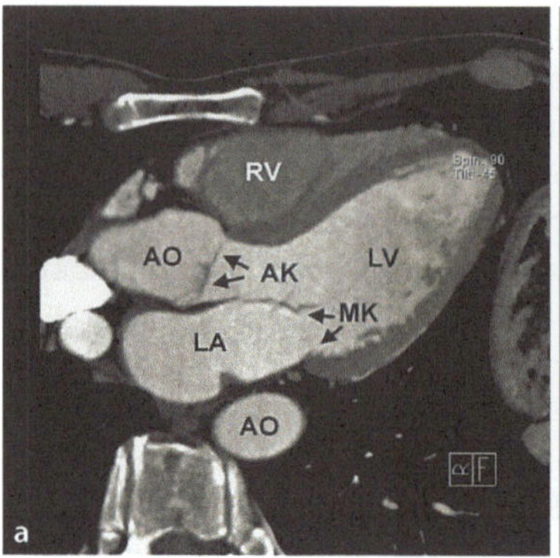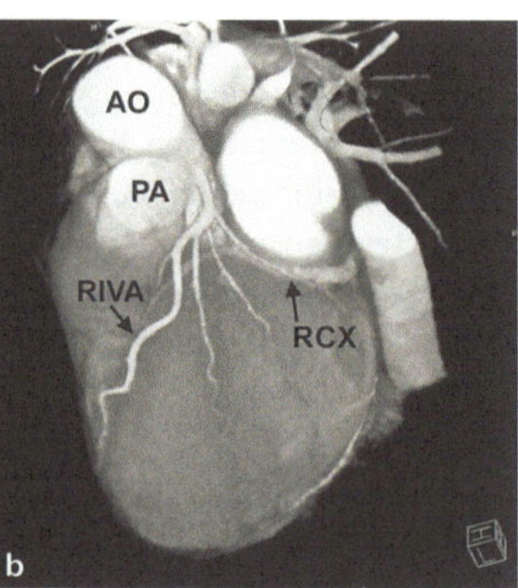

▣ Abb. 15.1a,b Kardio-CT (nach KM Gabe). **a** Längsschnitt durch das Herz eines 58-jährigen Herzgesunden. **b** Normale linke Koronararterie (RIVA/RCX) eines 60-jährigen Mannes mit unklaren retrosternalen Beschwerden (LA = linker Vorhof, LV/RV = linker/rechter Ventrikel, AO = Aorta, PA = Pulmonalarterie, AK = Aortenklappe, MK = Mitralklappe). (Aus Piper 2007)

▣ Tab. 15.1 NYHA-Klassifizierung

NYHA-Klasse	Belastbarkeit	Ergometrie	5-Jahres-Letalität
I	Normale körperliche Belastbarkeit	>1,5–2,0 W/kg	10–20%
II	Beschwerden bei stärkeren Belastungen	1,0–1,5 W/kg	
III	Einschränkungen bei leichten körperlichen Anstrengungen	<1 W/kg	50–70%
IV	Körperlich nicht mehr belastbar	–	70–90%

sind Symptome einer Belastungsinsuffizienz seltener. Häufig werden die klassischen Symptome durch die bestehende Multimorbidität (eingeschränkte Beweglichkeit bei muskulo-skelettalen Erkrankungen, COPD, Lebererkrankung, chronisch-venöse Insuffizienz etc.) maskiert.

Eine Unterscheidung zwischen einer **diastolischen** (HFpEF) und **systolischen Dysfunktion** (HFrEF) ist für die Therapie wichtig. Die Entscheidung wird durch die Echokardiographie und die Bestimmung des NT-proBNP getroffen. In der Echokardiografie findet man bei überwiegend diastolischer Dysfunktion die Kavität der Herzkammern normal, die Wände sind oft verdickt und die Auswurffraktion normal. In der Doppleruntersuchung ist das Einstromprofil im Sinne einer Compliancestörung verändert.

▪ Therapie

ACE-Inhibitoren und inzwischen auch AT1-Rezeptor Antagonisten (Sartane) sind indiziert bei den NYHA-Klassen II–IV. Die Substanzklasse ist eine der wenigen, bei denen auch Studien durchgeführt wurden, in denen Patienten über 65 Jahre mit einbezogen worden sind. ACE-Hemmer konnten in den Studien zeigen, dass sie zu einer Senkung der Letalität, einer Progressionshemmung der Herzinsuffizienz und einer symptomatischen Verbesserung sowie zu einer Senkung der Hospitalisierungsrate führen.

Betablocker sind bereits bei NYHA-Klasse I indiziert, sofern ein Herzinfarkt oder eine Hypertonie zugrunde liegen. In den NYHA-Klassen II–IV sind Betablocker bei nichtdekompensierten Patienten indiziert. Auf eine langsam einschleichende Dosierung ist zu achten. Auch Betablocker führen zu einer Senkung der Letalität, einer Progressionshemmung der Herzinsuffizienz, zur Verbesserung hämodynamischer Parameter und zu einer Senkung der Hospitalisierungsrate.

Thiazide oder **Schleifendiuretika** sind im Stadium NYHA II bei Flüssigkeitsretention sinnvoll. Ab Stadium NYHA III sind Thiazide und/oder Schleifendiuretika generell indiziert. Eine

Kombination beider Substanzen kann sinnvoll sein, da die Thiazide zu einer Wirkungsverbesserung der Schleifendiuretika führen. Diuretika führen zu einer symptomatischen Verbesserung sowie einer Senkung der Hospitalisierungsrate, allerdings konnte eine Senkung der Letalität oder Progressionshemmung der Herzinsuffizienz bisher nicht nachgewiesen werden, was an den Nebenwirkungen wie Niereninsuffizienz und Elektrolytimbalancen liegen kann. Gerade Thiazide sind mit Hyponatriämie und damit Delir und erhöhter Mortalität assoziiert.

Aldosteronantagonisten sind bei persitierender Hypokaliämie ab NYHA-Klasse II indiziert, spätestens ab NYHA III sollten sie bei Verträglichkeit unter Kontrolle der Nierenretentionsparameter jedoch aus prognostischer Indikation verordnet werden.

Herzglykoside sind indiziert bei Tachyarrhythmia absoluta mit Vorhofflimmern. Eine generelle Indikation, gerade im höheren Alter infolge der schwierigen Steuerbarkeit ist nicht gegeben. Durch Studien gut belegt sind die symptomatische Verbesserung, und die Verbesserung hämodynamischer Parameter. Nicht nachgewiesen ist dagegen eine Senkung der Letalität oder eine Progressionshemmung.

Als neue Option erweist sich derzeit die sog. **Neprilysin-Inhibition** (dadurch Anstieg natriuretischer Peptide) in Kombination mit einem Sartan, auch wenn Langzeitstudien naturgemäß noch fehlen. Gerade bei schweren und mit o. g. Optionen nicht behandelbaren Insuffizienzen kann dieses neue therapeutische Prinzip hilfreich sein. Auch hier ist allerdings aufgrund der Blutdrucksenkung ein einschleichendes Schema zu wählen. Die ACE-Hemmung muss zudem unbedingt drei Tage vor Beginn der Therapie beendet werden (Gefahr des Angioödems).

Das Thromboembolierisiko bei Patienten mit chronischer Herzinsuffizienz ist bei einer linksventrikulären Dysfunktion erhöht und liegt im Mittel bei 1,5 bis 3,5 Patientenereignissen pro 100 Patientenjahren. Bei chronischem oder intermittierendem Vorhofflimmern muss eine orale **Antikoagulation** erwogen werden. Das intrazerebrale Blutungsrisiko ist dagegen deutlich geringer.

Andere Medikamente wie Vasodilatatoren, Vor- und Nachlastsenker, Calciumantagonisten, Phosphordiesterasehemmer oder Antiarrhythmika konnten keinen positiven Effekt bei älteren Patienten im Hinblick auf Letalität oder andere Outcome-Parameter nachweisen.

Den aktuellsten Therapiealgorithmus, welcher grundsätzlich auch für ältere Patienten (unter Bewertung potentieller Nebenwirkungen der eingesetzten Medikamente) angezeigt ist, zeigt ◘ Abb. 15.2.

■ Prävention

Für die beiden häufigsten Risikofaktoren zur Entstehung der Herzinsuffizienz, die koronare Herzkrankheit und die arterielle Hypertonie, kann mittlerweile eine Reihe von präventiven Maßnahmen als wissenschaftlich gesichert gelten. In Studien konnte gezeigt werden, dass die Modifikation des Lebensstils mit **Gewichtsreduktion bei Übergewicht** und **regelmäßiger körperlicher Aktivität** zu ähnlichen antihypertensiven Effekten führt wie die Einnahme von Medikamenten. Die Effekte sind umso ausgeprägter, je mehr Lebensstilveränderungen gleichzeitig durchgeführt werden; eine einzelne Maßnahme ist zumeist nicht ausreichend (vgl. Kapitel 1). Zusätzlich zur Empfehlung des Erlangens von Normalgewicht im mittleren Lebensalter sollte eine Kost reich an Obst und Gemüse, fettarmen Milchprodukten und mit reduziertem Gesamtfett sowie gesättigten Fettsäuren gegessen werden. Eine Kochsalzreduktion wird gerade im fortgeschrittenen Alter eher kritisch gesehen, da sie bei zumeist reduziertem Geschmacksempfinden zu einer begleitenden Malnutrition führen kann.

Hyperlipidämien zählen ebenfalls zu den wichtigsten Risikofaktoren für arteriosklerotische Gefäßerkrankungen. Bei allen Formen der Hyperlipidämie stellen ernährungstherapeutische Maßnahmen die Basistherapie dar.

Studien zur Primärprävention der Herzinsuffizienz liegen bisher nicht vor. Zur sekundären Prävention ist jedoch die körperliche Aktivität bewiesen – sie kann bei manifester Herzinsuffizienz die Mortalität um bis zu 40% senken.

Zur Erhöhung der Medikamentencompliance ist bei geriatrischen Patienten die Frage nach einer bestehenden Inkontinenz wichtig. Manche Patienten nehmen Diuretika nicht ein, da sie eine Verschlechterung ihrer Kontinenzproblematik feststellen. Das gleiche gilt für ACE-Hemmer, wenn sich bei Einnahme als Nebenwirkung ein Reizhusten einstellt und durch die Hustenstöße Urin abgeht.

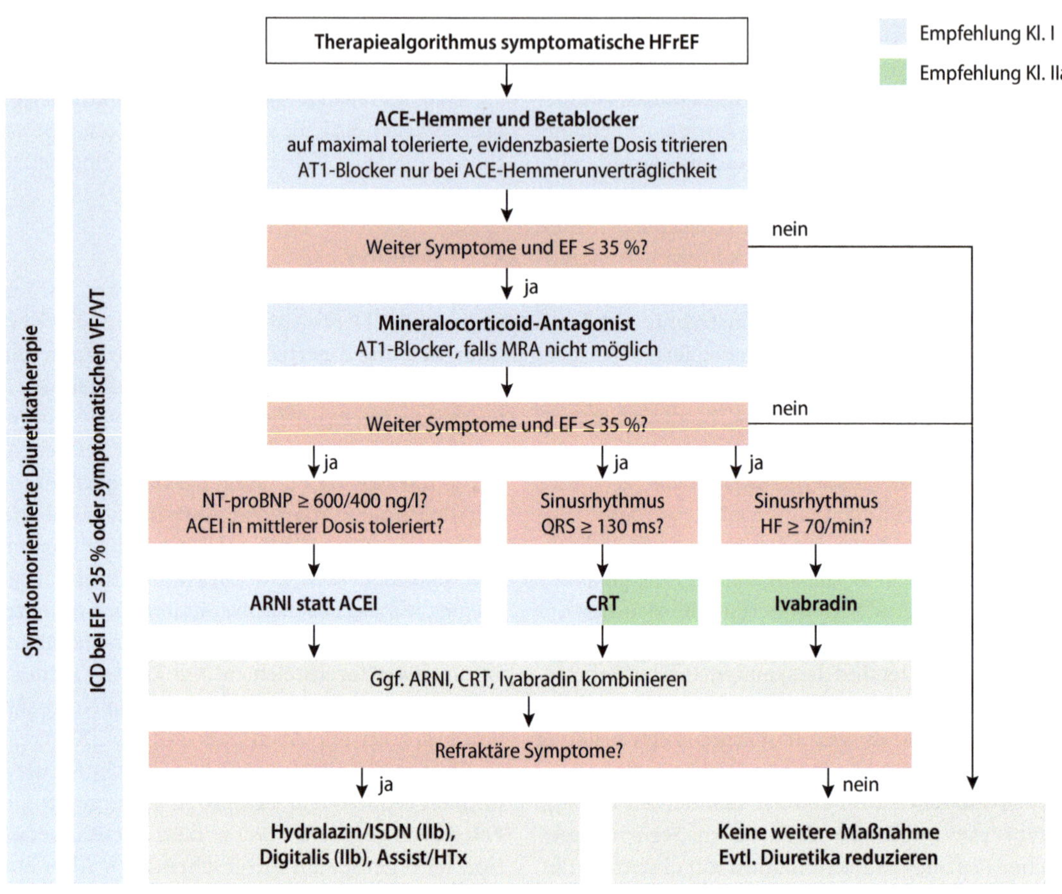

Abb. 15.2   ESC-Guidelines Therapiealgorithmus für symptomatische HFrEF (HF)

> **Zu bedenken sind auch Nebenwirkungen von Medikamenten (insbesondere nicht-steroidale Antirheumatika oder COX_2-Hemmer), die zu einer verstärkten Na^+-Rückresorption führen und damit eine bestehende Herzinsuffizienz verschlechtern können.**

15.2 Kontextfaktoren

15.2.1 Arterielle Hypertonie

Die arterielle Hypertonie ist bei älteren Menschen sehr häufig. Die Prävalenz steigt mit zunehmendem Alter an. Populationsbezogene Studien gehen davon aus, dass mehr als 50% aller Menschen über 65 Jahre eine arterielle Hypertonie haben, bei über 80-jährigen ist diese allerdings zu über 85% eine rein systolische Hypertonie.

Pathophysiologisch trägt die Gefäßwandrigidität (erhöhte arterielle Steifigkeit) v. a. zu einer systolischen Blutdruckerhöhung bei. Ein Anstieg des peripheren vaskulären Widerstandes ist ein pathognomonisches Muster der arteriellen Hypertonie bei älteren Menschen. Es gibt aber zahlreiche andere Mechanismen, wie die verminderte Barorezeptorsensitivität, die erhöhte Aktivität des sympathischen Nervensystems und die verminderte Ansprechbarkeit auf alpha- und betaadrenerge Reize. In zahlreichen epidemiologischen Studien konnte gezeigt werden, dass es eine klare Verbindung zwischen der Höhe des systolischen und diastolischen Blutdrucks und der kardiovaskulären Morbidität und

Mortalität bei älteren Menschen gibt. Besonders der Pulsdruck, also die Differenz von systolischen und diastolischen Werten ist stark mit kardiovaskulären Risiken verbunden.

Obwohl diese Tatsachen schon lange bekannt sind, wurden erst seit Mitte der 80er Jahre auch Menschen über 65 Jahren in randomisierte, kontrollierte Studien zur Blutdrucksenkung eingeschlossen. Studien mit über 80-jährigen Menschen mit erhöhtem Blutdruck gibt es nun seit etwa 2008 (vgl. HYVET Studie, SPRINT Studie). Gebrechliche Patienten sind jedoch in randomisierten Studien weiter unterrepräsentiert. Hier sind oft Beobachtungsstudien mit den begleitenden statistischen Risiken die einzigen Ratgeber. Zusammenfassend kann man postulieren, dass nicht gebrechliche („non-frail") ältere Patienten, auch mit einem Alter über 80 Jahre von einer Blutdruckeinstellung profitieren, wie sie bei jüngeren Menschen empfohlen wird.

> **Grundregel der Blutdruckeinstellung im Alter: Bei über 80-jährigen gilt als systolischer Zielwert in den meisten Leitlinien <150 mmHg, je fitter oder wenn Schlaganfall oder Herzinsuffizienz in der Vorgeschichte desto eher etwas strenger. Je gebrechlicher, je höher der Ausgangsblutdruck, je geringer der diastolische Druck und je mehr Hinweise auf Durchblutungsstörungen der „letzten Wiese" (kardial, zerebral), desto eher sollten die systolischen Zielwerte angehoben und ein Fokus auf nicht zu niedrige diastolische Werte gelegt werden (z. B. >60–65 mmHg).**

Ansonsten sollten bei älteren Patienten eher ACE-Hemmer oder Sartane als Firstline-Therapie und eher Thiazide als Schleifendiuretika gewählt werden. Bei der Entscheidung für das richtige Diuretikum müssen jedoch zahlreiche andere Faktoren beachtet werden. Bei Vorliegen einer Niereninsuffizienz ab Stadium 4 sind Thiazide nicht mehr indiziert, es sei denn in Kombination mit einem Schleifendiuretikum, ebenso bei gleichzeitiger Gichterkrankung oder Neigung zu Hyponatriämie. Bei Osteoporose ist dagegen ein Thiazid vorzuziehen. Betablocker sind bei begleitender Herzinsuffizienz empfehlenswert, langwirksame Kalzium-Antagonisten vom Dihydropyridine-Typ als Kombinationspartner bei Nichterreichen des Zielblutdrucks. Zentrale oder primär peripher wirkende Antihypertensiva sind infolge der stark erhöhten Nebenwirkungen im Alter (Orthostase-assoziierte Stürze u. a.) zu vermeiden.

Bei älteren Menschen besteht die Tendenz wenig zu trinken. Die Gefahr einer Exsikkose kann gerade in den warmen bis heißen Sommermonaten bei gleichzeitiger Diuretikagabe nicht genug hervorgehoben werden; sie sollte zur Empfehlung für eine möglichst gleichbleibende Trinkmenge von z. B. 1,5 l/Tag und regelmäßigem Wiegen sowie bei Bedarf Elektrolytkontrollen Anlass geben.

15.2.2 Koronare Herzkrankheit (KHK)

Eine koronare Herzkrankheit verläuft meist lange Zeit asymptomatisch. Die klassische Diagnostik durch **Belastungs-EKG** wird bei Betagten mit multiplen Funktionseinschränkungen häufig nicht zum Nachweis einer relevanten KHK führen, da die Patienten aufgrund ihrer frühzeitigen peripheren Erschöpfung nicht ausbelastet werden oder gar nicht erst auf das Fahrrad oder das Laufband steigen können.

Eine **Koronarangiographie** zur Diagnosesicherung wird bei funktionell eingeschränkten Patienten seltener durchgeführt. Hohes Alter allein sollte jedoch kein Ausschlusskriterium für eine solche Untersuchung sein. Eine perkutane **Katheterintervention (PTCA) mit Stent-Einlage** ist auch im hohen Alter möglich und erfolgreicher als ein konservatives Vorgehen; aufgrund von Kontrastmittel- und Volumengabe ist sie jedoch mit dem erhöhten Risiko einer kardialen Dekompensation, von Nierenfunktionsstörungen und Lungenödemen verknüpft. Bei ausgeprägter Frailty ist ein abgestuftes Vorgehen mit möglicherweise doch eher konservativem Vorgehen nach einem geriatrischen Screening eine mögliche Alternative. Je weniger frail (physisch und kognitiv), desto eher und schneller sollte eine Intervention erfolgen. **Bypassoperationen** haben eine erhöhte Letalität und ein erhöhtes Apoplexrisiko im Vergleich zur Katheterintervention. Die Mobilisierung nach PTCA kann bereits nach 24 Stunden erfolgen, nach Bypassoperation ist sie hingegen deutlich verzögert.

Die Behandlung mit **Statinen** mit dem Ziel der Sekundärprävention wird auch (hoch)betagten

Patienten empfohlen. Auch hier ist allerdings, besonders bei sehr gebrechlichen Patienten das Risiko einer Reduktion der Muskelkraft gegenüber den noch nicht sicher nachgewiesenen Effekten im höheren Alter (insbesondere in der Primärprävention gibt es bislang nur wenig Evidenz) abzuwägen. **Thrombozytenaggregationshemmer** gehören ebenso wie **Betablocker** zur Standardtherapie.

15.2.3 Aortenklappenfehler

Die klinische Symptomatik bei Aortenklappenfehlern besteht in einer Belastungsdyspnoe je nach Schweregrad und pektanginösen Beschwerden, besonders bei Belastung. Auskultatorisch findet sich ein spindelförmiges mittel- bis hochfrequentes Geräusch mit Fortleitung in die Karotiden bei der Aortenstenose. Die Auskultation und eindeutige Zuordnung von Geräuschen wird beim älteren Menschen erschwert, da häufig benigne systolische Geräusche über allen Auskultationsarealen auftreten und bei ausgeprägten Befunden und begleitender Herzinsuffizienz die Geräusche vollständig fehlen können. Im EKG finden sich fast immer Zeichen der Linksherzhypertrophie. Im Röntgenbild zeigt sich eine verstärkte Prominenz des Aszendensanteils der Aorta und bei suffizientem Ventrikel eine Betonung des linken Herzrandes (aortale Konfiguration). Die Diagnose wird durch die Echokardiographie gesichert (■ Abb. 15.3). Dort zeigt

sich eine Verplumpung und verminderte Beweglichkeit (Öffnungsamplitude) der Aortenklappensegel, eine begleitende Myokardhypertrophie und evtl. eine Vergrößerung des linken Ventrikels. Der Schweregrad der Stenose wird durch die Dopplermethode mit Bestimmung des Druckgradienten und der Klappenöffnungsfläche erfasst.

Eine medikamentöse Begleittherapie ist notwendig, wenn Zeichen der Herzinsuffizienz auftreten, dabei kommen in erster Linie **Kalziumantagonisten** zum Einsatz. Bei einer symptomatischen (u. a. auch funktionell einschränkenden) Stenose und entsprechend reduzierter Öffnungsfläche bzw. entsprechend hohem Gradienten oder rasch steigendem Gradienten im Laufe der Monate ist die Indikation zum **Herzklappenersatz im Katheterverfahren (Transcatheter Aortic Valve Implantation, TAVI)** bzw. zur **chirurgischen Rekonstruktion** gegeben. Die Langzeitergebnisse sind bei beiden Verfahren trotz erhöhter Komplikationsrate infolge von Begleiterkrankungen durchaus zufrieden stellend. Bei hohem Operationsrisiko, unter das viele Menschen im höheren Alter, insbesondere ab 80 Jahren und älter fallen, ist die TAVI aufgrund der geringeren Risiken der Operation vorzuziehen und mit nicht ganz so hoher Gefahr verbunden, ein postoperatives Delir zu entwickeln. Entscheidend für die Indikationsstellung ist die zu erwartende Verbesserung oder Beseitigung der Symptomatik und – allerdings nur mit Einschränkung – eine Verlängerung der Lebenserwartung. Für

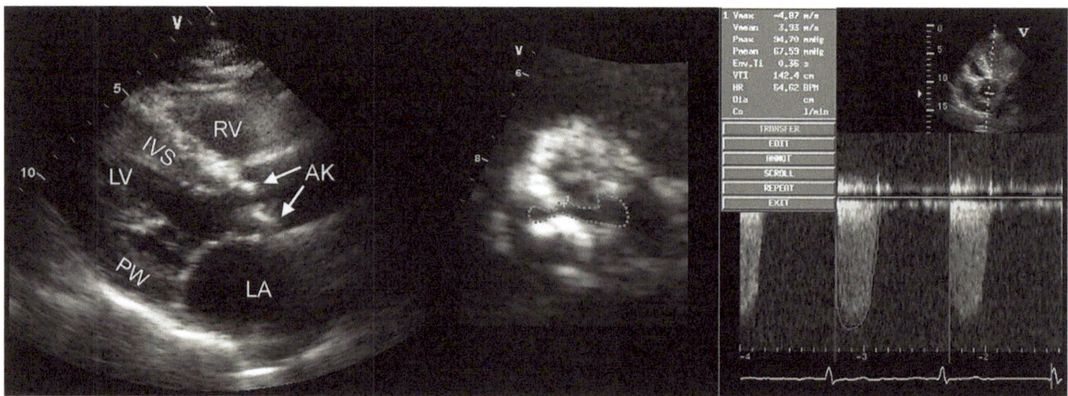

■ **Abb. 15.3**   Echokardiographie einer 72-jährigen Patientin mit schwerer kalzifizierender Aortenstenose. Links: parasternaler Längsschnitt mit geringer Separation der Aortenklappe (AK) und konzentrisch hypertrophiertem linken Ventrikel (IVS, PW). Mitte: parasternaler Querschnitt mit planimetrisch ermittelter Öffnungsfläche von 0,7 cm². Rechts: CW-Doppler mit einem mittleren transaortalen Druckgradienten von 68 und einem maximalen von 95 mmHG. (Aus Piper 2007)

eine Risikoprädiktion im Alter eignen sich geriatrische Assessments oder Frailty-Indizes oft besser als etablierte Risikoscores, wie der EUROScore oder STS-Score.

15.2.4 Kardiomyopathie

Unter Kardiomyopathien laut Definition der American Heart Association versteht man Erkrankungen des Herzmuskels, die streng genommen nicht durch eine myokardiale Ischämie, Herzklappenerkrankung, arterielle Hypertonie, Perikarderkrankungen oder kongenitale Vitien bedingt sind. Teilweise werden ischämische Kardiomyopathien jedoch mit in die Definition aufgenommen.

Die **dilatative Kardiomyopathie** ist aufgrund der schlechten Prognose und starken Progredienz im mittleren Lebensalter bei älteren Menschen sehr selten.

Es treten jedoch im Alter **hypertroph-obstruktive Kardiomyopathien** auf. Dabei kommt es zu einer Hypertrophie des Ventrikelseptums mit häufiger Beteiligung der basalen linksventrikulären Kammerwand. Die subaortale Einengung führt chronisch zu einer Druckbelastung des linken Ventrikels. Hierdurch kommt es neben der Nachlasterhöhung auch zu einer Vorlasterhöhung mit vermehrter Kammersteifigkeit und damit zur diastolischen Dysfunktion.

Die Diagnose wird durch die Echokardiographie gesichert, dopplersonographisch lässt sich der Schweregrad der intraventrikulären Obstruktion in Ruhe und unter Belastung ermitteln.

Medikamentös kommen insbesondere hoch dosierte **Kalziumantagonisten** zur Anwendung. Eine hoch dosierte Betablockertherapie kann ebenfalls erwogen werden, wird im Alter aber oft schlecht vertragen. Bei gutem Allgemeinzustand kann die septale Alkoholablation durchgeführt werden.

15.2.5 Rhythmusstörungen

Vorhofflimmern ist häufig mit einer Herzinsuffizienz assoziiert und tritt bei 10% der über 80-Jährigen auf. Es wird die orale Antikoagulation empfohlen, die einer Thrombozytenaggregationshemmung deutlich überlegen ist. Ein Vorteil neuer oraler Antikoagulantien gegenüber Phenoprocumon ist nach Einschätzung der Autoren dann gegeben, wenn eine gute Einstellung mit Vitamin-K-Antagonisten (Zeit im therapeutischen Bereich >70%) nicht möglich ist und eine **gute Compliance** seitens der Patienten besteht. Zudem muss die Therapie von möglichen Medikamenten-Interaktionen, der Nierenfunktion, den Essgewohnheiten und ggf. sozialen Faktoren abhängig gemacht werden. So kann bei alleine lebenden älteren Menschen, die regelmäßige Messung des INR die einzige Möglichkeit für den Hausarzt darstellen, einen gebrechlichen Patienten ohne Pflegestufe oder anderweitige Betreuung regelmäßig zu sehen.

Zur Frequenzkontrolle dienen **Betablocker**, Digoxin oder Digitoxin oder Klasse-III-Antiarrhythmika wie z. B. **Amiodaron** oder Dronedaron (nur bei NYHA I–II). Die bei Amiodaron teilweise erheblichen Nebenwirkungen an Schilddrüse, Augen, Leber und Lunge müssen gegen den Nutzen abgewogen werden. Da alle Antiarrhythmika auch pro-arrhythmisch wirken können und die Prognose der Rhythmusstörungen von der zugrunde liegenden Herzerkrankung abhängt, sind nicht die Rhythmusstörungen das eigentliche Behandlungsziel sondern die Grunderkrankung. Das Ziel der Frequenzkontrolle ist aktuell auf <110/min angehoben worden.

Die gleichen Überlegungen gelten auch bei der Indikationsstellung zur Implantation eines **Kardioverter-Defibrillators (ICD**, implantable cardioverter defibrillator) nach überstandenem Kammerflimmern und lebensbedrohenden ventrikulären Tachykardien, die medikamentös nicht beherrscht werden können.

Bei Dysfunktion des Sinusknotens, atrioventrikulärem Block und hypersensitivem Karotissinus ist die Implantation eines **Schrittmachers** sinnvoll, insbesondere wenn die Patienten symptomatisch sind (Schwindel im Allgemeinen oder z. B. beim Rasieren, nach oben oder zur Seite Schauen; Stürze). Nicht immer sind allerdings nach Stabilisierung des Herzrhythmus die klinischen Beschwerden vollständig behoben, da diese teilweise multifaktoriell bedingt sind.

15.2.6 Iatrogene Pathologien

Unter iatrogenen Störungen versteht man Störungen, die durch den Arzt verursacht sind, z. B. infolge diagnostischer oder therapeutischer Einwirkungen.

Weitergefasst gilt für eine iatrogene Krankheit allgemein jeder krankhafte Zustand, der aus irgendeiner diagnostischen oder therapeutischen Maßnahme folgt. Dies schließt schädigende Ereignisse ein, die nicht als natürliche Folge der Erkrankung des Patienten anzusehen sind, z. B. Stürze und Dekubitalulzera. Häufige, mit kardialen Erkrankungen verknüpfte, iatrogene Ereignisse sind etwa Blutungskomplikationen bei Antikoagulation, Stürze und Delir bei Hospitalisierung, Delir nach invasiven Interventionen, Elektrolytentgleisungen und ein akutes (auf chronisches) Nierenversagen.

Informationen zur Häufigkeit und Art iatrogener Störungen sind nur spärlich vorhanden und stammen fast ausschließlich aus dem stationären Bereich der medizinischen Versorgung. Bei einer retrospektiven Untersuchung von mehr als 30.000 Krankenhausaufnahmen in den Vereinigten Staaten fanden sich in 3,7% unerwünschte Ereignisse, von denen insgesamt 13,6% tödlich endeten. Knapp 30% der unerwünschten Ereignisse wurden als vermeidbar beurteilt. In einer australischen Untersuchung fand sich bei 16,6% der im Krankenhaus behandelten Patienten ein unerwünschtes Ereignis. Mehr als die Hälfte dieser Ereignisse wurde als vermeidbar eingeschätzt.

Die Zahl vermeidbarer Komplikationen bei medizinischen Eingriffen, durch Arzneimittel oder durch Verlegungen zwischen Institutionen steigt mit zunehmendem Alter der Patienten, zunehmender Gebrechlichkeit und Komorbidität. Nicht selten kann sich dadurch ein Teufelskreis ergeben, der zu einer bleibenden Pflegebedürftigkeit führt (z. B. Katheterintervention → Delir → Sturz → Schenkelhalsfraktur → erneutes Delir, protrahiert → reaktive Depression mit Nahrungsverweigerung → Bettlägrigkeit).

15.2.7 Exsikkose und Überwässerung

„Omi, du musst viel mehr trinken!" „Keinen Obstsaft, keine süßen Getränke, kein Alkohol", „2–3 Liter brauchst du doch am Tag, und Kaffee zählt ja nicht." „Sie sollten maximal 1,2–1,5 Liter am Tag trinken, sonst bekommen Sie keine Luft mehr."

Alle Aussagen betreffen die gleiche Person, alle sind mehr oder weniger richtig.

Mit zunehmendem Lebensalter lässt physiologisch das Durstgefühl nach, der ältere Mensch tendiert spontan zu einer eher geringen Flüssigkeitsaufnahme. Wird dann auch noch ein Diuretikum in der Dauertherapie der Herzinsuffizienz eingesetzt oder besteht eine kognitive Störung, ein Diabetes mellitus oder ein Infekt mit Fieber, kommt es im Alter rasch zu einer **Exsikkose**. Klinisch ist dabei der Bewusstseinszustand mehr oder weniger stark getrübt – bis hin zur Bewusstlosigkeit –, die Haut lässt sich in stehende Hautfalten am Bauch abheben, die Urinausscheidung ist reduziert und konzentriert. In diesen Fällen muss die Rehydrierung meist durch eine Infusionstherapie erfolgen.

In schweren Fällen wird im Krankenhaus ein rotes und weißes Blutbild, Nierenretentionsparameter, Serumelektrolyte und Blutglukose bestimmt und daraus dann die Osmolarität berechnet. Ein hyperosmolares Koma ist ein lebensbedrohlicher Zustand, der eine intensivmedizinische Behandlung erfordert. Bei der Hyper-, aber auch Hyponatriämie ist zu beachten, dass langsam korrigiert werden muss, um keine Schädigung des ZNS zu provozieren und weil im Zweifel immer von einer bereits längeren Störung ausgegangen werden muss. Hypo- und Hyperkaliämien führen zu Herzrhythmusstörungen und müssen dagegen rasch ausgeglichen werden.

Steht keine Elektrolytdiagnostik zur Verfügung (z. B. im Pflegeheim), so kann die Exsikkose durch Gabe von isotonischer Kochsalzlösung oder einer Vollelektrolytlösung behandelt werden. Die Flüssigkeitszufuhr erfolgt i. d. R. intravenös, bei nicht bekannter kardialer Leistungsfähigkeit sollte 1 bis maximal 1,5 l/24 Std. nicht überschritten werden. Gerade im Heimbereich oder bei Zuhause lebenden Älteren hat sich die parenterale Gabe von Flüssigkeit ins subkutane Gewebe sehr bewährt. Hier können problemlos 500 ml/Tag zum Beispiel am Oberschenkel subkutan infundiert mit einem Butterfly gegeben werden. Je nach Akzeptanz ist aber auch bis zu einem Liter/Tag möglich. Auch hier kommen Vollelektrolytlösungen oder isotonische Kochsalzlösungen zum Einsatz, es kann aber auch bis zu 5%ige Glucoselösung und in Ausnahmefällen auch 20 mval Kaliumchlorid subkutan gegeben werden.

Zwar ist die Exsikkose im Alter ein sehr häufiges Krankheitsbild, nicht selten führt allerdings das Gegenteil zu stationärer Krankenhausbehandlung:

Die **Überwässerung** mit Dekompensation einer Herzinsuffizienz. Eine kompensierte Herzinsuffizienz ist immer ein subtiles Gleichgewicht. Sehr leicht kann dieses gestört werden und damit sehr rasch ein sich hochschaukelnder Mechanismus der

Flüssigkeitsüberladung mit weiterer Schwächung der Herzfunktion zustande kommen.

Das Weglassen der Medikamente (Adhärenzproblem), insbesondere der Diuretika aber auch der ACE-Hemmer, kann hierzu führen. Eine progressive Verschlechterung der Herzfunktion kann dazu führen, aber auch eine nicht ausreichend kontrollierte Hypertonie oder schlichtweg das Befolgen eines guten Ratschlags: „Du musst viel trinken Oma." Und zwar ausschließlich an dem Tag, an dem die Enkelin zu Besuch kommt.

Es ist daher besonders wichtig, älteren Menschen eine relativ genaue, aber auch verständliche Vorgabe ihrer Flüssigkeitszufuhr zu geben. Einfache Empfehlungen, wie z. B. morgens eine Flasche Sprudel auf den Tisch zu stellen, die abends geleert sein muss, sind einfacher umzusetzen, als Trinkprotokolle oder Abmessung von Millilitern. Eine Vorgabe von 1,2–1,5 Litern ist bei älteren Menschen mit Herzinsuffizienz meist angemessen. Übrigens zählen alle Flüssigkeiten, auch der Kaffee, da die diuretische Wirkung von Koffein im Vergleich zu den Diuretika vernachlässigt werden kann.

Tägliches Wiegen ist für Patienten eine gute Möglichkeit der Selbstkontrolle. Dabei gilt die Empfehlung, dass eine akute Gewichtszunahme meist auf beginnende Wasserretention zurückzuführen ist und mit einer Reduktion der Trinkmenge an diesem Tag vom Patienten beantwortet werden soll.

Fallbeispiel

Eine 78-jährige Patientin bittet ihren Hausarzt um einen Hausbesuch, da sie sich in den letzten Tagen zunehmend körperlich schlapp fühle, kurzatmig sei und deutlich an Gewicht zugenommen habe. Es ginge ihr so schlecht, dass sie den Hausarzt nicht in seiner Praxis aufsuchen könne.

Der Hausarzt stellt bei der Patientin massive Unterschenkelödeme beidseits fest sowie eine Hepatomegalie. In der Auskultation Rasselgeräusche beidseits basal, dritter Herzton. Die Patientin klagt über einen Leistungsknick und Konzentrationsschwäche. Der Hausarzt kennt die Patientin seit über 10 Jahren. Seit dieser Zeit besteht auch eine

stabile Herzinsuffizienz. Die Medikamente zur Behandlung der Herzinsuffizienz wurden daher auch seit Jahren nicht verändert. Sie nimmt einen ACE-Hemmer, einen Betablocker und ein Diuretikum ein. Wegen starker Arthroseschmerzen im rechten Knie hat der Hausarzt der Patientin beim letzten Praxisbesuch ein nicht-steroidales Antirheumatikum zusätzlich verschrieben.

Die Patientin wurde stationär aufgenommen und eine Rekompensation der Herzinsuffizienz wurde eingeleitet. Nachdem die Patientin bereits regelmäßig ein Thiaziddiuretikum eingenommen hat, wurde zusätzlich ein Schleifendiuretikum verabreicht. Die Medikation wurde primär parenteral gegeben, weil die orale Resorption aufgrund der Dekompensation eingeschränkt war. Unter parenteraler Gabe zeigte sich eine ausgeprägte Diurese mit einer Negativbilanz von 3,5 Litern am ersten Tag. Die Patientin klagte über erheblichen Schwindel und Übelkeit und konnte kaum das Bett verlassen. Auf Nachfrage stellte sich heraus, dass sie das vom Hausarzt verordnete Thiaziddiuretikum schon seit längerem nicht mehr einnahm, da sie bemerkt hat, dass ihre bestehende leichte Harninkontinenz sich unter dieser Medikation verschlechterte. Daher waren die in der Klinik verabreichten Diuretika deutlich zu hoch dosiert. Die diuretische Therapie konnte oralisiert werden, mit dem Therapieziel ein er Flüssigkeitsbilanz von 0 bis minus 500. Es erfolgte die Fortführung der ACE-Inhibitortherapie sowie der Betablockertherapie. Das nicht-steroidale Antirheumatikum wurde abgesetzt, da es als UAW (unerwünschte Arzneimittelwirkung) zu einer verstärkten Natriumrückresorption mit konsekutiver Verschlechterung der Herzinsuffizienz führen kann. Die Schmerztherapie der Arthrose wurde mit Novaminsulfon fortgeführt. Echokardiographisch fand sich am Ende der stationären Behandlung eine mäßig eingeschränkte Pumpfunktion; Langzeit-EKG und Langzeit-Blutdruckmessung waren unauffällig.

Übungsfragen

1. Welche Grunderkrankungen sind für die Entwicklung einer Herzinsuffizienz im Alter von Bedeutung?
2. Gibt es präventive Maßnahmen zur Vermeidung einer Herzinsuffizienz?
3. Ist bei manifester, stabiler Herzinsuffizienz körperliche Schonung ratsam?
4. Welche evidenzbasierten Grundlagen zur medikamentösen Therapie der Herzinsuffizienz im höheren Lebensalter gibt es?
5. Welches sind die Ursachen einer hohen Rehospitalisierungsrate?

Lösungen ▶ Kap. 20

Spezielle Versorgungsformen

Der Patient im Pflegeheim

Ulrich Hagg-Grün, Andrej Zeyfang

Dieses Kapitel enthält Videos online auf www.springermedizin.de/vzb-basiswissen-des-alterns-kapitel-16
oder laden Sie zum Streamen der Videos die "Springer Multimedia App" aus dem iOS- oder Android
App-Store und scannen eine Abbildung, die den „play button" enthält.

Die Zahl der in Pflegeheimen wohnenden Menschen ist in den letzten Jahren deutlich gestiegen. Durch die Pflegeversicherung und die Pflegestufen ist ihre finanzielle Situation insgesamt verbessert worden. Hauptproblem der Pflegeheimmedizin ist die Schnittstellenproblematik zwischen niedergelassenen Ärzten, Krankenhäusern sowie die unterschiedliche Bewertung dessen, was in Pflegeheimen möglich ist und was dort tatsächlich geleistet werden kann.

Kognitive Beeinträchtigungen und Immobilitätssyndrome und die damit einhergehenden weiteren Probleme sind in stationären Einrichtungen deutlich häufiger als bei nicht stationär pflegebedürftigen Menschen. Dies verwundert nicht, sind es doch genau diese geriatrischen Syndrome, die zur Pflegebedürftigkeit und Abhängigkeit führen. Die Zahl der Patienten mit Inkontinenz, fordernden Verhaltensweisen, aber auch die Zahl der Patienten, die für sich selbst nicht mehr entscheiden können, nimmt in den Heimen stetig zu. Dies führt dazu, dass Patientenverfügungen und Patiententestamente sowie die Heilbehandlungen am nicht einwilligungsfähigen Patienten eine zunehmende Bedeutung erlangen.

In diesen Fällen muss zum einen eine möglichst große Klarheit bezüglich des Willens der Patienten erreicht werden, zum anderen muss dieser Wille auch soweit wie möglich berücksichtigt werden. Die althergebrachte paternalistische Medizin kann dieser Patientenautonomie nicht mehr gerecht werden.

Multiresistente Keime stellen ein zunehmendes Problem in Heimen und Krankenhäusern dar. Immungeschwächte, multimorbide Patienten sind besonders gefährdet. Es existieren (noch) keine klaren Leitlinien, die diese Problematik aufgreifen. Daher ist ein Screening gefährdeter Patienten sowie des Personals als Konduktoren und die Beachtung der Hygiene in Eigenverantwortung wichtig.

16.1 Hintergründe Syndrom Pflegefall

16.1.1 „Pflegefall" heißt Pflegebedürftigkeit

» Pflegebedürftige sind Personen, die wegen einer körperlichen, geistigen oder seelischen Krankheit oder Behinderung für die gewöhnlichen regelmäßig wiederkehrenden Verrichtungen im Ablauf des täglichen Lebens auf Dauer voraussichtlich für mindestens sechs Monate in erheblichem oder höheren Maße der Hilfe bedürfen. (SGB XI § 14).

Dies ist ein rein sozialrechtlicher Begriff und kein medizinischer, und doch fragen Angehörige den behandelnden Arzt nach einem Mediainfarkt nicht etwa, ob dieser Schlaganfall eine Ischämie oder eine Einblutung war, sondern ob der Patient nun ein **Pflegefall** ist.

Die betroffene Person, ihre Angehörigen, aber auch Institutionen können bei der zuständigen Pflegekasse einen Antrag auf Feststellung von Pflegebedürftigkeit stellen. Der Medizinische Dienst der Krankenversicherungen begutachtet daraufhin die betroffene Person und empfiehlt die Einstufung in einen **Pflegegrad**. Die Begutachtung findet durch eine Pflegekraft oder einen Arzt statt. Für die Feststellung der Pflegebedürftigkeit ist Hilfsbedarf in verschiedenen Verrichtungen der Grundpflege sowie der hauswirtschaftlichen Versorgung zu attestieren. Bei einer Einstufung ist der Medizinische Dienst entsprechend seiner Richtlinien verpflichtet, geeignete (Rehabilitations-) Maßnahmen zur Verringerung der Pflegebedürftigkeit festzustellen. Trotzdem ist dem Autor aus seiner bisherigen klinischen Tätigkeit seit Einführung der Pflegeversicherung bisher erst ein Fall bekannt, wonach im Rahmen der Pflegebegutachtung ein Antrag auf (geriatrische) Rehabilitation zur Verminderung der Pflegebedürftigkeit gestellt wurde.

Neben den bisherigen drei Pflegestufen gab es im Rahmen einer Härtefallregelung noch zusätzliche Möglichkeiten und weitere Leistungen der Pflegeversicherung. Bei den Leistungen der häuslichen Pflege kann zwischen Sach- und Geldleistung gewählt werden. Je ausgeprägter die Pflegebedürftigkeit, desto häufiger werden die Betroffen durch professionelle Hilfe bis hin zur Aufnahme in ein Pflegeheim versorgt. Mit der Pflegereform 2016–2017/Zweites Pflegestärkungsgesetz (PSG II) werden ab 2017 statt der bisherigen Pflegestufen fünf neu definierte Pflegegrade eingefügt. Diese werden aus sechs sog. Modulen (Mobilität, kognitive und kommunikative Fähigkeiten, Verhaltensweisen, Selbstversorgung, Bewältigung von krankheitsbedingten Anforderungen sowie Gestaltung des Alltagslebens) berechnet. Die bisherigen Zeitorientierungswerte sollen dann keine Rolle mehr spielen, stattdessen geht es um die Frage, ob die Bereiche selbständig bewältigt werden können. Die bisherigen Pflegestufen werden mit Besitzstandswahrung übergeleitet. Aufgrund von eingeschränkter Alltagskompetenz (z. B. bei Demenz) kommt es zu einer deutlichen Höherstufung. Wie sich dies in Zukunft im Alltag darstellen wird, ist bei Drucklegung noch nicht abzusehen.

Eine Übersicht über die spezielle Terminologie gibt ◘ Tab. 16.1.

16.1.2 Medizin im Pflegeheim

Die Zahl der in Pflegeheimen wohnenden Menschen ist in den letzten Jahren deutlich gestiegen. An mehr als einem Drittel der Pflegeheime ist inzwischen ein Bereich des betreuten Wohnens organisatorisch angeschlossen. Häufig können die Bewohner des betreuten Wohnens auf pflegerische Angebote des Pflegeheims zurückgreifen.

In Deutschland gab es 2013 es über 13.000 Pflegeheime mit über 900.000 Pflegeplätzen in den über 750.000Menschen stationär versorgt werden. Fast 500.000 Menschen, davon die Mehrzahl Frauen, sind in diesen Heimen direkt und indirekt tätig. Die Fachkraftquote, d. h. Mitarbeiter mit einer mindestens einjährigen Ausbildung, beträgt ca. 50 %.

Medizinische Probleme bei Pflegeheimbewohnern sind grundsätzlich denen anderer Betagter ähnlich, jedoch zeigen sich **kognitive Beeinträchtigungen**, Mobilitätsstörungen, **Immobilitätssyndrome** und die damit einhergehenden weiteren Probleme deutlich häufiger als bei nicht stationär pflegebedürftigen Menschen. Dies ist meist nicht die Folge der stationären Unterbringung, sondern meist der Anlass zu dieser.

Auch im Heim besteht freie Arztwahl, d. h., die medizinische Betreuung von Pflegeheimbewohnern liegt in den Händen der Hausärzte. Theoretisch ist es seit 2012 den Pflegeheimen erlaubt einen Heimarzt anzustellen, wenn sich keine Kooperationsverträge mit der Kassenärztlichen Vereinigung schließen lassen. Es gibt eine ausreichende Anzahl erfolgreicher Projektversuche, die zeigen konnten, dass durch qualifizierte ärztliche Betreuung im Pflegeheim mittels Heimarzt die Rate der Krankenhauseinweisungen,

aber auch die Rate der Facharztzuweisungen reduziert werden konnten. Trotzdem setzt sich dies nicht durch.

Auch manche Krankenhäuser haben inzwischen eigene Abteilungen für Kurzzeitpflege angeschlossen. In diesen ist grundsätzlich ebenfalls der Hausarzt zuständig, es sei denn, die Ärzte der angeschlossenen Klinik sind seitens der kassenärztlichen Vereinigungen ermächtigt.

Die Ausbildung der Studierenden oder auch der übrigen Fachärzte schließt Pflegeheimmedizin nicht mit ein. Dies wiederum führt zu Fehleinschätzungen der stationär behandelnden Ärzte über die Möglichkeiten und Ressourcen in einem Pflegeheim – sowohl im positiven als auch im negativen Sinne. In den letzten Jahren konnte in vielen Bereichen wie der Sturzkrankheit oder bei den Dekubitalulzera gezeigt werden, dass Prävention und Intervention auch und gerade im Pflegeheimbereich möglich, sinnvoll und effektiv sind.

16.1.3 Fixierung

Eine Fixierung, d. h. eine freiheitseinschränkende Maßnahme durch Gurte oder Fesselungen bis hin zur Einschließung, ist eine Freiheitsberaubung gemäß § 239 StGB und ein Eingriff in das vom Grundgesetz garantierte Recht auf Leben und körperliche Unversehrtheit.

Eine Fixierung kann die Rechtswidrigkeit verlieren bei
- Einwilligung des Betroffenen,
- bei Notwehr und Nothilfe,
- bei rechtfertigendem Notstand und
- bei richterlich genehmigter oder geschlossener Unterbringung.

Eine Einwilligung kann dann bestehen, wenn ein Patient in klaren Situationen eine Verfügung hierüber erlässt. Bei akuten Gefährdungssituationen genügt auch eine mutmaßliche Einwilligung. Notwehr bzw. Nothilfe kommen dann in Betracht, wenn ein Patient einen Mitpatienten, Besucher oder eine Pflegekraft angreift. Ein **rechtfertigender Notstand** liegt vor, wenn drohende oder erhebliche Gefahr für den Betroffenen oder andere zu erkennen ist, und diese nur durch die Fixierung

◘ Tab. 16.1 Leistungen der Pflegeversicherung

Pflegegrade 1–5	Von geringer Beeinträchtigung der Selbständigkeit oder der Fähigkeiten (Pflegegrad 1) bis hin zu schwersten Beeinträchtigung der Selbständigkeit oder der Fähigkeiten, die mit besonderen Anforderungen an die pflegerische Versorgung einhergehen (Pflegegrad 5). Zur Überleitung siehe ◘ Abb. 16.1
Bisherige Pflegestufe 1 (erheblicher Pflegebedarf)	Hilfsbedarf in mindestens zwei Verrichtungen aus den Bereichen Körperpflege, Ernährung oder Mobilität mit einem Zeitaufwand von mindestens 90 Minuten, davon mehr als die Hälfte Grundpflege. Diese wird mindestens in Pflegegrad 2 übergeleitet.
Bisherige Pflegestufe 2 (schwer Pflegebedürftige)	Hilfe in Körperpflege, Ernährung oder Mobilität. Mindestens dreimal täglich zu verschiedenen Tageszeiten mit einem Zeitaufwand von mindestens drei Stunden, davon mindestens zwei Stunden für die Grundpflege. Diese wird mindestens in Pflegegrad 3 übergeleitet.
Bisherige Pflegestufe 3 (schwerst Pflegebedürftige)	Hilfsbedarf täglich über 24 Stunden mit einem Zeitaufwand von mindestens fünf Stunden, davon vier für die Grundpflege. Diese wird mindestens in Pflegegrad 4 übergeleitet.
Härtefallregelung	Bei außergewöhnlichem Pflegeaufwand, der das übliche Maß der Pflegestufe 3 übersteigt, z. B. bei schwerer Demenz oder im Endstadium einer Krebserkrankung. Diese wird nun in Pflegegrad 5 übergeleitet.
Verhinderungspflege	Ersatzpflege auf Kosten der Pflegekassen für längstens vier Wochen, wenn die seit über einem Jahr pflegende Pflegeperson vorübergehend nicht zur Verfügung steht.
Tagespflege	Eine Pflegeeinrichtung übernimmt tags oder nachts die pflegerische Betreuung teilstationär, die übrige Zeit verbringt der Pflegebedürftige in der häuslichen Umgebung.
Kurzzeitpflege	Die Kurzzeitpflege findet in stationären Einrichtungen in Fällen statt, in denen weder die teilstationäre noch die häusliche Pflege möglich ist. Sie ist auf maximal vier Wochen im Jahr begrenzt.
Vollstationäre Pflege	Eine vollstationäre Pflege ist für Personen vorgesehen, deren ambulante Versorgung nicht mehr möglich ist. Einen Teil der Kosten für Unterkunft und Verpflegung müssen die Versicherten selbst übernehmen.
Pflegehilfsmittel	Diese werden zur Erleichterung der häuslichen Pflege von den Pflegekassen bezahlt. Hierzu zählen Verbrauchsmaterialien, wie Kontinenzhilfen, aber auch technische Hilfsmittel, wie Pflegebetten u. ä.
Altenheime	Die Altenheime, die früher die stationäre Versorgung der nicht pflegebedürftigen Betagten übernommen hatten, werden so nicht mehr weitergeführt, da die Kosten für den nicht pflegeversicherungsrelevanten ADL-Hilfsbedarf im Heim von den Kassen nicht mehr übernommen werden. Die Wohnform Altenheim wurde deshalb meist aufgelöst oder in Pflegeeinrichtungen bzw. betreutes Wohnen umgewandelt. Die Bezeichnung Altenheim wird jedoch weitergeführt.
Altengerechter Wohnraum	Dieser nicht geschützte Begriff bedeutet noch nicht einmal, dass ein behindertengerechtes Wohnen möglich ist. Meist sind jedoch barrierefreie Räume, Aufzüge und ähnliches vorhanden.
Betreutes Wohnen	Im betreuten Wohnen kann es mehrere Leistungsstufen geben, die vom altengerechten Wohnen über umfangreichere Betreuungs- und hauswirtschaftliche Hilfen bis hin zum kompletten Angebot aller pflegerischen Hilfen im Sinne einer ambulanten Pflege reichen können. Leider sind manchmal die Angebote gar nicht vorhanden und es handelt sich bei der Einrichtung um einen Etikettenschwindel.
Schnittstellenproblematik	Der Übergangsbereich zwischen zwei Bereichen der Patientenversorgung, also z. B. zwischen ambulant und stationär, ist nicht immer einfach zu organisieren. Der Übergang von einem zum anderen Bereich muss gut begleitet werden, um einen Informationsverlust zu verhindern.

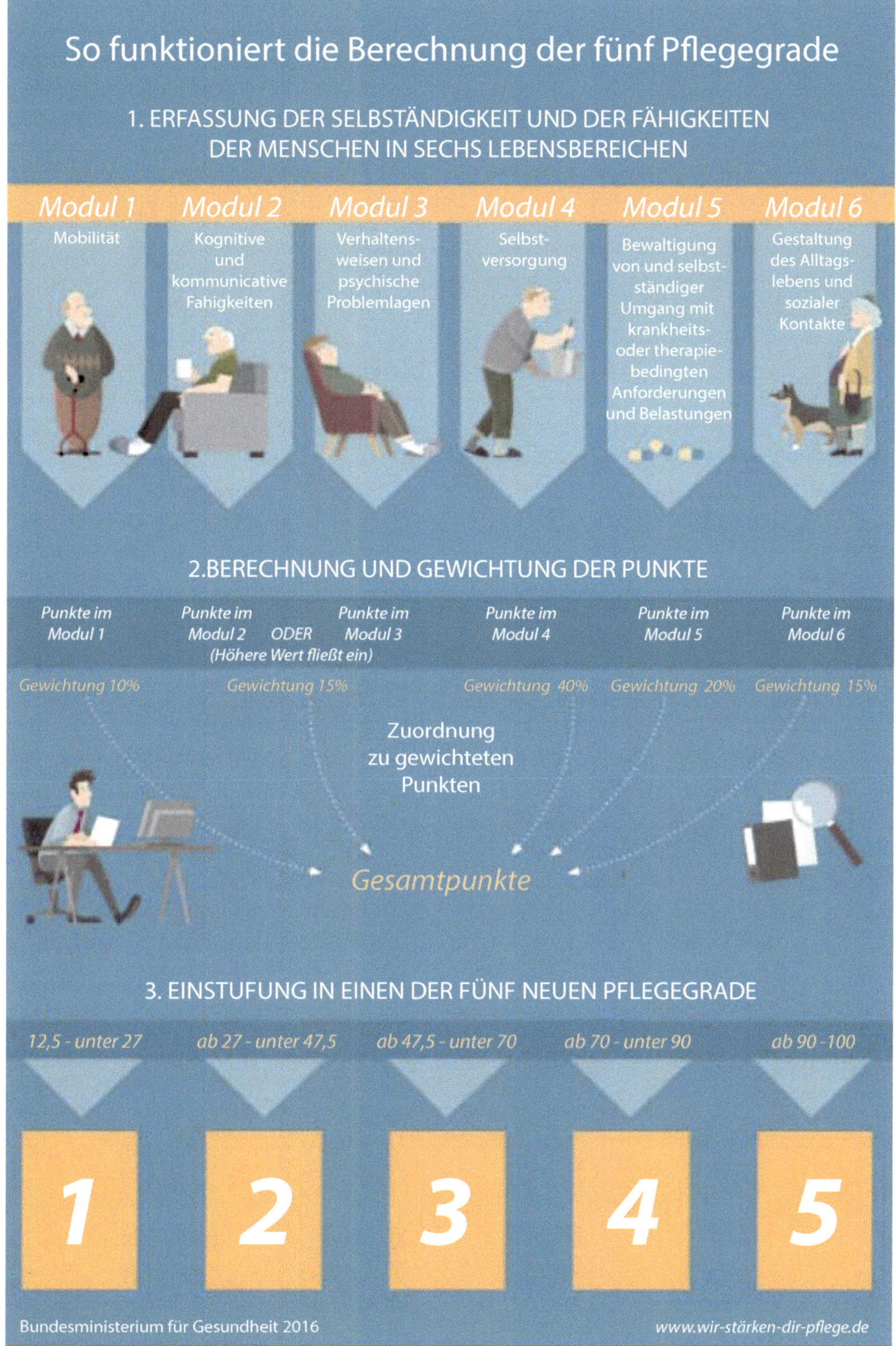

■ **Abb. 16.1** Pflegegrade. (Mit freundlicher Genehmigung Bundesministerium für Gesundheit, Stand 2016, http://www.pflegestaerkungsgesetz.de/fileadmin/user_upload/Unterseite_Informationsmaterial/Downloads/BMG_Infografik_Berechnung_Pflegegrade.pdf)

abgewendet werden kann (z. B. Suizid). In all diesen Fällen sind Fixierungen jeweils die Ultima ratio und in keinem Fall aus gerontopsychiatrischer Sicht eine angemessene, geeignete oder zumutbare Behandlung.

> **Fixierungen sind nur zulässig, wenn sie durch den behandelnden Arzt angeordnet werden und vormundschaftsrichterlich genehmigt sind. Es ist geboten, einen fixierten Patienten optisch und akustisch zu überwachen. Personalmangel im Krankenhaus oder Pflegeheim ist kein ausreichender Fixierungsgrund.**

Das An- und Ablegen von Fixierungen sowie die Anordnung derselben müssen dokumentiert sein. Auch das fixierende Pflegepersonal muss über die Methoden gut Bescheid wissen. Das Personal ist sogar verpflichtet, Patienten aus der Fesselung zu befreien, wenn diese nicht mehr indiziert ist.

Im Rahmen eines Delirs (das Wort Delir kommt vom lateinischen „de lira" = von der Furche d.h. der geraden Linie abweichend) werden Heimbewohner, aber auch Krankenhauspatienten gerne fixiert. Immer sollte das Delir als solches erkannt werden und wo möglich, eine rasche Ursachensuche und -behebung durchgeführt werden. Zur Erkennung gibt es z. B. die Confusion Assessment Method (CAM). Ein Beispiel zur CAM zeigt ▶ Video 16.2 (◘ Abb. 16.2). Delire werden durch Fixierung nicht besser.

16.2 Häufige Kontextfaktoren

16.2.1 Medizinische Heilbehandlung am nicht einwilligungsfähigen Patienten

> **Ärztliche Maßnahmen wie Operationen und andere Eingriffe, wie eine künstliche Ernährung, bedürfen der Einwilligung des Patienten, ansonsten sind sie als Körperverletzung strafbar.**

Die **Einwilligungsfähigkeit** definiert sich unabhängig von Geschäftsfähigkeit und starren Altersgrenzen als „die natürliche Einsichts- und Urteilsfähigkeit". Ist die Einwilligung für einen Eingriff durch den Patienten nicht mehr möglich und vom Vormundschaftsgericht noch kein gesetzlicher Betreuer bestimmt und zudem kein Bevollmächtigter genannt worden, muss für ärztliche Maßnahmen der Arzt den mutmaßlichen Willen des Patienten erkunden.

Mutmaßlicher Wille

Zur Ermittlung des mutmaßlichen Willens des Patienten dienen Gespräche mit Angehörigen, vorbehandelnden Ärzten, und es können (und müssen) auch Nachbarn, Seelsorger und Bekannte berücksichtigt werden. Leider hat nicht jeder seinen Angehörigen oder Bekannten gegenüber Willen und Meinung für ärztliche Behandlungen mitgeteilt.

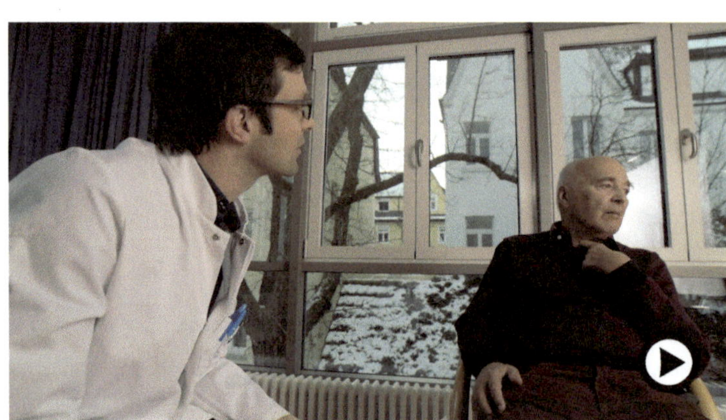

◘ **Abb. 16.2** ▶ Video 16.2: Confusion Assessment Method (CAM) (www.springermedizin.de/vzb-basiswissen-des-alterns-kapitel-16). (Mit freundlicher Genehmigung von © Andrej Zeyfang 2017. All Rights Reserved) (https://doi.org/10.1007/000-1t3)

Es ist die Aufgabe eines Bevollmächtigten oder Betreuers, nicht des Arztes, den mutmaßlichen Willen des Vollmachtgebers zu eruieren, er ist dadurch gebunden.

Allgemeine Wertvorstellungen

Lässt sich der mutmaßliche Wille des Betroffenen nicht eruieren, so tritt an dessen Stelle die Ermittlung der allgemeinen Wertvorstellungen des Patienten als „aktueller objektiver Wille".

Objektives Wohl

Falls weder eine Einwilligungsfähigkeit noch Verfügungen vorhanden sind und der mutmaßliche Patientenwille nicht eruierbar ist, ist das objektive Wohl des Patienten entscheidend.

Hierzu muss zwischen Nutzen und Wirksamkeit unterschieden werden. So kann z. B. eine assistierte Beatmung sehr wohl physiologisch wirksam sein, indem das Blut des Patienten ausreichend oxygeniert wird – sie hat aber möglicherweise keinen Nutzen für den Patienten, wenn dieser das Bewusstsein irreversibel verloren hat, und die Beatmung einen Sterbeprozess nur verlängert. Relevant für die Frage des Behandlungsabbruchs bzw. der Behandlungsfortsetzung ist jedoch der Nutzen und nicht die Wirksamkeit.

Lässt sich schließlich auch hier keine begründbare Entscheidung finden zählt die Devise „in dubio pro vita".

16.2.2 Patiententestament und Vollmacht, Ethik und Therapiebegrenzung, Vorsorge für das Lebensende

Gerade am Ende des Lebens sollte die Patientenautonomie im Mittelpunkt des ärztlichen Handelns stehen. Am einfachsten ist es, wenn der Patient seinen Willen selbst kundtut. Dies ist jedoch im geriatrischen Bereich häufig nicht mehr möglich, sei es aufgrund neurodegenerativer Erkrankungen oder anderer Zustände, die eine Kommunikation erschweren und eine freie situativ angepasste Willensäußerung nicht mehr möglich machen. Um dieser Situation vorzubeugen, gibt es die Möglichkeit von Patiententestamenten, Verfügungen und Vollmachten, deren unterschiedliche Inhalte jedoch landläufig verwechselt werden.

Patientenverfügung und Patiententestament

Diese Begriffe werden häufig synonym benutzt. Grundsätzlich kann der Patient die Inhalte einer Verfügung frei gestalten, feste Vorgaben gibt es nicht. Sinnvoll ist es, eine persönliche Einstellung zum Leben und Tod, Gesundheit und Krankheit in der Verfügung zu erwähnen. Es sollten Aussagen enthalten sein, ob und in welchem Umfang bei bestimmten Krankheitssituationen medizinische Maßnahmen eingesetzt oder unterlassen bzw. beendet werden sollen.

Die **Patientenverfügung** ist ein schriftlich in die Zukunft hineinwirkender Patientenwille, für den Fall der fehlenden Entscheidungs- und Willensfähigkeit. Sie bindet grundsätzlich die behandelnden Ärzte. Sie ist jederzeit vom Patienten widerrufbar, wenn dieser zum Zeitpunkt der Widerrufung entscheidungs- und willensfähig ist. Seit der letzten diesbezüglichen Änderung des BGB muss eine Patientenverfügung schriftlich formuliert sein, um gültig zu sein. Sie legt bestimmte Handlungen für bestimmte Situationen verbindlich fest und ist jederzeit widerrufbar. Nicht schriftlich formulierte Verfügungen dienen nur der Eruierung des mutmaßlichen Willens.

Das **Patiententestament** – auch Patientenbrief genannt – kann viele verschiedene Dinge enthalten: Durch konkrete Willensäußerungen wie z. B. bestimmte Schmerztherapie, Verweigerung von lebensverlängernden Maßnahmen oder bestimmten Therapieformen wie Bluttransfusionen, kann der Patient Einfluss auf seine zukünftige Behandlung nehmen. Eine solche Willensäußerung ist auch für einen Bevollmächtigten oder einen gesetzlich eingesetzten Betreuer bindend. Aufgrund der aktuellen Rechtsprechung im Jahr 2016 sind möglichst konkrete Formulierungen zu fordern, eine Situation, die u. E. so nicht vom Gesetzgeber vorgesehen war.

Das Patiententestament kann Bevollmächtigungen und Betreuungsverfügungen gleichzeitig enthalten. Beispielhaft ist hier z. B. der Formulierungsvorschlag der Esslinger Initiative „Vorsorge selbst bestimmen".

Vollmacht

Eine Vollmacht wird von einem geschäftsfähigen Menschen vergeben, um bestimmte Bereiche im Sinne und Auftrag des Vollmachtgebers zu erledigen. Sie ist für den Fall gedacht, dass der Vollmachtsgeber noch geschäftsfähig, aber verhindert ist. Eine Vollmacht kann jederzeit widerrufen werden. Sie gilt, so sie nicht vorher widerrufen wird, auch für den Fall, in dem der Vollmachtsgeber nicht mehr geschäftsfähig ist.

Vorsorgevollmacht

Durch eine Vorsorgevollmacht kann ein Patient eine Person seines Vertrauens bevollmächtigen, in verschiedenen Bereichen Entscheidungen mit bindender Wirkung zu treffen. Eine Vorsorgevollmacht kann allein oder in Verbindung mit anderen Verfügungen ausgestellt werden. Häufig wird eine generelle Vertretungsmacht (**Generalvollmacht**) erteilt. Die betroffenen Bereiche sind Gesundheit, ärztliche Maßnahmen, Beendigung lebenserhaltender Maßnahmen, Wohnort bzw. geschlossene Unterbringung oder freiheitsentziehende Maßnahmen sowie behördliche und wirtschaftliche Angelegenheiten wie Verfügungen bei Banken, Sparkassen oder die Vertretung in Rentenversorgungs- und Steuerangelegenheiten. Es können mehrere Personen bevollmächtigt werden.

Eine Vorsorgevollmacht tritt erst dann in Kraft, wenn der Bevollmächtigte geschäfts- bzw. handlungsunfähig ist. Eine Vollmacht ist eine Vertrauenssache; der Bevollmächtigte wird im Gegensatz zum gesetzlichen Betreuer vom Staat grundsätzlich nicht kontrolliert. Nur in Bereichen der gefährlichen ärztlichen Maßnahme sowie bei Freiheitsentziehenden Maßnahmen ist eine gerichtliche Kontrolle vorgesehen.

Betreuungsverfügung

Eine Betreuungsverfügung unterscheidet sich von der Vollmacht dadurch, dass ein Betreuer erst durch ein Vormundschaftsgericht eingesetzt werden muss, das Betreuungsverfahren also im Falle des Verlustes der Entscheidungsfähigkeit des Verfügenden über das Vormundschaftsgericht läuft. Von diesem wird der in der Verfügung vom Patienten gewünschte Betreuer bestellt. Durch die Betreuungsverfügung können somit die Person des gesetzlichen Betreuers und die Art und Weise, wie die Betreuung geführt werden soll, durch den Patienten bestimmt werden. Dies hat zur Folge, dass ein gewünschter Betreuer vom Vormundschaftsgericht überwacht wird, was bei einem Bevollmächtigten nicht der Fall ist.

Betreuung

Bei Vorliegen einer psychischen Krankheit, oder einer körperlichen, geistigen oder seelischen Behinderung, bei der der Betroffene seine Angelegenheiten ganz oder teilweise nicht besorgen kann und die Angelegenheiten des Betroffenen nicht durch Bevollmächtigte besorgt werden können, kann ein Betreuer auf Antrag oder von Amts wegen bestellt werden. Eine ärztliche Begutachtung, im Regelfall die eines Psychiaters, ist zwingend notwendig. Das Vormundschaftsgericht setzt einen Betreuer auf Vorschlag der Betreuungsbehörde ein und führt die Aufsicht und Kontrolle über den Betreuer.

Im Rahmen der Betreuung kann der Betreuer über ärztliche Heilbehandlung, Unterbringung und Vermögen entscheiden. Die Einwilligung des Betreuers in eine Untersuchung des Gesundheitszustandes, in eine Heilbehandlung oder in einen ärztlichen Eingriff bedarf dann der Genehmigung des Vormundschaftsgerichts, wenn die begründete Gefahr besteht, dass der Betreute durch diese Maßnahme sterben oder einen schweren Gesundheitsschaden erleiden kann. Diese sollte jedoch das Durchschnittsrisiko überschreiten, also bei Risikooperationen, etwaigen bleibenden Lähmungen oder bei anderen besonders invasiven Maßnahmen. Durch die Änderung des § 1904 BGB im Jahr 2009 gilt, dass im Falle einer unterschiedlichen Meinung zwischen Betreuer und behandelndem Arzt über eine medizinische Maßnahme wie z. B. eine PEG-Anlage das Vormundschaftsgericht entscheiden muss.

Auch eine Unterbringung in einer geschlossenen Abteilung oder eine Wohnungsauflösung benötigen die Zustimmung des Vormundschaftsgerichtes. Der Betreuer ist im Übrigen verpflichtet, das Wohl und den (mutmaßlichen) Willen des Betreuten zu beachten und zu befolgen.

16.2.3 Obstipation

» Was in der Jugend die Liebe, ist im Alter der Stuhlgang. (Anonymus).

Die Obstipation ist definiert mit „weniger als drei Stuhlentleerungen" pro Woche, oft verbunden mit Schwierigkeiten bei der Stuhlentleerung. Die normale Stuhlfrequenz variiert von Mensch zu Mensch zwischen dreimal pro Tag bis zu dreimal pro Woche. Für viele Patienten gilt jedoch ein täglicher Stuhlgang als normal. Wenn dieser sich verzögert, fühlen sie sich bereits verstopft. Auch wenn Obstipation im stationären Alltag von ärztlicher Seite oft nicht ernst genommen wird, so leiden die Patienten doch außerordentlich und bedürfen der ärztlichen Fürsorge.

Ursächlich für eine echte Obstipation sind häufig Medikamente oder funktionelle Syndrome wie das Reizdarmsyndrom, die Lebensweise (z. B. Immobilität) und neurologische Erkrankungen wie Parkinson oder Neuropathie bei Diabetes. Nur in 10 % der Fälle können tatsächlich organische Erkrankungen gefunden werden, die sich dann häufig einer ursächlichen Behandlung verschließen.

Eine Verbesserung des Stuhlgangverhaltens beim älteren Menschen kann durch eine vermehrte körperliche Aktivität erreicht werden. Eine Erhöhung der Flüssigkeitszufuhr zeigt nur dann einen positiven Effekt, wenn der Patient zuvor tatsächlich zu wenig getrunken hat. Faserarme Kost kann ebenfalls eine Rolle spielen, die Studienlage ist hier widersprüchlich.

Die Darmtransitzeit ist bei obstipierten Patienten meist normal. Nicht-medikamentös wird mit Mobilisation und damit einer rascheren Erreichbarkeit einer Toilette, regelmäßigen Toilettenzeiten, ausreichender Bewegung und Ballaststoffen sowie Flüssigkeitszufuhr behandelt. Medikamentös können Ballaststoffe wie Plantago-ovata-Samenschalen oder osmotische Laxantien wie Macrogol gegeben werden. Eine osmotisch laxierende Therapie ist auch durch Lactulose möglich, führt aber häufig zu Blähbeschwerden. Bei ineffektiver Balaststofftherapie, und bei rektalen Entleerungsstörungen können rektale Entleerungshilfen wie Einläufe, Glyzerin oder Bisacodyl-Suppositorien benutzt werden. In hartnäckigsten Fällen werden stimulierende Laxantien wie Natriumpicosulfat bis hin zu Röntgenkontrastsoffen gegeben.

Bei opiatinduzierter Obstipation kann seit kurzem auch ein Opioidantagonist wie z. B. Methylnaltrexon gegeben werden, wenn die konventionellen Maßnahmen nicht ausreichen sollten.

16.2.4 Diarrhoe

Hierunter versteht man mehr als dreimal tägliche Stuhlentleerungen, eine verminderte Konsistenz oder Vermehrung der Gesamtstuhlmenge. Beim **Reizdarmsyndrom** beobachtet man oft nur eine erhöhte Stuhlfrequenz bei noch geformter Konsistenz. Die Behandlung ist – falls möglich – ursächlich, ansonsten symptomatisch. Es muss hierbei beachtet werden, dass von Patienten häufig eine Stuhlinkontinenz als Durchfall beschrieben wird.

Neben den ambulant erworbenen akuten Diarrhöen, die durch Infektionen mit Viren und weit seltener durch pathogene Bakterien hervorgerufen werden, sind viele akute Diarrhöen medikamentös indiziert. Oft kommt es zu einer Clostridium-difficile-assoziierten Diarrhoe, die bis zu einer pseudomembranösen Kolitis führen kann. Hier sind Chinolone, Cephalosporine und Penicilline besonders häufig auslösend. Es gibt Hinweise darauf, dass Protonenpumpenhemmer das Risiko auf Clostridium-difficile-Infektionen erhöhen.

Chronische Diarrhöen werden häufig durch Maldigestion oder Malabsorption hervorgerufen. Chronisch entzündliche Darmerkrankungen sowie Darmtumoren können ebenfalls dafür verantwortlich sein. Diese lassen sich endoskopisch diagnostizieren. Auch die exokrine Pankreasinsuffizienz tritt häufiger auf und lässt sich leicht diagnostizieren und behandeln.

Es empfiehlt sich eine Abklärung, falls nötig auch invasiv. Die Diagnose des Reizdarmsyndroms sollte eine Ausschlussdiagnose sein. Anamnestisch haben Patienten mit Reizdarmsyndrom die Beschwerden über Jahre ohne Gewichtsverlust und meist nicht nachts.

Eine Sonderform des Durchfalls ist die paradoxe Diarrhoe, die durch Stenosen (wie Karzinome, gegebenenfalls aber auch Divertikulitis oder einfach Stuhlimpaktation = *faecal impaction*) zu einer Verflüssigung des Stuhls vor der Engstelle führt (▶ Kap. 4). Dieser wird dann in kleinen, flüssigen Portionen abgesetzt und riecht dabei übel.

16.2.5 Problemkeime im Pflegeheim und im Krankenhaus

Durch verschiedene Entwicklungen, insbesondere durch häufigen Antbibiotikagebrauch in Medizin und Tiermedizin sowie unzureichende hygienische Maßnahmen, nimmt die Zahl der **multiresistenten Erreger** (**MRE**) zu. Hierzu zählen neben dem bekannten **Methicillin resistenen Staphylokokkus aureus** (**MRSA**) die ESBL-Keime (**Extended Spectrum β-Lactamase = ESBL**) sowie **Vancomycin-resistente Enterokokken** (**VRE**). In den letzten Jahren finden sich mit den MRGN-Keimen multiresistente gramnegative Bakterien. Der Abkürzung wird i. d. R. eine Zahl von eins bis vier vorangestellt, die die Anzahl der Antibiotikaklassen – Penicilline, Carbapeneme, Gyrasehemmer oder Cephalosporine – benennt, bei denen eine Resistenz besteht.

Häufig befinden sich diese Keime nur als Besiedlung auf Haut oder Schleimhaut der Patienten, gefährlich werden sie, wenn es zu Infekten kommt, insbesondere bei immungeschwächten Menschen. Eine besondere Rolle spielen dabei MRSA (=Methicillin-resistenter Staphylokokkus aureus). Diese Keime besiedeln oft, wie auch andere Staphylokokken, die Nasenvorhöfe und fallen beim immunkompetenten Gesunden nicht auf. Kommt es aber zu Infektionen mit diesem Erreger – z. B. beim immungeschwächten, älteren Patienten – kann aufgrund der Resistenz nur mit außergewöhnlichen Antibiotika erfolgreich behandelt werden. Problematisch hierbei ist, dass die Zahl der immungeschwächten Menschen in Pflegeheimen und Krankenhäusern besonders hoch ist, und das Personal für diese Keime als Konduktoren funktioniert. Aus diesem Grunde werden in den Krankenhäusern und Pflegeheimen in zunehmenden Maße Abstrichserien bei Neuaufnahmen sowie weiterführende Hygienemaßnahmen bis hin zu Schutzisolierungen durchgeführt. Besonders gefährdet für solche Problemkeime sind pflegebedürftige, multimorbide Patienten mit häufigen Krankenhauseinweisungen, Patienten mit diabetischem Fußsyndrom, mit pAVK sowie mit chronischen Wunden, aber auch Dialysepatienten und Menschen mit jeder Art Katheter (◘ Tab. 16.2). Die Prävalenz in Deutschland schwankt zwischen 1,3% und 3,4% der Bewohner in Pflegeheimen bis

---

◘ **Tab. 16.2** Ein erhöhtes Risiko für eine MRSA-Kolonisation im Sinne der „Empfehlung zur Prävention und Kontrolle von Methicillin-resistenten Staphylokokkus-aureus-Stämmen in Krankenhäusern und anderen medizinischen Einrichtungen" besteht bei den folgenden Gruppen

1. Patienten mit bekannter MRSA-Anamnese

2. Patienten aus Regionen/Einrichtungen mit bekannt hoher MRSA Prävalenz

3. Patienten mit einem stationären Krankenhausaufenthalt (> 3 Tage) in den zurückliegenden 12 Monaten

4. Patienten, die (beruflich) direkten Kontakt zu Tieren in der landwirtschaftlichen Tiermast (Schweine) haben

5. Patienten, die während eines stationären Aufenthaltes Kontakt zu MRSA-Trägern hatten (z. B. bei Unterbringung im selben Zimmer)

6. Patienten mit zwei oder mehr der nachfolgenden Risikofaktoren:
   - chronische Pflegebedürftigkeit,
   - Antibiotikatherapie in den zurückliegenden 6 Monaten,
   - liegende Katheter (z. B. Harnblasenkatheter, PEG-Sonde),
   - Dialysepflichtigkeit,
   - Hautulkus, Gangrän, chronische Wunden, tiefe Weichteilinfektionen,
   - Brandverletzungen.

Ein mikrobiologisches Screening umfasst i. d. R.:
- Abstriche der Nasenvorhöfe (rechts/links) und des Rachens,
- ggf. Abstriche von vorhandenen Wunden (einschließlich ekzematöse Hautareale, Ulzera).

hin zu 30% der iatrogenen Infektionen in chirurgischen Kliniken.

Die Schutzmaßnahmen wie Isolierung, Schutzkittel etc. sollen die MRE-Verbreitung im Krankenhaus minimieren. Für die häusliche Situation spielen sie keine Rolle, eine Besiedelung oder Infektion sollte jedoch auf jedem Fall dem Hausarzt mitgeteilt werden. Im Pflegeheim oder in der Arztpraxis ist eine Isolierung nicht notwendig. Dort gibt es leider keine verbindlichen, sondern eher schwammige Empfehlungen, auch durch das Robert-Koch-Institut: „I. d. R. können Heimbewohner mit MRSA-Besiedlung am Gemeinschaftsleben und an Therapiemaßnahmen teilnehmen, wenn angemessene Präventionsmaßnahmen zum Schutz empfänglicher Mitbewohner eingehalten werden." Der Stellenwert der Händehygiene ist hierbei zu betonen. Ein Sanierungsversuch sollte unabhängig von den hygienischen Maßnahmen stattfinden, wird jedoch häufig erfolglos bleiben. Auch nach scheinbar erfolgreicher Sanierung mit drei aufeinander folgenden negativen Abstrichserien kommt es in bis zu 40% zu einer erneuten Besiedelung mit MRSA.

Durch den Einsatz von Antibiotika lassen sich viele bakterielle Erkrankungen heute behandeln, die früher tödlich verlaufen wären. Eine schwere durch Pneumokokken verursachte Lungenentzündung hätte beim älteren Menschen in der Zeit vor Penicillin wahrscheinlich zum Tode geführt. Heute können wir bereits primär aus einer Auswahl von mehr als 70 Wirkstoffen auswählen.

Da aber auch leichte Infektionen oder asymptomatische Harnwegsinfekte (zu) schnell mit breit wirksamen Antibiotika behandelt werden, haben wir gleich mehrere neue Probleme, die besonders beim alten Menschen von großer Relevanz sind. Auf die Antibiotika-Resistenzen wurde in diesem Unterkapitel eingegangen. Erwähnenswert sind in diesem Zusammenhang die häufiger werdenden Antibiotika-assoziierten Diarrhoe mit Clostridien, auf die ebenfalls schon eingegangen wurde.

Frau H. M., 84 Jahre, wird mit Diarrhoe und Exsikkose stationär in die Geriatrie eingewiesen. Die demente Patientin ist in allen Qualitäten desorientiert und kann keinerlei Auskunft geben. Vom Pflegeheim wurde sie in eine Rundumversorgung verpackt, da sie urin- und stuhlinkontinent ist. In der klinischen Untersuchung fällt eine Raumforderung im Unterbauch auf, die sich schnell als Überlaufblase herausstellt. Die vorbeschriebene Diarrhoe zeigt sich als ständig mit stinkendem verflüssigtem Stuhl verschmierter Po mit beginnendem Dekubitus. In der digitalen rektalen Untersuchung stellt sich ein mit festem Stuhl ausgemauertes Rektum heraus.

Mit rektalen abführenden Maßnahmen bis hin zu hohen Hebe-/Senkeinläufen kann diese Obstipation beseitigt werden. Die Diarrhoe trat danach nicht mehr auf.

In der Vorgeschichte war die Patientin fast zwei Jahre zuvor nach einem Sturz ins Krankenhaus eingewiesen worden. Damals musste man die Wohnung aufbrechen, um sie zu befreien. Man fand die Patientin liegend zwischen Kot, Müll und Essensresten, die größtenteils verdorben waren. Da keine Vollmacht vorhanden war, wurde nach Diagnose der Demenz eine Betreuung angeregt. Der daraufhin eingesetzte gesetzliche Betreuer konnte die häusliche Versorgung nicht mehr verantworten und besorgte einen Heimplatz.

Übungsfragen

1. Welche Ursachen für eine Überlaufblase sind Ihnen bekannt?
2. Welche Bedingungen müssen für eine stationäre Aufnahme in ein Pflegeheim erfüllt sein?
3. Dürfte der Betreuer die Patientin aus dem Fallbeispiel gegen ärztlichen Rat in die häusliche Situation entlassen?
4. Wie hätte die Patientin aus dem Beispiel Vorsorge für diesen Fall treffen können?
5. Wie können die behandelnden Krankenhausärzte die weitere Behandlung in Pflegeheimen beeinflussen?

Lösungen ▸ Kap. 20

Palliative Care – der Schwerkranke und sterbende Patient

Ulrich Hagg-Grün, Michael Denkinger, Andrej Zeyfang

© Springer-Verlag GmbH Deutschland 2018
A. Zeyfang, M. Denkinger, U. Hagg-Grün, *Basiswissen Medizin des Alterns und des alten Menschen*,
Springer-Lehrbuch, https://doi.org/10.1007/978-3-662-53545-5_17

Einer der belastendsten Bereiche der Geriatrie ist die Sterbebegleitung. Die Patienten sterben oft nicht an der Grunderkrankung, sondern an den Begleiterkrankungen. Häufig wird der Sterbevorgang in Krankenhäusern durch Flüssigkeitsgabe und zweckentfremdete Intensivmedizin verlängert.

Hier muss eine palliative, patientenzentrierte Medizin ansetzen, um ein würdiges Sterben zu ermöglichen. Hierzu gehört eine größtmögliche Symptomfreiheit. Palliative Ansätze dürfen nicht nur für onkologische Patienten gelten, sondern müssen auch auf andere Bereiche wie kardiale Erkrankungen und demenzielle Syndrome übertragen werden.

Seitens der onkologischen Therapie sind nicht nur im palliativen Bereich, sondern auch im therapeutischen Bereich viele Fortschritte gemacht worden, von denen auch betagte Patienten profitieren, da häufig eine längere Tumor- und damit Symptomkontrolle möglich ist.

17.1 Hintergründe Syndrom Sterben

17.1.1 Was ist ein guter Tod?

Zum Thema „Sterben im Alter", und natürlich nicht nur im Alter, muss man sich fragen: „Was ist ein guter Tod?" Folgende Merkmale wurden laut einer Untersuchung, die im British Medical Journal 2003 veröffentlicht wurde, von Patienten – aber auch von Krankenhausmitarbeitern – angegeben:

- Die Freiheit von belastenden Symptomen,
- der Wahl des Zeitpunkts des Todes,
- der Wahl des Ortes des Todes.

Von Mitarbeitern aus Krankenhäusern wurden noch weitere wichtige Punkte genannt:
- Frei von heroischen medizinischen Interventionen,
- frei von Ideologien und damit,
- frei vom pflichtgemäßem Phasendurchlaufen, z. B. den Sterbephasen nach Kübler-Ross.

Diesem Wunsch steht die Realität gegenüber, die sich zwar aufgrund fehlender Statistiken für Gesamtdeutschland nicht genau beziffern aber trotzdem hochrechnen lässt: Es starben 2012 mit abnehmender

Tendenz nur ca. 30% aller Menschen in der häuslichen Umgebung, fast 50% sterben im Krankenhaus, 20% in einem Heim. Von den über 90 - jährigen Hochbetagten sterben 75% in Institutionen: 30% sterben im Krankenhaus und über 40% in einem Heim.

Dieser Widerspruch lässt sich nur zum Teil durch ein „plötzliches Versterben" erklären, denn die hohe Zahl der Patienten, die im Krankenhaus stirbt, stirbt nicht gänzlich überraschend und unerwartet, da sie sich nicht ohne Grund in medizinischer Betreuung befinden. Auch die Patienten im Heim sterben häufig nicht unerwartet, genauso wenig wie die Patienten, die nicht institutionalisiert sind. Weniger als 10% aller Todesfälle sind überraschend und komplett unerwartet.

Der Wunsch eines nicht institutionalisierten Menschen, bei einem erwarteten Sterben in der häuslichen Umgebung möglichst im Kreis der Familie zu sterben, bleibt trotzdem häufig unerfüllt. Die Gründe hierfür sind mannigfaltig und z. T. schlecht verständlich.

Schwerpunkt dieses Kapitels ist daher die palliative Medizin, die sich erst in den letzten Jahren auch intensiver mit betagten und mit nicht-onkologischen Patienten befasst und deren Wirken dank neuerer Gesetzgebung nun auch in Alten- und Pflegeheime getragen werden muss.

> » Ich habe mich bewusst der Versorgung von Tumorpatienten gewidmet. Ich wusste, dass es mir nicht gelingt, die Misere in der Versorgung unserer alten Mitbürger aufzugreifen. Dieses Problem ist mir zu groß gewesen.

So sagte Dame Cicely Saunders, die Wegbereiterin der Palliativmedizin und Gründerin des St. Christopher Hospizes, in dem sie mit 87 Jahren auch starb. Einer der wichtigsten Bereiche der Palliativmedizin ist es, den Wendepunkt in der Therapie zu erkennen. Wann wird der kurative Weg verlassen, wann steht der palliativmedizinische Aspekt im Vordergrund? Allerdings ist der Übergang fließend, insbesondere bei nicht-onkologischen Erkrankungen und die kurative Behandlung gewinnt an Effektivität, wenn frühzeitig palliative Aspekte mit einbezogen werden.

17.1.2 Sterbephasen

> Zu den emotional belastenden Bereichen der Geriatrie gehört zweifelsohne die Sterbebegleitung. Diese setzt ein hohes Maß an menschlich-fachlicher Kompetenz voraus, die man erfahrungsgemäß erst durch längere ärztliche Tätigkeit erwerben kann. Hierzu gehört sicherlich auch die Reflexion über das eigene Sterben.

Der Sterbeprozess ist inzwischen häufig von der häuslichen Situation ins Krankenhaus bzw. von dort wiederum ins Pflegeheim verlagert worden. Mehr als die Hälfte aller Menschen stirbt zwischenzeitlich im Krankenhaus, auch wenn sich über zwei Drittel aller Menschen wünschen, im häuslichen Umfeld zu sterben. Dem Patienten auch in einem nicht-häuslichen Umfeld Geborgenheit zu vermitteln, ist eine der Aufgaben des geriatrischen, aber auch des palliativen Teams. Dabei gilt es besonders Fehler zu vermeiden, denn am Ende des Lebens gibt es keine zweite Chance, alles richtig zu machen.

Die im Folgenden beschriebenen Sterbephasen sind vor allem bei Menschen zu beobachten, die über einen längeren Zeitraum hinweg erkrankungsbedingt sterben. Von der klassischen Phasenlehre nach Kübler-Ross („Nicht wahrhaben wollen", Zorn, „Verhandeln", Depression, Zustimmung) sind diese zu trennen.

Der mit der Verschlechterung des Allgemeinzustandes einhergehende funktionelle Abbau verläuft sehr unterschiedlich, wie es z. B. Lunney beschrieben hat (Abb. 17.1). Die Unterscheidung zwischen den unten aufgeführten Phasen fällt auch dem erfahrenen Kliniker bei Tumorpatienten leichter als bei nicht-onkologischen Patienten.

Präterminalphase

Wochen bis Monate vor dem Tod zeigt der Sterbende deutliche Allgemeinsymptome wie Schwäche, Müdigkeit, Kachexie, Appetitlosigkeit. Alltägliche Verrichtungen fallen schwerer. Der entsprechende ECOG-Score 3 zeigt an, dass nun die Symptomlinderung und nicht mehr die Tumorbehandlung im angesagt ist. Auch palliative Chemotherapien sollten beendet werden.

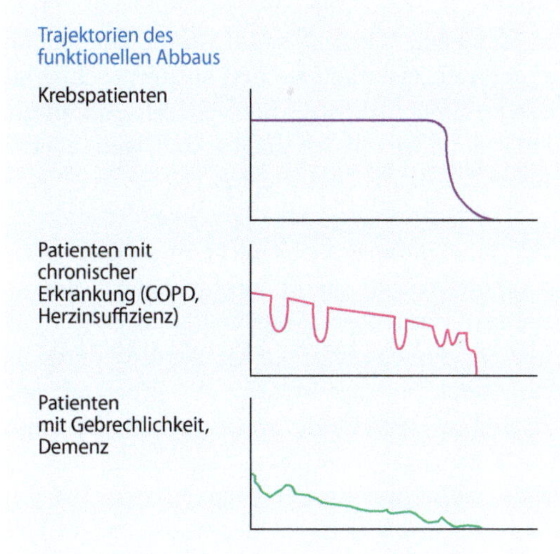

 Abb. 17.1   Trajektoren des funktionellen Abbaus

Terminalphase

Diese dauert wenige Tage bis Wochen und ist von fortschreitendem körperlichen Verfall und zunehmender Bettlägrigkeit geprägt. Häufig geht die Kontrolle über die Körperausscheidungen verloren. Appetitlosigkeit ist normal und nicht reversibel, auch wenn gerade Essen oft der dringendste Wunsch der Angehörigen ist („Essen = Liebe"). Es kommt häufig zu Unruhe und Verwirrtheit.

Spätestens jetzt sollten Therapien und Medikamente, die nicht der Symptomlinderung dienen abgesetzt sein.

Finalphase

Diese Phase wird von einem Ausfall vitaler Funktionen bestimmt. Die Patienten sterben häufig nicht an der Grunderkrankung selbst, sondern an den komplizierenden Begleiterkrankungen. Paradebeispiel hierfür ist z. B. die Demenz, die über verschiedene Mechanismen häufig zur Lungenentzündung und damit zur Sepsis führt. Herz-Kreislauf-Versagen sowie Sauerstoffmangel führen zu Durchblutungsstörungen des zentralen Nervensystems und damit zum Versagen der übergeordneten Steuerungsvorgänge.

Es kommt zu Wahrnehmungs- und Bewusstseinsstörungen, häufig treten motorische Unruhezustände auf. Die zunehmende Bewusstseinstrübung führt meist zu einem komatösen Zustand. Die Atmung ändert sich zu pathologischen Mustern, Schleimfäden im Bronchialsystem führen zur Rasselatmung, unter der die Patienten nicht leiden, wohl aber die Angehörigen und Sterbebegleiter.

Das Nierenversagen bei der schließlich eintretenden **Dehydration** ist i. d. R. nicht mit Leiden verbunden, sondern führt zur Endorphinausschüttung und zu einem sedierenden Effekt durch eine Ketose. Häufig wird gerade dieser Effekt im Krankenhaus durch eine parenterale Flüssigkeitsgabe („Wir geben nur noch Flüssigkeit") zunichtegemacht, die den Sterbevorgang nur hinauszögert. Eine parenterale Flüssigkeitszufuhr ändert nichts positiv am Durstgefühl der Betroffenen, führt aber häufig zu einer Überwässerung und damit zu Atmungsproblemen sowie mehr Verschleimung.

> **Eine Situation, in der ein vorhersehbares, irreversibles Versagen einer oder mehrerer vitaler Funktionen in absehbarer Zeit zum Tode führt, gehört palliativ medizinisch betreut. In dieser Situation steht die Kontrolle von Schmerzen und die Linderung weiterer belastender Symptome wie Atemnot oder Angst vor anderen Symptomen im Vordergrund der ärztlichen Betreuung.**

Warum fällt das Sterben schwer?

Das Sterben ist ein neuer Aspekt im Leben des Menschen. Dieser Aspekt ist unbekannt, wir haben hierzu keine Lebenserfahrung und können diese Lebenserfahrung, die wir machen, auch nicht mehr weitergeben, da es sich um die letzte Lebensphase handelt. Befürchtet wird für die letzte Lebensphase ein **Würdeverlust**. Auch wenn es hierzu nicht kommt, ist bereits die Angst davor belastend. Ebenso ist es mit dem **Kontrollverlust** über den eigenen Körper und den eigenen Verstand. Berechtigte **Angst** besteht auch vor Symptomen wie Schmerzen oder Atemnot.

> **Ein sehr wichtiger Aspekt der Palliativmedizin ist das Prinzip der Wahrhaftigkeit. Dies bedeutet, dass alles, was man sagt, wahr sein soll. Es gilt aber auch, dass nicht alles, was wahr ist, gesagt werden muss. Insbesondere darf sich der Patient nicht aufgegeben fühlen.**

17.2   Besondere Aspekte der Palliativmedizin im Alter

Tumorerkrankungen sind nur für ungefähr 10% der Todesfälle im Alter verantwortlich. Wie oben dargestellt ist es jedoch in diesem Bereich für Ärzte einfacher, die palliative Situation eines Patienten zu erkennen und diesen zu begleiten.

Die palliative Medizin hat sich aus der Onkologie entwickelt und erst in jüngster Zeit erhalten auch nicht-onkologischen Patienten palliative Behandlungen auf Palliativstationen (die meist onkologisch geführt werden) und in Hospizen.

> **Im Gegensatz zu jüngeren Patienten steht neben der klassischen Kuration vor allem ein Zugewinn an Lebensqualität durch krankheitsspezifische und supportive Therapien im Vordergrund. Die Lebensverlängerung um jeden Preis, die häufig bei jüngeren Patienten das Therapieziel ist, tritt in den Hintergrund.**

17.2.1 Komorbiditäten, Assessment und Therapie in der Palliativversorgung

Komorbiditäten sind nicht nur im onkologischen Bereich, sondern auch im übrigen palliativen Bereich wichtig, da dadurch der Behandlungsfokus beeinflusst ist. Häufig haben z. B. onkologische Patienten kardiale Begleiterkrankungen und nehmen zusätzlich 5 Medikamente wie Antihypertonika oder Lipidsenker ein, die einen primär oder sekundär präventiven Ansatz haben. In der palliativen Situation muss dies natürlich individuell hinterfragt werden.

Es gibt einige Methoden zur Erfassung von Komorbiditäten. Es nicht genau geklärt, ob Tumorpatienten eine erhöhte oder sogar eine erniedrigte Komorbidität im Vergleich zu ihrer Altersklasse haben. Im Rahmen der Anästhesie wird der **ASA-Score** als grobes Raster für Komorbiditäten benutzt (�‍ Tab. 17.1).

Diese Skala ist für den anästhesiologischen und chirurgischen Gebrauch validiert, für andere Bereiche jedoch bisher nicht untersucht worden. Sie lässt sich jedoch gut auf alle möglichen Interventionen übertragen.

◼ Tab. 17.1 American Society of Anaesthesiology (ASA) Physical Status Classification

P1	Patient ohne zusätzliche Erkrankung
P2	Patient mit leichter Erkrankung ohne Einschränkungen der Leistungsfähigkeit
P3	Patient mit schwerer Erkrankung mit Einschränkungen der Leistungsfähigkeit
P4	Patient mit schwerster, lebensbedrohlicher Erkrankung
P5	Moribunder Patient, der mit der und ohne die geplante Operation voraussichtlich nicht überleben wird

◼ Tab. 17.2 Karnofsky-Index, ECOG

ECOG	Karnofsky	Leistungsfähigkeit	Medizinischer Betreuungsbedarf
0	100%	Normale Aktivität	Keine Beschwerden, keine manifesten Krankheitszeichen
0	90%	Geringfügig verminderte Leistungsfähigkeit	Minimale Symptome oder Zeichen der Krankheit
1	80%	Deutlich verminderte Leistungsfähigkeit	Deutliche Krankheitszeichen oder Symptome
1	70%	Unfähig zur normalen Aktivität oder Arbeit	Versorgt sich jedoch selbständig
2	60%	Gelegentliche Hilfe notwendig	Weitgehend Selbstversorgung möglich
2	50%	Ständige Unterstützung und Pflege nötig	Häufige ärztliche Hilfe erforderlich
3	40%	Überwiegend bettlägerig	Spezielle Pflege und Hilfe erforderlich
3	30%	Dauernd bettlägerig	Geschulte Pflege notwendig
4	20%	Schwer kranker Status	Hospitalisierung, aktiv supportive Therapie notwendig
4	10%	Moribund	Moribund
5	0%	Tod	Tod

Seitens der internistischen Onkologie wird der **Karnofsky-Index** für die Erhebung des funktionellen Status benutzt (◼ Tab. 17.2). Er hat eine 10-Punkte-Skala und wird sicherlich am häufigsten verwendet. Er ist bezüglich geriatrischer Patienten aber nicht ausreichend validiert. Es scheint, als ob er dem Barthel-Index (▶ Kap. 2) bei onkologisch-geriatrischen Patienten ohne kognitive Einschränkungen unterlegen ist. Die ECOG-Performance Skala wird ebenfalls in der Onkologie und hier besonders in der Forschung benutzt. Durch beide Skalen kann der eigene Patient mit den onkologischen Studienpopulationen gut verglichen werden, sodass die Entscheidung für einen kurativen oder palliativen Ansatz leichter fällt.

Weitere palliative Assessmentuntersuchungen

In der Palliativmedizin sind viele weitere Assessmentuntersuchungen gebräuchlich, die aber nur z. T. für geriatrische Patienten untersucht oder gar validiert sind. Im Rahmen des Fallpauschalen-Systems der Krankenhäuser muss für die OPS-Prozedur „Palliatives Assessment", bzw. „Palliative Komplexbehandlung" in vielen verschiedenen Bereichen ein Assessment erhoben werden. Die deutsche Gesellschaft für Palliativmedizin empfiehlt einen Kerndatensatz zu erheben, z. B. die HOPE-Dokumentation (**HO**spiz- und **P**alliativ-**E**rfassung).

Als zweckmäßig hat sich für die geriatrischen Patienten u. E. ein Vorgehen nach dem Baukastenprinzip erwiesen. In dieser Assessment-Tool-Sammlung kann für den individuellen Patienten und die individuell relevanten Bereiche das jeweils geeignete Instrument herausgenommen werden. Exemplarisch werden im Folgenden einige Verfahren aufgeführt:

- Bereich **Alltagskompetenz**: Barthel-Index, Karnofsky-Skala, ECOG Skala (s. o.)
- Bereich **Mobilität/Sturzgefahr**: Esslinger Transfer-Skala oder Stratify-Skala oder Timed-up-and-go-Test
- Bereich **Symptomintensität** von Schmerzen, Dyspnoe, Schwäche Angst etc.: keine für geriatrische Patienten normierte Skala geeignet. MIDOS (Minimales Dokumentationssystem für die Selbsterfassung) und ESAS (Edmonton Symptom Assessment System) sollten bei Jüngeren verwendet werden
- Bereich **Schmerzanamnese**: Schmerz nach NRS (Numerische Rating Skala), BESD (Beobachtungsskala von Schmerzen bei Demenz) und VRS (▶Kap. 7)
- Bereich **Stimmung, Vitalität, Lebensqualität**: GDS (Geriatric Depression Scale, ▶Kap. 2), WHO 5-Fragebogen (WHO-Five Well-Being Index)
- Bereich **Soziale Situation**: strukturierte Sozialanamnese (typischer Bestandteil des Anamnesebogens in der Geriatrie); Sozialfragebogen nach Nikolaus (▶Abschn. 2.5)
- Bereich **psychosoziale Belastetheit**: WHO 5-Fragebogen (WHO-Five Well-Being Index); strukturierte Erhebung im Anamnesebogen
- Bereich **Ernährung**: NRS (Nutritional Risk Scale), MUST (Malnutrition Universal Screening Tool), MNA (▶Kap. 2, 6)

Weitere Assessmentuntersuchungen, z. B. zu Delir und kognitiver Situation, sind ebenfalls sinnvoll. Problematisch ist, dass die meisten palliativen Assessmentinstrumente nicht für geriatrische Patienten validiert sind und insbesondere für bereits vorher kognitiv eingeschränkte Patienten selten passend sind.

Nicht-onkologische Erkrankungen

Wie oben dargestellt ist das Erkennen einer vorwiegend palliativen Situation bei nicht-onkologischen Patienten deutlich schwieriger, da die Krankheitsentwicklung anders verläuft. Eine palliative Versorgung ist jedoch ebenfalls besonders wichtig und tritt in der Palliativmedizin zunehmend in den Vordergrund, da die meisten Menschen in Deutschland schließlich nicht an onkologischen Erkrankungen versterben.

Dementielle Erkrankungen

Hier muss u. E. ein besonderes Augenmerk auf Patienten mit dementiellen Erkrankungen gelegt werden. Die Demenzen sind per Definition nicht heilbar und führen letztendlich nach einem langen kognitiven und funktionellen Abbau zum Tod. Die Todesursache ist dabei häufig eine Pneumonie bei Dysphagie. Im Gegensatz zu onkologischen Patienten können die Demenzerkranken bei fortgeschrittener Erkrankung häufig ihre Selbstbestimmung und ihren ursprünglichen Willen nicht mehr selbst ausüben.

Pulmonale Erkrankungen

Die Endstadien pulmonaler Erkrankungen (Asthma, COPD, Fibrose) führen meist zu Orthopnoe, Angst und Panik. Prognostische Aussagen zum Verlauf einer erneuten akuten Exazerbation sind schwierig (s. o.) und die Erwartungshaltung von Patienten und Angehörigen ebenfalls, da diese schon häufig akute Exazerbationen durchgestanden und überlebt haben. Das Unterlassen z. B. einer Antibiose muss sehr gut und vertrauensvoll abgesprochen sein, die Sedierung hat dann Priorität.

Niereninsuffizienz

Die terminale Niereninsuffizienz ist irreversibel, durch die chronische Hämodialyse kann die Nierenfunktion jedoch lange ersetzt werden. Wenn das Nierenversagen im Rahmen einer anderen schweren terminalen Erkrankung einsetzt, führt es zum Tod, der im Rahmen der Urämie und dem folgenden Koma häufig als sanftes Entschlafen erscheint. Die Entscheidung, eine (chronische) Hämodialyse zu beenden, ist für Ärzte und Betroffene schwieriger als die Entscheidung, sie zu beginnen.

Kardiovaskuläre Erkrankungen

Das akute Herz-Kreislauf-Versagen spielt oft im Rahmen anderer Krankheiten eine Rolle. Viele

Patienten mit langen Krankheitsverlauf lehnen eine (erneute) intensivmedizinische Intervention ab oder haben dies in ihrer Patientenverfügung so niedergeschrieben, da sie das akute Kreislaufversagen als „gnädigen Tod" erwarten. Abhängig davon, ob eine etwaige Sinnhaftigkeit einer intensivmedizinischen Intervention gegeben ist, muss auch der Palliativmediziner diesbezüglich beraten. Ansonsten steht auch hier die Symptomkontrolle im Vordergrund um Todesangst, Schmerz und Dyspnoe zu vermeiden.

> **Ohne frühzeitige gute supportive Maßnahmen führen die spezifischen (Tumor-) Therapien oft nicht zum gewünschten Erfolg.**

Eine frühzeitige physiotherapeutische Unterstützung bei Atmung und Mobilität sowie eine aktivierende Pflege sichert den Therapieerfolg der tumorspezifischen Therapie, da ein Erfolg ohne Erhalt der Mobilität und Selbstständigkeit für die Patienten nur wenig Wert hat.

Onkologische Erkrankungen

Für die meisten Krebsarten ist das Erkrankungs- und Sterberisiko in der Jugend und im Erwachsenenalter äußerst gering; es steigt erst mit zunehmendem Alter steil an. So ist das Risiko für Männer, an einer Krebskrankheit zu erkranken, über 65 Jahren etwa zehnmal so hoch als im gesamten Altersbereich davor. Das Risiko, an einer Krebskrankheit zu sterben, liegt bei Männern dann 15-mal höher als im jüngeren Lebensbereich. Da Krebserkrankungen von Patienten und Angehörigen häufig als dramatischer empfunden werden, als andere schwere Erkrankungen, die nicht minder tödlich enden, wird im ▶ Kap. 13 auf Besonderheiten der onkologischen Therapie im Alter eingegangen – insbesondere, da die onkologische Therapie große Fortschritte gemacht hat. Aufgrund der von Betagten noch zu erwartenden Lebenszeit, ergibt sich auch für alte Patienten, die an malignen Tumoren erkrankt sind, ein Handlungsbedarf.

Chirurgische Therapie

Die Indikation zum palliativen operativen Eingriff im hohen Alter ist aufgrund der Komorbiditäten und des deshalb erhöhten Risikos besonders gut zu stellen. Es gilt daher besonders, das OP- und Narkose-Risiko vernünftig abzuschätzen, insbesondere, was die delirogene Komplikationen angeht. Das Alter an sich ist keine Kontraindikation zur Operation.

Notfalleingriffe sind vor allem bei Älteren mit hohem Mortalitätsrisiko behaftet, elektive Eingriffe sind im hohen Alter bei sonst Gesunden jedoch mit gutem Erfolg möglich. Die Erhebung der Komorbidität, das Staging und damit die Indikationsstellung für operative Maßnahmen sind besonders wichtig – gerade bei Älteren ist die gute OP-Vorbereitung entscheidend.

Immer sollte geprüft werden, ob konservative Verfahren wie endoskopisches Stenting z. B. bei Magen- oder Ösophagusmalignomen in Betracht kommen.

Supportive Therapie

Gerade der alte Mensch braucht supportive Maßnahmen und eine frühzeitige Intervention im Bereich der Mobilität, der Atemfunktion, der Ernährung, der Schmerztherapie und der Antiemese; vermutlich auch im Bereich der Therapie mit Stammzellfaktoren, von denen bei geriatrischen Patienten zögerlich Gebrauch gemacht wird. Großzügige Substitution von Erythrozyten verbessert die **Therapieverträglichkeit onkologischer Therapien** und unter anderem das Ansprechen auf eine Radiatio. Überraschenderweise zeigt das frühzeitige Hinzuziehen der Palliativmedizin eine Verbesserung des Outcomes onkologischer Behandlungen.

Strahlentherapie

Bei einer Vielzahl von malignen Tumoren wird die Strahlentherapie mit palliativer Intention eingesetzt. Ein Vorteil der Strahlentherapie ist hierbei die funktions- und organerhaltende Therapiemaßnahme, die **geringe Nebenwirkungsrate** sowie die fast fehlende therapiebedingte Mortalität.

Erstaunlicherweise waren Nausea und Emesis bei jüngeren Patienten in den Studien stärker ausgeprägt als bei älteren Patienten. Diarrhoe, Hauterythem und urologische Probleme erwiesen sich als nicht altersabhängig.

Im höheren Alter zeigten sich jedoch vermehrt akute **Mukositiden** und im Rahmen der

Radiotherapie von Nasopharynxtumoren bei Mitbestrahlung des Innenohrs eine vor allem im Hochtonbereich liegende Innenohrschwerhörigkeit, die bei jungen Patienten nicht zu finden war.

Vorteil der Strahlentherapie ist die relativ kurze Dauer der Behandlung bei palliativem Behandlungsziel Häufig ist die Lagerung der wenig mobilen Patienten für alle Beteiligten jedoch mühsam und belastend.

Internistisch-onkologische Therapie

Aufgrund der typischen Nebenwirkungen wie Myelo-, Kardio- und Nephrotoxizität, sowie pulmonale Toxizität erscheint bei gleichzeitig reduzierter Reservekapazität dieser Organe im Alter eine erhöhte Nebenwirkungsrate als fast zwingend, zumal vor allem in diesem Bereich Komorbiditäten vorliegen. Palliative Chemotherapien im Alter sind leider häufig mit erhöhter Morbidität und Mortalität verknüpft und brauchen daher eine besonders vorsichtige Abwägung.

Neben den klassischen Chemotherapeutika gibt es natürlich noch die **Hormontherapie**. Sie ist insbesondere bei hormonrezeptorpositiven Mammakarzinomen, bei Ovarialkarzinomen und Prostatakarzinomen indiziert und scheint seitens der Nebenwirkungsraten im Vergleich zur Chemotherapie besser verträglich, deshalb ist sie auch im höheren Lebensalter gut durchzuführen.

Immuntherapeutische Verfahren wie Zytokingabe und Interferongabe scheinen für alte Patienten aufgrund der Einschränkung der Reservekapazität ebenfalls höhere Nebenwirkungsraten zu bringen. **Antikörpertherapien** sind bei alten Patienten wahrscheinlich sicher durchführbar und effektiv, allerdings fehlen auch hier die Studien.

Die palliative Medizin hat sich ursprünglich aus der (internistischen) Onkologie heraus entwickelt. Die meisten Palliativstationen in Krankenhäusern werden daher von Onkologen geleitet. Erst in den letzten Jahren wird gesehen, dass auch Patienten mit nicht malignen Erkrankungen wie Demenz, Schlaganfall oder fortgeschrittenen kardiopulmonalen Erkrankungen von den speziellen Angeboten der Palliativmedizin und der Hospizbewegung profitieren.

> ❯ **Der palliativmedizinische Aspekt ist eine Lebenshilfe – im Gegensatz zur Euthanasie, die eine Tötungshilfe ist und eine Kapitulation des ärztlichen Handelns bedeutet. Palliativmedizinisches Gesamtkonzept bedeutet hierbei jedoch nicht, dass eine begleitende Behandlung erst nach Ende der kurativen Ansätze stattfindet, sondern diese müssen begleitend zum kurativen Ansatz bereits einsetzen und die Symptome der Krankheit, aber auch der Behandlung angehen (❏ Abb. 17.2).**

Zum palliativmedizinischen Gesamtkonzept gehören die bestmöglichste Schmerztherapie und **Symptomkontrolle**, die Integration von psychosozialen und spirituellen Bedürfnissen und die Akzeptanz des Todes als Teil des Lebens. Hierzu gehört natürlich eine Kompetenz in Fragen der Ethik und der Kommunikation.

> ❯ **In der letzten Lebensphase bestimmt der Patient die Schwerpunkte der Behandlung, nicht der Arzt oder die Pflege. Lebensqualität ist das, was der Betroffene darunter versteht.**

Vorausschauende Versorgungsplanung (Advance Care Planning)

Zusammen mit dem Patienten, aber auch den betroffenen Angehörigen sollte frühzeitig ein vorausschauender Versorgungsplan erstellt werden. In diesem sollten Behandlungspräferenzen bis hin zur Versorgung in der letzten Lebensphase, ja sogar Bestattung u. ä. geplant und benannt werden. Insbesondere muss Wert auf die Benennung eines (Vorsorge-) Bevollmächtigten gelegt werden.

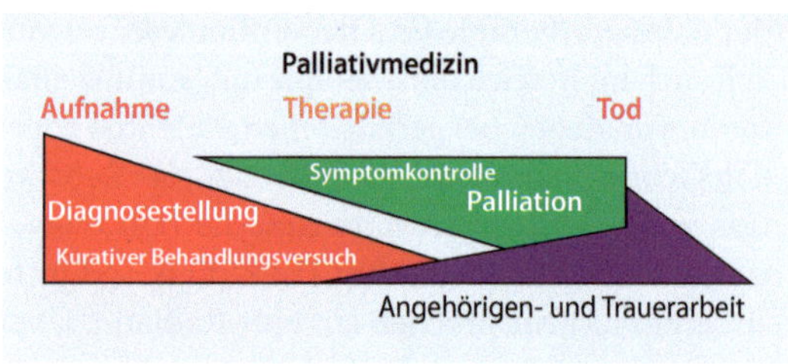

❏ **Abb. 17.2** Zeitlicher Ablauf in der Palliativmedizin

17.2.2 Symptomkontrolle

> **Wichtige belastende Symptome müssen besonders in der palliativen Situation bewusst wahrgenommen und behandelt werden.**

Die symptomorientierte Therapie unterscheidet kaum zwischen onkologischen und nicht-onkologischen Patienten. Auch bei Symptomkontrolle muss überlegt werden, ob das Symptom möglicherweise ursächlich behandelt werden kann, insbesondere, wenn die negativen Symptome durch die Therapie selbst hervorgerufen wurden. So ist die Opiatempfindlichkeit individuell unterschiedlich, ein Substanzwechsel kann dann Vorteile bringen. Knochenschmerzen bei Metastasen können möglicherweise palliativ bestrahlt werden.

Die palliative Situation darf nicht zum diagnostischen und therapeutischen Nihilismus führen.

Schmerztherapie

Die Schmerztherapie richtet sich in der Palliativmedizin am WHO-Konzept aus. Die Prinzipien sind hierbei, dass orale vor parenteralen Medikamenten gegeben werden sollten. Der Patient bestimmt das therapeutische Vorgehen und die Eskalation der Substanzen.

Neben den klassischen Schmerzmitteln muss zusätzlich mit Co-Analgetika bzw. Adjuvantien behandelt werden. Zu Einzelheiten verweisen wir hier auf das ▸ Kap. 7.

Übelkeit/Erbrechen

Wichtig ist die Information des Patienten über mögliche Ursachen von Übelkeit und Erbrechen, auch das Wissen, dass sie möglicherweise therapieinduziert sind. Auf die Gefahren der Übelkeit und der Inappetenz sowie des Erbrechens muss nochmals explizit hingewiesen werden. Die Exsikkose kann zwar im Endstadium akzeptiert werden, sollte jedoch bei noch erhaltener Lebenszufriedenheit und Funktionsfähigkeit vermieden werden. Als nicht medikamentöse Therapie hat sich z. B. ein Entspannungstraining (beispielsweise nach Jacobsen) bewährt.

Medikamentös kann mit klassischen Antiemetika wie Metoclopramid (CAVE: extrapyramidale Symptome), Domperidon, Dimenhydrinat (CAVE: anticholinerge Effekte/Delir) oder Ondansetron behandelt werden. Auch Neuroleptika wie Haloperidol wirken erfahrungsgemäß gut. Hier werden niedrige Dosierungen, z. B. 3 bis 5 Tropfen, empfohlen. Kortison ist eine weitere Möglichkeit, symptomatisch zu behandeln.

Auch wenn der kurativ therapeutische Ansatz verlassen ist, sollte doch differenzialdiagnostisch die Ursache von Übelkeit und Erbrechen herausgefunden werden. Auch in der Palliativsituation (nicht jedoch in der Finalphase) sollten Magen- und Zwölffingerdarmgeschwüre kurativ behandelt werden.

Atemnot

Atemnot ist ein subjektives Empfinden, das häufig nicht objektivierbar ist, aber trotzdem sehr ernst genommen werden muss. Meist ist nicht der tatsächliche Sauerstoffmangel, sondern eher ein Versagen der Atemmechanik die Ursache. Eine Sauerstoffgabe ist trotzdem manchmal sinnvoll, da diese den Patienten beruhigt, ihn in seinem Leiden wahrnimmt und zeigt, dass man ihn nicht „aufgibt". Von der subjektiven Empfindung der Notwendigkeit einer gesteigerten Atemarbeit muss das Todesrasseln unterschieden werden, welches in der Sterbephase durch Schleim in der Trachea hervorgerufen wird und für den Patienten – im Gegensatz zu den Angehörigen –vermutlich nicht belastend ist.

Eine Symptomkontrolle mittels Opiaten und/oder Benzodiazepinen ist möglich. Diese nehmen vor allem Angst und Unruhe und mindern damit den Sauerstoffbedarf. Bei Panikattacken sind insbesondere Anxiolytika wie Lorazepam hilfreich.

Auf die Messung von Sauerstoffsättigungen und dem automatisierten Anhängen von Sauerstoff sollte tunlichst verzichtet werden.

Im Einzelfall kann allerdings auch hier ein ursächliches Behandeln, z. B. Punktion bei einem (malignen oder benignen) Pleuraerguss hilfreich sein.

Angst/Unruhe

Bei den Patienten besteht eine Angst vor Kontrollverlust bis hin zu einer Todesangst. Da diese gerechtfertigt ist, nutzt das Negieren („Sie brauchen keine

Angst zu haben") wenig. Stattdessen sollte die Therapie in Form eines mitfühlenden Gesprächs stattfinden; der Patient soll sich ernst genommen fühlen.

In frühen Phasen kann auch Entspannungstherapie, autogenes Training oder Yoga Ängste nehmen. Medikamentös stehen Anxiolytika und andere Benzodiazepine im Vordergrund. Auch Morphin hat eine anxiolytische Wirkung.

Verwirrtheit

Häufig kommt es in der Sterbephase zu einer Verwirrtheit, oftmals im Rahmen von akut-exogenen Psychosen. Auch hier sollte man versuchen, die Ursachen zu finden. Behandelbare Ursachen sind z. B. zentral wirksame Medikamente, die der Patient als Schmerztherapeutika und Kotherapeutika bekommt. Es kann jedoch auch, vor allem in der Endphase, zu einem Entzug kommen, da der Patient möglicherweise orale Medikamente nicht mehr einnimmt.

Eine Grunderkrankung wie Hirnmetastasen sowie ihre Therapie können ebenfalls Verwirrtheit hervorrufen und ganz unabhängig von der Grunderkrankung können weitere Nebendiagnosen und Komorbiditäten wie Elektrolytentgleisungen zu Verwirrtheit führen. Medikamentös sind hier hochpotente Neuroleptika wirksam.

Und schließlich kann die akute Verwirrtheit Symptom der fortgeschrittenen Erkrankung sein und ist dann nicht reversibel.

Obstipation

Neben tumorbedingten gastrointestinalen Störungen, Stoffwechselentgleisungen, Exsikkose und Immobilität ist die Opioidtherapie sicherlich die Hauptursache für eine Obstipation, zumal diese im höheren Lebensalter als fast normal angesehen wird. Bei Opiatgabe sollte eine adjuvante Laxantientherapie immer begonnen werden. Als medikamentöse Therapie hat sich ein Stufenschema von Natriumpicosulfat, Laktulose oder Macrogol als orale Gabe sowie von Klysmen als rektale Hilfe bis hin zur manuellen Ausräumung als sinnvoll gezeigt. Falls Laxantien nicht mehr wirksam sind, hilft möglicherweise ein Röntgenkontrastmittel wie z. B. Amidotrizoesäure. Auch physikalische Maßnahmen wie die Kolonmassage können subjektives Leiden mindern.

Zwischenzeitlich ist mit Methylnaltrexon ein Opioidantagonist auf dem Markt, der die Blut-Hirn-Schranke nur eingeschränkt überwindet und am Gastrointestinaltrakt eine sofortige Darmentleerung induziert. Auch kann mit Prucaloprid ein Versuch bei refraktärer Obstipation unternommen werden.

Onkologische Notfälle

Auch im palliativen Bereich gibt es onkologische Notfälle. Zu diesen zählen obere Einflussstauung, Atemnotsyndrom, akute Blutungen, Tumorlysesyndrom, Hyperkalzämien, Hyperviskositäten, Infektionen bis hin zur Sepsis sowie der (Sub-)Ileus. All diese Notfälle können, müssen jedoch in der Palliativsituation nicht unbedingt behandelt werden. Dies hängt von der einzelnen Situation, den Symptomen und der weiteren Prognose ab. Eine Entscheidung in diesem Bereich muss sicherlich vom Patienten im Zusammenwirken mit seinem betreuenden Arzt gefällt werden.

Anorexie-/Kachexiesyndrom

40% aller Tumorpatienten, insbesondere der Karzinompatienten, leiden unter dem Anorexie- und Kachexiesyndrom, aber auch Demenzkranke, Patienten mit COPD oder mit Herzinsuffizienz (kardiale Kachexie) sind hier betroffen. Im Rahmen des Kachexiesyndroms kommt es zu Anämie und Immunsuppression. Selbige ist nicht allein durch die Appetitlosigkeit und Unterernährung erklärbar. Hier kann Kortison einen positiven Nebeneffekt haben, auch Cannabinoide werden zunehmend benutzt.

Das Essen wird hier zum Konfliktfeld innerhalb der Familie sowie in der Interaktion mit dem therapeutischen Team. Zuwendung und Fürsorge stehen Schuldgefühlen gegenüber.

Eine (künstliche) Ernährung verbessert die Prognose nicht. Ziel der Palliativmedizin muss es sein, dass trotz eventuell fehlender Nahrungs- und Flüssigkeitszufuhr Hunger und Durst nicht quälend empfunden werden. Dies kann mit pflegerischen Maßnahmen wie kleinen Portionen, Suppen, Eisstückchen, Butterflocken und ähnlichem erreicht werden. Das Problem Durst stellt sich in der Geriatrie selten, da das Durstgefühl im Alter physiologisch nachlässt. Im Angehörigengespräch können mit der

Frage nach dem bisherigen Durstgefühl und Trinkverhalten des Patienten häufig Ängste diesbezüglich genommen werden.

Palliative Sedierung

Eine palliative oder terminale Sedierung ist in der Palliativmedizin nicht unumstritten, da sie sehr nahe zur aktiven direkten Sterbehilfe steht, bei der die Lebensverkürzung als primäres Ziel einer Intervention angestrebt wird. Die Linderung von Leiden unter In-Kauf-Nehmen einer lebensverkürzenden Nebenwirkung hingegen ist erlaubt und in der Palliativmedizin sehr häufig.

17.2.3 Versorgungsstrukturen und Organisation der Palliativmedizin

Ziel muss es sein, eine möglichst breite palliative medizinische Versorgung von Patienten zu erreichen. Momentan existieren in Deutschland verschiedene Strukturen und Organisationen, die sich im Bereich der Palliativversorgung spezialisiert haben. Das sind neben stationärem und ambulantem Hospiz die Palliativstationen sowie ambulante Palliativdienste und in gewisser Weise die sog. Brückenpflegen.

Palliativstationen

Palliativstationen sind an Krankenhäuser angegliedert und werden über die Fallpauschalen der Diagnosis Related Groups (DRGs) finanziert. Neben den Fallpauschalen kann bei Erfüllung der Voraussetzungen das Zusatzentgelt für die sog. Palliativ-medizinische Komplexbehandlung (PMK) abgerechnet werden. Seit kurzem ist es für Palliativstationen möglich, im Rahmen von „besonderen Einrichtungen" Verträge über Tagessätze abzuschließen. Wie dies bundesweit in Zukunft zur Finanzierung genutzt wird, ist derzeit noch offen.

Aufgabe der Palliativstation ist die Schmerz- und Symptomlinderung sowie der Versuch einer Stabilisierung, um den Patienten mit ausreichender Symptomkontrolle in die häusliche Umgebung entlassen zu können. Dies kann aufgrund der betroffenen Patienten sicherlich nur teilweise gelingen.

Bei rascher Progredienz von Erkrankungen sollten die Patienten auch auf einer Palliativstation sterben können. Die Erfahrung lehrt, dass dies in ca. 50% der Patienten der Fall sein wird. Patienten in der Terminalphase sollten von Normalstation nicht mehr auf die Palliativstation verlegt werden.

In einigen Krankenhäusern, vor allem in Geriatrien, werden Palliativbetten stationsintegriert betrieben.

Stationäres Hospiz

Die stationären Hospize werden über SGB V und XI sowie mit Eigenleistungen der Träger und Bewohner finanziert. Aufgabe des stationären Hospizes ist die Überwachung der Schmerztherapie und eine Symptomkontrolle, die intensiv palliative Pflege sowie eine psychosoziale und spirituelle Betreuung. Aufgenommen werden hier schwerstkranke und sterbende Menschen mit einer fortschreitenden Erkrankung und sehr begrenzter Lebenserwartung, bei denen eine stationäre Behandlung im Krankenhaus nicht mehr erforderlich und eine ambulante Betreuung nicht möglich ist. Die medizinische Betreuung wird durch niedergelassene Ärzte sichergestellt und das hauptamtliche Pflegepersonal wird durch ehrenamtliche Mitarbeiter unterstützt.

Ambulantes Hospiz

Ambulante Hospizdienste werden über SGB V §39A Abs. 2 finanziert. Ihre Aufgabe ist die psychosoziale Beratung, Sterbe-, Trauer- und Angehörigenbegleitung. Es sind hier ehrenamtlich tätige Personen unter fachlicher Anleitung von qualifizierten Pflegefachkräften mit palliativmedizinischer Erfahrung beteiligt. Die ambulanten Hospizdienste selbst übernehmen keine expliziten pflegerischen Betreuungen. Sie arbeiten sehr eng mit der Brückenpflege bzw. mit den Sozialstationen zusammen.

Brückenpflege

In Baden-Württemberg existiert eine Brückenpflege, die über die Kostenträger pauschal finanziert wird. Diese Brückenpflege ist an Tumorzentren angeschlossen. Es sind hier examinierte Pflegekräfte mit onkologischer und palliativmedizinischer

Weiterbildung beschäftigt. Aufgabe der Brückenpflege ist es, im Bereich des Entlassungsmanagements eine Vernetzung der Beteiligten wie Patienten, Angehörige, Sozialdienste, niedergelassene Ärzte und beteiligte Krankenhäuser zu gewährleisten. Meist sind die Brückenpflegen an onkologische Schwerpunkte angegliedert. Die Pflegekräfte der Brückenpflege übernehmen meist die eher technischen sowie bürokratischen Aspekte der palliativen Therapie wie Schmerzpumpen, Rezeptierungen und ähnliches. Häufig ist die Brückenpflege in die Organisation der SAPV (s.u.) eingebunden.

Spezialisierte Ambulante Palliativ-Versorgung (SAPV)

Die SAPV wurde zur Verbesserung der ambulanten Palliativversorgung ins Leben gerufen und ist inzwischen fast flächendeckend verfügbar. Hierbei soll die ambulante Palliativversorgung durch speziell ausgebildete Sozialstationen in Zusammenarbeit mit den ebenfalls palliative weitergebildeten (Haus-)Ärzten verbessert werden. Ambulante wie stationäre Hospize werden hierbei integriert. Es bestehen 24-Stunden-Bereitschaften bei Ärzten und Pflegekräften. Es werden interdisziplinäre Team- und Fallbesprechungen durchgeführt. Die SAPV kann als alleinige Beratungsleistung, Koordinationsleistung, additiv unterstützende Teilversorgung oder vollständige Patientenversorgung verordnet werden. Die SAPV greift dort ein, wo die bisherige ambulante Versorgung nicht mehr ausreicht und wird über die Krankenkassen finanziert.

Sozialstationen und Hausärzte

Den wahrscheinlich größten Teil der palliativmedizinischen Betreuung übernehmen die Hausärzte mit den Sozialstationen als allgemeine ambulante Palliativversorgung, welche über die Kranken- bzw. Pflegekassen finanziert sind. Die palliativmedizinische Weiterbildung ist hier meist noch nicht ganz so weit. Durch die vielen Weiterbildungsaktivitäten ist jedoch in den letzten Jahren zusehends Bewegung in die Qualifikation gekommen. Die Sozialstationen arbeiten selbstverständlich häufig mit Brückenpflege und ambulanten Hospizen zusammen.

Pflegeheime

In Alten-und Pflegeheimen wird die palliativmedizinische Versorgung durch die allgemeine ambulante Palliativversorgung der Hausärzte in Zusammenarbeit mit dem Personal des Heimes durchgeführt. Ambulantes Hospiz und, bei nicht ausreichender Symptomkontrolle, das SAPV-Team können hinzugezogen werden. Bei nicht ausreichendem Erfolg kann eine stationäre Einweisung ins Krankenhaus erforderlich und möglich sein, die Versorgung in einem Hospiz ist für Pflegeheimbewohner jedoch fast unmöglich. Immer mehr Pflegeheime weisen inzwischen eigene Palliativ-Bereiche aus.

> **Fallbeispiel 1**
>
> Frau V. L. ist 75 Jahre alt, seit 15 Jahren geschieden, hat eine Tochter, die 150 km entfernt wohnt, und lebt in ihrer 3-Zimmer-Eigentumswohnung im 4. Stock mit Aufzug. Die Patientin hat in den letzten Monaten Gewicht abgenommen und leidet unter einer Depression sowie unter Schlafstörungen. Bisher war sie in den Aktivitäten des täglichen Lebens selbständig und in den erweiterten Aktivitäten des täglichen Lebens ebenfalls selbständig. Sie ist noch Auto gefahren, hat all ihre finanziellen sowie rechtlichen Dinge selbst durchgeführt. Aufgrund eines fünf Tage andauernden Verwirrtheitszustandes wurde die Patientin über den ärztlichen Notdienst in die neurologische Klinik eingewiesen. Dort stellte sich ein komplex-fokaler Status epilepticus heraus. Ursächlich hierfür war eine kleine umschriebene intrazerebrale Einblutung, die im MRT nachgewiesen werden konnte. Nach Durchbrechen des Status wurde die Patientin zur Einstellung der Risikofaktoren und zur medikamentösen Aufdosierung in die Geriatrie verlegt.
> Risikofaktoren waren außer Nikotinabusus nicht vorhanden. Bei der körperlichen Untersuchung fielen kleine knotige Veränderungen in der Subkutis auf. Diese waren derb verschieblich und wurden laut der Patientin bereits einmal in einer onkologischen

Praxis biopsiert; es sei nichts Malignes gewesen. Ein MRT im Vorbefund zeigte zwar multiple Skelettläsionen, die Abklärung damals hatte aber keinen Hinweis auf einen Primärtumor ergeben; es wurde ein nicht sezernierendes Plasmozytom vermutet. Die stationäre Behandlung gestaltete sich sehr kurz. Aufgrund der Depression, der psychischen Auffälligkeiten der Patientin bis hin zu einer Wesensveränderung sowie des sich verschlechternden Allgemeinzustandes wünschten die Ärzte eine weitere stationäre Betreuung. Zudem war ein Hämoccult-Test positiv Die Patientin entließ sich jedoch selbst gegen ärztlichen Rat nach Hause.

Sechs Monate später wurde die Patientin erneut stationär aufgenommen. Sie hatte weiter abgenommen, hatte einen BMI von 16, starke Schmerzen im Bereich der Wirbelsäule sowie im Becken. Ihr Gangbild war inzwischen hinkend mit einer Schonhaltung. Vom klinischen Untersuchungsaspekt her deutete alles auf eine maligne Erkrankung hin; eine invasive Abklärung wurde von der Patientin zunächst weiterhin abgelehnt. In einer Abklärung mittels konventionellem Röntgen, Szintigramm und CT zeigte sich nun eine sichere Skelettmetastasierung. Bei stärksten progredienten Schmerzen wurde schließlich eine Kyphoplastie, eine Auffüllung des Wirbelkörpers mit Knochenzement, durchgeführt. Gleichzeitig konnte eine intraoperative Biopsie des Knochentumors und Biopsien der Weichteiltumoren in der chirurgischen Klinik vorgenommen werden. In der Histologie zeigten sich Zellen eines Bronchialkarzinoms.Die Patientin wurde in die Geriatrie zurückverlegt. Eine weitere invasive Abklärung konnte nicht durchgeführt werden, da es zu einer pathologischen Schenkelhalsfraktur links kam. Die Patientin wurde erneut in die Chirurgie verlegt, dort mit einer Tumorprothese versorgt und in die Geriatrie zurückgeschickt. Aufgrund der inzwischen fortgeschrittenen Tumorerkrankung wurde nun eine palliative Behandlung angestrebt.

Die pathologische Fraktur wurde postoperativ mit einmalig 8 Gy bestrahlt. Ein weiterer Fokus an der Klavikula wurde in derselben Sitzung mitbestrahlt. Mittels multimodaler Schmerztherapie war die Patientin schmerzarm und konnte den Transfer vom Bett in den Rollstuhl schließlich selbst durchführen. Eine weitere Abklärung war nun mangels Konsequenzen weder von der Patientin noch von den behandelnden Ärzten gewünscht. Es entwickelte sich jedoch im weiteren Verlauf eine teigige Schwellung am linken Unterschenkel, klinisch mit einer Thrombose vereinbar, die sich im Ultraschall allerdings nicht sicher nachweisen ließ. Mangels Konsequenzen wurde auf eine weitergehende Diagnostik verzichtet. Eine palliative Versorgung in einem Hospiz wurde von der Patientin abgelehnt. Sie wünschte, in ein betreutes Wohnen entlassen zu werden. Dies konnte kurzfristig organisiert werden. Aufgrund familiärer Zwistigkeiten entschied sich die Patientin, eine Fürsorgevollmacht für einen Berufsbetreuer auszustellen.

Übungsfragen

1. Wie könnte die multimodale Schmerztherapie in einem solchen Fall wie oben geschildert aussehen?
2. Was sind die häufigsten für Knochenmetastasen infrage kommenden Tumorerkrankungen?
3. Welche zielgerichteten Untersuchungen hätte man bei Erstaufnahme von Frau V. L. aus dem Fallbeispiel machen können?
4. Welche Art der stationären bzw. ambulanten Versorgung erscheint für eine solche Patientin möglich? Wohin würden Sie die Patientin entlassen?
5. Die Patientin lehnte initial eine Abklärung ab. Wann gibt es Möglichkeiten, sie gegen ihren Willen zu untersuchen?

Lösungen ▶ Kap. 20

Fallbeispiel 2

Der 72-Jährige Privatpatient Herr G. E. wurde von der Kardiologie trotz andauernder pektanginöser Beschwerden in die Geriatrie verlegt, nachdem interventionell keine Therapiemöglichkeit mehr bestand. Herr G. E. hatte eine koronare 3-Gefäßerkrankung mit Beteiligung der kleinsten Gefäße („Small-Vessel-Disease"). Hierbei hatte er immer wieder Beschwerden, sobald sein Blutdruck unter 100 mmHg systolisch fiel. Die Pumpfunktion des linken Ventrikels war hochgradig eingeschränkt, und er konnte diesen Blutdruck nicht halten.

Die AP-Beschwerden waren zwar Nitro-sensibel, allerdings führte die Gabe von Nitraten neben der Beschwerdelinderung jedes Mal zur Synkope. Zudem kam es zu Defäkationssynkopen beim Pressen zum Stuhlgang. Er konnte sich aufgrund der eingeschränkten Leistungsfähigkeit auch in den ADLs kaum noch helfen.

Übungsfragen

6. Was tun gegen Defäkationssynkopen?
7. Wenn Nitro nicht hilft – was hilft gegen AP-Beschwerden?
8. Wie kann die weitere häusliche Versorgung organisiert werden?

Lösungen ▶ **Kap. 20**

17

Prüfungsteil

MC-Fragen und -Antworten

Andrej Zeyfang, Ulrich Hagg-Grün, Michael Denkinger

© Springer-Verlag GmbH Deutschland 2018
A. Zeyfang, M. Denkinger, U. Hagg-Grün, *Basiswissen Medizin des Alterns und des alten Menschen*,
Springer-Lehrbuch, https://doi.org/10.1007/978-3-662-53545-5_18

18.1   MC-Fragen

1. **Bei einer Alzheimerpatientin mit Schluckstörungen (Reisbergskala 6, Urin- und Stuhlinkontinenz, ganztägige Betreuung notwendig) sollte die Nahrungszufuhr**
   A. grundsätzlich eingestellt werden.
   B. mittels transnasaler Magensonde durchgeführt werden.
   C. mittels PEG (perkutane endoskopische Gastrostomie) durchgeführt werden.
   D. keinesfalls oral durchgeführt werden.
   E. abhängig vom Hungergefühl durchgeführt werden.

2. **Zur Demenzabklärung gehört an erster Stelle**
   A. MRT des Gehirns
   B. kraniales Computertomogramm
   C. die Anamnese und eine kognitive Testung
   D. Bestimmung des TSH
   E. Ausschluss Neuroborreliose

3. **Welche Aussage zum benignem paroxysmalen Lagerungsschwindel trifft zu?**
   A. Patienten mit benignem paroxysmalen Lagerungsschwindel haben einen Spontannystagmus.
   B. Der benigne paroxysmale Lagerungsschwindel führt häufig zu schweren Stürzen mit Knochenbrüchen.
   C. Übelkeit gehört nicht zu den typischen Symptomen des benignen paroxysmalen Lagerungsschwindels.
   D. Bei der Behandlung des benignen paroxysmalen Lagerungsschwindels ist das Semont-Manöver viel effektiver als das Epley- Manöver.
   E. Patienten mit benignem paroxysmalen Lagerungsschwindel haben häufig einen positiven Babinski-Reflex.

4. **Welche der folgenden Aussagen ist falsch?**
   A. Während des Alterungsprozesses kommt es vor allem zu einer Abnahme der Funktion der menschlichen Organe und Organsysteme in Ruhe.
   B. Durch regelmäßiges körperliches Training, geistige Inanspruchnahme und kalorienreduzierte Ernährung können altersphysiologische Veränderungen verlangsamt werden.
   C. Im Alter kommt es zu einer zunehmenden Variabilität der Funktion von Gewebe und Organen innerhalb eines Organismus.
   D. Im Alter kommt es zu einer zunehmenden Variabilität der Funktion von Gewebe und Organen zwischen Individuen gleichen Alters und Geschlechts.
   E. Aufgrund der Abnahme von Organreserven nimmt die Adaptationsfähigkeit an äußeren und inneren Stress mit zunehmendem Alter ab.

5. **Welche Symptome sind nicht charakteristisch für die depressive Pseudodemenz?**
   A. Die Orientierung ist meist unauffällig.
   B. „Weiß-nicht"-Antworten sind typisch.
   C. Ansprechen der Symptome auf Antidepressiva.
   D. Visuelle Halluzinationen treten selten auf.
   E. Ich-Erlebnisstörungen sind typisch.

6. **Welche der folgenden Aussagen ist falsch?**
   A. Der biologische Alterungsprozess der sexuellen Funktionen ist ab etwa dem 60. Lebensjahr rasch progredient.
   B. In Analogie zum Klimakterium der Frau gibt es auch beim Mann ein Klimakterium virile, das jedoch klinisch nicht so ausgeprägt ist.
   C. Auch im höheren Lebensalter besteht bei gesunden Menschen beiderlei Geschlechts vielfach der Wunsch nach sexuellen Handlungen.
   D. Im höheren Lebensalter ist nicht das Übergewicht, sondern das Untergewicht infolge von Fehl- und Mangelernährung das wichtigste Ernährungsproblem.
   E. Aufgrund der abgeschwächten Immunantworten auf Antigenstimuli und höherer Komplikationsrate bei Infektionskrankheiten ist eine prophylaktische Impfung gegen Virusgrippe, Pneumokokken-Pneumonie und Tetanus sinnvoll.

7. **Was ist kein wichtiges Ziel der Diabetes-Behandlung im höheren Alter:**
   A. Behandlung von Depressionen
   B. Verbesserung von Befindlichkeit und Lebensqualität
   C. Einhaltung einer strengen Diabetes-Diät
   D. Einstellung der Hypertonie
   E. Behandlung neuropathischer Schmerzen

8. **Welche der folgenden Aussagen ist falsch?**
   A. Im Alter treten gehäuft Erkrankungen auf, die durch erhöhte biologische und physiologische Abnutzung hervorgerufen sind.
   B. Chronische Erkrankungen treten im Alter gehäuft auf. Besonders das Herz-Kreislauf-System, der Bewegungsapparat und das zentrale Nervensystem sind betroffen.
   C. Geriatrische Patienten sind vor allem über ihr chronologisches Alter definiert.
   D. Die Geriatrie sieht eines ihrer Hauptziele darin, die Zeit zwischen der klinischen Manifestation einer Krankheit und dem Tod zu verkürzen (Compression of Morbidity).
   E. Eine effektive Maßnahme zur Verlängerung der Lebensspanne ist bei einer Vielzahl von Tieren durch eine kalorische Restriktion möglich.

9. **Welche Form der Harninkontinenz ist bei geriatrischen Patienten am seltensten?**
   A. Stress-Inkontinenz
   B. Drang-/Urge-Inkontinenz
   C. Überlauf-Inkontinenz
   D. gemischte Inkontinenz
   E. Reflex-Inkontinenz.

10. **Zu den vier „Geriatrischen Riesen" nach Isaac gehört nicht**
    A. Inkontinenz
    B. Instabilität
    C. Immobilität
    D. Infektionskrankheiten
    E. intellektueller Abbau

11. **Was gehört nicht zur Basisdiagnostik einer neu aufgetretenen Harninkontinenz älterer Patientinnen?**
    A. rektale Untersuchung
    B. Bestimmung des Restharnvolumens
    C. Urin-Status
    D. Kontinenzanamnese
    E. Zystometrie

12. **Bei einem 80-jährigen Patienten wird eine osteoblastische Wirbelkörper-Metastase in LWK 3 diagnostiziert. Welcher Primärtumor ist am wahrscheinlichsten?**
    A. Prostatakarzinom
    B. Mamma-Karzinom
    C. Bronchial-Karzinom
    D. Multiples Myelom
    E. Nierenzellkarzinom

13. **Welche der nachfolgenden genannten diagnostischen Verfahren gehört nicht zu den obligaten Untersuchungen des benignen Prostatasyndroms?**
    A. digital/rektale Untersuchung
    B. PSA-Wert
    C. Untersuchung des Urinsediments
    D. Uroflowmetrie
    E. Urethrozystoskopie

14. **Was gilt nicht für die koronare Herzerkrankung im Alter?**
    A. 75% aller koronaren Todesfälle treten im Alter auf.
    B. Bei Frauen steigt die Mortalität mit der Menopause an.
    C. Geriatrisches Assessment kann das Outcome von Katheterinterventionen im Alter schlechter vorhersagen als etablierte Scores aus der Kardiologie (z. B. Euroscore).
    D. Das klinische Bild zeigt oft Dyspnoe statt Angina pectoris.
    E. Sie führt zu erhöhter Mortalität bei Eingriffen und Operationen.

15. **Für die Aortenklappenstenose gilt nicht:**
    A. Sie zeichnet sich auskultatorisch durch ein raues Systolikum aus.
    B. Sie hat eine Altersverteilung mit einem Maximum kurz vor dem natürlichen Tod.
    C. Sie ist manchmal die Ursache für eine Synkope.
    D. Häufig sind Vorschädigungen durch rheumatisches Fieber und andere Infekte.
    E. Ein Aortenklappenersatz wird aufgrund der schlechten Prognose auch bei Betagten durchgeführt.

16. **Ein 82-jähriger Patient wird mit normofrequentem Sinusrhythmus und Linksherzdekompensation in die Klinik aufgenommen. Welche der folgenden Medikamentengruppen könnte am ehesten ursächlich eine Rolle für die kardiale Dekompensation gespielt haben?**
    A. nicht-steroidale Antiphlogistika (z. B. Ibuprofen)
    B. ACE-Hemmer (z. B. Enalapril)
    C. Digitalis (z. B. Digoxin)

D. Opioid-Analgetika (z. B. Tramadol)

E. Protonenpumpenblocker (z. B. Omeprazol)

17. Zu den Prinzipien der Pharmakotherapie im Alter gehört nicht

A. Kombinationspräparate vermeiden

B. „Start low, go slow, don't stop too low"

C. Ein- und Ausschleichen von Kardiaka

D. Vermeidung von Multimedikation

E. Symptomatische Behandlung zur Palliation

18. Welche der folgenden Aussagen ist falsch? Gewöhnlich werden folgende Faktoren mit dem Phänomen der Gebrechlichkeit assoziiert:

A. chronische Unterernährung

B. Sarkopenie

C. motorische Defizite

D. Abgeschlagenheit

E. chronischer Schmerz

19. Welche Form von Halluzinationen tritt beim alten Menschen am häufigsten auf?

A. akustische Halluzinationen

B. visuelle Halluzinationen

C. olfaktorische Halluzinationen

D. gustatorische Halluzinationen

E. zönästhetische Halluzinationen

20. Zwei Tage nach intraartikulärer Gabe eines Kortison-Präparates ins Kniegelenk bei Gonarthrose stellt sich ein 75-jähriger Patient mit hochroter stark schmerzhafter Schwellung und deutlichem Erguss, mit Fieber und Abgeschlagenheit vor. Welche Diagnose ist am wahrscheinlichsten?

A. aktivierte Arthrose

B. rheumatische Arthritis

C. reaktive Arthritis (Reiter-Syndrom)

D. Kniegelenks-Empyem

E. tiefe Venenthrombose

21. Welche der folgenden Aussagen ist falsch?

A. Bei demenzkranken Patienten kann die Quantifizierung von Schmerzen bis zu einem Mini-Mental Testergebnis von minimal 12 von 30 Punkten problemlos mittels einer numerischen Schätzskala erfolgen.

B. Zur Beschreibung der Schmerzintensität können sich im höheren Alter auch visuelle Analogskalen eignen.

C. Die Beurteilung von Schmerzen bei schwer Demenzkranken erfolgt oft über eine Fremdbeobachtung.

D. Bei kognitiv leicht eingeschränkten Patienten können auch Smiley-Schablonen verwendet werden, die bei Kindern normalerweise Anwendung finden.

E. Das Schmerzempfinden unterliegt v. a. kulturellen Faktoren: Angst, Aufmerksamkeit und Interpretation gegenüber dem Schmerz.

22. Welche der nachfolgenden Aussagen ist falsch?

A. Schmerzfolgen beeinflussen die Lebensqualität der Betroffenen.

B. Aufgrund von Schmerzzuständen kann es zu chronischen Schlafstörungen mit Konzentrations- und Aufmerksamkeitsbehinderungen kommen.

C. Infolge von Schmerzen kann es zur Einschränkung des Appetits kommen mit Kraftlosigkeit und Aktivitätsabnahme.

D. Die Schmerzfolgen können durch Bewegungseinschränkung und Schonhaltung langfristig gelindert werden.

E. Persistierende Schmerzen und Depression finden sich oft gemeinsam.

23. Welche der folgenden Aussagen bezüglich der Schmerzmedikation ist falsch?

A. Die Applikation von Medikamenten sollte nach folgenden Grundregeln erfolgen: orale Verabreichung, festes Dosierungsschema, Stufenplan nach WHO.

B. Metamizol ist aufgrund des Agranulozytoserisikos ungeeignet.

C. Selektive Cox-2-Hemmer haben insgesamt weniger Nebenwirkungen als nicht selektive Cox-Hemmer

D. Oral verabreichte Opioide haben nur ein sehr geringes Suchtpotenzial.

E. Während eine Reihe von Nebenwirkungen bei der Opioidgabe nur zu Beginn auftreten, besteht die Obstipationsneigung dauerhaft und bedarf zwingend einer Prophylaxe.

24. Welche der nachfolgenden Aussagen ist falsch?

A. Zur Behandlung persistierender Schmerzen ist eine Kombination von medikamentösen mit nichtmedikamentösen Therapieverfahren anzustreben.

B. Im höheren Lebensalter eignen sich zur Behandlung persistierender Schmerzen

gut physikalische und physiotherapeutische Maßnahmen, TENS und
Entspannungstechniken.

C. Die Wirksamkeit physikalischer und
physiotherapeutischer Maßnahmen ist
durch randomisierte, kontrollierte Studien
gut belegt.

D. Wenn Nicht Steroidale Antirheumatika
(NSAR) unter Abwägung aller Risiken
dennoch eingesetzt werden sollen, sind
selektive COX-2 Hemmer den nicht
selektiven eher vorzuziehen.

E. Bei Schmerzen im höheren Lebensalter
kommt es zu Veränderungen der Schlafqualität mit nächtlichen Wachperioden
sowie Verringerung der Schlaftiefe und
-Kontinuität.

25. **Die Veränderung welches pharmakokineti-
schen Prozesses im Alter ist üblicherweise für
die Dosisanpassung die relevanteste?**
   A. Absorption
   B. Distribution
   C. Metabolisation
   D. biliäre Exkretion
   E. renale Exkretion

26. **Zum Screening nach einem Sturz ohne
Synkope gehört nicht:**
   A. Ganguntersuchung
   B. Langzeit-EKG
   C. Sturzanamnese
   D. geriatrisches Assessment
   E. Balanceuntersuchung

27. **Das Wirkprinzip der zugelassenen Antide-
mentiva zur Behandlung einer Alzheimer-
Demenz im Frühstadium kann sehr häufig**
   A. zu einem Nierenversagen führen.
   B. zu gastrointestinalen Nebenwirkungen
führen.
   C. zu einem Schlaganfall führen.
   D. mit dem Cholesterinspiegel interagieren.
   E. zur Leukopenie führen.

28. **Welche der folgenden Aussagen zum geriatri-
schen Assessment sind falsch?**
   A. Das geriatrische Assessment ist ein
multidimensionaler und interdisziplinärer
Prozess.
   B. Das geriatrische Assessment dient der
Diagnose von im Alter gehäuft auftretenden
Krankheiten und Funktionsstörungen, die

sich häufig der Erfassung durch konventionelle Diagnostik entziehen.

C. Das geriatrische Assessment umfasst die
physische Ebene, psychische Ebene und
soziale Ebene.

D. Das geriatrische Assessment sollte routinemäßig bei gefährdeten Patienten über
65 Jahre durchgeführt werden.

E. Das geriatrische Assessment
ist fester Bestandteil aller
Qualitätssicherungsprogramme.

29. **Welche Aussage zur arteriellen Hypertonie im
Alter ist richtig?**
   A. Die arterielle Hypertonie verliert im
höheren Lebensalter an Bedeutung,
da sowohl Prävalenz als auch Inzidenz
abfallen.
   B. Epidemiologische Studien konnten zeigen,
dass es keine Korrelation zwischen der
Höhe des systolischen und diastolischen
Blutdrucks und der kardiovaskulären
Morbidität und Mortalität bei älteren
Menschen gibt.
   C. Die diastolische Hypertonie ist häufiger mit
kardiovaskulären Risiken verbunden als die
systolische Hypertonie.
   D. Um ein Fortschreiten der vaskulären
Degeneration zu verhindern, ist auch
bei kognitiv eingeschränkten Patienten
oder Diabetikern eine strenge Einstellung
des systolischen Blutdrucks auf unter
120 mmHg sinnvoll.
   E. Die Behandlung der arteriellen Hypertonie mit niedrig dosierten Diuretika und
ACE-Hemmern zeigt bei körperlich wenig
eingeschränkten älteren Menschen einen
deutlichen kardiovaskulären Nutzen.

30. **Welche der folgenden Aussagen ist falsch?**
   A. Iatrogene Störungen sind ein gravierendes
Problem bei der Behandlung geriatrischer
Patienten, insbesondere im Hinblick auf
unerwünschte Arzneimittelwirkungen und
Stürze.
   B. Unter den Kardiomyopathien ist insbe-
sondere die dilatative Kardiomyopathie
bei der Entstehung der Herzinsuffizienz im
hohen Lebensalter von Bedeutung.
   C. Vorhofflimmern ist häufig mit einer
Herzinsuffizienz assoziiert.

D. Bei bestehendem Vorhofflimmern ist eine Antikoagulation empfehlenswert.

E. Schwindel und Sturzneigung lassen sich auch bei bekannter kardialer Ursache durch Implantation eines Schrittmachers nicht immer vollständig beheben, da diese Symptomatik im höheren Lebensalter oft multifaktoriell bedingt ist.

31. **Ein Patient mit Sturz und Halbseitenlähmung wird nach einiger Zeit in die Klinik eingewiesen. Dort stellt sich ein erhöhtes Kreatinin heraus.**

Was ist die wahrscheinlichste Ursache für die Kreatinin Erhöhung?

A. Harnverhalt
B. Exsikkose
C. Sturz mit folgender Kreatinin-Kinase-Erhöhung
D. Arzneimitteltoxizität
E. rapid progressive Glomerulonephritis

32. **Welche der nachfolgenden Aussagen ist falsch?**

A. Die Prävalenz der Herzinsuffizienz steigt im mittleren Lebensalter stark an, um ab der 7. Lebensdekade wieder abzufallen.
B. Der wichtigste Risikofaktor zur Entstehung der Herzinsuffizienz im höheren Lebensalter ist die arterielle Hypertonie.
C. Ein wichtiges klinisches Problem stellt die hohe Krankenhaus-Wiedereinweisungsrate dar.
D. Neben der arteriellen Hypertonie wird die Herzinsuffizienz im höheren Lebensalter durch die koronare Herzkrankheit sowie Klappenvitien verursacht.
E. Die pathophysiologischen Veränderungen bei der Herzinsuffizienz sind bei älteren Menschen ähnlich wie bei jüngeren.

33. **Welche der nachfolgenden Aussagen ist falsch?**

A. Das wichtigste nichtinvasive Verfahren zur Abklärung der Herzinsuffizienz ist die Echokardiographie.
B. Zur Diagnostik der diastolischen Compliancestörung ist eine dopplerechokardiographische Funktionsbestimmung sinnvoll.

C. Die Spiroergometrie mit Erfassung der kardiopulmonalen Leistungsbreite ist im höheren Lebensalter zur Erstellung des medikamentösen Therapieschemas bedeutsam.
D. Die Indikation zur Herzkatheteruntersuchung mit Darstellung der Herzkranzgefäße soll auch im höheren Lebensalter bei stimmiger Indikation großzügig erfolgen.
E. Ein Teil der invasiven Diagnostik kann durch modernere technische Verfahren wie Kardio-CT oder -MRT ersetzt werden.

34. **Welche der folgenden medikamentösen Therapieempfehlungen zur Behandlung der Herzinsuffizienz sind nicht evidenzbasiert?**

A. ACE-Hemmer
B. Beta-Blocker
C. Neprilysin-Inhibitoren als Kombinationstherapie
D. Kalziumantagonisten
E. Aldosteronantagonisten

35. **Welche der nachfolgenden Aussagen zur Epidemiologie persistierenden Schmerzes ist richtig?**

A. Der persistierende Schmerz im höheren Lebensalter ist gut untersucht.
B. Persistierende Schmerzen treten insbesondere im mittleren Lebensalter auf, da in dieser Lebensphase das Aktivitätsniveau am höchsten ist.
C. Die Inzidenz persistierender Schmerzen bei Pflegeheimbewohnern ist niedrig wie die medikamentösen Verordnungszahlen zeigen.
D. In Pflegeheimen ist die Prävalenz von persistierenden Schmerzen häufiger als bei einer zuhause lebenden vergleichbaren Alterskohorte.
E. Die Zahl älterer Menschen, die über ständige oder rezidivierende Schmerzen klagen, liegt bei epidemiologischen Untersuchungen zwischen 2,5 und 5%.

36. **Zu den häufig mit chronischen Schmerzen assoziierten Krankheiten im höheren Lebensalter zählen nicht:**

A. degenerative Gelenkerkrankungen
B. Migräne

C. Osteoporose

D. Herpes Zoster

E. periphere arterielle Verschlusskrankheit (pAVK)

37. **Die Definition des geriatrischen Patienten beinhaltet nicht**

A. baldiger Tod

B. Multimorbidität

C. Gefährdung durch Multimedikation

D. Alter > 60

E. Gefährdung in den Aktivitäten des täglichen Lebens

38. **Welche der folgenden Aussagen ist falsch?**

A. Das Team zur Durchführung des geriatrischen Assessments setzt sich aus den Berufsgruppen Arzt/Ärztin, Krankenpfleger/in, Sozialarbeiter/in und ggf. weiteren Berufsgruppen zusammen.

B. Das geriatrische Assessment führt zu einer verbesserten Diagnostik, etwa im Hinblick auf kognitive und emotionale Störungen, Visuseinschränkungen, Malnutrition und Harninkontinenz.

C. Da durch Assessmentuntersuchungen häufig neue Krankheiten entdeckt werden, kommt es zu einer Zunahme des Medikamentenverbrauchs.

D. Die angewandten Assessmentinstrumente sollten psychometrisch auf die Parameter Validität, Reliabilität und Sensitivität untersucht sein.

E. Bei der Beurteilung der Durchführung von Alltagsaktivitäten und Fähigkeiten unterscheidet man zwischen Befragungen und Performancetests.

39. **Welcher der nachfolgenden Faktoren trägt selten zur Unfallgefährdung im Straßenverkehr im höheren Lebensalter bei?**

A. Reaktionsschnelligkeit

B. nachlassender Visus

C. emotionaler Stress bei komplexen Verkehrssituationen

D. kognitive Defizite

E. überhöhte Geschwindigkeit

40. **Welche der folgenden Aussagen trifft zu?**

A. Die Häufigkeit von älteren Menschen über 65 Jahren, die mindestens einmal im Jahr stürzen, liegt zwischen 30 und 50%,

B. Die Häufigkeit von älteren Menschen über 65 Jahren, die mindestens einmal im Jahr stürzen, liegt bei etwa 13%.

C. Männer stürzen etwa doppelt so häufig wie Frauen.

D. Die Sturzquote ist bei Bewohnern von Alten- und Pflegeheimen aufgrund der Immobilität niedriger.

E. Stürze führen in etwa 10% zu Frakturen.

41. **Welcher der folgenden Faktoren ist kein Risikofaktor für eine Osteoporose?**

A. Kortison-Dauereinnahme

B. Testosteronmangel beim Mann

C. prämenopausale beidseitige Ovariektomie

D. Nikotinabusus

E. Übergewicht

42. **Was ist kein Bestandteil des geriatrischen Rehabilitationsprozesses?**

A. Monitoring des Rehabilitationsverlaufs

B. Entlassungsmanagement

C. antibiotic Stewardship (ABS)

D. Teambesprechung

E. geriatrisches Assessment

43. **Welche Aussage stimmt nicht?**

A. Die Inzidenz von Humerusfrakturen steigt mit zunehmendem Alter an.

B. Die Inzidenz von Beckenfrakturen steigt mit zunehmendem Alter an.

C. Die Inzidenz hüftnaher Frakturen steigt mit zunehmendem Alter an.

D. Die Inzidenz distaler Unterarmfrakturen steigt mit zunehmendem Alter an.

E. Die Frakturinzidenzraten sind bei Frauen deutlich höher als bei Männern.

44. **Welche Aussage ist falsch?**

A. Das Gleichgewicht ist abhängig vom Sehvermögen.

B. Das Gleichgewicht ist abhängig von vestibulärer Reizverarbeitung.

C. Das Gleichgewicht ist abhängig von peripherer Reizverarbeitung.

   D. Das Gleichgewicht ist abhängig von der zentralen Koordinierung und neuromuskulären Reaktion.
   E. Das Gleichgewicht ist abhängig vom Hörvermögen.

45. Welche der Aussagen zum Gangbild ist richtig?
   A. Ältere Menschen mit reduzierter Schrittlänge und längerer Doppelstandphase beim Gehen haben kein Sturzrisiko.
   B. Kognitive Aufgaben während des Gehens beeinträchtigen das statische und dynamische Gleichgewicht.
   C. Ältere Menschen haben typischerweise eine aufrechte Rumpfhaltung.
   D. Ältere Menschen gleichen Balanceunsicherheiten durch ein erhöhtes Mitschwingen der Arme aus.
   E. Das Gangbild unterliegt im Alter keinen physiologischen Veränderungen.

46. Welcher der nachfolgenden Faktoren erhöht nicht das Risiko zu stürzen?
   A. Visus-Einschränkung
   B. Arthrose
   C. Muskelschwäche
   D. Sturzhistorie
   E. Herzinsuffizienz.

47. Welche der folgenden Aussagen ist richtig?
   A. Bei der Sturzabklärung ist die Anamnese nicht so wichtig, da die Betroffenen häufig ihren Sturz nicht mehr erinnern.
   B. Bei der Sturzabklärung kommt der Abklärung des Richtungs-Hörens eine große Bedeutung zu.
   C. Bei der Sturzabklärung ist die Beobachtung des Gehverhaltens nicht wichtig, das Hauptaugenmerk sollte auf einer Balanceuntersuchung liegen.
   D. Bei der Sturzabklärung sollte das Gehverhalten und die Balance mittels standardisierter Tests überprüft werden.
   E. Bei der Sturzabklärung ist zur Überprüfung einer orthostatischen Dysregulation der Schellong-Test ausreichend.

48. Unter den geriatrischen Syndromen werden bei alten Menschen vorkommende Krankheitsbilder zusammengefasst. Welches gehört typischerweise nicht dazu?
   A. Harn- und Stuhlinkontinenz
   B. Gangstörungen und Stürze
   C. Verwirrtheitszustände
   D. chronisch-entzündliche Darmerkrankungen
   E. reaktive und endogene Depression

49. Welche Aussage trifft nicht zu? Die altersbezogene Makuladegeneration führt zu:
   A. Veränderungen der Makula ab dem 50. Lebensjahr
   B. Verlust der Lesefähigkeit
   C. Verzerrtsehen
   D. rascher Sehverschlechterung
   E. zentralem Gesichtsfeldausfall

50. Wie viel Prozent der 75–80-Jährigen leiden unter Diabetes mellitus?
   A. ca. 5%
   B. ca. 10%
   C. ca.12%
   D. ca. 25%
   E. ca. 40%

51. Geriatrische Syndrome – welches ist kein geriatrisches Syndrom?
   A. Immobilität
   B. Malnutrition
   C. Harninkontinenz
   D. Demenz
   E. nephrotisches Syndrom

52. Geriatrische Syndrome und Diabetes, welche Antwort ist richtig
   A. Geriatrische Syndrome haben praktisch keine Auswirkung auf die Lebensqualität.
   B. Durch spezielle Diabetikerschulungen für geriatrische Patienten profitieren auch Ältere.
   C. Die Insulintherapie reduziert die Lebensqualität in jedem Falle massiv.
   D. Bessere Diabetesbehandlung bringt nichts, man stirbt sowieso noch vor den Folgeerkrankungen.
   E. Die Compliance verschlechtert sich durch das Vorhandensein einer Depression eigentlich nicht.

53. Welche Aussage zu Demenz-Depression-Diabetes ist falsch:
   A. Demenzkranke Diabetiker haben statistisch meist schlechtere HbA1c-Werte.
   B. Bei Diabetikern finden sich seltener Depressionen wie bei Menschen ohne Diabetes.

C. Bei Diabetikern finden sich häufiger Demenzen wie bei Menschen ohne Diabetes.

D. Hirnleistungsstörungen können sowohl auf eine Demenz wie auf eine Depression hinweisen.

E. Je schlechter die Stoffwechselführung, desto größer die möglichen kognitiven Leistungseinschränkungen

54. Welche Aussage ist richtig?

A. Ausdauertraining ist bei geriatrischen Patienten aufgrund der Multimorbidität kontraindiziert.

B. Regelmäßiges Krafttraining ist bis in ein sehr hohes Alter möglich und reduziert das Sturzrisiko.

C. In epidemiologischen Longitudinal-untersuchungen konnte kein Effekt einer vermehrten körperlichen Aktivität für das Auftreten von Behinderungen und der Sterblichkeit im höheren Lebensalter gezeigt werden.

D. Ausdauertraining verschlechtert bei Patienten mit stabiler Herzinsuffizienz die Prognose.

E. Das Erstellen eines gesundheitlichen Risikoprofils als Beitrag zur primären Prävention macht im höheren Lebensalter keinen Sinn mehr, da diese Menschen in der Regel chronisch krank sind.

55. Unter Ambient Assisted Living (AAL) versteht man

A. pflegerische ambulante Betreuung.

B. altersgerechte Assistenzsysteme für ein gesundes und unabhängiges Leben.

C. Kontinenz-erhaltende Maßnahmen.

D. medikamentöse Behandlung bei chronischen Schmerzen.

E. physikalische Therapie nach Schlaganfall.

56. Welche der folgenden Aussagen trifft auf die antibiotika-assoziierte Diarrhoe nicht zu?

A. Das auslösende Bakterium ist in vielen Fällen Clostridium difficile.

B. Ein durch C. difficile ausgelöste Krankheitsbild ist die pseudomembranöse Kolitis.

C. Antibiotika-assoziierte Diarrhoen werden häufig durch Metronidazol ausgelöst.

D. Ein konsequentes Hygienemanagement ist zur Vermeidung der Ansteckung weiterer Patienten entscheidend.

E. Erste Studien zeigen einen positiven therapeutischen Effekt von Stuhltransplantationen bei der pseudomembranösen Kolitis.

57. Welche der folgenden Aussagen ist falsch?

A. Problemkeime im Krankenhaus sind vor allem 3- und 4-MRGN, MRSA, VRE.

B. Vermehrte Antibiotikaverabreichung und unzureichende hygienische Maßnahmen tragen zur Verbreitung bei.

C. Abstrichserien bei Aufnahme helfen, frühzeitig Infektionsquellen zu erkennen.

D. Ältere Menschen sind weniger häufig kolonisiert als jüngere.

E. Konduktoren können u.a. auch Personen aus der medizinischen und pflegerischen Versorgung sein, daher kommt der Handdesinfektion ein zentraler Stellenwert zu.

58. Welche der folgenden Aussagen ist richtig?

A. Der Gebrauch von Antibiotika ist auch bei kleineren Infekten in jedem Fall sinnvoll.

B. Immungeschwächte Patienten erkranken seltener an multiresistenten Keimen.

C. Ein mikrobiologisches Screening umfasst in der Regel Abstriche aus der Handinnenfläche und der vorderen Mundhöhle.

D. E. coli oder Klebsiellen können Resistenzen gegen Antibiotika vom ß-Laktamtyp entwickeln.

E. Die Eradikation von 3-MRGN Besiedlungen ist unkompliziert.

59. Die Differentialdiagnose Delir bei Demenz, nur Delir oder nur Demenz ist meist schwer und kann in der Akutsituation am ehesten anhand folgender Diagnostik erfolgen:

A. CCT

B. TSH-Bestimmung

C. funktionelles MRT

D. Dauer der Symptome (Fremdanamnese)

E. Vitamin-Screeningtests

60. Welche Aussage zu Leitlinien in der Geriatrie trifft nicht zu?

A. Die Einhaltung von Leitlinien bei Multimorbidität führt zur Multimedikation.

B. Leitlinien berücksichtigen noch zu selten die speziellen Aspekte der Multimorbidität.

C. Leitlinien werden von der Bundesärztekammer in Auftrag gegeben.

D. Ein Abweichen von Leitlinien-gerechte
Therapien sollte auch bei alten Menschen
gut begründet sein.

E. Häufig muss durch miteinander nicht
kompatible Therapien im Alter und bei
Multimorbidität von Leitlinien abgewichen
werden.

61. **Welche Aussage zum Mammakarzinom im fortgeschrittenen Alter trifft zu?**

A. Ältere Patientinnen entscheiden sich
häufiger als junge Patienten für eine Brust
erhaltende Therapie.

B. Die Hormontherapie sollte im Alter, auch
bei entsprechendem Rezeptornachweis,
wegen der Nebenwirkungen nicht eingesetzt werden.

C. In randomisierten Studien konnte gezeigt
werden, dass ein geriatrisches Assessment
zur Abschätzung der Risiken effektiv ist.

D. Chemotherapie wird bei über 75-jährigen
nicht mehr durchgeführt.

E. Die Tumorbiologie im Alter ist meistens
deutlich weniger aggressiv als bei jungen
Patientinnen.

18.2   MC-Antworten

1. **Antwort E ist richtig**: Die Ernährung sollte
abhängig vom Hungergefühl durchgeführt
werden. Eine künstliche Ernährung als
Selbstzweck ist abzulehnen. Die Ernährung
sollte geduldig mit Schluckstörungskost oral
erfolgen.

2. **Antwort C ist richtig**: Die Anamnese und
die Kognitive Testung ergeben die klinische
Diagnose Demenz. Die Genese der Erkrankung
sollte im nächsten Schritt mittels Bildgebung
und Laboruntersuchungen abgeklärt werden.

3. **Antwort B ist richtig**: Übelkeit gehört nicht
zu den typischen Symptomen des benignen
paroxysmalen Lagerungsschwindels. Es gibt
mehrere Lagerungsmanöver, von denen keines
überlegen ist.

4. **Antwort A ist falsch**: Während des Alterungsprozesses kommt es vor allem zu einer
Abnahme der Funktion und Adaptionsfä-
higkeit der menschlichen Organe und Organsysteme unter Belastung. In Ruhe hingegen
reichen die Kapazitäten meist aus.

5. **Antwort E ist falsch**: Ich-Erlebnisstörungen
sind vielmehr untypisch.

6. **Antwort A ist falsch**: Der biologische
Alterungsprozess der sexuellen Funktionen ist
nicht rasch progredient.

7. **Antwort C ist falsch**: Von der Einhaltung einer
strengen Diabetes-Diät ist man inzwischen
abgekommen, es geht vor allem um die Verbesserung der Lebensqualität und Vermeidung
von Komplikationen.

8. **Antwort C ist falsch**: Geriatrische Patienten
sind zwar auch ihr chronologisches Alter
definiert, im Vordergrund stehen jedoch Multimorbidität und Vulnerabilität.

9. **Antwort E ist richtig**: Die Reflex-Inkontinenz
ist am seltensten. Gemischte Inkontinenz-
formen in Kombination mit funktionellen
Aspekten sind wahrscheinlich am häufigsten.

10. **Antwort D ist richtig**: Infektionskrankheiten
gehören nach Isaac nicht zu den geriatrischen
Riesen, wobei zwischenzeitlich unterschiedliche Definitionen und Anzahl der geriatrischen Riesen veröffentlicht wurden.

11. **Antwort E ist richtig**: Die Zystometrie gehört
im Gegensatz zur klinischen Untersuchung,
Anamnese, U-Status und Restharnmessung
nicht zur Basisdiagnostik.

12. **Antwort A ist richtig**: Das Prostatakarzinom
ist von den genannten Tumoren beim betagten
Mann am wahrscheinlichsten.

13. **Antwort E ist richtig**: Die Urethrozystoskopie
gehört im Gegensatz zur rektalen Untersuchung, zur PSA-Bestimmung, zur Uroflow-
metrie und zum Urinsediment entsprechend
der aktuellsten Leitlinie von 2010 nicht zur
Basisdiagnostik.

14. **Antwort C ist falsch**: Das Geriatrisches
Assessment kann das Outcome von Katheter-
interventionen im Alter schlechter vorhersagen
als die etablierten Scores aus der Kardiologie (z.
B. Euroscore)

15. **Antwort B ist falsch**: Die Aortenstenose hat eine
Altersverteilung mit einem Maximum kurz vor
dem natürlichen Tod.

16. **Antwort A ist richtig:** Nicht-steroidale Antiphlogistika (z. B. Ibuprofen) erhöhen über eine Natriumrückresorption das Risiko auf eine Dekompensation.

17. **Antwort A ist falsch:** Kombinationspräparate werden sogar benutzt um im Rahmen der Multimedikation aufgrund der Multimorbidität zumindest die absolute Zahl an Medikamenten (nicht Wirkstoffen) zu reduzieren.

18. **Antwort D ist falsch:** Abgeschlagenheit wird nicht mit Gebrechlichkeit assoziiert.

19. **Antwort B ist richtig:** Visuelle Halluzinationen sind häufiger als andere Formen.

20. **Antwort D ist richtig:** Die Symptomatik spricht für eine akute Entzündung die nach einer Injektion ins Gelenk das Kniegelenks-Empyem wahrscheinlich machen, da zudem noch Cortison die Immunabwehr schwächt.

21. **Antwort A ist falsch:** Demenzkranke Patienten kommen vielmehr mit der numerischen Ratingskala (NRS) schlecht zurecht.

22. **Antwort D ist falsch:** Die Schmerzen können durch Bewegungseinschränkung und Schonhaltung nur kurzfristig gelindert werden. Langfristig führt die Schonhaltung zu mehr Problemen und zur Chronifizierung.

23. **Antwort B ist falsch:** Metamizol hat ein geringes Agranolozytoserisiko, das jedoch durchaus bedacht werden muss. Viel häufiger sind Blutdruckabfall und kognitive Störungen. Aufgrund der hohen analgetischen Potenz als stärkstes Nicht-Opiat findet es trotzdem breite Verwendung.

24. **Antwort C ist falsch:** Die Wirksamkeit physikalischer und physiotherapeutischer Maßnahmen ist nicht gut belegt aber evident.

25. **Antwort E ist richtig:** Die renale Exkretion ist der häufigste Abbauweg und aufgrund der Funktionseinschränkung der Niere im Alter auch am meisten zu beachten.

26. **Antwort B ist falsch:** Das Langzeit-EKG dient zur Synkopenabklärung.

27. **Antwort B ist richtig:** Antidementiva können zu gastrointestinalen Nebenwirkungen und damit zur Mangelernährung führen.

28. **Antwort E ist falsch:** Das geriatrische Assessment ist zwar Bestandteil von Qualitätssicherungsprogrammen aber nicht von allen.

29. **Antwort E ist richtig:** Die arterielle Hypertonie ist häufig, ihre Behandlung mit niedrig dosierten Diuretika und ACE-Hemmern zeigt bei körperlich wenig eingeschränkten älteren Menschen einen deutlichen kardiovaskulären Nutzen.

30. **Antwort B ist falsch:** Im höheren Lebensalter spielt die dilatative Kardiomyopathie keine so große Rolle mehr.

31. **Antwort B ist richtig:** Die Exsikkose mit folgendem prärenalen Nierenversagen ist am wahrscheinlichsten.

32. **Antwort A ist falsch:** Die Prävalenz der Herzinsuffizienz steigt im mittleren Lebensalter stark an, fällt dann aber nicht wieder ab.

33. **Antwort C ist falsch:** Die Spiroergometrie ist im höheren Lebensalter aufgrund der funktionell eingeschränkten Belastbarkeit nicht mehr so aussagekräftig.

34. **Antwort D ist richtig:** Kalziumantagonisten senken zwar effektiv den Blutdruck, die Evidenz bezüglich des Outcomes ist schon bei der art. Hypertonie umstritten und bei der Herzinsuffizienz nicht vorhanden.

35. **Antwort D ist richtig:** In Pflegeheimen ist die Prävalenz von persistierenden Schmerzen häufiger als bei einer zuhause lebenden vergleichbaren Alterskohorte.

36. **Antwort B ist richtig:** Die Prävalenz der Migräne nimmt vielmehr ab.

37. **Antwort A ist falsch:** Ein baldiger Tod ist im Gegensatz zur Multimorbidität, Alter, Gefährdung der Selbständigkeit und Multimedikation nicht Teil der üblichen Definitionen.

38. **Antwort C ist falsch:** Durch Assessmentuntersuchungen werden zwar neue Krankheiten entdeckt werden, es kommt jedoch durch die besser an die Bedürfnisse angepasste Verordnung aller Medikamente nicht zu einer Zunahme des Medikamentenverbrauchs.

39. **Antwort E ist richtig:** Überhöhte Geschwindigkeit ist im Alter als Unfallverursachung seltener als in jüngeren Jahren.

40. **Antwort A ist richtig:** Die Häufigkeit von älteren Menschen über 65 Jahren, die

mindestens einmal im Jahr stürzen, liegt zwischen 30 und 50%. Glücklicherweise liegt die Frakturhäufigkeit niedriger als 10%.

41. **Antwort E ist richtig:** Übergewicht ist für alles Mögliche ein Risikofaktor aber nicht für Osteoporose.

42. **Antwort C ist richtig:** Antibiotic Stewardship dient zur rationalen Antiinfekitvaverordnung und ist auch in der Geriatrie sinnvoll, aber nicht als Teil des Rehabilitationsprozesses.

43. **Antwort E stimmt nicht:** Die Frakturinzidenz-raten sind bei Frauen deutlich höher als bei Männern.

44. **Antwort E stimmt nicht:** Das Gleichgewicht ist vom Hörvermögen kaum abhängig.

45. **Antwort B ist richtig:** Kognitive Aufgaben („Dual task") während des Gehens beein-trächtigen das statische und dynamische Gleichgewicht.

46. **Antwort E ist richtig:** Die Herzinsuffizienz erhöht nicht das Risiko zu stürzen, die übrigen Krankheiten wie Visuseinschränkung, Arthrose Muskelschwäche hingegen schon. Ein vorhergegangener Sturz ist ein Hinweis auf erhöhtes Sturzrisiko.

47. **Antwort D ist richtig:** Bei der Sturzabklärung sollte das Gehverhalten und die Balance mittels standardisierter Tests abgeklärt werden. Mittels der Sturzanamnese und der Beobachtung von Gang und Stand erkennt man meist die Sturzursache.

48. **Antwort D ist richtig:** Chronisch-entzündliche Darmerkrankungen gehören nicht zu den geriatrischen Syndromen.

49. **Antwort D ist falsch:** Die Makuladegeneration führt zu einer langsamen Sehverschlechterung.

50. **Antwort D ist richtig:** ca. 25% der 75-80-Jährigen leiden unter Diabetes.

51. **Antwort E ist richtig:** Das nephrotische Syndrom gehört nicht zu den geriatrischen Syndromen.

52. **Antwort B ist richtig:** Durch spezielle Diabe-tikerschulungen für geriatrische Patienten profitieren gerade Ältere.

53. **Antwort B ist falsch:** Bei Diabetikern finden sich sowohl Depressionen als auch Demenzen häufiger als bei Menschen ohne Diabetes.

54. **Antwort B ist richtig:** Regelmäßiges Kraft-training ist bis in ein sehr hohes Alter möglich und reduziert das Sturzrisiko. Auch Ausdauer-training ist möglich und zeigt einen positiven Effekt für Sterblichkeit und behinderungsfreies Leben.

55. **Antwort B:** unter Ambient Assissted Living (AAL) versteht man altersgerechte technische Assistenzsysteme für ein gesundes und unabhängiges Leben.

56. **Antwort C ist falsch:** Verantwortlich für antibiotika-assoziierte Diarrhoen sind vor allem Cephalosporine und Chinolone. Mit Metronidazol läßt sich die C. diff. Colitis behandeln.

57. **Antwort D ist falsch:** Ältere Menschen sind nicht seltener mit Problemkeimen besiedelt als Jüngere.

58. **Antwort D ist richtig:** E. coli und Klebsiellen zählen zu den Keimen, die diese Resistenzen entwickeln können. Eine Eradikation der Besiedelung mit 3- und 4-MRGN-Keimen ist häufig nicht möglich.

59. **Antwort D ist richtig:** Die Dauer der Symptome (Fremdanamnese) ist ein diagnostisches Kriterium, da ein Delir (sub-) akut beginnt.

60. **Antwort C ist falsch:** Leitlinien werden nicht von der Bundesärztekammer in Auftrag gegeben, vielmehr treten Expertengremien meist im Auftrag der wissenschaftlich medizi-nischen Fachgesellschaften zusammen.

61. **Antwort E ist richtig:** Die Tumorbiologie im Alter ist meistens deutlich weniger aggressiv als bei jungen Patientinnen.

18

Klinische Fälle

Andrej Zeyfang, Ulrich Hagg-Grün, Michael Denkinger

Dieses Kapitel enthält Videos online auf www.springermedizin.de/vzb-basiswissen-des-alterns-kapitel-19 oder laden Sie zum Streamen der Videos die "Springer Multimedia App" aus dem iOS- oder Android App-Store und scannen eine Abbildung, die den „play button" enthält.

© Springer-Verlag GmbH Deutschland 2018
A. Zeyfang, M. Denkinger, U. Hagg-Grün, *Basiswissen Medizin des Alterns und des alten Menschen*, Springer-Lehrbuch, https://doi.org/10.1007/978-3-662-53545-5_19

Schauen Sie sich am besten das ▶ Video 19.1 „Alterssimulationsanzug" an (◨ Abb. 19.1).

19.1 Patientin nach Sturz

Frau E. K., 91 Jahre, wird nach Sturz und operativ versorgter Oberschenkelhalsfraktur stationär aufgenommen. Der Sturz trat wohl im Rahmen einer Unterzuckerung bei seit 13 Jahren insulinbehandeltem Diabetes mellitus auf. Die Patientin spritzt selbst mit PEN. Subjektiv leidet die Patientin unter bereits vorbestehender Gangunsicherheit und zeitweise starken Rückenschmerzen.

? 1. Welche der nachfolgenden fünf Frakturen ist **nicht** typischerweise durch eine Osteoporose bedingt?
   a. medialer Schenkelhalsbruch
   b. diaphysärer Schienbeinbruch
   c. Oberarmkopfbruch im Collum chirurgicum
   d. distale Radiusfraktur
   e. Wirbelkörperkompressionsfraktur

2. Zum Screening nach einem unbeobachteten Sturz gehört entsprechend der Leitlinien des Deutschen Hausärzteverbandes **nicht**:
   a. Ganguntersuchung
   b. Sturzanamnese
   c. EEG-Ableitung
   d. geriatrisches Assessment
   e. Balanceuntersuchung

▪ Anamnese der Patientin

Vorerkrankungen: Diabetes mellitus seit 13 Jahren. Seit 10 Jahren rezidivierender Schwindel. 1948 Hysterektomie, 1978 Leistenherniotomie re. Medikamente: Digoxin 0,2, 1-0-0; Glibenclamid 2-0-1 sowie Insulin nach ICT-Plan.

Sozialanamnese: Patientin lebt seit mehr als 50 Jahren allein in ihrer Altbauwohnung im 1. Stock, Selbstversorger unter Mithilfe der Nichte, die gelegentlich einkauft. Sie kocht selbst.

Im geriatrischen Screening nach LACHS 6/15 pathologische Items,
- unsicherer Gang
- Untergewichtig
- Vergessen eines von drei genannten Begriffen
- Sturz innerhalb der letzten 3 Monate
- häufige chronische Schmerzen
- Visuseinschränkung

Deshalb erfolgte ein weiterführendes Assessment:
ADL (Barthel-Index): 70/100 → weitgehende Unabhängigkeit in den Aktivitäten des täglichen Lebens
IADL: 7/8 → Selbstständig in erweiterten (instrumentellen) Aktivitäten des täglichen Lebens
Mini-Mental-Test (FOLSTEIN): 29/30 → kein Anhalt für dementiellen Prozess
Timed-Up-and-Go-Test: 32 Sekunden → deutliche Einschränkung der alltagsrelevanten Mobilität

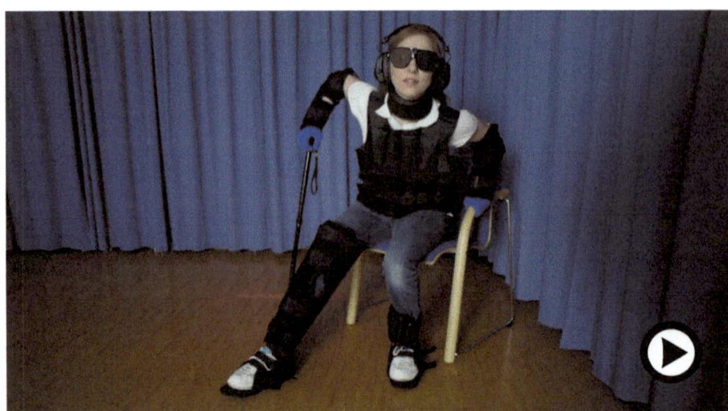

◨ **Abb. 19.1** ▶ Video 19.1: Alterssimulationsanzug (www.springermedizin.de/vzb-basiswissen-des-alterns-kapitel-19). (Mit freundlicher Genehmigung von © Andrej Zeyfang 2017. All Rights Reserved) (https://doi.org/10.1007/000-1t4)

3. Welcher dieser Bereiche, gehört **nicht** zu den Aktivitäten des täglichen Lebens, die im Barthel-Index gemessen werden?
 a. Einkaufen
 b. Mobilität auf der Treppe
 c. Waschen
 d. Transfer
 e. Duschen

4. Was gehört **nicht** zu den geriatrischen „I`s"?
 a. Insuffizienz (Niere/Herz)
 b. Instabilität (Osteoporose/Stürze)
 c. intellektueller Abbau (Demenz)
 d. Inkontinenz (Harn, Stuhl)
 e. Immobilität (Bettlägrigkeit)

5. Welche Aussage trifft **nicht** zu?
 a. Mit dem geriatrischen Assessment erfolgt eine diagnostische Erfassung der Krankheitsfolgen und Funktionsausfällen, aber auch der Leistungsreserven und Ressourcen älterer Menschen.
 b. Das geriatrische Assessment beinhaltet die physische und psychische Ebene von Gesundheit, die sozialen Aspekte werden gesondert erfasst.
 c. Im geriatrischen Assessment unterscheidet man zwischen Befragungen und sog. Performance-Tests, die gewöhnliche Alltagssituationen im Labor/ Untersuchungszimmer simulieren.
 d. Das geriatrische Assessment kann nicht nur zur Diagnostik herangezogen werden, sondern auch zur Qualitätskontrolle der Behandlung.
 e. Die Durchführung des geriatrischen Assessment führt zu einer besseren Diagnostik und Therapieplanung bei älteren Patienten.

■ **Weiteres Prozedere**

Nach der Akutbehandlung soll die Patientin in eine geriatrische Rehabilitationseinrichtung verlegt werden.

6. Was ist **nicht** Gegenstand einer Rehabilitationsabklärung?
 a. Prüfung auf Rehabilitationsfähigkeit
 b. Prüfung der Rehabilitationsindikation
 c. Einschätzung der Rehabilitationsprognose
 d. Eingruppierung in eines Pflegegrads
 e. Einschätzung der Rehabilitationsmotivation

■ **Zusätzliche Morbidität**

Im Screening kam heraus, dass Frau E. K. schlecht sieht. Der letzte Augenarzttermin ist vier Jahre her.

7. Welche Aussage zur altersbezogenen Makuladegeneration trifft **nicht** zu?
 a. Sie tritt ab dem 60. Lebensjahr auf.
 b. Sie führt zur langsamen Sehverschlechterung.
 c. Sie führt zu Verzerrtsehen.
 d. Sie hat den Verlust der Lesefähigkeit zur Folge.
 e. Sie verursacht im Endstadium einen zentralen Gesichtsfeldausfall.

1. Antwort b ist falsch: Ein diaphysärer Schienbeinbruch kommt typischerweise bei Stoßstangenverletzungen oder Fußballspielern vor.

2. Antwort c ist falsch: Die EEG-Ableitung kann im Rahmen einer Synkopen-Abklärung sinnvoll sein, die meisten Stürze finden jedoch ohne Synkope statt.

3. Antwort a ist falsch: Das Einkaufen gehört zu den erweiterten Aktivitäten (IADLs).

4. Antwort a ist falsch: Insuffizienzen der Niere oder des Herzens sind häufig, gehören aber nicht zu den klassischen 4 geriatrischen Riesen nach Isaac.

5. Antwort b ist falsch: Das geriatrische Assessment beinhaltet die physische und psychische Ebene von Gesundheit, die sozialen Aspekte werden ebenfalls erfasst.

6. Antwort d ist falsch: Eine Pflegebedürftigkeit sollte durch die Rehabilitationsbehandlung vermieden werden. Die Eingruppierung in einen Pflegegrad sollte frühestens am Ende einer Rehabilitationsbehandlung beantragt werden, wenn keine weitere Besserung zu erwarten ist.

7. **Antwort a ist falsch:** Die altersbezogene Makuladegeneration tritt vielmehr bereits ab dem 50. Lebensjahr auf.

19.2 Patient mit verwaschener Sprache

Die Angehörigen des 85-jährigen Patienten Herr A. F. fordern gegen 10.00 Uhr, während Ihrer Sprechstunde, einen Hausbesuch an, der Großvater sei gestürzt, er könne seit kurzem den rechten Arm nicht mehr richtig bewegen, falle immer wieder auf die rechte Seite, seine Sprache sei undeutlich.

❓ 1. Was erscheint Ihnen als wahrscheinlichste Ursache?
   a. Delir
   b. somatisierte Depression
   c. Parkinson-Syndrom
   d. Schlaganfall
   e. Sepsis

■ **Anamnese**

Bevor Sie die Rettungsleitstelle alarmieren, fällt Ihnen auch die Vorgeschichte des Patienten wieder ein. Sie hatten bei ihm eine ausführliche Demenzabklärung durchgeführt. Diese beinhaltete verschiedene Laborparameter und auch ein bildgebendes Verfahren.

❓ 2. Was gehört **nicht** zu den ursächlich behandelbaren Differentialdiagnosen einer Demenz?
   a. Depression
   b. Hypothyreose
   c. Morbus Pick
   d. Vitamin-B_{12}-Mangel
   e. Normdruckhydrozephalus

■ **Weitere Symptome**

Der Patient leidet unter einer vaskulären Demenz, früher auch Multiinfarktdemenz genannt. Seine

jetzige Halbseitenschwäche ist eine alte persistierende Hemisymptomatik, die nun verstärkt ist. Sie weisen ihn mit Fieber, Benommenheit in die Klinik ein. Dort stellt sich ein erhöhtes Kreatinin von 220 µmol/l heraus. Im Verlauf bessert sich nach Gabe einer Infusion die Symptomatik schnell.

❓ 3. Was ist die **unwahrscheinlichste Ursache** für die Kreatinin-Erhöhung?
   a. Harnverhalt
   b. Exsikkose
   c. Sturz mit folgender Kreatin-Kinase-Erhöhung
   d. Arzneimitteltoxizität
   e. rapid progressive Glomerulonephritis

4. Welche Untersuchungen würden Sie bei Herrn A. F. für wichtig erachten und möglichst rasch durchführen?
   a. U-Status, Restharnbestimmung und geriatrisches Assessment
   b. EEG und Doppler der Halsgefäße
   c. Belastungs-EKG und Langzeit-Blutdruckmessung
   d. transösophageale Echokardiographie und Rechtsherzkatheter
   e. Schädel-CT mit Kontrastmittel und PET

5. Herr A. F. hat vor Jahren eine Patientenverfügung in ihrer Anwesenheit unterschrieben. Welche Aussage hierzu trifft **nicht** zu?
   a. Eine Patientenverfügung ist eine Vorsorgeerklärung für den Fall, in dem ein Patient nicht mehr zu einer eigenen Willenserklärung befähigt ist.
   b. Eine Patientenverfügung ist eine gesetzlich vorgeschriebene Erklärung, die jeder Patient bei der Aufnahme ins Krankenhaus unterzeichnen muss.
   c. Eine Patientenverfügung ist eine populäre Vorsorgemaßnahme für bestimmte Krankheitsfälle, die jedoch in mancher Hinsicht diskussionswürdig ist.
   d. Eine Patientenverfügung ist eine Stellungnahme, für die es Vorschriften

gibt und die aber auch handschriftlich erfolgen kann.

e. Eine Patientenverfügung ist eine Verfügung, die auch für einen gesetzlichen Betreuer verbindlich ist.

1. **Antwort d ist richtig:** Eine neu aufgetretene Halbseitenlähmung weist primär auf einen Schlaganfall hin und zählt als Notfall.

2. **Antwort c ist falsch:** Der Morbus Pick als veralteter Ausdruck für eine frontotemporale Demenz gehört zu den neurodegenerativen Erkrankungen und ist nicht ursächlich behandelbar.

3. **Antwort e ist am unwahrscheinlichsten:** Die rapid progressive Glomerulonephritis hat eine Inzidenz von <1/100.000.

4. **Antwort a ist richtig:** Bei der geschilderten Symptomatik mit Fieber und Verschlechterung der Nierenfunktion erscheint ein U-Status sowie die Restharnbestimmung sinnvoll. Ein nach Ausgleich der Exsikkose und Behandlung des Infektes anschließendes geriatrisches Assessment ist ebenfalls wichtig, um das weitere Procedere festzulegen. Eine frühzeitige Abklärung in Bezug auf den Schlaganfallverdacht ist ebenfalls erforderlich, dabei ist ein CT ohne KM oder ein MRT geeignet, keinesfalls ein CT mit KM bei Niereninsuffizienz oder gar ein PET.

5. **Antwort b trifft nicht zu:** Eine Patientenverfügung ist nicht gesetzlich vorgeschrieben und muss daher nicht bei der Aufnahme ins Krankenhaus unterzeichnet werden.

19.3 Patient im hohen Lebensalter

Herr O. B. ist 93 Jahre alt und zählt als rüstig. Er lebt alleine, versorgt sich selbst und ist in allen Bereichen der Aktivitäten des täglichen Lebens unabhängig. Es besteht eine Hypakusis und eine arterielle Hypertonie. Seit wenigen Tagen hat der Patient eine Urenkelin.

1. Welche Aussage trifft zu?
   a. Die durchschnittliche Lebenserwartung Neugeborener liegt bei Männern aktuell bei 88 Jahren.
   b. 65-jährige Männer haben aktuell eine durchschnittliche Lebenserwartung von 17,71 Jahren.
   c. Die gegenwärtige Lebenserwartung der deutschen Gesamtbevölkerung liegt für Männer bei 68 Jahren und für Frauen bei 74 Jahren.
   d. Die maximale Lebensspanne des Menschen liegt nach gegenwärtigem Wissen bei 180 Jahren.
   e. Die Lebenserwartung ist von genetischen Faktoren abhängig und kann nicht durch den Lebensstil beeinflusst werden.

■ **Anamnese**

Seinen Angehörigen waren Ödeme an den Füßen aufgefallen. Anamnestisch ist eine Herzinsuffizienz bekannt, die auch schon seit längerem behandelt wird.

2. Als Prinzip der Herzinsuffizienz-Therapie beim betagten Patienten zählt **nicht**:
   a. Betablocker (z. B. Bisoprolol) in maximal verträglicher Dosis.
   b. körperliche Schonung und Bettruhe („Herzbett").
   c. ACE-Hemmer (z. B. Ramipril).
   d. Diuretika (z. B. Torasemid).
   e. Fahrradfahren, Tanzen, Ausdauertraining, und andere Sportarten.

■ **Weitere Symptome**

Der Patient hat in den letzten Monaten zunehmende Knieschmerzen gehabt und hatte wesentliche Probleme seinen normalen Aktivitäten nachzukommen. Als mögliche Ursache sehen sie eine bekannte Gonarthrose an.

3. Welche Aussage trifft für einen Patienten in diesem Alter **nicht** zu?
   a. Deutlich mehr als die Hälfte der Patienten in diesem Alter hat Gelenkbeschwerden.

b. Antiphlogistische Medikamente können die Beschwerden verringern.

c. Kälte- oder Wärmeanwendungen können die Beschwerden verringern.

d. Die Implantation einer Knieendoprothese kann eine wesentliche Schmerzlinderung und Funktionsverbesserung erzielen.

e. Eine Tibiakopfumstellungsoperation kann eine wesentliche Schmerzlinderung und Funktionsverbesserung erzielen.

Herr O. B. hat als Schauspieler bei Filmaufnahmen für ein Geriatriebuch mitgearbeitet. Interessiert hat er dabei beobachtet, wie eine Sportstudentin versucht mittels eines Alterungsanzuges Alter, Gebrechlichkeit und Behinderungen nachzuempfinden (◘ Abb. 19.1). Vor allem die eingeschränkte Beweglichkeit aufgrund von degenerativen Veränderungen konnte er selbst gut nachvollziehen und bestätigen.

■ **Medikamentenanamnese**

Aufgrund einer Gonarthrose nimmt der Patient Diclofenac ein. Die Ödeme sind hierunter schlimmer geworden. Könnte ein Zusammenhang bestehen? Sie mustern die verschiedenen Medikamente durch, die er einnimmt.

❓ 4. Welche Nebenwirkung passt nicht zu dem aufgeführten Medikament?

a. Bisoprolol → Herzrhythmusstörungen

b. Ramipril → Hyperkaliämie

c. Ramipril → akutes Nierenversagen

d. Diclofenac → erhöhte Natriumrückresorption

e. Simeticon → Somnolenz

✔ 1. **Antwort b ist richtig:** 65-jährige Männer haben aktuell eine durchschnittliche Lebenserwartung von etwa 18 Jahren.

2. **Antwort b ist falsch:** Körperliche Schonung und Bettruhe führen zu Muskelschwund und Immobilität und sind daher gefährlich.

3. **Antwort e ist falsch:** Eine Tibiakopfumstellungsoperation in diesem Alter scheint wenig zielführend, häufig genug kommt es nach einer solchen Operation,

die im Übrigen nicht belastungsstabil ist, in angrenzenden Gelenken zu zunehmenden Schmerzen. Alternative wäre z. B. eine Radiatio, mit der eine Schmerzlinderung nebenwirkungsarm erreicht werden kann.

4. **Antwort e ist falsch:** Bei Simeticon, einem Wirkstoff zur Behandlung von Blähungen, sind keine Nebenwirkungen bekannt. Die übrigen in der Frage angeführten Nebenwirkungen sind jedoch häufig.

19.4 Patientin nach Sturz auf den Kopf

Die 80-jährige Frau Y. X. wird nach einem Sturz auf den Kopf ins Krankenhaus gebracht. Sie ist beim Anziehen neben das Bett gestürzt und hat sich eine Kopfplatzwunde zugezogen. Diese wird in der chirurgischen Ambulanz versorgt, mittels CT wird eine intrakranielle Blutung ausgeschlossen.

Vorbekannt sind bei ihr ein Diabetes mellitus Typ 2, der mit oralen Antidiabetika behandelt ist, eine arterielle Hypertonie und eine beginnende Demenz. Im Labor fällt ein deutlich erhöhter HbA1c (10,8%) auf, der eine sehr schlechte Blutzuckereinstellung anzeigt. Zur Optimierung der Blutzuckereinstellung wird die Patientin auf eine internistische Station aufgenommen.

Frau Y. X. lebt zusammen mit ihrem Ehemann in einem Einfamilienhaus, eine Pflegestufe besteht nicht, das Ehepaar versorgt sich weitgehend selbständig.

Medikation der Frau Y. X.: Metoprolol 47,5 mg 1-0-1, Ramipril 10 1-0-0, Metformin 850 1-0-1

❓ 1. Welches Ziel verfolgen Sie als Stationsarzt?

a. optimale Blutzuckereinstellung, ggf. mit intensiviertem Insulinschema (Ziel HbA1c 6,5%) (Patientin misst mehrmals tägl. und spritzt entsprechend)

b. eine rein orale Therapie, um der beginnend dementen Patientin das Spritzen zu ersparen

c. die Vermeidung oraler antidiabetischer Medikation, um Wechselwirkungen mit der bestehenden Medikation zu vermeiden

d. eine Kombination aus langwirksamen Insulin und oraler Medikation, die bei guter Blutzuckereinstellung für die Patientin gut zu handhaben ist

e. Aufgrund der Demenz verzichten Sie auf eine Therapie des Diabetes.

2. Bezüglich der beginnenden Demenz von Frau Y. X. gilt:

a. Die Liquorpunktion mit Bestimmung von Tau-Proteinen ist der erste Schritt.

b. Die Kognition der Patientin kann aufgrund der schlechten BZ-Einstellung der vergangenen Wochen verschlechtert sein.

c. Eine Bildgebung ist nicht erforderlich.

d. Internistische Begleiterkrankungen haben keinen Einfluss auf den Verlauf einer dementiellen Entwicklung.

e. Für den Verlauf der dementiellen Entwicklung ist die Blutzuckereinstellung ohne Einfluss.

Als Stationsarzt führen sie einige Mobilitätstests durch. Der Timed-up-and-go-Test beträgt 13 Sekunden, beim Chair-rise schafft Frau Y. X. es nur 3-mal aufzustehen, ohne sich abzustützen. Den Tandemstand kann sie 4 s beibehalten.

3. Welche Aussage trifft zu?

a. Es besteht ein Kraftdefizit.

b. Es besteht wahrscheinlich kein erhöhtes Sturzrisiko.

c. Die Patientin wird mit großer Wahrscheinlichkeit im Alltag nicht ohne Unterstützung zurechtkommen.

d. Ohne weitere Tests (Barthel-Index, Minimental-Status) haben diese Befunde keine Aussagekraft.

e. Die erhobenen Werte sind unauffällig.

4. Welche Maßnahme schlagen Sie im Anschluss an die Akutkrankenhausbehandlung für Frau Y. X. vor?

a. eine ambulante geriatrische Rehabilitationsmaßnahme

b. den Umzug ins Pflegeheim

c. die Einschaltung eines Pflegedienstes

d. Es sind keine Maßnahmen erforderlich.

e. Teilnahme an Seniorengymnastik (Hockergymnastik)

1. **Antwort d ist richtig:** Eine Kombination aus langwirksamen Insulin und oraler Medikation ist für die Patientin und ihren Ehemann vermutlich noch gut zu handhaben.

2. **Antwort b ist richtig:** Die Kognition der Patientin kann aufgrund der schlechten BZ-Einstellung der vergangenen Wochen eingeschränkt sein und sich bei guter Einstellung wieder bessern. Eine Bildgebung muss bei der Diagnose einer Demenz zwingend erfolgen, die Bestimmung des Tau-Proteins dient nur zur Differentialdiagnose zur Alzheimer-Demenz.

3. **Antwort a ist richtig:** Es besteht ein Kraftdefizit.

4. **Antwort a ist richtig:** Eine ambulante geriatrische Rehabilitationsmaßnahme ist zum Kraftaufbau und Balancetraining effektiver als eine Hockergymnastik. Die häusliche Versorgung ist sicherlich möglich, alternativ kann ein betreutes Wohnen angedacht werden, da das Ehepaar dies jetzt sicherlich noch selbst managen und entscheiden kann. Die Hinzuziehung eines Pflegedienstes kann möglicherweise in der Übergangsphase zum Spritzen des Insulins notwendig sein.

Lösungen

Andrej Zeyfang, Michael Denkinger, Ulrich Hagg-Grün

■ **Kapitel 1**

1. Beinahe zu allen physiologischen Messwerten finden sich unter Ruhebedingungen kaum Veränderungen im höheren Lebensalter beim gesunden Menschen. Dagegen kommt es unter (körperlichem) Stress zu einem deutlichen Leistungsabfall bei älteren Menschen. Dies heißt, dass ältere Menschen mit Stresssituationen und komplexen Handlungen nicht mehr so gut zurechtkommen wie jüngere Erwachsene. Zum körperlichen Stress zählen z. B. Volumenbelastung oder Fieber, dies wird schlechter toleriert.

2. Der Mensch ist in jedem Lebensalter körperlich trainierbar. Dies gilt sowohl für Ausdauer- als auch für Kraftleistungen. In der Presse werden immer wieder beeindruckende Resultate berichtet. So liegt beispielsweise der Weltrekord der Senioren über 70 Jahre für 100-Meter-Freistilschwimmen bei einer Zeit, die bei der Olympiade 1928 in Amsterdam ausgereicht hätte, die Goldmedaille zu gewinnen. Die Siegerzeiten der Altersklasse 70+ im Ironman Triathlon Hawaii liegen mittlerweile so gut, dass man damit den ersten Gesamttriathlon 1978 gewonnen hätte.

3. Etwa 1/5 bis 1/3 der Varianz der Lebensspanne ist genetisch bedingt, der größte Teil jedoch beruht auf Umweltfaktoren und Zufall. Wann welcher Schaden auftritt und wo der Organismus geschädigt wird, ist nicht vorhersagbar, kann aber eine entscheidende Konsequenz für den Alternsprozess und letztlich auch den Sterbeprozess haben. Das Sterben wird durch das schwächste Glied innerhalb der lebenswichtigen Organe und Stoffwechselprozesse bedingt.

4. Wie alle Organsysteme unterliegt das Immunsystem physiologischen Veränderungen mit Abschwächung der zellvermittelten Immunabwehr und sekundär auch humoral vermittelten Immunantworten. Das Risiko, an bestimmten Infektionskrankheiten zu erkranken und ggf. zu versterben, steigt mit dem Alter. Dies gilt insbesondere für die Influenza, Pneumokokkenpneumonie und Tetanus.

5. Auch im Alter von über 75 Jahren besteht bei repräsentativen Umfragen bei etwa der Hälfte der Menschen noch der Wunsch nach sexueller Aktivität. Sexualfunktionen wie Verlangen, Erregung und Orgasmusfähigkeit sind weitgehend hormonunabhängig und bleiben auch im Alter bei beiden Geschlechtern voll erhalten. Die psychosozialen Grundbedürfnisse nach Angenommensein, Nähe, Wärme, Geborgenheit und Sicherheit bestehen im Alter fort und gewinnen teilweise noch an Bedeutung.

■ **Kapitel 2**

1. Verschiedene Faktoren spielen eine Rolle, wobei eine der wichtigsten die Sarkopenie mit Verlust von Muskelkraft, nachlassender Gehgeschwindigkeit und verminderter körperlicher Aktivität ist. Weitere Faktoren, die mit der Frailty in Zusammenhang gebracht werden, sind eine chronische systemische Entzündungsaktivität, erniedrigte Hormone wie Testosteron und der Rückgang der Regenerationsfähigkeit bis auf Stammzellebene. Damit verbunden ist eine allgemeine Verminderung der Leistungsreserve mit zunehmender Vulnerabilität gegenüber Erkrankungen und deren psychosozialen Folgen.

2. Die ICF ist komplementär zum Denkmodell der International Classification of Disease entwickelt worden und beurteilt Krankheitsfolgen. Die ICF weist 3 Bereiche der gesundheitlichen Integrität auf:
   - Das Konzept der Körperfunktion und Strukturen,
   - das Aktivitätskonzept und
   - das Teilhabekonzept (Partizipation).
   Diese sind von Kontextfaktoren wie Umwelteinflüssen und Personenbezogenen Faktoren beeinflusst.

3. Beim geriatrischen Patienten handelt es sich um einen älteren Menschen, der i. d. R. an mehreren meist chronischen Krankheiten leidet, die sich wechselseitig beeinflussen und die Selbständigkeit bedrohen.

4. Unter umfassendem geriatrischen Assessment versteht man einen multidimensionalen und interdisziplinären diagnostischen Prozess, mit dem Ziel, die medizinischen, psychosozialen und funktionellen Probleme und Ressourcen

des Patienten zu erfassen und einen umfassenden Behandlungs- und Betreuungsplan zu entwickeln.

5. Im geriatrischen Assessment werden die physische Gesundheit durch Fragebogen und alltagsähnliche Leistungstest überprüft, die psychische Gesundheit durch Kognitionstests und die emotionale Befindlichkeit sowie die soziale Gesundheit durch entsprechende Befragung erfasst.

6. Ältere Fahrer neigen zum Übersehen von Vorfahrtsregelungen, Geisterfahrten und zu zögerlichem, behinderndem Fahren. Ursache hierfür ist eine nachlassende Reaktionsfähigkeit in sehr komplexen Verkehrssituationen. Kompensationsmöglichkeiten sind die langjährige Fahrpraxis, vernünftige, vorausschauende Planung, geringere Risikobereitschaft und eine selbstkritische Haltung mit Einschränkung der Fahrleistung und Verzicht beispielsweise auf Langstreckenfahrten oder Nachtfahrten.

■ **Kapitel 3**

1. Häufige – intrinsische – Ursachen von Stürzen sind Muskelschwäche in den Beinen, Sensibilitäts-, Gang- und Gleichgewichtsstörungen, optische Defizite wie verminderte Sehschärfe, Tiefen- und Kontrastwahrnehmung sowie kognitive und funktionelle Beeinträchtigungen. Hinzu kommen extrinsische Faktoren wie Medikamente oder Umgebung und ein entsprechendes Risikoverhalten.

2. Etwa ein Drittel der über 65-Jährigen in unserer Gesellschaft stürzt jedes Jahr und die Hälfte hiervon sogar mehrmals.

3. Etwa jeder 10. Sturz verursacht eine schwerwiegende Verletzung wie eine Schenkelhalsfraktur oder andere Frakturen, subdurale Hämatome und andere schwerwiegende Weichteil- und Kopfverletzungen. Daneben ist die Angst vor Stürzen häufig. Diese kann als „Post-Fall-Syndrom" zu einer Einschränkung der körperlichen Aktivitäten führen, mit Verminderung von sozialen Kontakten und weiterer Abnahme funktioneller Kapazitäten.

4. Zur Erfassung der Sturzgefährdung ist eine Screeningfrage nach Stürzen innerhalb des letzten Jahres in der Anamnese essenziell. Bei einer positiven Antwort muss eine detaillierte Sturzdiagnostik erfolgen. Diese beinhaltet v. a. eine Beobachtung des Gangbildes. Eine kardiovaskuläre und neurologische Untersuchung kann sich je nach Klinik anschließen. Die Abklärung kardialer Ursachen für eine Synkope erfolgt durch Langzeit-EKG, Langzeitblutdruckmessung und Karotisdruckversuch. Nur bei entsprechendem Auskultationsbefund ist eine Echokardiographie zur Auffindung einer symptomatischen Aortenstenose notwendig Die Überprüfung der Medikation ist ebenfalls wichtig.

5. Wissenschaftlich belegt sind Interventionsstrategien, die multifaktoriell angelegt sind. Erfolgreiche Komponenten in einer Vielzahl der Studien sind spezielles Balance- und Gehtraining, Muskelaufbautraining, Schulung zur Gefahrenerkennung und Überprüfung der Medikation.

■ **Kapitel 4**

1. In diesem Stadium wäre wahrscheinlich ein Abwarten (Watchful Waiting) mit regelmäßiger Kontrolle des PSA-Wertes zu rechtfertigen gewesen, zumal nicht sicher gesagt werden konnte, dass das Karzinom für die Symptomatik verantwortlich war. Bei weiterbestehendem Behandlungswunsch wäre eine hormonelle Behandlung möglicherweise indiziert gewesen. Eine HIFU wird nicht mehr empfohlen.

2. Siehe 1

3. Die TUR-Prostata (Transurethrale Prostataresektion) ist das Standardverfahren; sie zeigt bei gleichzeitig niedriger Morbidität zusammen mit der offenen Operation die besten Behandlungsergebnisse. Die offene Adenomenukleation sollte auf große Drüsenvolumina beschränkt bleiben. Laserverfahren werden interstitiell und transurethral benutzt, sie scheinen weniger Komplikationen im Vergleich zur TURP zu haben, erreichen aber i. d. R. nicht das Ergebnis einer TURP. Die TUMT (transurethrale Mikrowellentherapie zur Wärmeapplikation) und TUNA (transurethrale Nadel-Ablation der Prostata) verwenden

Mikrowellen bzw. Radiofrequenzwellen, um das Prostatagewebe zu erhitzen. Sie können bei nicht operablen „Hochrisiko-Patienten" als Alternative zur TURP eingesetzt werden. Stents werden nur bei Hochrisiko-Patienten benutzt. Dieses Verfahren kann laut Leitlinien zur effektiven Therapie des BPH-Syndroms normalerweise nicht empfohlen werden, gleiches gilt für die HIFU (High Intensitiy Focus Ultrasound). Eine Gewebsnekrose als Voraussetzung für einen Therapieeffekt kann mit den derzeit existierenden Systemen nicht in ausreichendem Maße erzeugt werden. Hyperthermie verursacht ebenfalls eine Gewebsnekrose, jedoch auch meist in zu geringem Umfang. Die Ballondilatation ist nicht von Dauer und kann laut Leitlinien zur effektiven Therapie des BPH-Syndroms nicht empfohlen werden. Im Gegensatz zur Behandlung des Prostata-Karzinom ist die Radiatio bei Prostatahyperplasie keine Alternative.

4. Eine Abhängigkeit in diesen Bereichen der IADL wirkt eher antrainiert, denn notwendig. Erstaunlicherweise können Witwer, die zuvor nie den Haushalt gemacht haben, nach dem Tod der Ehefrau dies häufig problemlos übernehmen. Auch in den Fällen, in denen die bisher versorgende Ehefrau plötzlich hilfsbedürftig wird, können Männer die Haushaltsführung im hohen Alter noch erlernen. Oftmals werden jedoch die (Schwieger-)Töchter dafür eingespannt.

■ **Kapitel 5**

1. Schwerhörigkeit im Alter ist vor allem eine Innenohrschwerhörigkeit durch lebenslange endogene und exogene Einflüsse. Auch Störungen der Schalleitung sowie der neuronalen Verarbeitung kommen dazu.

2. Wichtig für den Nicht-HNO-Arzt ist die Inspektion des Gehörganges, da bei einer Verlegung des Gehörganges durch Ohrschmalz sofort kurativ gehandelt werden kann – etwas, was ihm bei den anderen Formen der Schwerhörigkeit nicht möglich ist.

3. Der Arzt muss gehört und er muss verstanden werden, indem er die Sprache des Patienten spricht. Eine schwäbische Krankenschwester,

die als Simultandolmetscher fungierte, und ein Schallverstärker machten die verbale Kommunikation wieder möglich.

4. Das Risiko von Patienten mit Morbus Parkinson, an einer Demenz zu erkranken, ist nicht wesentlich höher als das der Normalbevölkerung. Dieses Bild wird durch Patienten mit Parkinson-Syndrom verzerrt, also Patienten mit Lewy-Body-Demenz, Systematrophien und ähnlichen Erkrankungen, deren Anteil an demenziellen Erkrankungen deutlich höher ist (▶ Kap. 11). Durch Akinese, Hypomimie und der häufig begleitenden Depression können demenzielle Entwicklungen bei Parkinson-Patienten jedoch vorgetäuscht und verkannt werden. Parkinsonpatienten sind in der Tat verstärkt Dekubitus gefährdet, da ihre Eigenbewegung vor allem in der Nacht stark reduziert ist und so die Dauer des Auflagedrucks verlängert ist.

■ **Kapitel 6**

1. Zum Entstehen der Malnutrition bei Frau S. haben verschiedene Faktoren beigetragen. Zum einen ist aufgrund des chronischen Schmerzsyndroms nach misslungener Knieoperation wahrscheinlich schon per se eine Einschränkung des Appetits aufgetreten, möglicherweise deutlich verstärkt durch die Auswirkung von Schmerzmedikamenten, wie zum Beispiel von nicht-steroidaler Antirheumatika oder Opioiden, die eine appetithemmende Wirkung entfalten können. Auch der soziale Rückzug mit dem Wegfallen einer gemeinschaftlich eingenommenen Mahlzeit hat vermutlich zur nachlassenden Nahrungsaufnahme beigetragen. Ist dann bei weiterer Malnutrition bereits die Kraft und somit auch die Mobilität reduziert, kommt es wie in einem Teufelskreis zu einer weiteren Einschränkung der Nahrungsaufnahme. Vermuten kann man auch, dass durch die bereits erfolgte Gewichtsabnahme das Gebiss vielleicht nicht mehr richtig passt oder die Beißkraft für manche Konsistenzen nicht mehr ausreicht und deshalb wiederum die Nahrungsaufnahme behindert wird. Möglicherweise könnte auch die Pneumonie auf eine Schluckstörung hinweisen,

wie sie im höheren Lebensalter zum Beispiel bei Parkinson-Syndrom, nach Schlaganfall oder bei Demenz häufig vorkommt und oft weder vom Betroffenen noch von den Pflegekräften richtig wahrgenommen wird. Weitere mögliche funktionelle oder organische Ursachen lassen sich auch im Merksatz „Meals on wheels" beschreiben.

2. Die einfachste Maßnahme ist es, den Patienten oder Bewohner regelmäßig zu wiegen und dann in Relation zur Körpergröße den Body-Mass-Index zu bestimmen. Für das Screening genügt der NRS 2002. Die beste Aussage gibt das Assessment-Instrument MNA. Weitere Möglichkeiten (eher für Studien) sind zum Beispiel die Messung der Hautfaltendicke am Oberarm, Wadenumfang, Armspanne durch Quadrat des Körpergewichts, Messung der Bioimpedanz (BIA) oder NMR-Bestimmung der Fettmasse.

3. Albumin, Präalbumin, Transferrin, Hämoglobin, Cholesterin und die Lymphozytenzahl geben Hinweise auf Protein- und Kalorienmangel. Von klinischer Relevanz ist vor allem die Bestimmung von Serumalbumin, welches durch seine lange Halbwertzeit (21 Tage) einen Aufschluss über den längerfristigen Ernährungszustand gibt. Durch Messung von Präalbumin oder Retinol-bindendem Globulin können auch kurzfristige Änderungen des Ernährungszustands festgestellt werden.

4. Ernährungstherapeutische Maßnahmen im Alter sollten immer auf einer sorgfältigen Abklärung der verschiedenen Faktoren der Malnutrition basieren. Erkrankungen des Zahn- und Kieferapparates müssen saniert werden. Medikamente, die das Geschmacksempfinden verändern, sollten abgesetzt werden. Durch stärkeres Würzen der Speisen oder stärkeres Süßen kann dem reduzierten Geschmacksempfinden nachgekommen werden. Eine ansprechende Zubereitungsweise sowie die Einnahme in einem sozialen Rahmen mit Mitpatienten/Bewohnern oder gemeinsam mit therapeutischem oder pflegerischem Personal steigert die Nahrungsaufnahme. Bei der Nahrungsauswahl muss dem reduzierten Gesamtkalorienbedarf im Alter Rechnung

getragen werden, das heißt, es sollten besonders nährstoffdichte Speisen gegeben werden (Fleisch mit Sahnesoße, Nachtischzubereitungen mit Sahne, etc.). Restriktive Diäten (z. B. bei Diabetes oder Fettstoffwechselstörungen) sind heute aus geriatrischer Sicht obsolet und sollten nicht mehr dauerhaft verordnet werden.

5. Je nach Studienpopulation und untersuchten Parametern findet sich eine Malnutrition bei 16 bis weit über 50% der Älteren.

- **Kapitel 7**

1. Die häufigsten Ursachen chronischer Schmerzen sind degenerative Gelenkerkrankungen sowie LWS-Beschwerden. Es folgen Karzinomschmerzen sowie die Osteoporose.

2. Epidemiologische Daten zur Häufigkeit von chronischen Schmerzen in Deutschland sind rar. In vorhandenen Untersuchungen berichten etwa ein Drittel älterer befragter Menschen über ständige oder rezidivierend auftretende Schmerzen. Der Anteil liegt bei Pflegeheimbewohnern noch höher (etwa die Hälfte).

3. Grundsätzlich sind medikamentöse mit nicht-medikamentösen Therapieverfahren zu kombinieren. In Abhängigkeit von der zugrunde liegenden Erkrankung kann es sich bei den nicht-medikamentösen Therapieverfahren um physikalische und physiotherapeutische Maßnahmen handeln. Auch Entspannungstechniken (autogenes Training, progressive Muskelrelaxation nach Jacobsen) sind zur Bekämpfung muskuloskeletaler Schmerzen effektiv. Die medikamentöse Therapie folgt den Empfehlungen der WHO zur Behandlung von Karzinompatienten gemäß Stufenschema. Wichtig ist, dass möglichst ein oral verabreichbares Medikament verordnet (oder ein Schmerzpflaster) und dass auf ein festes Dosierungsschema geachtet wird, entsprechend der Halbwertzeit des verordneten Präparates.

4. Depressive Syndrome gehören nach den demenziellen Erkrankungen zu den häufigen psychiatrischen Krankheiten im Alter. Wandernde körperliche Beschwerden bereiten häufig erhebliche diagnostische Schwierigkeiten und sollten an eine Depression denken

lassen. Die Wirksamkeit von Antidepressiva auch im höheren Lebensalter ist evidenzbasiert, sofern es sich um depressive Episoden einer Major-Depression handelt und nicht um Anpassungsstörungen oder eine Dysthymie. Nicht-medikamentöse Möglichkeiten (Verhaltenstherapie, Gruppentherapien, aber auch die Elektrokrampftherapie) sollten bei Major-Depressionen ebenfalls erwogen werden. Bei der medikamentösen Therapie sollte nach FORTA am ehesten mit Sertralin oder Citalopram begonnen und die Nebenwirkungsprofile bedacht werden.

5. Die Hauptschlafperiode in der Nacht verkürzt sich, wird aber zumeist durch Tagesschlafperioden kompensiert. Die Anzahl der nächtlichen Wachperioden nimmt von durchschnittlich 4–5 im mittleren Erwachsenenalter auf etwa das Doppelte zu. Im Gegenzug verringert sich der REM-Schlaf von durchschnittlich 20% auf etwa die Hälfte. Die empfohlene Therapie von Schlafstörungen besteht in der Vermittlung von Regeln der Schlafhygiene wie Einhaltung regelmäßiger Zu-Bett-Geh- und Aufstehregeln, Beschränkung der Gesamtbettliegezeit auf 7–8 Stunden, Verzicht auf Mittagschlaf, keine anstrengenden körperlichen Tätigkeiten am Abend, jedoch tagsüber regelmäßige körperliche Aktivitäten sowie Verzicht auf koffeinhaltige Getränke nach 15:00 Uhr. Die medikamentöse Therapie von Schlafstörungen sollte sehr restriktiv gehandhabt werden und eine Einnahmedauer von höchstens vier Wochen nicht überschreiten.

■ Kapitel 8

1. Unsere Patientin hat eine ausgeprägte Multimedikation mit 13 Medikamenten ohne OTC. Hier scheint sie zumindest in häufigeren Abständen ein NSAR einzunehmen. Dies interagiert mit ASS 100 und schwächt dessen Wirkung ab, was bei einem DES zu einer erhöhten Gefahr für Stent-Thrombosen führt (Medikament-Medikament-Interaktion). Eine weitere Medikamenten-Interaktion ist die Erhöhung des Plasmaspiegels von Marcumar und Amlodipin durch Hemmung des Enzyms

Cyp3A4 in der Leber und somit ein erhöhter INR und, evtl. gemeinsam mit dem NSAR, eine Verschlechterung der Nierenfunktion. Letzteres ist eine Medikamenten-Erkrankung-Interaktion, die auch bei Einnahme des Thiazids und der Gichterkrankung vorliegt (Erhöhung der Harnsäurekonzentration im Blut). Unter Dauertherapie mit Protonenpumpeninhibitoren ist zudem ein erhöhtes Risiko für Pneumonien (und Hypomagnesiämien sowie Clostridieninfektionen) beschrieben.

2. Grundsätzlich unterscheidet man Medikament-Medikament- und Medikament-Erkrankung-Interaktionen.

3. Man kann verschiedene Interaktionsformen unterscheiden. Solche über Cytochrom-Enzyme und P-Glykoproteine in der Leber (Induktion und Hemmung durch verschieden Substrate, wobei die Hemmung im Alter oft kritischer zu sehen ist, wegen des Anstiegs der Plasmaspiegel eines Medikaments). Weiterhin gibt es Interaktionen durch Verdrängung aus der Eiweißbindung, Konkurrenz um abbauende Enzyme (z. B. COX-1) oder kumulative Effekte wie bei dem serotonergen Syndrom oder Verlängerung der QT-Zeit.

4. Das Organ, das für die meisten Kontraindikationen und UAW im Alter verantwortlich ist, ist die Niere. Insbesondere auch, weil im fortgeschrittenen Alter die Nierenfunktion oft überschätzt wird. Die glomeruläre Filtrationsrate kann mittels MDRD, CKD-EPI oder im hohen Alter besser mit der Cockroft-Gault-Formel abgeschätzt werden, da diese auch das Körpergewicht und damit die Muskelmasse berücksichtigt.

5. Die häufigsten UAW im Alter, die als schwer eingestuft werden und zu Krankenhausaufenthalten führen, werden von den Insulinen und oralen Antikoagulanzien verursacht (Blutung, Hypoglykämie).

■ Kapitel 9

1. Mehr als 1,3–1,6 Mio. Menschen leiden unter einer Demenz, die Prävalenz nimmt hierbei mit steigendem Lebensalter rasant zu, sodass bei den über 95-jährigen mit einer Häufigkeit von 50% an Demenz Erkrankten gerechnet werden

muss. Die Anzahl der Neuerkrankungen pro Jahr wird auf ca. 240.000 geschätzt und wird in den kommenden Jahren wahrscheinlich steigen.

2. 5 bis 10% aller Heimbewohner in Deutschland werden mit Gurten in ihrer Bewegung drastisch eingeschränkt. 20 bis 30% werden mit anderen Mitteln – etwa mit Gittern – am Aufstehen gehindert. In Krankenhäusern scheint die Zahl ähnlich hoch zu sein. Verfassungsrechtlich betrachtet ist eine Fixierung als Eingriff in die Fortbewegungsfreiheit zu betrachten; im Strafrecht ist sie als Freiheitsberaubung strafbar. Die Fixiermaßnahme ist dann nicht strafbar, wenn eine persönliche Einwilligung vorliegt, sie ist bei einem „Notstand" gerechtfertigt. Ansonsten kann sie mittels gerichtlichem Beschluss und ärztlicher Anordnung bei bestehender Indikation erlaubt sein.

3. Demenz ist nach ICD-10 eine erworbene Störung des Gedächtnisses und des Denkvermögens, die so ausgeprägt ist, dass dadurch (berufliche und private) Alltagsaktivitäten beeinträchtigt sind. Die Störung muss seit mindestens sechs Monaten und nicht nur im Rahmen eines Delirs bestehen. Kritik an dieser Definition: Bei manchen Demenzkrankheiten steht zu Beginn eine Wesensänderung anstatt einer kognitiven Störung im Vordergrund. Eine Gedächtnisstörung ist ein sehr häufiges, dem Wesen nach aber kein unabdingbares Symptom von Demenzen. Eine Demenz kann sofort nach einmaliger Schädigung auftreten, z. B. nach Schädel-Hirn-Trauma und danach progredient sein. Eine Demenz kann nach weniger als 6 Monaten zum Tode führen (z. B. Morbus Creutzfeldt-Jakob).

4. Sekundäre Demenzen sind z. T. behandelbar. Ursachen können chronische Intoxikationen, HIV, Stoffwechselstörungen sowie Vitamin-B_{12}-Mangel, das chronisch subdurale Hämatom und der Normdruckhydrozephalus sein. Ebenfalls wichtig ist die depressive Pseudodemenz.

5. Leider sind die meisten Krankenhäuser nicht auf weglaufgefährdete Patienten eingerichtet. Diese werden bei Weglauftendenzen in geschlossene Abteilungen der Psychiatrien verlegt. Leider sind die Gerontopsychiatrien nicht auf akut (internistisch) erkrankte Patienten eingestellt und müssen diese wiederum in Akutkrankenhäuser verlegen, die nicht auf weglaufgefährdete Patienten u. s. w. Erst in letzter Zeit haben manche (geriatrische) Kliniken begonnen, in Zusammenarbeit mit Gerontopsychiatrien gemeinsame Abteilungen oder eigene „geschützte" Bereiche einzurichten.

6. Eine freiheitsentziehende Maßnahme ist im Krankenhaus nur durch eine richterliche Genehmigung zulässig, es sei denn, es ist Gefahr im Verzug. Entsprechende Regelungen fehlen für den häuslichen Bereich, lassen sich jedoch analog konstruieren. Ein Bevollmächtigter oder Betreuer muss die Entscheidung verbindlich treffen, Angehörige als solche dürfen dies nicht allein. Werden Pflegedienste tätig, die freiheitsentziehenden Maßnahmen ergreifen, sollten sie diese Entscheidung vormundschaftsgerichtlich genehmigen lassen. Ob Fixierungsmaßnahmen im häuslichen Bereich tatsächlich dem Vormundschaftsgericht gemeldet und von diesem genehmigt werden, um dann anschließend lege artis durchgeführt zu werden, scheint zweifelhaft.

■ Kapitel 10

1. Eigentlich nicht viel. Mit einem Hausnotruf hätte man den Patienten vielleicht früher aufgefunden. Eine frühere Testung auf kognitive Defizite hätte Zeit sparen können, um eine Betreuung zu erreichen.

2. Aufgrund der Anosognosie kann Herr W. seine Defizite und seine Situation nicht richtig einschätzen. Durch die Tendenz zur Selbstüberschätzung bei bestehendem kognitiven Defizit und gleichzeitigem Neglect kommt es immer wieder zu Stürzen und zur Aspiration. Eine Selbstversorgung, v. a. auch in der Nacht, ist so nur schwer denkbar. Ggf. kann unter Einsatz von AAL-Systemen und 24-Stunden-Pflege dennoch eine häusliche Versorgung versucht werden, wenn dies dem Patienten extrem wichtig ist.

3. Schluckstörungen können manchmal bereits klinisch durch Beobachtung beim Essen und Trinken durch Verschlucken/Husten/

gurgelnde Sprache bemerkt werden. Dies kann auch verzögert nach dem Essen auftreten. Sind die Sensibilität und Reinigungsreflexe gestört, kann es nur zu Veränderungen der Stimme oder keiner klinischen Auffälligkeit kommen – eine sog. stille Aspiration. Diese kann durch Videofluoroskopie und/oder Schluckendoskopie abgeklärt werden. Sog. „Atemwegsinfekte", aber auch unspezifische Erhöhungen der Entzündungszeichen, die vom Ungeübten gerne einem pathologischen Urin-Status zugwiesen werden, sollten nach Schlaganfall immer an eine stille Aspiration denken lassen.

4. Eine PEG-Sonde ist eine invasive Maßnahme, die nur im Einverständnis mit dem Patienten durchgeführt werden darf. Sie ist indiziert bei Schluckstörung, die über einen mittel bis längerfristigen Zeitraum bestehen wird, wenn der Patient davon profitiert, also bei z. B. bei akutem Schlaganfall oder ähnlicher Situation.

5. Herr W. könnte nach Hause gehen, mit ambulanten Hilfen sowie „Essen auf Rädern" versorgt werden – und alles geht gut. Es könnte auch passieren, dass er rasch auffiebert, hustet und mit einer Aspirationspneumonie ins Krankenhaus muss. Oder er stürzt erneut und erleidet eine hüftnahe Fraktur. Oder er wird in ein Pflegeheim entlassen und fühlt sich dort schlecht oder sehr wohl – immerhin ist er nicht mehr allein.

■ Kapitel 11

1. Typische Symptome des Morbus Parkinson sind eine variable Kombination von Tremor, Rigor und Akinesie. Oft beginnt die Krankheit einseitig; die Symptome bessern sich durch Gabe von L-Dopa. Die Auswirkungen der neurologischen Problematik im Alltag des geriatrischen Patienten sind extrem vielfältig. Bedingt durch die Mobilitätsstörung kommt es immer wieder zu Stürzen. Die Parkinson-Erkrankung ist ein Paradebeispiel für eine neurologisch bedingte Gangstörung mit rezidivierenden Stürzen beim Älteren. Nicht minder problematisch ist beim älteren Menschen die Auswirkung auf die Wahrnehmung und die Hirnleistung. Dies

kann sowohl durch die Parkinson-Erkrankung selbst (Parkinson-Demenz, Demenz mit Lewy-Körperchen) als auch durch Nebenwirkungen der Parkinson-Therapie (L-Dopa, Amandatin) bedingt sein. Oft werden auch kognitive nicht beeinträchtigte Patienten mit Parkinson aufgrund der „Verlangsamung" als dement abgestempelt. Ein weiteres großes Problem ist für viele Parkinson-Patienten, dass aufgrund von Verlangsamung, fehlender Mimik oder verstärktem Speichelfluss eine soziale Außenseiterrolle entsteht. Viele Parkinsonkranke ziehen es z. B. vor, nicht in der Gemeinschaft zu essen. Letztlich kann das Essen selbst zum Problem werden: Bei fortgeschrittener Parkinson-Erkrankung besteht fast immer eine Schluckstörung.

2. Die Therapie älterer Parkinson-Patienten sollte immer aus einer Kombination von medikamentösen Vorgehensweisen in Verbindung mit dem Einsatz von Heil- und Hilfsmitteln sein. Durch krankengymnastisches Gehtraining können Störungen wie Propulsionstendenz (Neigung zum Nach-vorne-Fallen), Freezing („Kleben-bleiben") oder kleinschrittiges, schlurfendes Gangbild positiv beeinflusst werden. Durch geeignete Hilfsmittel wie Hüftschutzhose oder Einsatz eines Rollators mit Schleppbremse kann die Sturz- bzw. Frakturhäufigkeit reduziert werden. Durch Hilfsmittelausstattung und Beübung in der Ergotherapie kann die Selbsthilfefähigkeit im Alltag deutlich verbessert werden. Seitens der Logopädie kann durch Sprach- und Sprechtraining die oft äußerst mühsame Kommunikation verbessert und/oder eine Schluckstörung behandelt werden.

3. Es gibt eine Vielfalt von Erkrankungen, die dem Parkinson ähneln: Am häufigsten finden sich neurodegenerative oder vaskuläre Parkinson-Syndrome. Besonders wichtig ist das medikamenteninduzierte Parkinsonoid durch Neuroleptika, da ein Fortschreiten vermieden werden kann. Auch an die gar nicht so seltene Lewy-Body-Demenz muss man denken, da hier nur atypische Neuroleptika eingesetzt werden dürfen. Auch ein Normaldruckhydrozephalus sollte nicht übersehen werden, da

dieser potentiell durch Shunt-Anlage kausal behandelbar ist.

- Kapitel 12

1. Beim metabolischen Syndrom mit Diabetes mellitus liegt ein erhöhtes Risiko für Demenz vor. Es besteht eine Interaktion zwischen den geriatrischen Syndromen und Diabetes bei der Harninkontinenz, Depression, Sturz – Assessment wäre wichtig! Die Hypoglykämie erfolgte bei Sulfonylharnstoff-Einnahme und möglicherweise schlechter Ernährung/Niereninsuffizienz. Der Apoplex wurde übersehen, die Schluckstörung nicht festgestellt, als Resultat erlitt die Patientin eine Aspirationspneumonie!

2. Zur Primärprävention hätten Hausarzt und Praxispersonal aufmerksamer sein müssen, die Beobachtung des Praxispersonals hätte weitergegeben werden müssen, ggf. hätte ein Assessment zur Aufdeckung geriatrischer Syndrome geführt. Die Exsikkose und das Nierenversagen (möglicherweise durch Gabe von ACE-Hemmern + NSAR entstanden) hätte vermieden werden können. Das Risiko für Delir und Dekubitus war stark erhöht, durch Screeninginstrumente wie die Braden-Skala hätte ein Dekubitus vermieden werden können. Der Apoplex als Komplikation wurde nicht rechtzeitig erkannt, die Schluckstörung führte dann zur Aspirationspneumonie.

3. Der Hausarzt hätte durch Assessmentuntersuchungen die Bereiche Kognition (MMSE, DemTect, CCT), Affekt (GDS), Mobilität (Timed-Up-and-Go-Test, modifizierten Romberg-Test, 5-Chair-Rise) und durch Befragen die Kontinenz überprüfen können (▶ Kap. 2). In der Klinik hätte das Risiko für Delir (Delir-Quest), bestehende Demenz (MMSE, DemTect, CCT), Risiko für Dekubitus (Braden-Norton-Skala), abgeschätzt werden können. Eine Mobilisierung nach Funktionsgrad wäre sinnvoll gewesen. Nach Schlaganfall wäre durch einen Schluckversuch/Schluckendoskopie die Schluckstörung entdeckt worden. Vor Entlassung müsste eine Vereinfachung der Insulintherapie, ein soziales Assessment, die Einbeziehung sozialer Dienste erfolgen.

4. Eine Schulung hätte in jedem Falle, möglichst frühzeitig erfolgen sollen. Zur Prävention wäre die Einschaltung einer Diakoniestation, Kontinenzberatung, Sturzprävention (Wohnraumanpassung, Rollator, Hüftschutzhose wie z. B. Safe-Hip, ▶ Abschn. 3.1.6, Notruf – Präventiver Hausbesuch) möglich gewesen. In der Klinik: geriatrische Komplexbehandlung ab Aufnahme, Diagnostik und Therapie durch Ergotherapie, Physiotherapie und Logopädie, Aspirationsprävention durch entsprechende Pflegemaßnahmen.

5. Je nach Schädigungsbild durch den Schlaganfall wäre zunächst wahrscheinlich eine stationäre Rehabilitation erforderlich, vermutlich als geriatrische Rehabilitation, um die über die neurologische Schädigung hinausgehenden Defizite therapeutisch anzugehen.

- Kapitel 13

1. In mehreren Arbeiten konnte gezeigt werden, dass neben dem üblichen Staging ein komplettes geriatrisches Assessment (und Management) eine passgenauere Therapie ermöglicht. Insbesondere Funktionalitätsassoziierte Parameter wie Aktivitäten des täglichen Lebens, Mobilität, Kognition, Stürze und Morbiditäts-assoziierte Parameter wie Multimedikation, Zahl der Komorbiditäten sollten erhoben und bei Bedarf unterstützend therapiert/gemanagt werden. Die Ernährung spielt ebenfalls eine wichtige Rolle.

2. Höchstwahrscheinlich handelt es sich um einen niedrigmalignen, Östrogenrezeptor-positiven, Her2-neu negativen Tumor mit langsamen Wachstumsraten, da diese mit zunehmendem Alter häufiger werden.

3. Bei jungen Patienten würde sofort zusätzliche Fachexpertise herangezogen und auf eine histologische Sicherung gedrängt werden, ohne dass ein ausführliches Vorgespräch üblich wäre. Bei älteren Menschen ist es durchaus legitim, vor dem Einstieg in die diagnostischen (und dann meist auch therapeutischen) Prozesse die Vor- und Nachteile der Therapie mit dem Grad der Frailty und Komorbidität kritisch abzuwägen.

Dafür ist allerdings eine solide Kenntnis der aktuellen Therapiemöglichkeiten unabdingbar. Ansonsten sollte auf ein Tumorboard unter Einbeziehung eines Geriaters oder des Primärversorgers gedrängt werden. Wichtig ist, unter Berücksichtigung der Patientenpräferenzen, eine Vermeidung von Übertherapie und Untertherapie. Vor allem mit Hinblick auf die raschen Veränderungen der Therapieoptionen durch Biologicals, gerade bei hämatologischen Tumoren, dem malignen Melanom oder dem Bronchialkarzinom.

■ Kapitel 14

1. Die rasche Progredienz, die pulmonale Symptomatik mit Husten und die Schwere des Funktionsverlusts deuten auf eine schwere Atemwegsinfektion hin. Am ehesten handelt es sich um eine ambulant erworbene Pneumonie. Im Röntgenbild fand sich das typische Infiltrat einer Lobärpneumonie, mikrobiologisch handelte es sich um Pneumokokken.

2. Die klinische Symptomatik kann irreführend sein. Ältere Menschen haben ein höheres Risiko, einen schwereren Verlauf zu entwickeln, an der Pneumonie zu sterben bzw. nach Erkrankung in ihrer Selbständigkeit und Mobilität eingeschränkt zu bleiben. Deshalb sind begleitend zur pharmakologischen Therapie immer auch physikalische Maßnahmen, Mobilisation und aktivierende Pflege erforderlich. Grippe- und Pneumokokkenimpfungen sind ohne größere Nebenwirkungen verträglich und sollten gerade bei Älteren offensiv durchgeführt werden.

■ Kapitel 15

1. Die wichtigsten Ursachen der Herzinsuffizienz im höheren Lebensalter sind die arterielle Hypertonie, die koronare Herzkrankheit sowie Klappenvitien. Deshalb sollte bei neu aufgetretenen oder sich deutlich verschlechternden Insuffizienzen ohne eruierbare Gründe (schlechter Adhärenz bei Diuretika, neue kontraproduktive Medikamente) neben einer Echokardiographie eine fachkardiologische Abklärung der koronaren Perfusionssituation erwogen werden.

2. Für die beiden häufigsten Risikofaktoren zur Entstehung der Herzinsuffizienz, koronarer Herzkrankheit und arterieller Hypertonie, kann mittlerweile eine Reihe von präventiven Maßnahmen als wissenschaftlich gesichert gelten. Hierzu zählt eine Modifikation des Lebensstils mit Gewichtsreduktion bei Übergewicht und mit regelmäßiger körperlicher Aktivität.

3. Von körperlicher Schonung ist dringend abzuraten. Einige jüngere Studien konnten klar zeigen, dass eine vermehrte körperliche Aktivität bei stabiler Herzinsuffizienz die Mortalität um bis zu 40% senken kann, während gleichzeitig die Lebensqualität zunimmt. Bei instabiler Situation (Notaufnahme) sollte bereits während der Stabilisierung eine Aktivierung erfolgen, was häufig versäumt wird. Dauerkatheter zur Bilanzierung immobilisieren die Patienten!

4. Die Mehrzahl der Studien, die bisher durchgeführt wurden, hatten eine Altersbegrenzung nach oben (65 oder 70 Jahre). Erst in jüngerer Zeit wurden auch ältere Menschen in Studien eingeschlossen. Trotzdem ist die Datenlage in der Patientengruppe bis 85 Jahre weiterhin spärlich. Bei den über 85-Jährigen gibt es überhaupt keine wissenschaftlich gesicherten Empfehlungen.

5. Die im Alter sehr hohe Rehospitalisierungsrate von 30–60% innerhalb des ersten Jahres nach dem primären Krankenhausaufenthalt ist hauptsächlich auf eine mangelhafte Compliance der Patienten zurückzuführen. Deren Ursache ist vielfältig. Häufig findet nur eine unzureichende Beratung über Diätmaßnahmen, Sinn und Zweck der verordneten Medikamente und Information der Hausärzte und ambulanten Dienste statt. Das sog. Case-Management spielt daher eine wichtige Rolle bei der Behandlung älterer Patienten mit Herzinsuffizienz. Neben einer Schulung hinsichtlich erreichbarer körperlicher Aktivität ist eine eingehende Aufklärung über die verordneten Medikamente empfehlenswert. Die Patienten sollten angehalten werden,

sich zuhause regelmäßig zu wiegen, um eine drohende Dekompensation ihrer Herzinsuffizienz schon im Anfangsstadium erkennen zu können.

■ **Kapitel 16**

1. Zum einen die Überlaufinkontinenz: Abgang von Urin bei Erhöhung des intraabdominellen Drucks aufgrund eines zu großen Blasenvolumens. (Cave: Nicht mit einfacher Stressinkontinenz verwechseln!). Zum anderen pathophysiologische Ursachen wie:
   – Blasenauslassobstruktion (z. B. bei massiver Stuhlimpaktation – siehe Fallbeispiel) oder
   – Detrusorschwäche. Typische Ursachen hierfür sind Prostatahyperplasie bzw. Karzinom, Koprostase im Enddarm, Blasentumore, anticholinerge Medikamente, diabetische Neuropathie.
2. Der zukünftige Bewohner muss normalerweise eine Pflegestufe bzw. Pflegegrad seit 2017 haben. Er selbst oder ein von ihm Bevollmächtigter oder ein gesetzlich eingesetzter Betreuer müssen den Vertrag unterschreiben.
3. Der Betreuer ist verpflichtet, das Wohl und den (mutmaßlichen) Willen des Betreuten zu beachten und zu befolgen. Wenn dieser Wille eine erneute Entlassung nach Hause bedeutet, so sollte der Betreuer versuchen, diese zu ermöglichen und durch organisatorische Maßnahmen ein Debakel zu verhindern. Eine Entlassung wird dann ggf. als Entlassversuch aus der stationären Behandlung von den Geriatern durchgeführt, die Wiederaufnahme wird in Anbetracht des bevorstehenden Versagens der Versorgungsstruktur bereits vorbereitet. Die Erfahrung lehrt, dass manche Entlassversuche im Chaos enden, andere aber wider dem ärztlichen Erwarten gelingen. Ein Versuch lohnt sich deshalb nach entsprechender Kommunikation durchaus.
4. Durch eine Vorsorgevollmacht kann ein Patient eine Person seines Vertrauens bevollmächtigen, in verschiedenen Bereichen Entscheidungen mit bindender Wirkung zu treffen. Eine Vorsorgevollmacht kann allein oder in Verbindung mit anderen Verfügungen ausgestellt werden.
5. Die „Therapiehoheit" liegt auch im Pflegeheim beim Patienten selbst. Er hat freie Arztwahl. Die ärztliche Versorgung wird über die niedergelassenen Ärzte gewährleistet. Der Krankenhausarzt kann durch intensiven Informationsfluss vor der Entlassung ins Pflegeheim sowohl den weiterbehandelnden Hausarzt als auch das weiter betreuende Pflegepersonal in das Behandlungskonzept einbinden. Dazu dient neben dem direkten Gespräch der Entlassbrief, aber auch eine gute pflegerische Überleitung, wie sie zum Beispiel in der AGAPLESION Bethesda Geriatrische Klinik Ulm oder in der Sana Klinik Bethesda Stuttgart benutzt wird (◘ Abb. 16.1.).

■ **Kapitel 17**

1. Bei dieser Patientin ist eine medikamentöse Therapie nach dem WHO-Stufenschema indiziert. Da Tilidin als niedrig potentes Opioid nicht ausreichte, brauchte sie ein hochpotentes Opiat. Wir gaben zuerst Oxycodon. Hierauf reagierte sie mit starker Übelkeit, weshalb wir auf ein Pflaster mit Fentanyl umstiegen. Dieses wurde auf 75 µg aufdosiert und besser vertragen. Zur Behandlung von Durchbruchschmerzen gaben wir zusätzlich Morphin als schnellwirksame Tablette. Da Knochenschmerzen auf NSAR besser ansprechen als auf andere Medikamente, gaben wir initial Diclofenac, setzten dies aber wegen Magenproblemen auf einen COX-2-Hemmer um. Eine Ergänzung wäre Metamizol gewesen. Die Kyphoplastie führte zu einer Linderung der Beschwerden im Rücken, die Bestrahlung des Femurs und der Klavikula minderten lokal ebenfalls die Schmerzen. Eine zunehmende stärkere analgetische Wirkung war hier noch nach Entlassung zu erwarten, da die Wirkung der Radiatio etwas verzögert einsetzt. Zusätzlich gaben wir Alendronat, ein orales Bisphophonat, zur Knochenstabilisierung. Physikalische Maßnahmen und Physiotherapie durch die KG-Abteilung brachten zusätzliche Linderung. Wärme- und Kälteanwendungen,

AGAPLESION BETHESDA KLINIK ULM

Patientenaufkleber	**Pflegerelevante Diagnosen**
	Einweisungsgrund:..
	....
	....
	Allergien:...

Soziales Umfeld

Angehörige/Bezugspersonen (Name/Telefon):..

Gesetzlicher Betreuer (Name/Telefon):...

Keine Auskunft an:...

Kommunikation

Orientierungsvermögen: **Motivation/Verhalten:**

zeitlich:	ja □	zeitweise □	nein □	entwickelt Eigeninitiative □
zur Person:	ja □	zeitweise □	nein □	aktiv auf Aufforderung □
örtlich:	ja □	zeitweise □	nein □	passiv □
situativ:	ja □	zeitweise □	nein □	abwehrend □

Kommunikation: eingeschränkt durch

Sehstörung   □..   Sehhilf e:...
Schwerhörigkeit □..   Hörgerät: rechts□   links□
Sprache-Sprechstörungen □ ....

Besonderheiten:...

Medikamenteneinnahme

Medikamente: **insulinpflichtiger Diabetes mellitus** □

müssen gerichtet werden	□	zieht Insulin selbstständig auf	□
Einnahme muss überwacht werden	□	mit Pen □ mitgegeben	□
müssen verabreicht werden	□	injiziert selbstständig	□
		vollständige Übernahme	□
aktuelle Medikation siehe Arztbrief		Insulinschema mitgegeben	□

Besonderheiten:...

Essen und Trinken

selbstständig □   richten □   anleiten/beaufsichtigen   □   verabreichen/eingeben   □
Schluckstörungen □   andicken der Flüssigkeit   □   Flüssigkeitskarenz   □

Kostform:......................................   Zusatznahrung:...
Besonderheiten/Vorlieben/Unverträglichkeiten:...

Ernährungssonde □ ....   Sondenkost □ ....
Verabreichungsmenge:.............................   Intervall:...
aktueller Stand Kostaufbau:...
Besonderheiten:...

Ruhe und Schlaf

Schlafgewohnheiten, Schlafstörungen, Schlafenszeiten, Medikamente

....

◘ **Abb. 20.1**   Originaldokument. (Mit freundlicher Genehmigung von AGAPLESION BETHESDA KLINIK Ulm)

20

Mobilität

selbstständig   □
eingeschränkt   □   □ Transfer mit............Personen.....................
                                                    □ Gehen mit Hilfe von...........Personen
                                                    □ Hilfsmittel:...
                                                    □ Treppensteigen mit Hilfe von. ...Personen/Hilfsmittel.......
immobil   □   □ Lagerungsart/Intervall:...
Kontrakturen:...   Lähmungen:...................................
Prophylaxen:...
Dekubitusgefährdung: ja□   nein □
Sturzgefährdung: ja□   nein □   Hüftprotektor empfohlen □   Antirutschsocken empfohlen □

Besonderheiten:...

Körperpflege

Waschen: selbstständig □   Anleitung/Beaufsichtigung □   Übernahme □   Hilfe bei.......
An/Auskleiden: selbstständig □   Anleitung/Beaufsichtigung □   Übernahme □   Hilfe bei........
Duschen: selbstständig □   Anleitung/Beaufsichtigung □   Übernahme □   Hilfe bei........
Mundpflege: selbstständig □   Anleitung/Beaufsichtigung □   Übernahme □   Hilfe bei.......
Zahnprothese: oben □   unten □   keine □

Hautzustand
normal □   trocken □   fettig
□

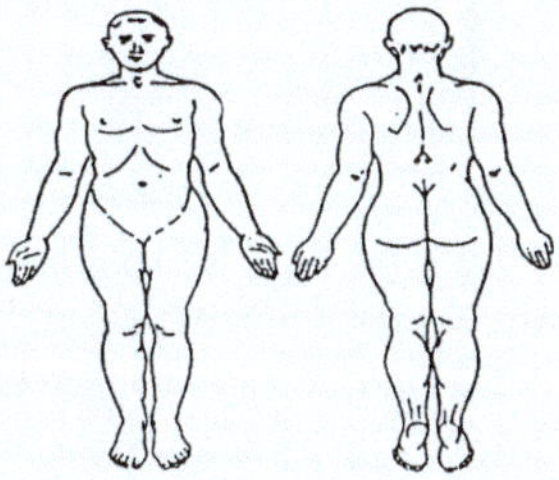

Hautveränderungen   nein □

Dekubitus   □
Ulcus   □
OP-Wunden   □
Pilz   □
Sonstiges   □
Behandlung:

Ausscheidung

Urin: kontinent   □   Tag □   Nacht □
               inkontinent □   Hilfsmittel   tagsüber mit:.............   nachts mit.........................
Hilfestellung nötig   □ nein   □ ja, welche......................................
Kondomurinal   □ Größe:.................Toilettentraining □ ....
Blasenkatheter □ Ch:..............Cystofix □   letzter Wechsel: ....

Stuhlgang: letzter Stuhlgang...................□ kontinent   □ inkontinent
               □ normal   □ neigt zu Durchfall   □ neigt zur Verstopfung
Gewohnheiten (Zeiten, Hausmittel, etc.)..
□ Anus praeter Produktversorgung mit...
Hilfestellung nötig   □ nein   □ ja, welche...

Ergänzungen/weitere Mitteilungen

Venöse Zugänge /Tracheostoma /Port.............................seit:.........................
Sonstiges:
Beratung/Anleitung:

Station:..................   Tel: 0731/187-.....................   Name:....................................

Datum und Unterschrift:...

■ **Abb. 20.1**   Fortsetzung

TENS und Ultraschall wurden individuell ausprobiert und angewandt. Als Kotherapeutika gaben wir bei gleichzeitig bestehender Schlafstörung und bekannter Depression Mirtazapin sowie Lorazepam. Die Übelkeit behandelten wir mit Metoclopramid und Haloperidol sowie Prednison. Neben den stützenden ärztlichen Gesprächen und Kriseninterventionen war die Seelsorgerin hinzugezogen worden. Im Rahmen der Bereichspflege wurde die Patientin immer von denselben Pflegekräften betreut – auch nach der wiederholten Verlegung. In das betreute Wohnen konnte eine ambulante Hospizgruppe mit einbezogen werden, die bereits während der stationären Behandlung Kontakt aufnahm. Bei Entlassung war die Patientin schmerzarm. Hinsichtlich der Übelkeit war sie zufrieden, zur Obstipation war es nicht gekommen.

2. Die häufigsten Primärtumoren sind das Bronchialkarzinom, das Mammakarzinom und bei Männern das Prostatakarzinom. Weniger häufig sind das Nierenzellkarzinom und das CUP-Syndrom (Cancer of unknown primary).

3. Eine erneute Schichtuntersuchung des Gehirns hätte Hinweise auf mögliche Hirnmetastasen geben können; hierzu wäre ein cCT mit Kontrastmittel oder ein Verlaufs-MRT nötig gewesen, da das Hämatom nach Resorption den Blick auf die möglicherweise ursächliche Metastase freigegeben hätte.

4. Bei bekannten Knochenmetastasen, schnellem Progress und Verdacht auf Hirnmetastasen wäre eine Versorgung in einem stationären Hospiz wahrscheinlich günstiger gewesen, da die Patientin voraussichtlich zunehmend auf fremde Pflege angewiesen sein wird. Dies musste im betreuten Wohnen mit einer externen Sozialstation organisiert werden, sodass neben dem ambulanten Hospiz eine weitere Gruppe mit möglicher Schnittstellenproblematik hinzugezogen werden musste.

5. Bei einer einwilligungs- und zurechnungsfähigen Patientin ist eine Untersuchung gegen ihren Willen nicht möglich. Falls die kognitive Situation krankheitsbedingt sehr schlecht wird und man durch eine Diagnosesicherung mögliche therapeutische Konsequenzen anbieten könnte, kann aufgrund der kognitiven Einschränkung eine vormundschaftsrichterliche Genehmigung erwirkt werden. Der hinzugezogene Richter ist aber verpflichtet, auch den Willen der Patientin zu berücksichtigen. Da diese bereits in der Vorgeschichte bei noch guter kognitiver Situation von einer intensiveren Abklärung absah, hätte sich der Richter mit einer Genehmigung wohl schwergetan. Eine Ausnahme bildet die Zwangsbehandlung im Rahmen des Infektionsschutzgesetztes, bei dem das Gesundheitsamt zum Schutz der Allgemeinheit z. B. die Behandlung einer offenen Tuberkulose anordnen kann.

6. Mittels Macrogol konnte der Stuhl so weich gehalten werden, dass es nicht mehr zu Defäkationssynkopen kam.

7. Bei AP-Beschwerden erhielt der Patient Morphin s.c. was ihm schnelle Linderung brachte, aber nicht zu Bewusstseinsverlusten führte.

8. Eine häusliche Versorgung war von ihm aufgrund der Synkopen nicht mehr gewünscht. Es konnte ein Platz in einem stationären Hospiz gefunden werden.

Serviceteil

© Springer-Verlag GmbH Deutschland 2018
A. Zeyfang, M. Denkinger, U. Hagg-Grün, *Basiswissen Medizin des Alterns und des alten Menschen*,
Springer-Lehrbuch, https://doi.org/10.1007/978-3-662-53545-5

Anhang

Abbildungsverzeichnis

Abb. 1.1 Antioxidativer Schutz korreliert mit der Lebensspanne in Säugetieren. Verhältnis von Superoxid-Dismutase (SOD) zu spezifischer Stoffwechselrate (SMR) in der Säugetierleber als Funktion der maximalen Lebensspanne. (Nach Cutler 1993)

Abb 1.2 Der Einfluss von mTORC1 auf altersassoziierte Erkrankungen. Rote Pfeile zeigen einen positiven Effekt durch Behandlung mit Rapamycin, blaue Pfeile zeigen positive und negative Effekte (z. B. eine reduzierte Immunantwort). (Aus Johnson et al. 2013)

Abb. 1.3 Altersphysiologische Veränderungen verschiedener Organsysteme. (Aus Nikolaus 2000)

Abb. 2.1 Altern und Frailty zwischen Disability, und voller Leistungsfähigkeit. (Modifiziert nach Singh)

Abb. 2.2 International Classification of Functioning, Disability and Health (ICF). (Aus WHO ICF 2013 Practice Manual: http://www.who.int/classifications/drafticfpracticalmanual2.pdf?ua=1)

Abb 2.3 Die Entwicklung von Krankheit und Beeinträchtigung anhand des klassischen Disablement-Process-Modells und die Verortung anderer Begriffe aus Medizin und Gesundheit

Abb. 2.4 Geriatriecheck Baden-Württemberg. (Unter https://sozialministerium.baden-wuerttemberg.de/fileadmin/redaktion/m-sm/intern/downloads/Publikationen/Geriatriekonzept_2014.pdf findet sich der Check abgedruckt und frei erhältlich)

Abb. 2.5 Kriterien für die Patientenauswahl zur Durchführung des Assessment. (Modifiziert nach Nikolaus 2000)

Abb. 3.1 Gangzyklus. (Aus Nikolaus 2000)

Abb. 3.2 a-c Videos: a Durchführung modifizierter Romberg-Test, b Durchführung 4-m-Gehtest, c Five-Chair-Rise-Test

Abb. 3.3 Teufelskreis des Frailty-Syndroms

Abb. 3.4 Dekubituseinschätzung Bradenskala. (Originalformular, mit freundlicher Genehmigung von AGAPLESION BETHESDA KLINIK Ulm, 2011)

Abb. 4.1 Physiologische Mechanismen der Blasenfunktion. (Aus Nikolaus 2007)

Abb. 4.2 Original Miktionsprotokoll. (Mit freundlicher Genehmigung von AGAPLESION BETHESDA KLINIK Ulm)

Abb. 4.1 Antioxidativer Schutz korreliert mit der Lebensspanne in Säugetieren. Verhältnis von Superoxid-Dismutase (SOD) zu spezifischer Stoffwechselrate (SMR) in der Säugetierleber als Funktion der maximalen Lebensspanne aus Cutler RG (1993) Genetic and evolutionary molecular aspects of aging. In: Dall J, Ermini M, Herrling P, Lehr U, Meier-Ruge W, Stähelin H (eds) Prospects in aging. Academic London

Abb. 4.3 Überschneidung der Prostataerkrankungen und der Bezeichnungen. (Aus Nikolaus 2000)

Abb. 5.1 a-e Hörgeräte a IO-Gerät, b HdO-Gerät, c BAHA, d offene Anpassung, e teilimplantierbares Hörgerät. (Aus Boenninghaus 2007)

Abb. 6.1 Unterernährte geriatrische Patientin

Abb. 6.2 Essen in Gemeinschaft und angenehmer Atmosphäre verbessert den Ernährungszustand

Abb. 6.3 Gebisszustand

Abb. 6.4 Videofluoroskopische Darstellung einer Schluckstörung mit Kontrastmittelaspiration. (Aus Gutenbrunner 2007)

Abb. 6.5 Anamnesebogen zur Bestimmung des Ernährungszustandes älterer Menschen. (Mit freundlicher Genehmigung der Société des Produits Nestlé S.A., Vevey, Switzerland, Trademark Owners)

Abb. 6.6 Video: Durchführung des Ernährungsscreenings NRS 2002

Abb. 6.7 Trink- und Essprotokoll. (Originalformular aus dem Bethesda Krankenhaus Stuttgart)

Abb. 7.1 Beziehung zwischen Nozizeption und Schmerz. Die Verarbeitung eines noxischen Reizes im nozizeptiven System erzeugt verschiedene Komponenten der Schmerzempfindung, die untereinander in Beziehung stehen. (Aus Schmidt/Lang/Thews 2005)

Abb. 7.2 Video: Durchführung der Geriatric-Depression-Scale mit 15 Fragen (GDS-15)

Abb. 7.3 Mannheimer Schema für die Therapie der Depression

Abb. 8.1 Verteilungsvolumina

Abb. 8.2 Beispiel für Kreatininwerte bei zwei unterschiedlichen Patienten

Abb. 8.3 Video: Überprüfung der Fähigkeiten zum Richten von Medikamenten

Abb. 8.4 Auszug aus PRISCUS

Abb. 9.1 Video: Durchführung des Uhrentests

Abb. 9.2 Video: Durchführung des Mini-Mental-State-Exam (MMSE)

Abb. 9.3 Vom Verdacht zur Diagnose

Abb. 9.4 Modifizierte Cohen-Mansfield-Skala für fordernde Verhaltensweisen

Abb. 9.5 Umgang mit fordernden Verhaltensweisen

Abb. 9.6 Behandlungsablauf Demenz in einer geriatrischen Klinik

Abb. 9.7 Auguste Deter in der Irrenanstalt in Frankfurt. (Mit freundlicher Genehmigung von picture-alliance/dpa)

Abb. 10.1 Ursachen für Apoplex

Abb. 10.2 Kleiner frontotemporaler Infarkt bei Patientin mit Vorhofflimmern. (Aus Piper 2000)

Abb. 10.3 Ergotherapie nach Schlaganfall

Abb. 10.4 Vorgehen in der Physiotherapie

Abb. 10.5 Uhren-Ergänzungstest bei Neglect (Aus Zeyfang)

Abb. 10.6 Schluckendoskopie bei Schluckstörung

Abb. 10.7 Legen einer PEG-Sonde. (Mit freundlicher Genehmigung von Fresenius Kabi Deutschland GmbH)

Abb. 11.1 Die Mobilität von an Parkinson erkrankten Personen ist oft durch eine erhebliche Sturzgefahr eingeschränkt

Abb. 11.2 Typische Haltung bei Parkinson (https://commons.wikimedia.org/w/index.php?curid=9086810)

Abb. 11.3 Video: Timed-Up-and-Go-Test

Abb. 12.1 Diabetisches Fußsyndrom

Abb. 12.2 Blutzuckerziele des Diabetes mellitus im höheren Lebensalter

Abb. 12.3 Video: Durchführung des Geldzähltests

Abb. 13.1 Video: Screening nach Lachs

Abb. 13.2 Predict 2.0 Betaversion – Screenshot anhand des dargestellten Fallbeispiels

Abb. 14.1 Oberlappenpneumonie (Aus Piper 2007)

Abb. 14.2 Video: Schluckendoskopische Untersuchung FEES

Abb. 14.3 Behandlungsoptionen der COPD bei geriatrischen Patienten

Abb. 15.1 a,b Kardio-CT (nach KM Gabe). a Längsschnitt durch das Herz eines 58-jährigen Herzgesunden. b Normale linke Koronararterie (RIVA/RCX) eines 60-jährigen Mannes mit unklaren retrosternalen Beschwerden (LA = linker Vorhof, LV/RV = linker/rechter Ventrikel, AO = Aorta, PA = Pulmonalarterie, AK = Aortenklappe, MK = Mitralklappe). (Aus Piper 2007)

Abb. 15.2 ESC-Guidelines Therapiealgorithmus für symptomatische HFrEF (HF)

Abb. 15.3 Echokardiographie einer 72-jährigen Patientin mit schwerer kalzifizierender Aortenstenose. Links: parasternaler Längsschnitt mit geringer Separation der Aortenklappe (AK) und konzentrisch hypertrophiertem linken Ventrikel (IVS, PW). Mitte: parasternaler Querschnitt mit planimetrisch ermittelter Öffnungsfläche von 0,7 cm^2. Rechts: CW-Doppler mit einem mittleren transaortalen Druckgradienten von 68 und einem maximalen von 95 mmHG. (Aus Piper 2007)

Abb. 16.1 Pflegegrade (Bundesministerium für Gesundheit)

Abb. 16.2 Video: Confusion Assessment Method (CAM)

Abb. 17.1 Trajektoren des funktionellen Abbaus

Abb. 17.2 Zeitlicher Ablauf in der Palliativmedizin

Abb. 19.1 Video: Alterssimulationsanzug

Abb. 20.1 Originaldokument. (Mit freundlicher Genehmigung von AGAPLESION BETHESDA KLINIK Ulm)

Interessante Internetlinks

- **Allgemeine Informationen, Leitlinien, EBM**
  http://www.adrianonline.eu
  http://www.cochrane.de
  http://www.nice.org.uk
  http://www.ncbi.nlm.nih.gov
  http://highwire.stanford.edu
  http://www.akdae.de
  http://www.awmf.org

- **Aphasie nach Schlaganfall**
  http://www.awmf.org/leitlinien/detail/ll/030-090.html

- **Assessment**
  http://www.kcgeriatrie.de
  http://www.kcgeriatrie.de/assessment_1.htm
  http://www.kcgeriatrie.de/instrumente
  http://www.dimdi.de/static/de/klassi/icd-10-gm/systematik/hamburger-manual-nov2004.pdf

- **Dekubitus**
  http://www.dekubitus.de/dekubitus-wundbehandlung.htm
  http://www.dnqp.de/ExpertenstandardDekubitusprophylaxe.pdf

- **Demographie**
  http://www.destatis.de
  http://www.sozialministerium-bw.de
  http://www.bmg.bund.de
  https://www.destatis.de

- **Deutsches Netzwerk für Qualitätsentwicklung in der Pflege**
  http://www.dnqp.de/

- **Diabetes**
  http://www.diabetes-im-alter.de/
  www.sgs-diabetes.de
  www.fodial.de
  http://www.diabetesstiftung.de/dial.0.html
  http://www.deutsche-diabetes-gesellschaft.de
  http://midfrailstudy.com
  http://nephron.com/cgi-bin/MDRDSIdefault.cgi (MDRD-Formel)
  http://www.nephron.com/cgi-bin/CGSIdefault.cgi (Cockroft-Formel)

- **Freiheitsentziehende Maßnahmen**
  http://redufix.com

- **Geriatrie**
  http://www.dg-geriatrie.de
  http://www.dggg-online.de/

  http://www.nar.uni-heidelberg.de/index.html
  http://www.eugms.org
  http://www.healthandage.com

- **Inkontinenz**
  http://inkontinenz-selbsthilfe.com/

- **Lungen- und Atemwegserkrankungen**
  http://www.awmf.org/uploads/tx_szleitlinien/020-020l_S3_ambulant_erworbene_Pneumonie_Behandlung_Praevention_2016-02-2.pdf

- **Malnutrition**
  http://www.kup.at/kup/pdf/871.pdf
  http://www.mna-elderly.com/forms/MNA_german.pdf
  http://www.dsl-mangelernaehrung.de/
  http://www.dgem.de/mangelernährung-0

- **Medikamente**
  http://www.priscus.net
  https://www.umm.uni-heidelberg.de/ag/forta/FORTA_Liste_2015_deutsche_Version.pdf
  http://www.idir.uniklinikum-jena.de/kreatinin_clearance.html
  http://www.dosing.de
  http://www.aok-gesundheitspartner.de/imperia/md/gpp/bund/arztundpraxis/prodialog/2012/priscusliste_gpp.pdf

- **Schlaganfall im Alter**
  http://wido.de/fileadmin/wido/downloads/pdf_ggw/GGW_3-04_23-31.pdf
  http://www.aerzteblatt.de/archiv/79846?src=toc
  http://www.aerztezeitung.de/medizin/krankheiten/herzkreislauf/schlaganfall/article/802351/rekordverdaechtig-lyse-104-jaehriger-nach-schlaganfall.html

- **Sterbebegleitung**
  http://www.aerzteblatt.de/v4/archiv/artikel.asp?id=41760
  https://www.dgpalliativmedizin.de/allgemein/s3-leitlinie.html

- **Stürze**
  http://profound.eu.com
  http://www.aktivinjedemalter.de

- **Tumor**
  http://www.predict.nhs.uk/predict_v2.0.html
  https://www.adjuvantonline.com/
  http://www.mycarg.org/Chemo_Toxicity_Calculator

Weiterführende Literatur

Assauer R. Wie ausgewechselt. Verblassende Erinnerungen an mein Leben. Riva Verlag München 2012

Bach M, Hofmann W, Nikolaus T. Geriatrisches Basisassessment. 1995; MMV Medizin Verlag Münche

Bahrmann A, Abel A, Specht-Leible N, Abel A, Wörz E, Hölscher E, Zieschang T, Oster P, Zeyfang A. Treatment quality in geriatric patients with diabetes mellitus in various home environments. Z Gerontol Geriatr. 2010 Apr 18

Baltes MM, Montada L (Hrsg.). Produktives Leben im Alter. Campus Verlag Frankfurt 1996.

Braun AK, Kubiak T, Kuntsche J, Meier-Höfig M, Müller UA, Feucht I, Zeyfang A. SGS: a structured treatment and teaching programme for older patients with diabetes mellitus–a prospective randomised controlled multi-centre trial. Age Ageing. 2009 Jul;38(4):390–6. Epub 2009 May 18

Beauvoir S de. Das Alter. Rowohlt Verlag Reinbek 2007

Denkinger MD, Leins H, Schirmbeck R, Florian MC, Geiger H. HSC Aging and Senescent Immune Remodeling. Trends Immunol. 2015 Dec;36(12):815–24

Götz-Neumann K. Gehen verstehen. Thieme Verlag Stuttgart 2003

Hader C et al. Diagnostik, Therapie und Verlaufskontrolle des Diabetes mellitus im Alter. Evidenzbasierte Diabetes-Leitlinie DDG. Hrsg. Scherbaum WA, Kiess W. Diabetes und Stoffwechsel 2004; 13 Suppl. 2

Hauner H, Kurnaz AA, Groschopp C et al. Versorgung von Diabetikern in stationären Pflegeeinrichtungen des Kreises Heinsberg. Dtsch Med Wochenschr. 2000 26;125(21):655–9

Hagg-Grün U, Lukas A, Sommer B.-N., Klaiber H.-R., Nikolaus T. Die Implementierung eines Palliativkonzepts in ein geriatrisches Akutkrankenhaus. Z Gerontol Geriatr. 2010; 6; 362–368

Heseker, H. Häufigkeit, Ursachen und Folgen der Mangelernährung im Alter. Ernährungs-Umschau 2003, 50, Heft 11, 444–446

Holt S, Schmiedl S, Thürmann PA. Potenziell inadäquate Medikation für ältere Menschen: Die PRISCUS-Liste. Dtsch Arztebl Int 2010; 107 (31–32): 543–51

Kondrup J, Allison SP, Elias M et al. ESPEN Guidelines for Nutrition Screening 2002. Clinical Nutrition 2003, 22, 4: 415–421

Kruse W, Nikolaus T. Geriatrie. Ein Lehrbuch. 1992; Springer Verlag Berlin Heidelberg New York

Mayer KU, Baltes PB (Hrsg.). Die Berliner Altersstudie. Akademie Verlag Berlin 1996

Nikolaus T (Hrsg.). Klinische Geriatrie. Springer Verlag Berlin 2000

Nikolaus T, Becker C, Oster P, Schlierf G, Renteln-Kruse WHH von (Hrsg.). Klinische Geriatrie. Springer Verlag Berlin Heidelberg New York 2000

Nikolaus T, Kruse W, Bach M, Specht-Leible N, Oster P, Schlierf G. Elderly patients' problems with medication. An in-hospital follow-up study. Eur J Clin Pharmacol. 1996; 49:255–9

Nikolaus T, Pientka L. Funktionelle Diagnostik. Quelle & Meyer Verlag Wiebelsheim 1999

Nikolaus T, Specht-Leible N. Das Geriatrische Assessment. Schriftenreihe Geriatrie Praxis. 1992; MMV Medizin Verlag München

Nikolaus T, Oster P, Schlierf G. Von der Klinik nach Hause. Das Konzept der Übergangsbetreuung. In: Altern in unserer Zeit. Hrsg. A. Niederfranke, U. Lehr, F. Oswald, G. Maier. Quelle & Meyer Heidelberg 1992; 236–241

Nikolaus T. Älterwerden. Die neue Herausforderung. 1993; Springer Verlag Berlin Heidelberg New York

Nikolaus T. Geriatrisches Assessment; Grundlagen. In: Nikolaus T (Hrsg.) Klinische Geriatrie Springer Verlag Berlin 2000; 161–188

Nikolaus T., Zeyfang A. Pharmacological Treatments for Persistent Non-Malignant Pain in Older Persons. Drugs & Aging 2004; 21(1):19–41

Raem AM, Fenger H, Kolb GF, Nikolaus T, Pientka L, Rychlik R, Vömel T (Hrsg). Handbuch Geriatrie. Klenk J, Kerse N, Rapp K, Nikolaus T, Becker C, Rothenbacher D, Peter R, Denkinger MD; ActiFE Study Group. Physical Activity and Different Concepts of Fall Risk Estimation in Older People–Results of the ActiFE-Ulm Study. PLoS One. 2015 Jun 9;10(6):e0129098

Lehrbuch für Praxis und Klinik. Deutsche Krankenhaus Verlagsgesellschaft Düsseldorf 2005

Runge M.; Rehfeld G. Geriatrische Rehabilitation im Therapeutischen Team; Thieme Verlag, 2. Aufl. 2000

Sackett DL, Richardson S, Rosenberg W, Haynes RB. Evidenzbasierte Medizin. Zuckschwerdt Verlag München 2005

Schlierf G., Oster P., Kruse W. et al. Fehlernährung bei geriatrischen Patienten: Die Bethanien-Ernährungsstudie (BEST). Z. Gerontol. 1989, 22:2–5

Stubbs B, Brefka S, Denkinger MD. What Works to Prevent Falls in Community-Dwelling Older Adults? Umbrella Review of Meta-analyses of Randomized Controlled Trials. Phys Ther. 2015 Aug;95(8):1095–110

Stubbs B, Denkinger MD, Brefka S, Dallmeier D. What works to prevent falls in older adults dwelling in long term care facilities and hospitals? An umbrella review of meta-analyses of randomised controlled trials. Maturitas. 2015 Jul;81(3):335–42

Volkert D. Leitlinie Enterale Ernährung der DGEM und DGG: Ernährungszustand, Energie- und Substratstoffwechsel im Alter. Aktuelle Ernährungsmedizin 2004, 29, 190–197

Volkert D., Lenzen-Großimlinghaus R., Krys U. Enterale Ernährung (Trink- und Sondennahrung in der Geriatrie und geriatrisch-neurologischen Rehabilitation). Ernährungsumschau 2004, 51, Heft 11, 446–454

Walston J et al. Frailty and Activation of the Inflammatory System. Archives of Internal Medicine 162, 11–2002: 2333–2341

Zeyfang A, Rukgauer M, Nikolaus TH. Healthy seniors with a normal nutritional level in the Mini-Nutritional Assessment (MNA) identified as at risk for status decline and impaired function Z Gerontol Geriatr. 2005 Oct;38(5):328–33

Zeyfang A. Diabetes in old age – do we overstrain our patients? Dtsch Med Wochenschr. 2006 131 (20):1159–62

Zeyfang A, Braun A. Guidelines "Diabetes mellitus in the elderly" MMW Fortschr Med. 2009 May 14;151(20):33-5, 37

Zeyfang A, Dippel FW, Bahrmann A, Bahr R, Feucht I, Hamann O, Hodeck K. Aktuelle Versorgungssituation und Ressourcenbedarf bei insulinpflichtigen Typ-2-Diabetikern in ambulanter und stationärer Pflege: Ergebnisse der LIVE-GERI Studie Diabetologie und Stoffwechsel 2010; 5(5): 293–300

Zeyfang A, Bahrmann A, Wernecke J. Praxisleitlinie DDG Diabetes mellitus im Alter. Diabetologie 2016; 11 (Suppl 2): S170–S176Zeyfang A, Berndt S, Aurnhammer G, Nikolaus T, Oster P, Bahrmann A. A Short Easy Test Can Detect Ability for Autonomous Insulin Injection by the Elderly With Diabetes Mellitus JAMDA - January 2012 81.e15-81.e18 https://doi.org/10.1016/j.jamda.2010.10.006

Stichwortverzeichnis

Immunsystem, 12
Impfung, 12
Inkontinenz, 40, 56
International Classification of Diseases (ICD), 18
International Classification of Functioning, Disability and Health (ICF), 18
International Classification of Impairments, Disabilities and Handicaps (ICIDH), 18
Internationaler Prostatasymptomscore (IPSS), 63
IPSS (Internationer Prostatasymptomscore), 63
Isolierung, soziale, 86

K

Kachexie, 218
Kalziumantagonist, 190–191
Kardiomyopathie, 191
Karnofsky-Index, 212–213
Karzinom
– Hormontherapie, 216
– Komorbiditäten, 212
– Operation, 215
– Strahlentherapie, 215
– Therapie, supportive, 215
Katarakt, 70
Kipptisch-Untersuchung, 44
Kognition, 169
Kolpitis, atrophe, 60
Kommunikation
– Definition, 68
– Ebenen, 68
Kommunikationsstörung, 68
Kontrollverlust, 212
Koronarangiographie, 189
Körperfunktion, 18
Kortikoid, 89
Krafttraining, 10

L

L-Dopa, 149
Lachs-Screening, 170
Lagerungsschwindel, 226
Lähmung, 130
Langlebigkeit, 5
Lebenserwartung, 4, 8
Lebensführung, selbstständige, 19
Lebensjahre, behinderungsfreie, 4
Lebenspartner, 11
Lebensqualität, 8
Lebensspanne, 4
Leistungsfähigkeit, kognitive, 23

Lewy-Body-Demenz, 111, 115, 152
Liegen, 40
Linksherzinsuffizienz, 185
Logopädie, 137
lower urinary tract syndrome (LUTS), 62
Lumbalpunktion, 113
Lungenembolie, 177
LUTS (lower urinary tract syndrome), 62
Lyse, 131, 134

M

Magensonde, 81
MAI/Brown-Bag, 105
Makroangiopathie, 111
Makuladegeneration, 232, 239
Malnutrition, 24, 50, 74, 248
– Assessment, 77
– Ernährung, enterale, 80
– Ernährung, parenterale, 80
– Ernährungsberatung, 79
– Kontextfaktoren, 81
– Labor, 77
– Meals on wheels, 81
– Messung, anthropometrische, 76
– Therapie, 79
– Ursachen, funktionelle, 76
– Ursachen, medikamentöse, 76
– Ursachen, organische, 74
Mammakarzinom, 65, 168, 234
Mangelernährung, 74, 112
Maskengesicht, 147
MDRD-Formel, 99
Medikament-Medikament-Interaktion, 102, 250
Medikamentecompliance, 72
Medikamenten-Erkrankung-Interaktion, 102, 250
Medikation, psychotrope, 47
Metamizol, 87
Metformin, 6
Methicillin-resistenter Staphylokokkus aureus (MRSA), 206
Mikroangiopathie, 111
Mikrographie, 148
Miktionsprotokollblatt, 60
Mild Cognitive Impairement (MCI), 30
Milieutherapie, 120
Mini Nutritional Assessment (MNA), 77
Mini-Mental-State-Examination (MMSE), 28, 30
Mini-Mental-Test, 238
Minimal cognitive impairment (MCI) XE MCI (Minimal Cognitive Impair-

ment, 116
Mirtazapin, 90, 93
Misshandlung
– körperliche, 124
– seelische, 124
MoCA, 30
Moclobemid, 93
Monoaminooxydasehemmer, 90
Morbus
– Alzheimer, 115
– Binswanger, 146
– Parkinson, 72, 146, 248, 252
Morbus Parkinson, 43
Mouche Volante, 71
MRSA (Methicillin-resistenter Staphylokokkus aureus), 206
mTORC1, 6
Multiinfarktdemenz, 111
Multimedikation, 24, 250
Multimorbidität, 8, 19, 98
Muskelrelaxation, progressive, 89
Myostatin, 17

N

Neglect, 131, 137, 142, 251
Neglect-Phänomen, 30
Neprilysin-Inhibition, 187
Neuroleptikum, 88, 152
Neuropathie, periphere, 43
Neuropsychologie, 138
Niereninsuffizienz, 214
NMDA-Rezeptor-Antagonist, 116
Normaldruckhydrozephalus, 43, 152
Nortriptylin, 93
Notfälle, onkologische, 218
Notstand, rechtfertigender, 199
Nozizeption, 84
NRS2002, 79
NYHA-Klassifizierung, 185

O

Obstipation, 205, 218
Ohrschmalz, 69
Onkologie Siehe Karzinom
Opioid, 87
Organreserve, 7
Osteoporose, 231, 238

P

p53-Theorie, 4
Palliativ-medizinische Komplexbehandlung (PMK), 219

Status
- emotionaler, 23
- sozialer, 169

Steele-Richardson-Olszewsky-Syndrom, 146

Sterbebegleitung, 211

Sterben, 210

Sterbephase, 211
- Dehydratation, 212
- Finalphase, 211
- Präterminalphase, 211
- Terminalphase, 211

Sterbeprozess, 211

STOPP-START-Liste, 105

Stress, oxidativer, 5

Stressinkontinenz, 60

Struktur, 18

Stuhlinkontinenz
- Ätiologie, 56
- Definition, 56
- Diagnostik, 56
- Epidemiologie, 56
- Therapie, 57

Sturz, 24, 40, 229–230, 232, 238, 242, 247
- Attacke, 44
- Bewusstseinsverlust, 44
- Definition, 40
- Diagnostik, 45
- Epidemiologie, 40
- Folgen, 48
- Fraktur, 48
- Polymedikation, 45
- Prävention, 47
- Risikofaktoren, 41
- Ursachen, 41

Subarachnoidale Blutung (SAB), 128

Symptomkontrolle, 216–217

Syndrom
- geriatrisches, 16

Synkope, 247
- kardiale, 44

T

Tachyarrhythmia absoluta, 187

Tagespflege, 200

Team, interdisziplinäre, 21

Telomer, 6

Telomerase, 6

Tetanus, 13

Therapie, symptomorientierte, 217

Therapieadhärenz, 100

Thiazid, 186

Tianeptin, 94

Tilidin, 255

Timed-Test-of-Money-Counting, 26

Timed-Up-and-Go-Test, 28, 45, 148, 238

Tod, 210

Toilettentraining, 60

Training, autogenes, 89

Transcatheter Aortic Valve Implantation (TAVI), 190

Transferrin, 77

Transitorische ischämische Attacke (TIA), 129–130

Transkutane elektrische Nervenstimulation (TENS), 89

Tremor, 147–148

Tumorerkrankung
- Diagnostik, 169
- Epidemiologie, 168
- Klinik, 169
- Prävention, 172

TUR-Prostata, 247

U

Übelkeit, 217

Überlaufinkontinenz, 255

Überwässerung, 192

Uhren-Ergänzungstest, 30, 137

Unerwünschte Arzneimittelwirkung (UAW), 101

Untergewicht, 74

V

Validationsmethode n. Feil, 123

Vancomycin resistente Enterokokken (VRE), 206

Venlafaxin, 94

Verhinderungspflege, 200

Verwirrtheit, 24, 71, 218

Videofluoroskopie, 139

Virusgrippe, 12

Visus, 42

Visuseinschränkung, 70

Vitamin-B12-Mangel, 112

Vollmacht, 204

Vorhofflimmern, 128–129, 187

Vormundschaftsgericht, 204

Vorsorgevollmacht, 14, 204, 255

Vortioxetin, 94

VRE (Vancomycin resistente Enterokokken), 206

W

Wille, mutmaßlicher, 202

Winterschlafprinzip, 8

Wohl, objektives, 203

Wohnen, betreutes, 200

Wohnraum, altengerechter, 200

Wunddébridement, 52

Würdeverlust, 212

Z

Zahnradphänomen, 147

Zellalterung
- Faktoren, fördernde, 5
- Faktoren, schützende, 5

Zelltod, 6